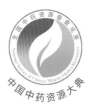
"十三五"国家重点图书出版规划项目
国家新闻出版改革发展项目
国家出版基金项目
中央本级重大增减支项目
科技基础性工作专项
全国中药资源普查项目

梵净山
中药资源图志

| 第三卷 |

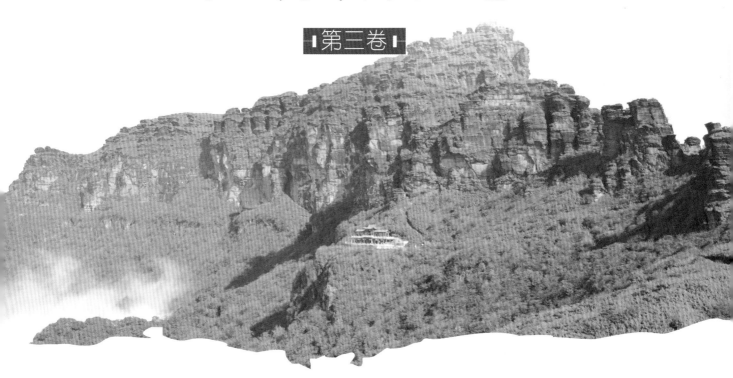

| 主 | 编 |

黄璐琦　周　涛　江维克

海峡出版发行集团　福建科学技术出版社
THE STRAITS PUBLISHING & DISTRIBUTING GROUP　FUJIAN SCIENCE & TECHNOLOGY PUBLISHING HOUSE

目录

猕猴桃科

软枣猕猴桃 *Actinidia arguta* (Sieb. et Zucc.) Planch. ex Miq.

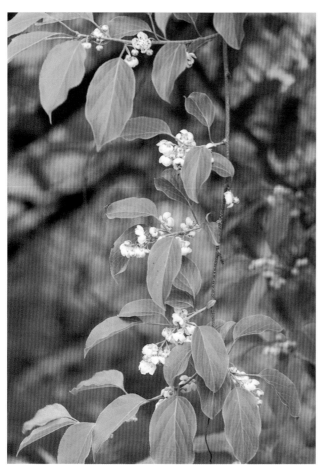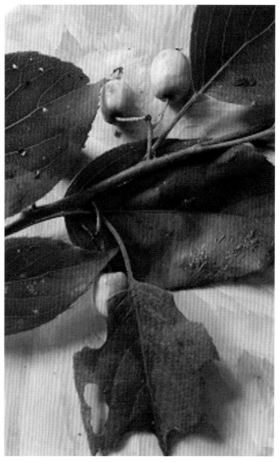

【别　　名】软枣、猿枣、圆枣、藤瓜、藤梨果（东北）。

【形 态 特 征】落叶藤本。小枝基本无毛或幼嫩时星散柔软绒毛，隔年生枝灰褐色，洁净无毛或部分表皮呈污灰色皮屑状，皮孔长圆形，不显著至很不显著；髓白色至淡褐色，片层状。叶膜质或纸质，卵形，顶端急短尖，基部圆形，边缘具繁密的锐锯齿，腹面深绿色，背面绿色。花序腋生或腋外生，为1~2回分枝，1~7花，苞片线形；花绿白色或黄绿色，芳香；萼片4~6枚，卵圆形至长圆形；花瓣4~6片，楔状倒卵形或瓢状倒阔卵形，1花4瓣的其中有1片二裂至半。果实圆球形至柱状长圆形，有喙或喙不显著，无斑点，不具宿存萼片，成熟时绿黄色或紫红色。种子纵径约2.5 mm。

【分布与生境】梵净山地区资源分布的代表区域：凤凰山、金竹坪等地。生于海拔1200~2400 m的阴坡针、阔混交林和杂木林中土质肥沃内，或阳坡水分充足的地方。

【中　药　名】软枣子（果实）。

【功 效 主 治】滋阴清热，除烦止渴，通淋。主治热病津伤，阴血不足，烦渴引饮，石淋，维生素C缺乏症，牙龈出血等。

【采 收 加 工】秋季果实成熟时采摘，鲜用或晒干。

【用 法 用 量】内服：煎汤，5~15 g。脾胃虚寒者慎服。多食易致腹泻。

中华猕猴桃 *Actinidia chinensis* Planch.

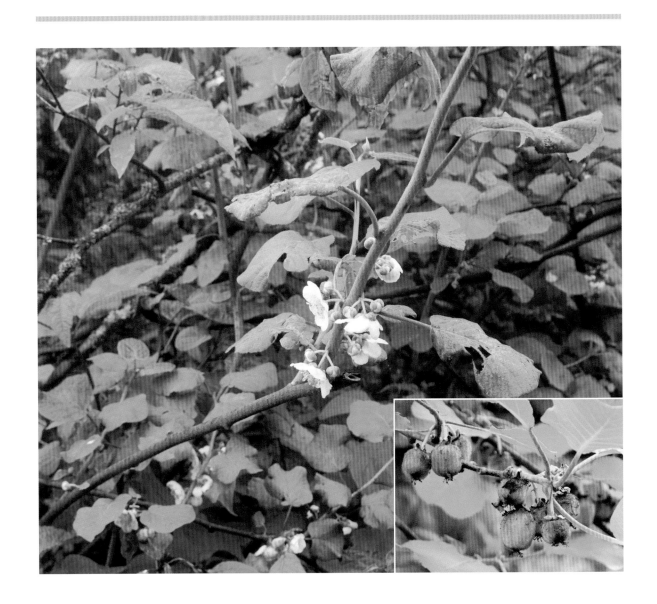

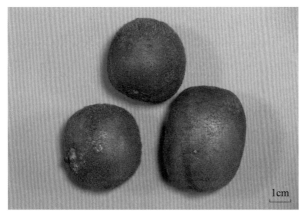 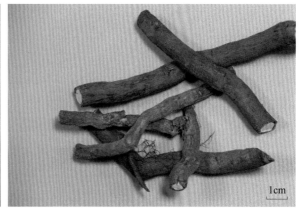

【别　　　　名】大红袍（《贵州民间方药集》），阳桃（《日用本草》），杨桃（《江西草药》），山洋桃（《贵州草药》），甜梨（《广西药用植物名录》）。

【形 态 特 征】大型落叶藤本。幼枝或厚或薄地被有灰白色茸毛，老时秃净或留有断损残毛；隔年生枝完全秃净无毛，皮孔长圆形；髓白色至淡褐色，片层状。叶纸质，倒阔卵形至倒卵形，顶端截平形并中间凹入或具突尖，基部钝圆形，边缘具脉出的直伸小齿；叶柄长3～6（～10）cm，被灰白色茸毛或铁锈色硬毛状刺毛。聚伞花序1～3花；苞片小，卵形或钻形；花初放时白色，放后变淡黄色，有香气；萼片3～7片，通常5片，阔卵形至卵状长圆形；花瓣5片，有时少至3～4片或多至6～7片，阔倒卵形，有短距形；雄蕊极多，花丝狭条形。果实黄褐色，近球形、圆柱形、倒卵形或椭圆形，长4～6 cm，被茸毛、长硬毛或刺毛状长硬毛，成熟时秃净或不秃净，具小而多的淡褐色斑点；宿存萼片反折。种子纵径2.5 mm。花期6～7月，果期8～9月。

【分布与生境】梵净山地区资源分布的代表区域：护国寺、天庆寺、高峰、月亮坝、艾家坝等地。生于海拔1100 m以下的疏林下、林缘、土边。

【中　药　名】猕猴桃（果实），猕猴桃根（根），猕猴桃枝叶（枝叶），猕猴桃藤（藤及藤中的汁液）。

【功 效 主 治】■猕猴桃　解热，止渴，健胃，通淋。主治烦热，消渴，肺热干咳，消化不良，湿热黄疸，石淋，痔疮。

　　　　　　　■猕猴桃根　清热解毒，活血消肿，祛风利湿。主治肝炎，痢疾，消化不良，淋浊，带下，风湿关节痛，水肿，跌打损伤，疮疖，瘰疬结核，胃肠道肿瘤及乳腺癌。

　　　　　　　■猕猴桃枝叶　清热解毒，散瘀，止血。主治疮痈肿毒，烫伤，风湿关节痛，外伤出血。

　　　　　　　■猕猴桃藤　和中开胃，清热利湿。主治消化不良，反胃呕吐，黄疸，石淋。

【采 收 加 工】■猕猴桃　9月中、下旬至10月上旬采摘成熟果实，鲜用或晒干用。

■猕猴桃根　全年均可采挖，洗净，切段，晒干或鲜用。宜在栽种10年后轮流适当采挖。

■猕猴桃枝叶　夏季采收，鲜用或晒干。

■猕猴桃藤　全年均可采挖，洗净，晒干或鲜用，或鲜品捣汁。

【用法用量】■猕猴桃　内服：煎汤，15～60 g。外用：适量，捣敷。

■猕猴桃根　内服：煎汤，15～120 g。外用：适量，捣敷。

■猕猴桃枝叶　外用：适量，研末或捣敷。

■猕猴桃藤　内服：煎汤，15～30 g；或捣取汁饮。

【用药经验】①消化不良、食欲不振：猕猴桃60 g；水煎服。②尿路结石：猕猴桃15 g，水煎服。③急性肝炎：猕猴桃根120 g，红枣12枚，水煎当茶饮。④黄疸：猕猴桃根30 g，茜草15 g，淡竹叶6 g，苍耳子根9 g，小蓟15 g，水煎服。⑤风湿关节痛：猕猴桃根15 g，木防己15 g，茜草9 g，虎杖9 g，胡枝子30 g，水煎服。⑥烫伤：猕猴桃枝叶，捣烂，加石灰少许，敷患处。

硬毛猕猴桃 *Actinidia chinensis* Planch. var. *hispida* C. F. Liang

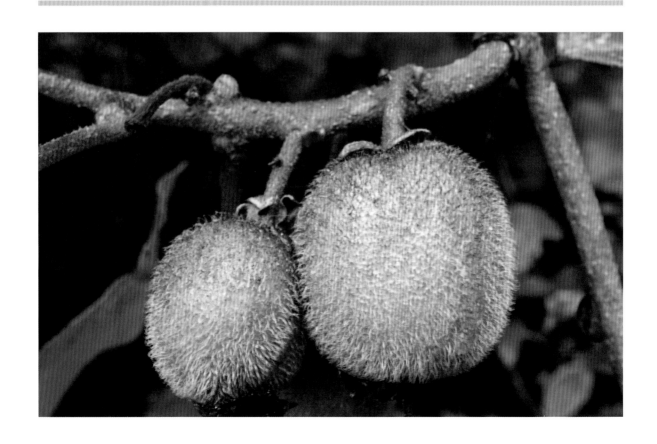

【别　　　名】山洋桃（《贵州草药》），毛桃子、毛梨子（四川），鬼桃、野洋桃（湖南）。

【形 态 特 征】大型落叶藤本。花枝多数较长，达15~20 cm，被黄褐色长硬毛，毛落后仍可见到硬毛残迹。叶倒阔卵形至倒卵形，长9~11 cm，宽8~10 cm，顶端常具突尖；叶柄被黄褐色长硬毛。聚伞花序1~3花，花较大，直径约3.5 cm；苞片小，卵形或钻形；花初放时白色，放后变淡黄色，有香气；萼片3~7片，通常5片，阔卵形至卵状长圆形；花瓣5片，有时少至3~4片或多至6~7片，阔倒卵形，有短距形；雄蕊极多，花丝狭条形。果实黄褐色，近球形、圆柱形、倒卵形或椭圆形，长5~6 cm，常被分裂为2~3数束状的刺毛状长硬毛。花期6~7月，果期8~9月。

【分布与生境】梵净山地区资源分布的代表区域：钟灵寺、铜矿厂、漆树坪等地。生于山林地带。

【中　药　名】猕猴桃（果实），猕猴桃根（根），猕猴桃枝叶（枝叶），猕猴桃藤（藤及藤中的汁液）。

【功 效 主 治】■猕猴桃　解热，止渴，健胃，通淋。主治烦热，消渴，肺热干咳，消化不良，湿热黄疸，石淋，痔疮。

■猕猴桃根　清热解毒，活血消肿，祛风利湿。主治肝炎，痢疾，消化不良，淋浊，带下，风湿关节痛，水肿，跌打损伤，疮疖，瘰疬结核，胃肠道肿瘤及乳腺癌。

■猕猴桃枝叶　清热解毒，散瘀，止血。主治痈疮肿毒，烫伤，风湿关节痛，外伤出血。

■猕猴桃藤　和中开胃，清热利湿。主治消化不良，反胃呕吐，黄疸，石淋。

【采 收 加 工】■猕猴桃　9月中、下旬至10月上旬采摘成熟果实，鲜用或晒干用。

■猕猴桃根　全年均可采挖，洗净，切段，晒干或鲜用。宜在栽种10年后轮流适当采挖。

■猕猴桃枝叶　夏季采收，鲜用或晒干。

■猕猴桃藤　全年均可采挖，洗净，晒干或鲜用，或鲜品捣汁。

【用 法 用 量】■猕猴桃　内服：煎汤，15~60 g。外用：适量，捣敷。

■猕猴桃根　内服：煎汤，15~120 g。外用：适量，捣敷。

■猕猴桃枝叶　外用：适量，研末或捣敷。

■猕猴桃藤　内服：煎汤，15~30 g；或捣取汁饮。

【用 药 经 验】①消化不良，食欲不振：猕猴桃60 g，水煎服。②尿路结石：猕猴桃15 g，水煎服。③急性肝炎：猕猴桃根120 g，红枣12枚，水煎当茶饮。④黄疸：猕猴桃根30 g，茜草15 g，淡竹叶6 g，苍耳子根9 g，小蓟15 g，水煎服。⑤风湿关节痛：猕猴桃根、木防己各15 g，茜草、虎杖各9 g，胡枝子30 g，水煎服。⑥烫伤：猕猴桃枝叶，捣烂，加石灰少许，敷患处。

阔叶猕猴桃 *Actinidia latifolia* (Gardn. et Champ.) Merr.

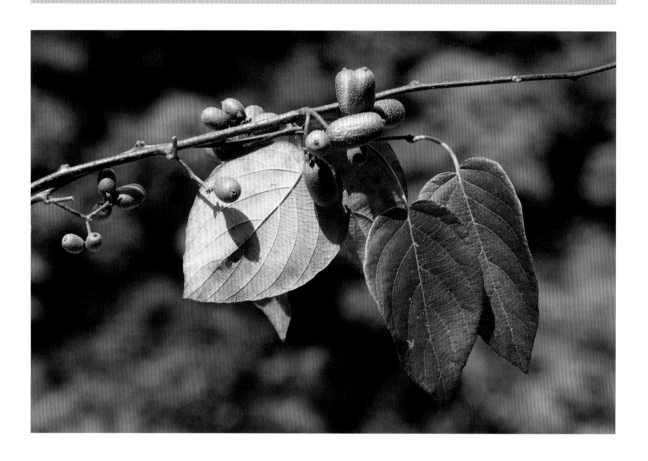

【别　　　名】多果猕猴桃（《海南植物志》），多花猕猴桃（《中国高等植物图鉴》）。

【形 态 特 征】藤本，长达8 m。小枝淡红褐色，幼时具锈色绒毛，有淡白色矩圆形至披针形的皮孔；髓隔片状，淡白色，老时则为中空。单叶互生；叶柄长2～8 cm，幼时密被淡褐色短绒毛；叶片坚纸质，阔卵形、倒卵形、近圆形至长圆状卵形，长5.5～14 cm，宽4～10 cm，先端急尖至渐尖，基部圆形至浅心形，有时为楔形或截形，边缘疏生骨质细锯齿，上面无毛，或幼时仅沿中脉被绒毛，下面散生或密集白色或黄白色星状柔毛，侧脉6～7对。聚伞花序腋生，3～4次分枝，长达11 cm，密被锈色绒毛；萼片5，卵形，外面密被锈色绒毛；花瓣5，淡黄褐色，长圆状倒卵形，微具柔毛；雄蕊多数，花药基部不叉开；子房近球形，密生长柔毛，花柱纤细。浆果球形或卵状长圆形，长1.5～2 cm，成熟时无毛或仅基部被柔毛，具斑点。花期5～6月，果期8～9月。

【分布与生境】梵净山地区资源分布的代表区域：黎家寨、艾家坝、小罗河等地。生于阴坡针、阔混交林和杂木林中土质肥沃内，有的生于阳坡水分充足的地方。

【中　药　名】多花猕猴桃（果实），多花猕猴桃根（根），多花猕猴桃茎叶（茎叶）。

【功效主治】■多花猕猴桃　益气养阴。主治久病虚弱，肺痨。

　　　　　　■多花猕猴桃根　清热除湿，消肿解毒。主治腰痛，筋骨疼痛，乳痈，疮疥。

　　　　　　■多花猕猴桃茎叶　清热解毒，消肿止痛，除湿。主治咽喉肿痛，痈肿疔疮，毒蛇咬伤，烧烫伤，泄泻。

【采收加工】■多花猕猴桃　全年均可采摘，洗净，鲜用或晒干。

　　　　　　■多花猕猴桃根　全年均可采挖，洗净，鲜用或晒干。

　　　　　　■多花猕猴桃茎叶　春、夏季采集，鲜用或晒干。

【用法用量】■多花猕猴桃　内服：煎汤，15～30 g。外用：适量，捣敷。

　　　　　　■多花猕猴桃根　内服：煎汤，10～15 g；或浸酒。

　　　　　　■多花猕猴桃茎叶　内服：煎汤，15～30 g。外用：鲜叶适量，煎水洗；或捣烂敷。

■黑蕊猕猴桃 *Actinidia melanandra* Franch.

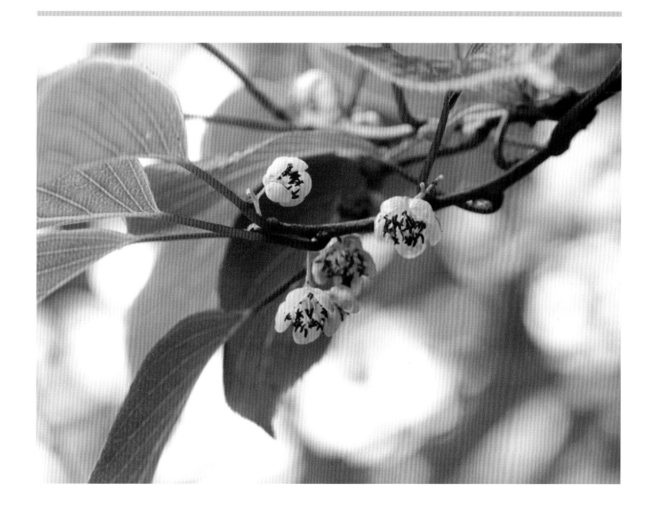

【别　　　名】小马铃万（青川）。

【形 态 特 征】落叶藤本。小枝洁净无毛，直径2.5 mm左右，有皮孔，髓褐色或淡褐色，片层状。叶纸质，椭圆形、长方椭圆形或狭椭圆形，长5～11 cm，宽2.5～5 cm，顶端急尖至短渐尖，基部圆形或阔楔形，等侧或稍不等侧，锯齿显著至不显著，不内弯至内弯，腹面绿色，背面灰白色、粉绿色至苍绿色；叶脉不显著，侧脉6～7对；叶柄长1.5～5.5 cm。聚伞花序被小茸毛，1～2回分枝，有花1～7朵；苞片小，钻形，长约1 mm；花绿白色，直径约15 mm；萼片5，有时4，长3～6 mm，边缘有流苏状缘毛；花瓣5，有时4或6片，匙状倒卵形。果瓶状卵珠形，长约3 cm，顶端有喙，基部萼片早落。种子小，长约2 mm。花期5～6月。

【分布与生境】梵净山地区资源分布的代表区域：艾家坝、月亮坝、高峰、长坂坡等地。生于海拔1000～1600 m的阔叶林、山地林中或潮湿处，也广为栽培。

【中　药　名】猕猴桃（果实），猕猴桃根（根或根皮），猕猴桃藤（藤），猕猴桃枝叶（枝叶）。

【功 效 主 治】■猕猴桃　解热，止渴，通淋，健胃。主治烦热，消渴，黄疸，呕吐，腹泻，石淋，关节痛。

■猕猴桃根　清热解毒，活血消肿，祛风利湿。主治肝炎，痢疾，带下，风湿关节痛，水肿等；外用治烫伤，外伤出血。

■猕猴桃藤　和中开胃，清热利湿。主治消化不良，反胃呕吐，黄疸，石淋。

■猕猴桃枝叶　清热解毒，散瘀，止血，杀虫。主治痈肿疮疡，烫伤，风湿关节痛。

【采 收 加 工】■猕猴桃根、猕猴桃藤　全年均可采根、藤，洗净，切段，晒干或鲜用，宜在栽种10年后轮流适当采挖。

■猕猴桃枝叶　夏季采收枝叶，鲜用或晒干。

【用 法 用 量】■猕猴桃根　内服：煎汤，30～60 g。外用：适量，捣烂；或研末敷；或捣取汁饮。

■猕猴桃藤　内服：煎汤，15～30 g。外用：适量，捣烂；或研末敷；或捣取汁饮。

【用 药 经 验】①妇人乳痈：猕猴桃枝叶一握，和适当的酒糟，红糖捣烂，加热外敷，每日早、晚各换1次。②烫伤：猕猴桃枝叶，捣烂，加石灰少许，敷患处。③水肿：猕猴桃根9～15 g，水煎服。④食欲不振，消化不良：猕猴桃60～100 g，水煎服，每日早、晚分服。

葛枣猕猴桃 *Actinidia polygama* (Sieb. et Zucc.) Maxim.

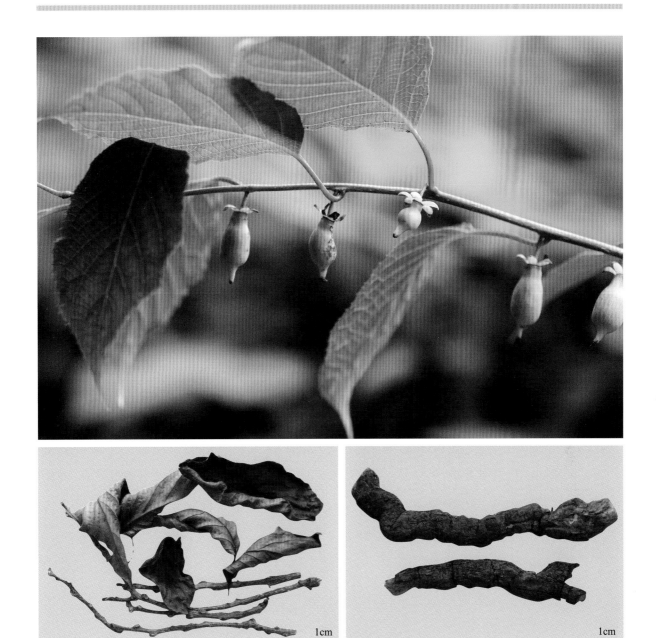

【别　　　名】木天蓼（《新修本草》），葛枣子（辽宁）。

【形 态 特 征】大型落叶藤本。着花小枝细长；髓白色，实心。叶膜质（花期）至薄纸质，卵形
或椭圆状卵形，顶端急渐尖至渐尖，基部圆形或阔楔形，边缘有细锯齿，横脉颇
显著，网状小脉不明显；叶柄近无毛。花序1~3花，花序柄长2~3 mm，花柄长
6~8 mm，均薄被微绒毛；苞片小，长约1 mm；花白色，芳香，直径2~2.5 cm；萼

片5片，卵形至长方卵形，两面薄被微茸毛或近无毛；花瓣5片，倒卵形至长方倒卵形；花丝线形，花药黄色，卵形箭头状，长1~1.5 mm；子房瓶状，长4~6 mm，洁净无毛，花柱长3~4 mm。果实成熟时淡橘色，卵珠形或柱状卵珠形，无毛，无斑点，顶端有喙，基部有宿存萼片。种子长1.5~2 mm。花期6至7月中上旬，果期9~10月。

【分布与生境】梵净山地区资源分布的代表区域：漆树坪、岩高坪、炕药洞、万宝岩等地。生于海拔500~1900 m的山林中。

【中药名】木天蓼（枝叶），木天蓼根（根），木天蓼子（果实）。

【功效主治】■木天蓼　祛风除湿，温经止痛，消癥瘕。

　　　　　　■木天蓼根　祛风散寒，杀虫止痛。主治寒颤腹痛，风虫牙痛。

　　　　　　■木天蓼子　祛风通络，活血行气，散寒止痛。主治中风，口面㖞斜，腹痛，疝气。

【采收加工】■木天蓼　春、秋季采收，晒干或鲜用。

　　　　　　■木天蓼根　全年均可采挖，洗净，晒干或鲜用。

　　　　　　■木天蓼子　秋季采挖，晒干或鲜用。

【用法用量】■木天蓼　内服：煎汤、研末或酿酒。

　　　　　　■木天蓼根　内服：煎汤，12~30 g。外用：适量，为丸塞牙痛处。

　　　　　　■木天蓼子　内服：煎汤，10~15 g。

【用药经验】①风虫牙痛：木天蓼捣丸塞之，连易四五次，勿咽汁。②腰痛：木天蓼根30 g，水煎服。

革叶猕猴桃 *Actinidia rubricaulis* Dunn var. *coriacea* (Fin. & Gagn.) C. F. Liang

【别名】马奶藤、铁甲藤（《中国经济植物志》），称托藤、洋海藤、牛奶树（《四川植物志》）。

【形态特征】常绿藤本，长可达10 m。髓实心，坚硬，淡黄白色；枝淡红褐色或紫红色，无毛，具淡白色线状皮孔。单叶互生；叶柄长1~2.8 cm，紫红色，无毛；叶片革质，倒披针形或长圆状披针形，长7~12 cm，宽3~4.5 cm，先端急尖，基部楔形至宽楔形，边缘中部以上具若干粗大红色腺状锯齿，两面均无毛。聚伞花序具1花或2~4花，生于无叶小枝上或叶腋；花单性，雌雄异株或单性花与两性花共存；花梗纤细，

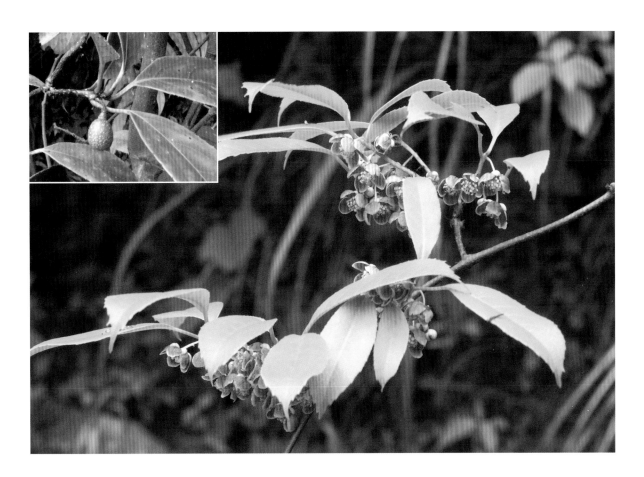

长5~14 mm，无毛；花被5数，萼片外面无毛，内面有时有白色短柔毛；花瓣紫红色，近圆形，基部狭窄；雄蕊多数，花丝红色；子房圆锥形，密生白色短绒毛，花柱丝状，多数。浆果卵圆形或长圆形，长1.5~2 cm，褐色，成熟时无毛，有白色斑点。花期5~6月，果期9~10月。

【分布与生境】梵净山地区资源分布的代表区域：观音阁、跨山湾、苏家坡、黎家坝等地。生于山谷疏林中或林缘。

【中　药　名】秤砣梨（果实），秤砣梨根（根）。

【功 效 主 治】■秤砣梨　主治肿瘤。

　　　　　　　■秤砣梨根　活血止痛，止血。主治跌打损伤，内伤吐血及腰痛。

【采 收 加 工】■秤砣梨　秋季采果实，晒干。

　　　　　　　■秤砣梨根　秋季采挖，洗净，晒干。

【用 法 用 量】■秤砣梨　内服：浸酒，30~60 g；或捣取汁饮。

　　　　　　　■秤砣梨根　内服：煎汤，9~15 g；或泡酒。

【用 药 经 验】①肿瘤：秤砣梨适量，捣绒，取汁内服。②跌打吐血：秤砣梨根15 g，苦荞头、三百棒、金线草各9 g，泡酒服。

山茶科

尖叶川杨桐 *Adinandra bockiana* Pritzel ex Diels var. *acutifolia* (Hand.-Mazz.) Kobuski

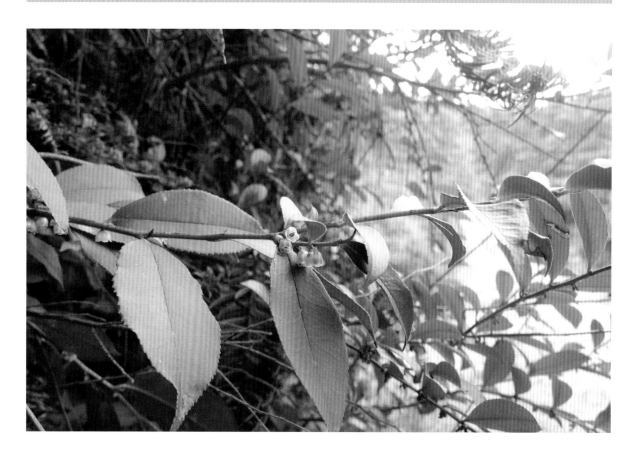

【别　　名】尖叶川黄瑞木（《中国高等植物图鉴补编》），湖南杨桐（《中国树木分类学》），尖叶杨桐（《广西植物志》）。

【形 态 特 征】灌木或小乔木，高3~4 m。顶芽、嫩枝密生灰黄色平贴柔毛。叶互生；叶柄长5~7 mm，密生黄褐色毛；叶片长圆状卵形，长7~10 cm，宽2~3 cm，先端尾状长渐尖，基部楔形，全缘，表面无毛，背面被黄褐色长柔毛，侧脉11~12对。花白色，单生于叶腋；花梗弯曲，被长柔毛，长1~1.8 cm；萼片阔卵形，5片，背被柔毛，顶端钝，边缘具睫毛；花瓣背面中间部分被平伏的绢毛；子房球形，有疏柔毛，花柱不分裂，无毛，长9 mm。浆果直径1 cm。种子淡红褐色，发亮。

【分布与生境】梵净山地区资源分布的代表区域：瓦溪河、徐家沟、金厂等。生于海拔250~1500 m的山坡路旁灌丛中，也常见于山地疏林中或密林中以及沟谷溪河边林缘稍阴湿地。

【中　药　名】尖叶川黄瑞木（全株）。

【功效主治】祛风解表，行气止痛。主治风寒感冒，头痛，胃痛。

【采收加工】夏、秋季采收，洗净泥土，晒干。

【用法用量】内服：煎汤，6～15 g。

尖连蕊茶 *Camellia cuspidata* (Kochs) Wright ex Gard.

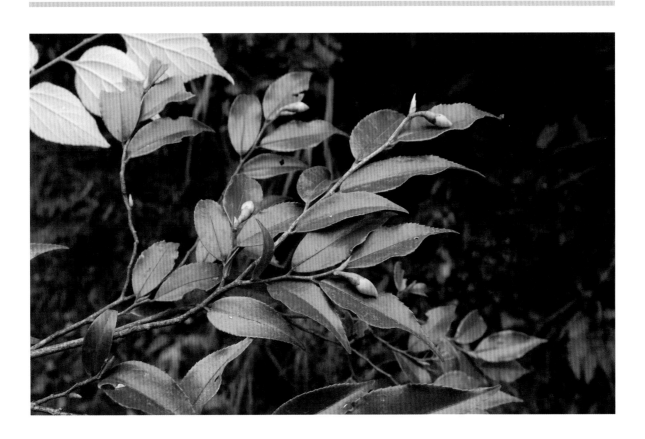

【别　　　名】尖叶山茶（《中国高等植物图鉴》）。

【形态特征】灌木，高3 m。嫩枝无毛，或最初开放的新枝有微毛，很快变秃净。叶革质，卵状披针形或椭圆形，先端渐尖至尾状渐尖，基部楔形或略圆，无毛；边缘密具细锯齿，齿刻相隔1～1.5 mm；叶柄长3～5 mm，略有残留短毛。花单独顶生，花柄长3 mm，有时稍长；苞片3～4片，卵形，无毛；花萼杯状，长4～5 mm，萼片5片，无毛，不等大，分离至基部，厚革质，阔卵形，先端略尖，薄膜质；花冠白色，无毛；花瓣6～7片，基部连生2～3 mm，并与雄蕊的花丝贴生，革质。蒴果圆球形，有宿存苞片和萼片，果皮薄，1室。种子1粒，圆球形。花期4～7月。

【分 布 与 生 境】梵净山地区资源分布的代表区域：凤凰山、青龙洞等地。生于山坡林下。

【中　　药　　名】尖连蕊茶根（根）。

【功 效 主 治】健脾消食，补虚。主治脾虚食少，病后体弱。

【采 收 加 工】全年均可采挖，去栓皮，洗净，切段，晒干。

【用 法 用 量】内服：煎汤，6～15 g。

油 茶 *Camellia oleifera* Abel.

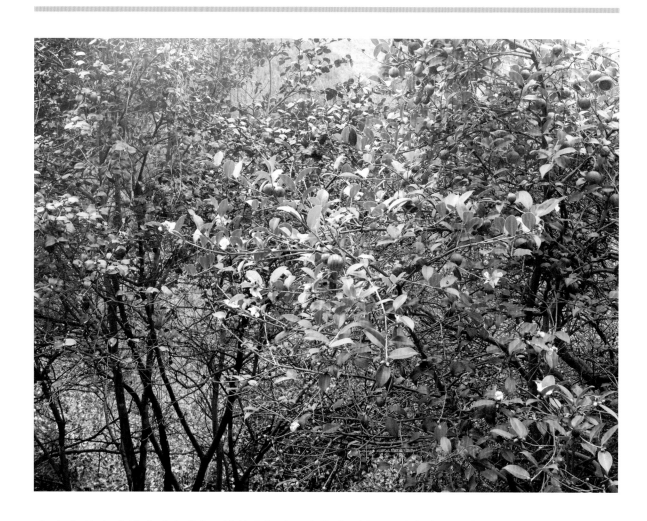

【形 态 特 征】灌木或中乔木。嫩枝有粗毛。叶革质，椭圆形或倒卵形，先端尖而有钝头，基部楔形，上面深绿色，发亮，中脉有粗毛或柔毛，下面浅绿色，无毛或中脉有长毛，侧脉在上面能见，在下面不很明显，边缘有细锯齿，有时具钝齿，叶柄有粗毛。花顶生，近于无柄，苞片与萼片10片，由外向内逐渐增大，阔卵形，花后脱落；花瓣白色，5～7片，倒卵形，先端凹入或2裂，基部狭窄，近于离生，背面有丝毛；花药黄色，背部着生；子房有黄长毛，3～5室，花柱先端不同程度3裂。蒴果球形或卵圆形，3室或1室，每室有种子1粒或2粒，果皮厚3～5 mm，木质，中轴粗厚；苞片及萼片脱落后留下的果柄长3～5 mm，粗大，有环状短节。花期冬、春间。

【分布与生境】梵净山地区资源分布的代表区域：护国寺、核桃湾、天庆寺、烂泥坳、坝梅寺、柏枝坪、马槽河、垮山湾等地。生于海拔900 m以下的疏林下、林缘、路旁。

【中　药　名】油茶子（种子），油茶根（根或根皮），油茶花（花），油茶叶（叶）。

【功效主治】■油茶子　行气，润肠，杀虫。主治大便秘结，蛔虫病，钩虫病等。

　　　　　　■油茶根　清热解毒，理气止痛，活血消肿。主治咽喉肿痛，胃痛，牙痛，跌打伤痛等。

　　　　　　■油茶花　凉血止血。主治吐血，咳血，子宫出血等。

　　　　　　■油茶叶　收敛止血，解毒。主治皮肤溃烂瘙痒，疮疖。

【采收加工】■油茶子　秋季果实成熟时采收，取种子晒干。

　　　　　　■油茶根　全年均可采收，鲜用或晒干。

　　　　　　■油茶花　冬季采收，晒干。

　　　　　　■油茶叶　全年均可采收，鲜用或晒干。

【用法用量】■油茶子　内服：煎汤，6～10 g；或入丸、散。外用：适量，涂敷。

　　　　　　■油茶根　内服：煎汤，15～40 g。外用：适量，研末或烧灰研末，调敷。

　　　　　　■油茶花　内服：煎汤，3～10 g。外用：适量，研末，麻油调敷。

　　　　　　■油茶叶　内服：煎汤，15～30 g。外用：适量，煎水洗；或鲜品捣敷。

【用药经验】①消化不良腹胀痛、腹泻：油茶子9 g，水浓煎服。②大便秘结：油茶子、火麻仁各10 g，捣烂，水煎服。③胃痛：油茶根40 g，水煎服。④吐血：油茶叶、冰糖各30 g，水煎服。⑤烫伤：油茶花适量研末，麻油调搽。

西南红山茶 *Camellia pitardii* Coh. St.

【别　　　名】红山茶花、四棱标（《云南中草药》）。

【形态特征】灌木至小乔木，高达7 m。嫩枝无毛。叶革质，披针形或长圆形，先端渐尖或长尾状，基部楔形，上面干后亮绿色，下面黄绿色，无毛，侧脉6～7对，在上下两面均能见，边缘有尖锐粗锯齿，无毛。花顶生，红色，无柄；苞片及萼片10片，组成苞

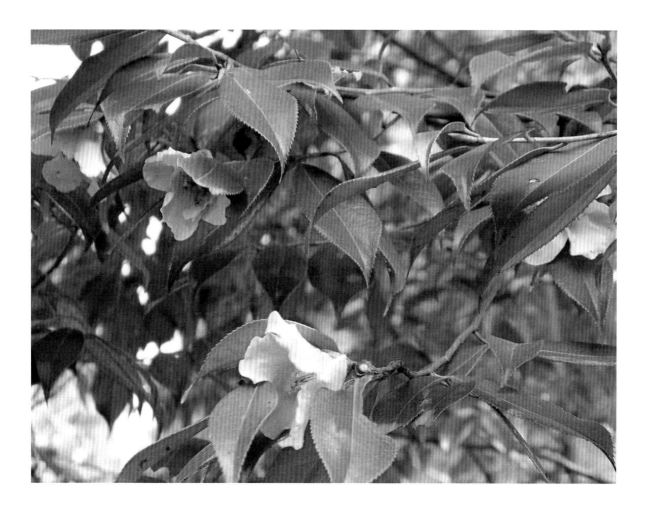

被，最下半1～2片半月形，内侧的近圆形，长约2 cm，背面有毛，脱落；花瓣5～6
片。蒴果扁球形，3室，3片裂开，果肉厚。种子半圆形，褐色。花期2～5月。

【分布与生境】梵净山地区资源分布的代表区域：金竹坪、九龙池、黄柏沟等地。生于海拔
1000～2570 m的山沟、水旁或疏林中。

【中 药 名】野山茶（花、叶、根）。

【功 效 主 治】活血止血，收敛止泻，解毒敛疮。主治痢疾，月经不调，月经过多，鼻衄，吐血，
肠风下血，关节炎，脱肛。

【采 收 加 工】冬季采收，晒干。

【用 法 用 量】内服：煎汤，10～30 g；研末，3～6 g。外用：适量，研末调敷或干掺。

【用 药 经 验】①月经过多，鼻衄，吐血，肠风下血，风湿：野山茶（花）15 g，水煎服，或研
末开水服，每次6 g。②白带异常，遗精，月经不调：野山茶（花）9～15 g，红糖
引，水煎服。③急性胃肠炎，痢疾，脱肛：野山茶（花或根）15～30 g，水煎服。
④关节炎：野山茶（根或叶）3 g，研末，温酒送服。⑤烧烫伤：野山茶（花）适
量，研末，撒于患处。

茶 *Camellia sinensis* (L.) O. Ktze.

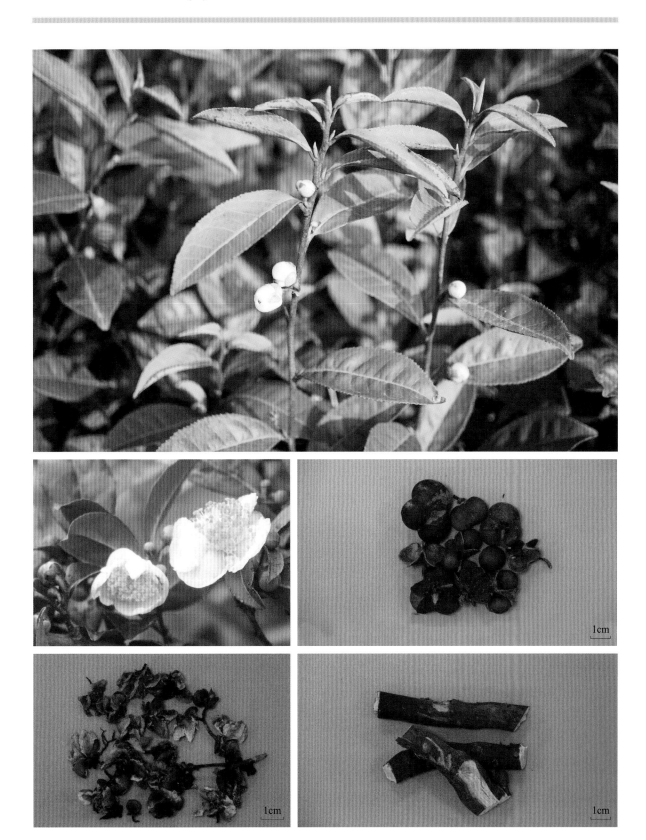

【别　　　名】槚、茗、荈（《尔雅》），细茶（《万氏家抄方》）。

【形态特征】灌木或小乔木。嫩枝无毛。叶革质，长圆形或椭圆形，长4～12 cm，宽2～5 cm，先端钝或尖锐，基部楔形，上面发亮，下面无毛或初时有柔毛，侧脉5～7对，边缘有锯齿；叶柄长3～8 mm，无毛。花1～3朵腋生，白色，花柄长4～6 mm，有时稍长；苞片2片，早落；萼片5片，阔卵形至圆形，长3～4 mm，无毛，宿存；花瓣5～6片，阔卵形，长1～1.6 cm，基部略联合，背面无毛，有时有短柔毛；雄蕊长8～13 mm，基部连生1～2 mm；子房密生白毛，花柱无毛，先端3裂，裂片长2～4 mm。蒴果3球形或1～2球形，高1.1～1.5 cm，每球有种子1～2粒。花期10月至翌年2月。

【分布与生境】梵净山地区资源分布的代表区域：漆树坪、青龙洞、铜矿厂、马槽河、护国寺、密麻树、天庆寺等地。生于长江以南各省的山区。

【中　药　名】茶叶（嫩叶或嫩芽），茶树根（根），茶花（花），茶子（果实）。

【功效主治】■茶叶　清头目，除烦渴，消食，化痰，利尿，解毒。主治目昏，目赤，多睡善寐，感冒，心烦口渴，食积，小便不利，泻痢，疮疡疖肿等。

　　　　　　■茶树根　强心利尿，活血调经，清热解毒。主治心脏病，水肿，肝炎，痛经，疮疡肿毒，口疮，汤火烫伤，带状疱疹，牛皮癣。

　　　　　　■茶花　清肺平肝。主治鼻衄，高血压。

　　　　　　■茶子　降火消痰平喘。主治痰热喘嗽，头脑鸣响。

【采收加工】■茶叶　4～6月采收，分春茶和夏茶，加工方法因茶叶种类的不同而有差异，可分为全发酵、半发酵、不发酵三大类。

　　　　　　■茶树根　全年均可采挖，鲜用或晒干。

　　　　　　■茶花　夏、秋季开花时采收，鲜用或晒干。

　　　　　　■茶子　秋季果实成熟时采收。

【用法用量】■茶叶　内服：煎汤，3～10 g；或入丸、散，沸水泡。外用：适量，研末调敷；或鲜品捣敷。

　　　　　　■茶树根　内服：煎汤，15～30 g，大量可用至60 g。外用：适量，煎水熏洗；或磨醋敷患处。

　　　　　　■茶花　内服：煎汤，6～15 g。

　　　　　　■茶子　内服：煎汤，0.5～1.5 g；或入丸、散。外用：适量，研末吹鼻。

【用药经验】①火眼赤痛：茶叶、嫩生姜，拌大米饭捣成糊，敷于眼睛皮上，绷带包扎。②哮喘：香橼1个，挖空去瓤，内填满细茶叶，2 d后放入火灰中煨，再取茶水冲服。③肿毒：鲜茶叶捣烂敷患处。④虫牙痛：茶树根、山莓根、白杨树皮水煎漱口。⑤小儿鼻疳：茶花6～9 g，水煎服。

银木荷 *Schima argentea* Pritz. ex Diels

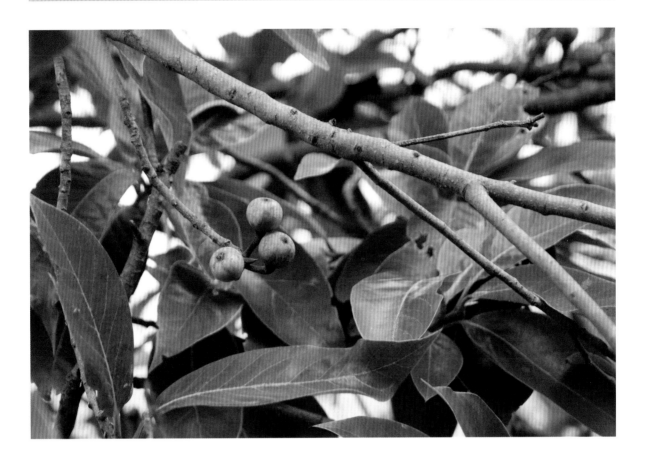

【形态特征】乔木，嫩枝有柔毛，老枝有白色皮孔。叶厚革质，长圆形或长圆状披针形，长8~12 cm，宽2~3.5 cm，先端尖锐，基部阔楔形，上面发亮，下面有银白色蜡被，有柔毛或秃净，侧脉7~9对，在两面明显，全缘；叶柄长1.5~2 cm。花数朵生于枝顶，直径3~4 cm，花柄长1.5~2.5 cm；苞片2，卵形，长5~7 mm；萼片圆形，长2~3 mm，外面有绢毛；花瓣长1.5~2 cm，最外1片较短；雄蕊长1 cm；子房有毛，花柱长7 mm。蒴果直径1.2~1.5 cm。花期7~8月。

【分布与生境】梵净山地区资源分布的代表区域：高峰、柏枝坪、观音阁等地。生于海拔900~2400 m的山坡、林地。

【中药名】银木荷皮（茎皮或根皮）。

【功效主治】清热止痢，驱虫。主治痢疾，蛔虫病，绦虫病。

【采收加工】秋季采集，洗净，切段，晒干。

【用法用量】内服：煎汤，3~9 g。

中华木荷

Schima sinensis (Hemsl.) Airy-Shaw.

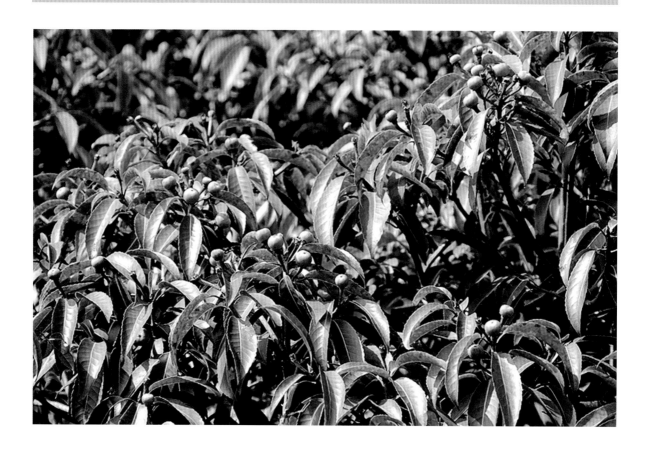

【形态特征】乔木。嫩枝粗大，无毛。叶革质，长椭圆形或椭圆形，长12~16 cm，宽5~7 cm，上面发亮，下面无毛，先端尖锐，基部钝，侧脉9~10对，与网脉在两面均明显，边缘有不规则的疏钝齿，齿刻相隔4~8 mm。花生于枝顶叶腋；花柄扁平，有棱，无毛；苞片2，卵圆形，无毛，紧贴在萼片下；萼片圆形，长5~6 mm，背面无毛，内面有绢毛；花瓣外面无毛。蒴果。花期7~8月。

【分布与生境】梵净山地区资源分布的代表区域：马槽河、密麻树、鱼泉沟、青龙洞、鱼坳等地。生于海拔1600~1800 m的山坡、林地。

【中 药 名】华木荷（树皮）。

【功 效 主 治】清热止痢，驱虫。主治痢疾，蛔虫病，绦虫病。

【采 收 加 工】全年均可采收，晒干。

【用 法 用 量】内服：煎汤，3~9 g。

紫 茎 *Stewartia sinensis* Rehd. et Wils.

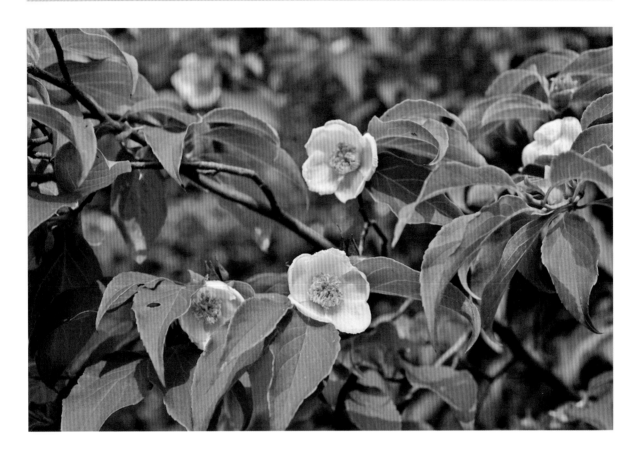

【别　　　名】帽兰（《四川中药志》），马骝光（湖北）。

【形 态 特 征】小乔木。树皮灰黄色，嫩枝无毛或有疏毛，冬芽苞约7片。叶纸质，椭圆形或卵
状椭圆形，长6～10 cm，宽2～4 cm，先端渐尖，基部楔形，边缘有粗齿，侧脉
7～10对，下面叶腋常有簇生毛丛；叶柄长1 cm。花单生，直径4～5 cm，花柄长
4～8 mm；苞片长卵形；萼片5，基部连生，长卵形，长1～2 cm，先端尖，基部有
毛；花瓣阔卵形，长2.5～3 cm，基部连生，外面有绢毛。蒴果卵圆形，先端尖。种
子有窄翅。花期6月。

【分布与生境】梵净山地区资源分布的代表区域：黄柏沟、凤凰山等地。生于海拔900～1500 m的
山地杂木中。

【中　药　名】紫茎（树皮、根、果实）。

【功 效 主 治】舒筋活血，祛风除湿。主治跌打损伤，风湿麻木。

【采 收 加 工】秋季采收，除去杂质，洗净，晒干。

【用 法 用 量】内服：煎汤，15～30 g；或泡酒。

【用药经验】①跌打损伤：紫茎（根）60～90 g，水煎，冲黄酒服。②暑热腹痛：紫茎（根或果实）、翅茎胡枝子、榀木各12～15 g，仙鹤草6～9 g，水煎服。

厚皮香 *Ternstroemia gymnanthera* (Wight et Arn.) Beddome

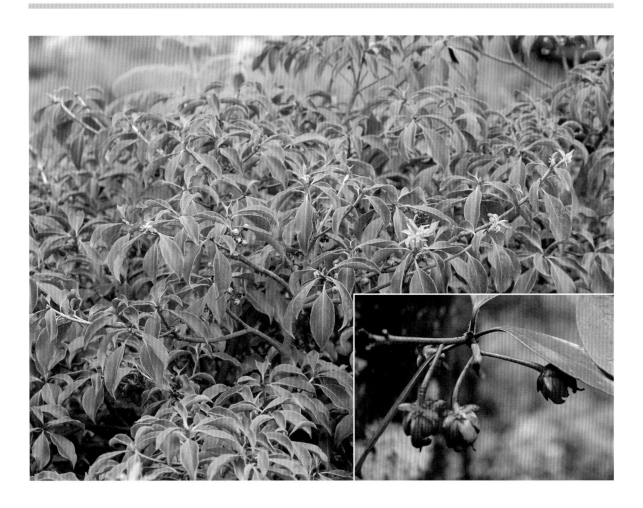

【别　　名】紫茎、马骝光（湖北）。

【形态特征】灌木或小乔木，高1.5～15 m，胸径30～40 cm，全株无毛。树皮灰褐色，平滑。嫩枝浅红褐色或灰褐色，小枝灰褐色。叶革质或薄革质，通常聚生于枝端，呈假轮生状，椭圆形、椭圆状倒卵形至长圆状倒卵形，长5.5～9 cm，宽2～3.5 cm；叶柄长7～13 mm。花两性或单性，通常生于当年生无叶的小枝上或生于叶腋；小苞片2，三角形或三角状卵形，顶端尖，边缘具腺状齿突；萼片5，卵圆形或长圆卵形，顶端圆，边缘通常疏生线状齿突，无毛；花瓣5，淡黄白色，倒卵形；雄蕊约50枚。果实圆球形，小苞片和萼片均宿存。种子肾形。花期5～7月，果期8～10月。

【分布与生境】梵净山地区资源分布的代表区域：密麻树、鱼泉沟等地。生于海拔200～1400 m的
　　　　　　　山地林中、林缘路边或近山顶疏林中。

【中　药　名】厚皮香（叶或全株），厚皮香花（花）。

【功效主治】■厚皮香　清热解毒，散瘀消肿。主治疮痈肿毒，乳痈。

　　　　　　■厚皮香花　杀虫止痒。主治疥癣瘙痒。

【采收加工】■厚皮香　全年均可采收，切碎，鲜用或晒干。

　　　　　　■厚皮香花　7～8月采收，鲜用或晒干。

【用法用量】■厚皮香　内服：煎服，6～10 g。外用：适量，捣烂外敷或擦患处。

　　　　　　■厚皮香花　外用：适量，捣烂外敷或擦患处。

【用药经验】骨折：木棉树皮90 g，山萝树皮、厚皮香（树皮）各60 g，木桐树皮15 g，鸡压树皮
　　　　　　30 g，大米酒糟120 g，上药捣烂。骨折复位后用甘蔗条间隔固定，敷药24 h。

尖萼厚皮香 *Ternstroemia luteoflora* L. K. Ling

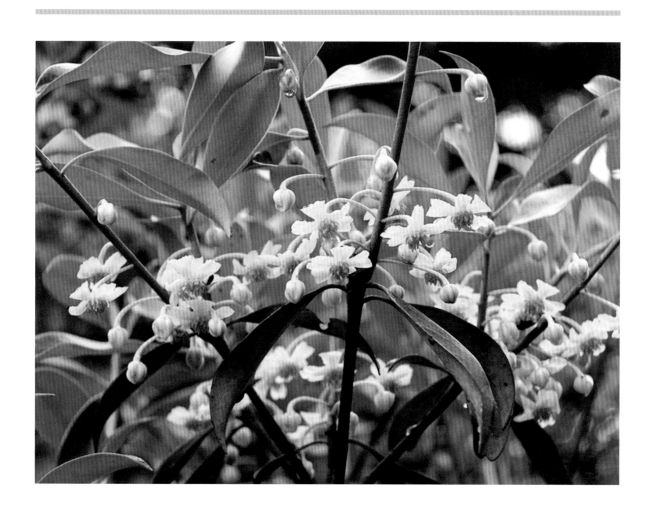

【别　　　名】紫茎、马骝光（湖北）。

【形 态 特 征】小乔木。树皮灰黄色，嫩枝有疏毛，冬芽苞约7片。叶纸质，卵状椭圆形，长6~10 cm，宽2~4 cm，先端渐尖，基部楔形，边缘有粗齿，侧脉7~10对，下面叶腋常有簇生毛丛；叶柄长1 cm。花单生，直径4~5 cm，花柄长4~8 mm；苞片长卵形，长2~2.5 cm，宽1~1.2 cm；萼片5，基部连生，长卵形，长1~2 cm，先端尖，基部有毛；花瓣阔卵形，长2.5~3 cm，基部连生，外面有绢毛；雄蕊有短的花丝管；子房有毛。蒴果卵圆形，先端尖，宽1.5~2 cm。种子长1 cm，有窄翅。花期6月。

【分布与生境】梵净山地区资源分布的代表区域：烂茶顶、锯齿山等地。生于海拔800~1600 m的山坡疏林中。

【中　药　名】厚皮香（叶或根）。

【功 效 主 治】清热解毒，消肿止痛，止泻。主治疮毒肿痛，跌打伤肿，泄泻。

【采 收 加 工】全年均可采收，切碎，鲜用或晒干。

【用 法 用 量】内服：煎汤，6~15 g。外用：适量，鲜品捣敷或煎水洗。

藤黄科

黄海棠 *Hypericum ascyron* L.

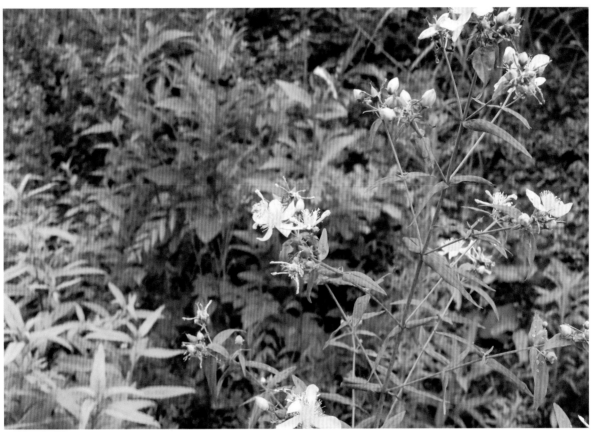

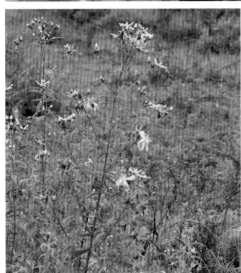

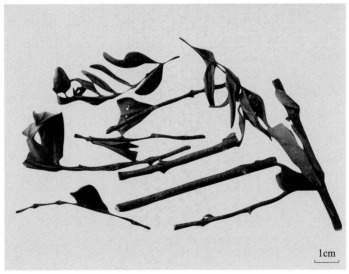

1cm

【别　　　名】湖南连翘（《中国经济植物志》），大叶金丝桃（甘肃），八宝茶（山西），水黄花（河北），大金雀（山东）。

【形 态 特 征】多年生草本。茎直立，基部单一或数茎丛生，不分枝或上部具分枝，有时于叶腋抽出小枝条，茎及枝条幼时具4棱。叶无柄，叶片披针形，先端渐尖，基部楔形或心形而抱茎，坚纸质，上面绿色，下面通常淡绿色且散布淡色腺点，脉网较密。花序具1~35花，顶生，近伞房状；花平展或外反；花蕾卵珠形，先端圆形；萼片卵形或披针形，先端锐尖至钝形；花瓣金黄色，倒披针形，具腺斑或无腺斑，宿存；雄蕊极多数；花药金黄色，具松脂状腺点；子房宽卵形至狭卵状三角形。蒴果为或宽或狭的卵形，柱头常折落。种子棕色或黄褐色，圆柱形，微弯，有明显的龙骨状突起或狭翅和细的蜂窝纹。花期7~8月，果期8~9月。

【分布与生境】梵净山地区资源分布的代表区域：张家坝、金厂等地。生于海拔800 m以下的林缘、路旁等。

【中　药　名】红旱莲（全草）。

【功 效 主 治】凉血止血，活血调经，清热解毒。主治血热所致吐血，咯血，尿血，便血，跌打损伤，月经不调，肝炎，痢疾等。

【采 收 加 工】7~8月果实成熟时割取地上部分，用热水泡过，晒干。

【用 法 用 量】内服：煎汤，5~10 g。外用：适量，捣敷；或研末调涂。

【用 药 经 验】乳痈：红旱莲15 g，白通9 g，煮蛋食。

栽秧花　*Hypericum beanii* N. Robson

【别　　　名】大花金丝梅（《中国树木分类学》）。

【形 态 特 征】灌木丛状，有直立或拱弯的枝条。茎红色至橙色；皮层红褐色。叶柄长1~2.5 mm；叶片狭椭圆形，基部楔形，边缘平坦，坚纸质至近革质。花序伞房状；苞片叶状至狭披针形，宿存；花的直径3~4.5 cm，星状；花蕾卵珠状圆锥形，先端锐尖；萼片分离；花瓣金黄色，无红晕，开张至较深的内弯，长圆状倒卵形，边缘具不规则的啮蚀状小齿，有侧生至近顶生的小尖突，小尖突先端钝形至圆形；花药金黄色；子房卵珠状角锥形至狭卵珠状圆柱形，柱头狭头状至截形。蒴果狭卵珠状圆锥形。种子深红褐色至深紫褐色，狭圆柱形，有宽的龙骨状突起和浅的线状网纹。花期5~7月，果期8~10月。

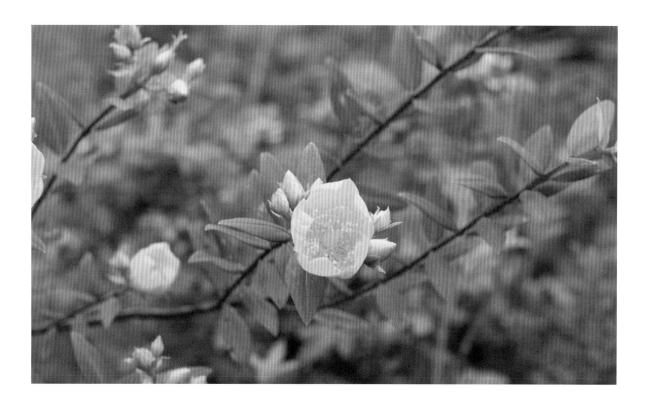

【分布与生境】梵净山地区资源分布的代表区域：牛头山、滴水岩等地。生于海拔1500～2100 m的疏林或灌丛中、溪旁，以及草坡或石坡上。

【中　药　名】黄花香（全株）。

【功效主治】清热利湿，解毒散瘀。主治湿热黄疸，淋病，泄泻，痢疾，黄水疮，烫火伤等。

【采收加工】全年均可采收，鲜用或晒干。

【用法用量】内服：煎汤，15～30 g。外用：鲜叶适量，捣敷患处。

小连翘　*Hypericum erectum* Thunb. ex Murray

【别　　　名】千金子、旱莓草（浙江宁波），小金雀（江苏吴县）。

【形态特征】多年生草本。茎单一，直立或上升，通常不分枝，有时上部分枝，圆柱形，无毛，无腺点。叶无柄，叶片长椭圆形至长卵形，先端钝，基部心形抱茎，边缘全缘，内卷，坚纸质，上面绿色，下面淡绿色，近边缘密生腺点，全面有小黑腺点，侧脉每边约5条，斜上升，与中脉在上面凹陷，下面凸起，脉网较密。花序顶生，多花，伞房状聚伞花序，常具腋生花枝；苞片和小苞片与叶同形，长达0.5 cm；萼片卵状披针形，边缘及全面具黑腺点；花瓣黄色，倒卵状长圆形，上半部有黑色点线。蒴

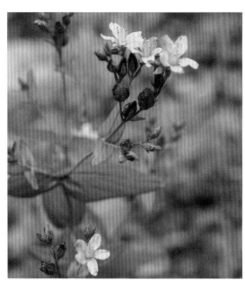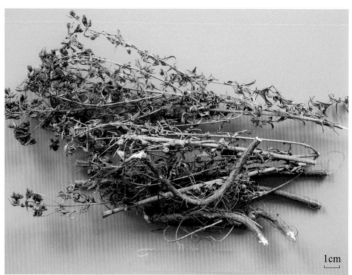

1cm

果卵珠形，具纵向条纹。种子绿褐色，圆柱形，两侧具龙骨状突起，无顶生附属物，表面有细蜂窝纹。花期7~8月，果期8~9月。

【分布与生境】梵净山地区资源分布的代表区域：万宝岩、洼溪河、回香坪、骄子岩等地。生于山坡路边草丛中或山野较湿润处。

【中　药　名】小连翘（全草）。

【功效主治】止血，调经，散瘀止痛，解毒消肿。主治吐血，崩漏，月经不调，跌打损伤，风湿关节痛，疮疖肿毒等。

【采收加工】夏、秋季采收，鲜用或晒干。

【用法用量】内服：煎服，15~30 g。外用：适量，研末撒敷。

【用药经验】①月经不调：小连翘、月月红、益母草，水煎服。②通乳汁：小连翘、山甲珠，水煎服。③跌打扭伤痛：小连翘12 g，酒、水各半煎服。④吐血，咯血，子宫出血：小连翘、地榆炭、白茅根各12 g，水煎服。

扬子小连翘 *Hypericum faberi* R. Keller

【别　　　名】过路黄（贵州），肝红（四川）。

【形态特征】多年生草本。茎屈膝状或匍匐状上升，圆柱形，多分枝。叶具柄，叶柄长1~3 mm；叶片卵状长圆形至长圆形，先端钝形或锐尖，基部宽楔形至圆形，边缘全缘。花序于茎及分枝上顶生，蝎尾状二歧聚伞花序；苞片及小苞片线形或线状

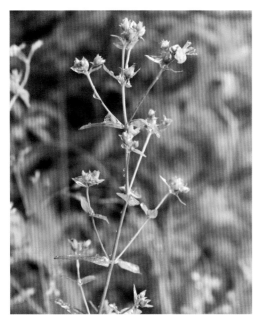
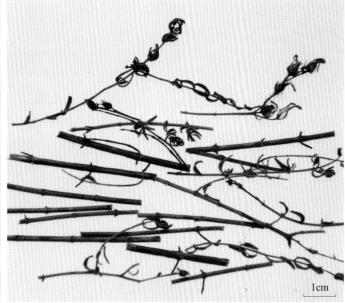

披针形，长3 mm，边缘疏生黑腺点；花直径5 mm，近平展；萼片倒卵状长圆形，先端稍钝，基部楔形，边缘常疏生黑色腺点，全面有淡色腺点或腺条；花瓣黄色，倒卵状长圆形，先端钝形，全面无黑腺点或仅在先端具少数黑腺点，宿存。蒴果卵珠形，成熟时褐色，具纵腺条纹。种子黄褐色，圆柱形，两端锐尖，两侧无龙骨状突起，顶端无附属物，表面有不明显的细蜂窝纹。花期6～7月，果期8～9月。

【分 布 与 生 境】梵净山地区资源分布的代表区域：张家坝、高峰等地。生于海拔1100～2600 m的山坡草地、灌丛、路旁或田埂上。

【中 药 名】扬子小连翘（全草）。

【功 效 主 治】凉血止血，消肿止痛。主治风热感冒，风湿疼痛，跌打损伤，内出血。

【采 收 加 工】夏、秋季采挖，鲜用或晒干。

【用 法 用 量】内服：煎汤，10～30 g。外用：适量，鲜品捣烂敷，或研末敷患处。

地耳草 *Hypericum japonicum* Thunb. ex Murray

【别 名】小元宝草（浙江），犁头草（江西），雀舌草（广东），小对叶草（四川），八金刚草（云南）。

【形 态 特 征】一年生或多年生草本，高2～45 cm。茎单一或多少簇生，直立或外倾或匍地而在基部生根，在花序下部不分枝或各式分枝，具4纵线棱，散布淡色腺点。叶无柄，叶

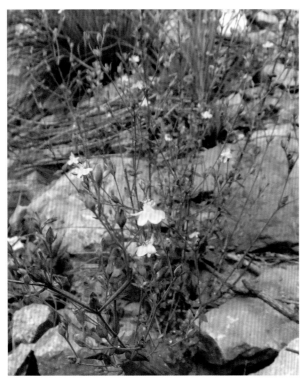
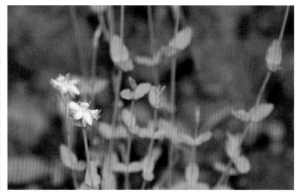
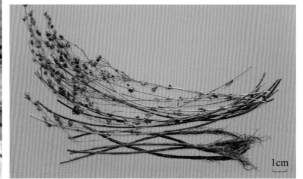

片通常卵形或卵状三角形至长圆形，先端近锐尖至圆形，基部心形抱茎至截形，边缘全缘，坚纸质，上面绿色，下面淡绿色，但有时带苍白色，无明显脉网，全面散布透明腺点。花序具1～30花，两歧状或多少呈单歧状；花直径4～8 mm，平展；花蕾圆柱状椭圆形；花瓣白色、淡黄色至橙黄色，椭圆形或长圆形，先端钝形，无腺点，宿存；雄蕊5～30枚，不成束，长约2 mm，宿存，花药黄色，具松脂状腺体。蒴果短圆柱形至圆球形。种子淡黄色，圆柱形，全面有细蜂窝纹。花期3～10月，果期6～10月。

【分布与生境】梵净山地区资源分布的代表区域：护国寺、苏家坡、张家坝、龙门坳、金厂、冷家坝、高峰、盘溪、马槽河等地。生于海拔1100 m以下的田边、路旁或疏草丛中。

【中　药　名】田基黄（全草）。

【功效主治】清热解毒，利湿，散瘀消肿，止痛。主治湿热黄疸，泄泻，痈疖肿毒，跌打损伤，目赤肿痛等。

【采收加工】春、夏季开花时采收，鲜用或晒干。

【用法用量】内服：煎汤，15～30 g，鲜品30～60 g，大剂量可用至90～120 g；或捣烂取汁。外用：适量，捣烂外敷；或煎水洗。

【用药经验】①急性黄疸性肝炎：地耳草、金钱草、蒲公英、板蓝根各30 g，水煎服。②痈疮肿毒：地耳草、芙蓉花叶各等分，研末，酒调敷。③疹后牙疳：地耳草15～20 g，捣取汁，和人乳搽患处。④跌打损伤肿痛：地耳草、接骨木各30 g，水煎，加酒少许兑服。

堇菜科

鸡腿堇菜 *Viola acuminata* Ledeb.

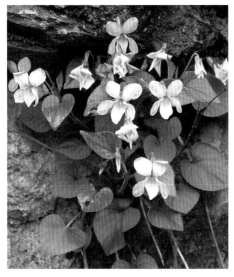
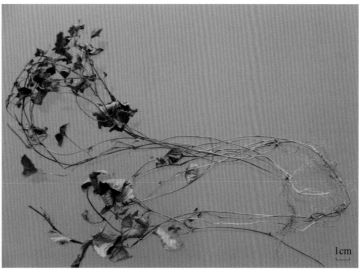

1cm

【别　　　名】走边疆（《陕西中草药》），鸡腿菜、胡森堇菜（《长白山植物药志》），鹁鸽腿（辽宁）。

【形态特征】多年生草本。根状茎较粗，密生多条淡褐色根；茎直立。叶片卵状心形或卵形，先端锐尖，基部通常心形，边缘具钝锯齿及短缘毛，两面密生褐色腺点，沿叶脉被疏柔毛；托叶草质，两面有褐色腺点，沿脉疏生柔毛。花淡紫色，具长梗；花梗细，被细柔毛，通常均超出于叶，中部以上或在花附近具2枚线形小苞片；萼片线状披针形，先端渐尖；花瓣有褐色腺点；子房圆锥状，花柱基部微向前膝曲，向上渐增粗，顶部具数列明显的乳头状凸起，先端具短喙，喙端微向上嘬，具较大的柱头孔。蒴果椭圆形，通常有黄褐色腺点，先端渐尖。花、果期5～9月。

【分布与生境】梵净山地区资源分布的代表区域：铜矿厂、鱼坳、大岩屋、马槽河等地。生于海拔800～1100 m的阔叶林下、林缘或溪谷岩石上等。

【中　药　名】红铧头草（全草）。

【功效主治】清热解毒，消肿止痛。主治肺热咳嗽，急性病毒性肝炎，疮疖肿毒，跌打损伤。

【采收加工】夏、秋季采收，鲜用或晒干备用。

【用法用量】内服：煎汤，9～15 g，鲜品30～60 g；或捣烂取汁服。外用：适量，捣烂外敷。

戟叶堇菜 *Viola betonicifolia* J. E. Smith

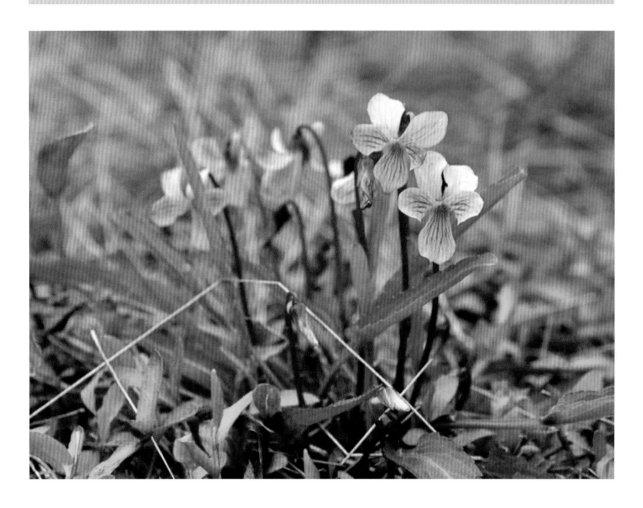

【别　　　名】烙铁草、白花地下、翁域、剪刀菜、紫花地丁(《中华本草》)。

【形 态 特 征】多年生草本，无地上茎。根状茎通常较粗短。叶多数，均基生，莲座状；叶片狭披针形、长三角状戟形或三角状卵形，先端尖，基部截形，花期后叶增大，基部垂片开展并具明显的牙齿，边缘具疏而浅的波状齿，近基部齿较深；叶柄较长，上半部有狭而明显的翅，通常无毛，有时下部有细毛。花白色或淡紫色，有深色条纹；花梗细长，与叶等长或超出于叶，通常无毛；侧方花瓣长圆状倒卵形，长1～1.2 cm，下方花瓣通常稍短，距管状，稍短而粗，长2～6 mm；雄蕊5，花丝短，花药环生于雌蕊周围；子房卵球形，柱头前方具明显的短喙。蒴果椭圆形至长圆形。花、果期4～9月。

【分布与生境】梵净山地区资源分布的代表区域：上牛塘等地。生于田野、路边、山坡草地、灌丛、林缘等处。

【中　药　名】铧头草（全草）。

【功效主治】清热解毒，散瘀消肿。主治肠痈，疔疮，红肿疮毒，黄疸，淋浊，目赤生翳。

【采收加工】夏、秋季采收，洗净，除去杂质，鲜用或晒干。

【用法用量】内服：煎汤，9～15 g，鲜品30～60 g。外用：适量，捣敷。

【用药经验】①肠痈：铧头草、红藤，水煎服。②恶疮疔毒，红肿疼痛：鲜铧头草，捣烂外敷。

七星莲 *Viola diffusa* Ging.

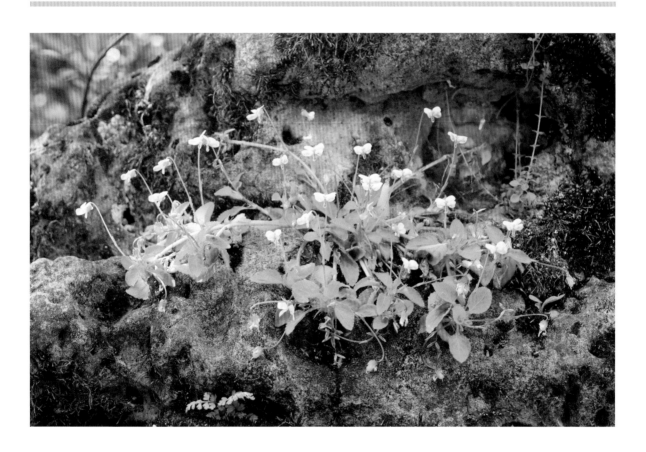

【别　　　名】蔓茎堇菜（《中国高等植物图鉴》），野白菜（《贵州草药》）。

【形态特征】一年生草本，全体被糙毛或白色柔毛，或近无毛，花期生出地上匍匐枝。匍匐枝
　　　　　　先端具莲座状叶丛，通常生不定根；根状茎短，具多条白色细根及纤维状根。基
　　　　　　生叶多数，丛生成莲座状，或于匍匐枝上互生；叶片卵形或卵状长圆形，先端钝或
　　　　　　稍尖，基部宽楔形或截形，边缘具钝齿及缘毛；叶柄具明显的翅，通常有毛；托叶
　　　　　　基部与叶柄合生，2/3离生，线状披针形，先端渐尖，边缘具稀疏的细齿或疏生流
　　　　　　苏状齿。花较小，淡紫色或浅黄色，具长梗，生于基生叶或匍匐枝叶丛的叶腋间；

花梗纤细，无毛或被疏柔毛，中部有1对线形苞片；萼片披针形；侧方花瓣倒卵形或长圆状倒卵形，下方花瓣连距较其他花瓣显著短；距极短，稍露出萼片附属物之外；2枚雄蕊呈三角形；子房无毛，花柱棍棒状，前方具短喙。蒴果长圆形，无毛，顶端常具宿存的花柱。花期3～5月，果期5～8月。

【分布与生境】梵净山地区资源分布的代表区域：鱼坳、二道拐、上月亮坝、洼溪河等地。生于海拔500～850 m的林缘、路旁、沟边等地。

【中　药　名】地白草（全草）。

【功效主治】清热解毒，散瘀消肿，止咳。主治疮疡肿毒，肺热咳嗽，百日咳，黄疸，带状疱疹，水火烫伤，跌打损伤，骨折，毒蛇咬伤。

【采收加工】夏、秋季采挖全草，洗净，除去杂质，晒干或鲜用。

【用法用量】内服：煎汤，9～15 g，鲜品30～60 g；或捣汁。外用：适量，捣敷。

【用药经验】①疮毒红肿：地白草、芙蓉叶各15 g，共捶细，敷于患处，每日换1次。②骨折：地白草、接骨丹、泽兰、赤葛及苎麻根各等分（上五味均用鲜品）捶绒包敷伤处，再用杉木皮夹住捆好，3 d换药1次。

堇菜

Viola moupinensis Franch.

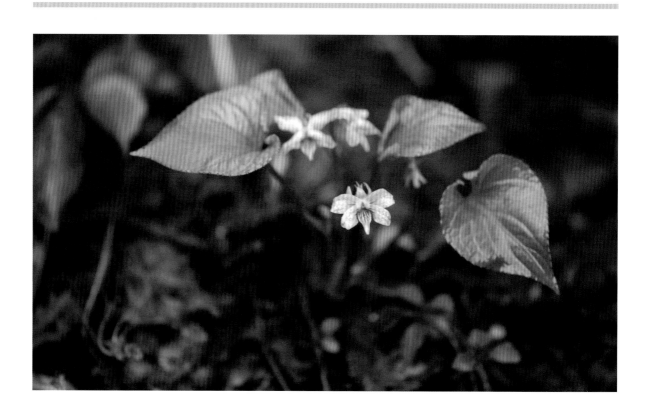

【别　　　名】黄堇、白三百棒（《云南种子植物名录》），筋骨七、鸡心七（《秦岭植物志》）。

【形 态 特 征】多年生草本，无地上茎，枝端簇生数枚叶片。根状茎粗，垂直或有时斜生，节间短而密，通常残存褐色托叶，密生细根。叶基生，叶片心形或肾状心形，花后增大成肾形，长约9 cm，宽约10 cm，先端渐尖，基部弯缺，两侧耳部花期常向内卷，边缘有具腺体的钝锯齿；叶柄有翅，淡褐色或上半部色较浅，边缘疏生细锯齿或全缘。花淡紫色或白色，具紫色条纹；花梗长不超出于叶，中部有2枚线形小苞片；萼片披针形，先端稍尖，基部附属物短；花瓣长圆状倒卵形；子房无毛，花柱基部稍向前膝曲，上部增粗，柱头平截，两侧及后方肥厚，前方具平伸的短喙。蒴果椭圆形，有褐色腺点。种子大，倒卵状，顶端圆，基部尖。花期4～6月，果期5～7月。

【分布与生境】梵净山地区资源分布的代表区域：青冈坪、马槽河、田家坝、护国寺、金厂、密麻树、盘溪等地。生于海拔1100 m以下的溪沟边、路旁或山谷向阳的潮湿处。

【中　药　名】乌蔹连（全草、根茎）。

【功 效 主 治】清热解毒，活血止痛，止血。主治乳房硬肿，头痛，牙痛，跌打损伤，开放性骨折，咳血，外伤出血等。

【采 收 加 工】夏、秋季采收，洗净，鲜用或晒干。

【用 法 用 量】内服：煎汤9～15 g；或泡酒。外用：适量，捣敷。

【用 药 经 验】①乳痈：乌蔹连、黄瓜香及拦路虎各等分，捣烂，拌酒或用酒炒热，敷患处。②刀伤：乌蔹连，嚼烂敷伤口，化脓者加锯木条叶。

紫花地丁　*Viola philippica* Cav.

【别　　　名】独行虎（《本草纲目》），辽堇菜（《中国植物图鉴》），光瓣堇菜（《中国高等植物图鉴》），堇堇菜、箭头草（《中华本草》）。

【形 态 特 征】多年生草本，无地上茎，高4～14 cm，果期高可达20余厘米。根状茎短，垂直，淡褐色，有数条淡褐色或近白色的细根。叶多数，基生，莲座状；叶片下部者通常较小，呈三角状卵形，上部者较长，呈长圆形，果期叶片增大；叶柄在花期通常长于叶片1～2倍，上部具极狭的翅，果期长可达10余厘米，上部具较宽之翅；托叶膜质，苍白色或淡绿色，2/3～4/5与叶柄合生，离生部分线状披针形。花紫堇色或

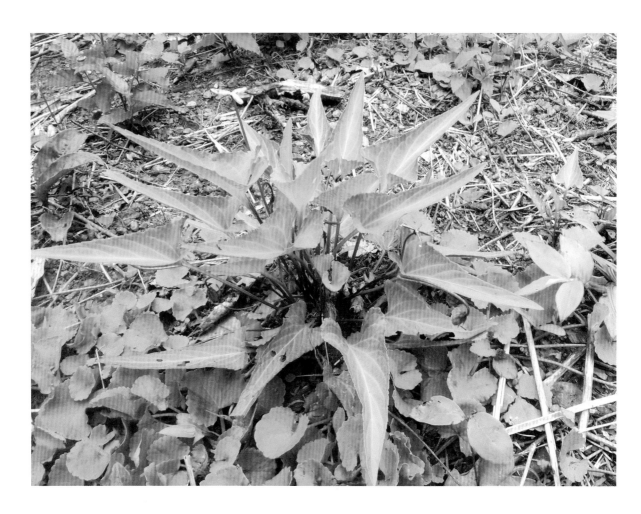

淡紫色，稀呈白色，喉部色较淡并带有紫色条纹；萼片5，卵状披针形或披针形，基部附属物短，末端圆或截形；花瓣5，倒卵形或长圆状倒卵形。蒴果长圆形，无毛。种子卵球形，淡黄色。花、果期4月中下旬至9月。

【分布与生境】梵净山地区资源分布的代表区域：张家坝、艾家坝、冷家坝、护国寺、郭家沟等地。生于田间、荒地、山坡草丛、林缘或灌丛中。在庭园较湿润处常形成小群落。

【中　药　名】紫花地丁（全草）。

【功效主治】清热解毒，凉血消肿。主治疔疮肿毒，痈疽发背，丹毒，毒蛇咬伤。

【采收加工】5~6月果实成熟时采收，洗净，晒干。

【用法用量】内服：煎汤，10~30g，鲜品30~60g。外用：适量，捣烂敷患处。

【用药经验】①蛇虫咬伤：紫花地丁适量，加雄黄少许，研成膏，局部外用。②阑尾炎：紫花地丁、金银花各30g，连翘、赤芍各15g，黄柏9g，水煎服。③肠炎痢疾：紫花地丁、红藤各30g，蚂蚁草60g，黄芩10g，水煎服。④丹毒肿痛：紫花地丁适量，捣烂取汁内服，药渣调酒外敷。

浅圆齿堇菜 *Viola schneideri* W. Beck.

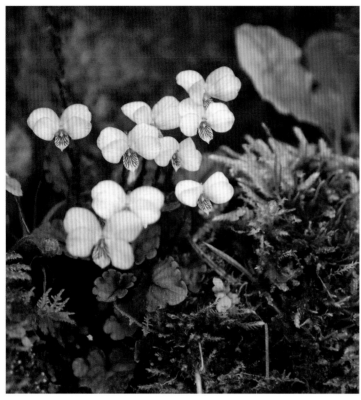
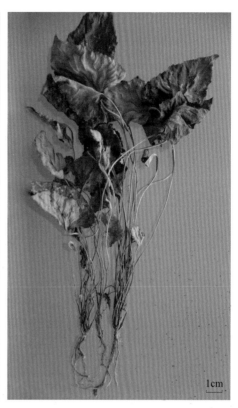

1cm

【形态特征】多年生无毛草本。匍匐茎发达，顶端通常发育成一个新植株。叶近基生；叶片卵形，先端圆，基部深心形，边缘圆齿，上面淡绿色，下面常带红色，干后有褐色腺点；叶柄长短不等，长者可达5 cm；托叶大部分离生，褐色，宽披针形，顶端长渐尖，边缘具流苏状疏齿，上面有棕色条纹。花白色或淡紫色；萼片卵状披针形，有狭膜质缘；花瓣长圆状倒卵形，长7~8 mm，侧方花瓣有须毛，下方花瓣较短，基部之距短，呈囊状；下方雄蕊与花药近等长；子房长圆形，花柱棍棒状，基部近直立，向上稍增粗，柱头两侧具宽而明显的缘边，前方具向上而直伸的喙，喙端具粗大的柱头孔。蒴果长圆形。花期4~6月。

【分布与生境】梵净山地区资源分布的代表区域：青冈坪等地。生于海拔600~1600 m的林下、林缘、草坡、溪谷及路旁等处。

【中 药 名】浅圆齿堇菜（全草）。

【功 效 主 治】清热解毒，消肿散瘀。主治湿热黄疸，咽喉肿痛，疮疖肿毒，跌打损伤等。

【采 收 加 工】夏季采收，鲜用或晒干。

大风子科

山羊角树 *Carrierea calycina* Franch.

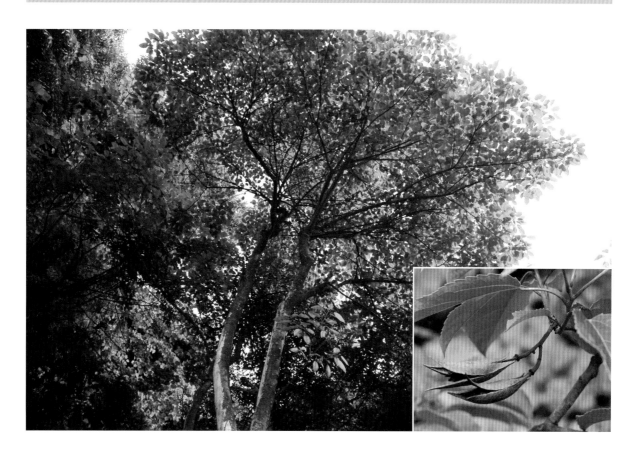

【别　　名】嘉利树（《中国树木分类学》），嘉丽树（《峨眉植物图志》），山丁木（《中药大辞典》）。

【形态特征】落叶乔木，高12～16 m。幼枝粗壮，紫灰色或灰绿色，有白色皮孔和叶痕，无毛。叶薄革质，长圆形，长9～14 cm，宽4～6 cm，先端突尖，基部圆形、心状或宽楔形，边缘有稀疏锯齿，齿尖有腺体，上面深绿色，叶脉两面明显；叶柄长3～7 cm。花杂性，白色，圆锥花序顶生，稀腋生；花梗长1～2 cm；有叶状苞片2片，长圆形，对生；萼片4～6片，卵形，长1.5～1.8 cm。蒴果木质，羊角状，有喙，有棕色绒毛；果梗粗壮，有关节。种子多数，扁平，四周有膜质翅。花期5～6月，果期7～10月。

【分布与生境】梵净山地区资源分布的代表区域：鱼坳、铜矿厂、菌子客桥、马槽河、密麻树等地。生于海拔1300～1600 m的山坡林和林缘中。

【中　药　名】红木子（种子）。

【功效主治】息风，定眩。主治头晕，目眩。

【采收加工】10月果实成熟时，剥开蒴果，取出种子，晒干。

【用法用量】内服：煎汤，9～15 g。

山桐子 *Idesia polycarpa* Maxim.

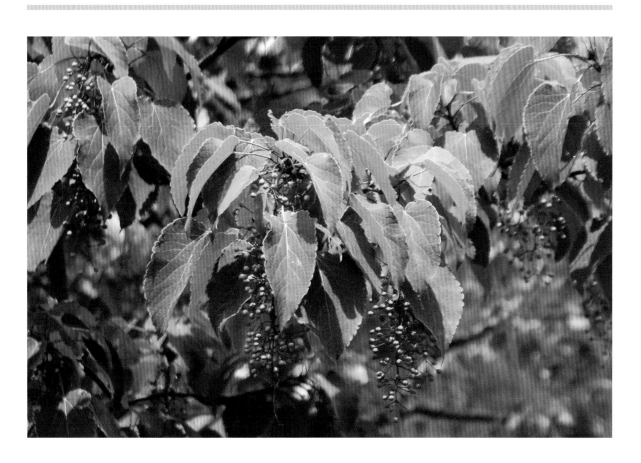

【别　　　名】水冬瓜（《亨利氏植物名录》），水冬桐（《山桐子造林学》），椅树（《峨眉植
物图志》），椅桐、斗霜红（庐山）。

【形态特征】落叶乔木。树皮淡灰色，不裂；小枝圆柱形，细而脆，黄棕色，有明显的皮孔，枝
条平展，近轮生，树冠长圆形，当年生枝条紫绿色，有淡黄色的长毛。叶厚纸质，
宽心形，先端渐尖，基部心形，边缘有粗的齿，齿尖有腺体，上面深绿色，光滑无
毛，下面有白粉，基部稍膨大。花单性，雌雄异株或杂性，黄绿色，有芳香，花瓣

缺，排列成顶生下垂的圆锥花序；雄花比雌花稍大，花丝丝状，被软毛，花药椭圆形，基部着生，侧裂，有退化子房；雌花比雄花稍小，萼片3～6片，通常6片，卵形，外面有密毛，内面有疏毛，子房上位，圆球形。浆果成熟期紫红色，扁圆形，宽过于长，果梗细小。种子多数，红棕色，卵圆形。花期4～5月，果熟期10～11月。

【分布与生境】梵净山地区资源分布的代表区域：刘家纸厂、石棉厂、徐家沟、火烧岩、打磨沟等。生于海拔400～2500 m的低山区的山坡、山洼等落叶阔叶林和针阔叶混交林中，通常集中分布于海拔900 m至海拔1400 m的山地。

【中　药　名】山桐子叶（叶），山桐子油（种子油）。

【功效主治】■山桐子叶　清热凉血，散瘀消肿。主治烧烫伤，吐血，外伤出血。

　　　　　　■山桐子油　杀虫。主治疥癣。

【采收加工】■山桐子叶　全年均可采收，晒干。

　　　　　　■山桐子油　秋季采收种子，榨油。

【用法用量】内服：入丸剂。外用：适量，涂擦。

长叶柞木 *Xylosma longifolia* Clos.

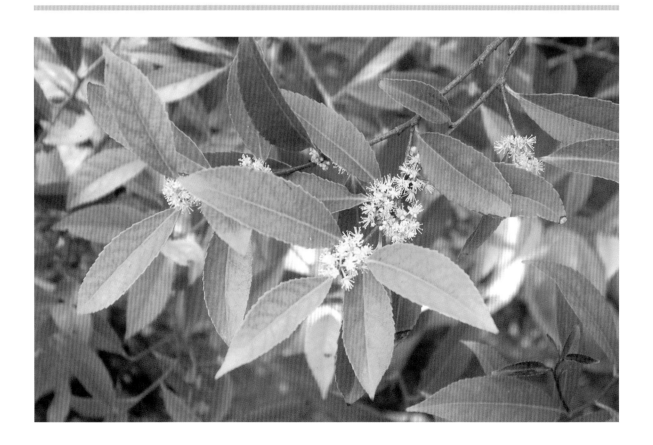

【别　　　名】簕凿树、铁梨木（《新华本草纲要》），小角刺（《广西药用植物名录》）。

【形 态 特 征】常绿小乔木或大灌木，高4～7 m。树皮灰褐色；小枝有枝刺，无毛。叶革质，长圆状披针形或披针形，先端渐尖，基部宽楔形，边缘有锯齿，两面无毛，上面深绿色，有光泽，下面淡绿色，干后灰褐色，侧脉6～7对，两面突起；叶柄长5～8 cm。花小，淡绿色，多数，总状花序，长1～2 cm，花序梗和花梗无毛或近于无毛；苞片小，卵形；萼片4～5，卵形或披针形；花瓣缺。浆果球形，黑色，无毛。种子2～5粒。花期4～5月，果期6～10月。

【分布与生境】 梵净山地区资源分布的代表区域：牛风包、叫花洞、上牛塘、金竹坪、坝溪等地。生于海拔1000～1600 m的山地林中。

【中　药　名】跌破簕（叶、根）。

【功 效 主 治】清热利湿，活血祛瘀，消肿止痛，催乳。主治黄疸，水肿，跌打损伤，骨折，经闭，痈肿疮毒，乳汁不通，疮癣，瘰疬。

【采 收 加 工】全年均可采收，晒干。

【用 法 用 量】内服：煎汤，9～12 g。外用：适量，捣敷；或研粉调敷。

【用 药 经 验】①黄疸：跌破簕（根）15～30 g，水煎服。②跌打肿痛，骨折：跌破簕（叶）适量，研粉调酒外敷。③痈疮肿毒：跌破簕（鲜叶）捣烂外敷。

旌节花科

中国旌节花 *Stachyurus chinensis* Franch.

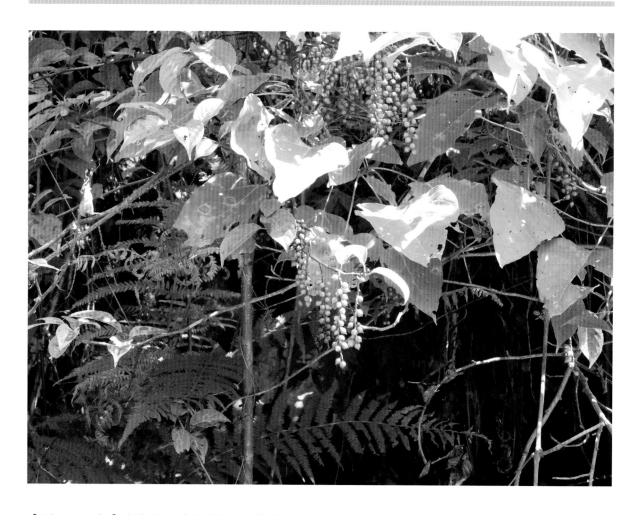

【别　　　名】水凉子（《中国树木分类学》），旌节花（《广群芳谱》），萝卜药（河南）。

【形 态 特 征】落叶灌木，高2~4 m。树皮光滑紫褐色或深褐色；小枝粗壮，圆柱形，具淡色椭圆形皮孔。先花后叶，叶互生，纸质至膜质，长圆状卵形至长圆状椭圆形，先端短尾状渐尖，基部钝圆至近心形，边缘为圆齿状锯齿，侧脉5~6对，在两面均凸起，细脉网状，上面亮绿色，下面灰绿色，无毛或仅沿主脉和侧脉疏被短柔毛，后很快脱落；叶柄长1~2 cm，通常暗紫色。穗状花序腋生，先叶开放；花黄色，有短梗；萼片4枚，黄绿色，卵形，顶端钝；花瓣4枚，卵形，长6.5 mm，顶端圆形。果实圆球形。花期3~4月，果期5~7月。

【分布与生境】梵净山地区资源分布的代表区域：木耳坪、银厂坪、胜利坳、青龙洞、二道拐、盘溪、两岔河等地。生于海拔400～2570 m的山坡谷地林中或林缘。

【中　药　名】小通草（茎髓）。

【功效主治】清热，利尿，下乳。主治小便不利，尿路感染，热病口渴，乳汁不下。

【采收加工】夏、秋季采收，割取地上茎枝，截成30～50 cm，趁鲜时取出茎髓，理直，晒干。

【用法用量】内服：煎汤，3～6 g。外用：适量，捣烂外敷。

【用药经验】①小便黄赤：小通草6 g，木通4.5 g，车前子9 g（布包），水煎服。②热病烦躁，小便不利：小通草6 g，栀子、生地黄、淡竹叶、知母、黄芩各9 g，水煎服。③急性尿道炎：小通草6 g，地肤子、车前子（布包）各15 g，水煎服。④小便不利：小通草、车前仁、水菖蒲各15 g，火洒草3 g，生石膏3 g，水煎服。⑤闭经：小通草、川牛膝各9 g，水煎服。

西域旌节花 *Stachyurus himalaicus* Hook. f. et Thomson ex Benth.

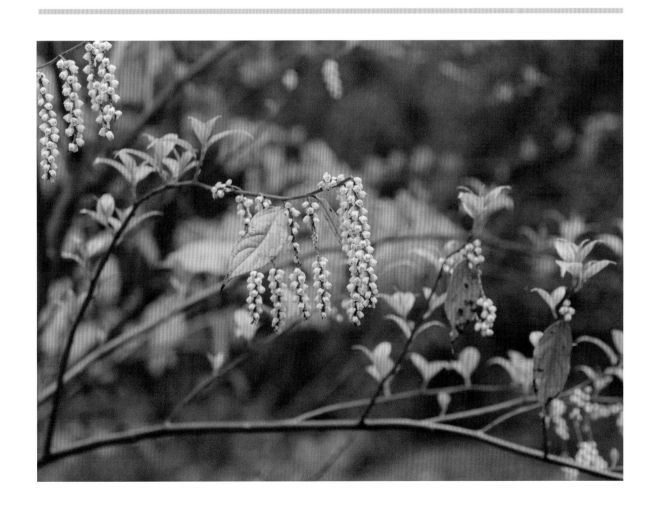

【别　　　名】喜马山旌节花（《中国高等植物图鉴》），通条树（《经济植物手册》），空藤杆（《四川中药志》）。

【形 态 特 征】落叶灌木或小乔木。树皮平滑，棕色或深棕色，小枝褐色，具浅色皮孔。叶片坚纸质至薄革质，披针形至长圆状披针形，先端渐尖，基部钝圆，边缘具细而密的锐锯齿，齿尖骨质并加粗，侧脉5~7对，两面均凸起，细脉网状；叶柄紫红色。穗状花序腋生，无总梗，通常下垂，基部无叶；花黄色；苞片1枚，三角形，长约2 mm；小苞片2，宽卵形，顶端急尖，基部联合；萼片4枚，宽卵形，顶端钝；花瓣4枚，倒卵形；雄蕊8枚，通常短于花瓣。果实近球形，具宿存花柱。花期3~4月，果期5~8月。

【分布与生境】梵净山地区资源分布的代表区域：岩高坪、牛风包、白云寺、万宝岩、黄柏沟、九龙池、金竹坪、青龙洞等地。生于海拔400~2570 m的山坡阔叶林下或灌丛中。

【中　药　名】小通草（茎髓）。

【功 效 主 治】利尿，催乳，清湿热。主治水肿，淋病等。

【采 收 加 工】夏、秋季取地上茎枝，将茎截成段，趁鲜取出髓部，理直，晒干。

【用 法 用 量】内服：煎汤，3~6 g。

【用 药 经 验】①小便黄赤：小通草6 g，木通4.5 g，车前子9 g（布包），水煎服。②热病烦躁，小便不利：小通草6 g，栀子、生地黄、淡竹叶、知母、黄芩各9 g，水煎服。③产后乳汁不通：小通草6 g，王不留行9 g，黄蜀葵根12 g，煎水当茶饮。如因血虚乳汁多，加猪蹄1对，炖烂去药渣，吃肉喝汤。④心烦失眠：小通草3~4.5 g，拌朱砂，水煎服。

秋海棠科

秋海棠 *Begonia grandis* Dry.

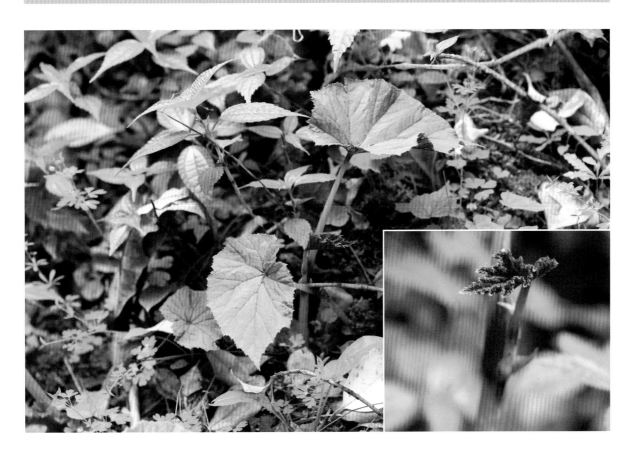

【别　　名】八香、无名断肠草（《本草拾遗》），八月春（《群芳谱》），相思草（《漳州府志》），大红袍（《陕西中草药》）。

【形态特征】多年生草本。根状茎近球形；茎直立，有分枝，高40~60 cm，有纵棱。茎生叶互生，具长柄；叶片两侧不相等，宽卵形至卵形，长10~18 cm，宽7~14 cm，先端渐尖至长渐尖，基部偏斜，边缘具短芒锯齿，上面褐绿色，常有红晕，呈羽状脉；叶柄长4~13.5 cm，有棱；托叶膜质，早落。花粉红色，三至四回二歧聚伞状，花序梗长4.5~7 cm，基部常有1小叶；苞片长圆形，早落。蒴果下垂，果梗长3.5 cm，细弱，轮廓长圆形。种子极多数，长圆形，淡褐色，光滑。花期7月，果期8月。

【分布与生境】梵净山地区资源分布的代表区域：青龙洞、大黑湾、密麻树、鸡窝坨、洼溪河等地。生于海拔100~1100 m的山谷密林潮湿处、密林石、山沟边岩石上，以及山谷灌丛中。

【中 药 名】秋海棠茎叶（茎、叶），秋海棠根（根），秋海棠花（花），秋海棠果（果实）。

【功效主治】■秋海棠茎叶　解毒消肿，散瘀止痛，杀虫。主治咽喉肿痛，疮痈溃疡，毒蛇咬伤，跌打损伤，皮癣。

　　　　　　■秋海棠根　化瘀，止血，清热利湿。主治跌打损伤，吐血，咯血，衄血，刀伤出血，崩漏，血瘀经闭，月经不调，带下，淋浊，泻痢，胃痛，咽喉肿痛。

　　　　　　■秋海棠花　杀虫解毒。主治皮癣。

　　　　　　■秋海棠果　解毒，消肿。主治毒蛇咬伤。

【采收加工】■秋海棠茎叶　春、夏季采收茎、叶，洗净，分别切碎，鲜用或晒干。

　　　　　　■秋海棠根　全年均可采收，洗净，鲜用，或切片，晒干。

　　　　　　■秋海棠花　夏、秋季采收，鲜用或晒干。

　　　　　　■秋海棠果　9~10月采果实，多为鲜用。

【用法用量】■秋海棠茎叶　外用：适量，鲜品捣敷或绞汁含漱。

　　　　　　■秋海棠根　内服：煎汤，15~25 g；或研末，每次5~10 g。外用：捣敷；或研末敷；或捣汁含漱。

　　　　　　■秋海棠花　外用：适量，捣汁调蜜搽。

　　　　　　■秋海棠果　外用：鲜品适量，捣敷或捣汁搽。

【用药经验】①风湿痹痛：秋海棠茎叶10 g，骨碎补15 g，桑寄生、大血藤各30 g，虎耳草12 g，水煎服。②跌打重伤，心悸，剧痛：秋海棠茎叶、连钱草各3 g，捣绒冲酒服。③劳伤咳嗽或吐血：秋海棠根、见血飞、大血藤、淫羊藿、六月雪各15 g，煨水服。④月家病（子宫内膜炎、阴道炎）：秋海棠根适量，用童便泡7 d后，研末，每次6 g，蒸鸡吃。

中华秋海棠　*Begonia grandis* Dry. subsp. *sinensis* (A. DC.) Irmsch.

【别　　名】八香、无名断肠草、无名相思草（《本草拾遗》）。

【形态特征】多年生草本。根状茎近球形，具密集而交织的细长纤维状之根；茎直立，有分枝，有纵棱，近无毛。基生叶未见；茎生叶互生，薄纸质，具长柄；叶片两侧不相等，轮廓宽卵形至卵形。花粉红色，较多数，（二）三至四回二歧聚伞状。蒴果下垂，长圆形，无毛，具不等3翅，大的斜长圆形或三角长圆形，上方的边呈平的，下方的边从下向上斜，另2翅极窄，呈窄三角形，上方的边平，下方的边斜，或2窄翅呈窄檐状或完全消失，均无毛或几无毛。种子极多数，小，长圆形，淡褐色，光滑。花期7月开始，果期8月开始。

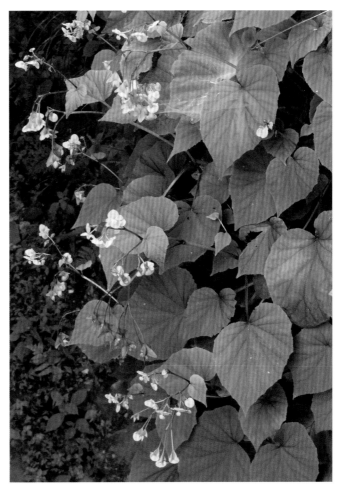

【分布与生境】梵净山地区资源分布的代表区域：鱼坳、铜矿厂、银厂坪、马槽河、密麻树、清水江等地。生于海拔300～1100 m的潮湿岩石上、林下、山沟边岩石上和山谷灌丛中。

【中　药　名】红白二丸（根茎或全草），红白二丸果（果实）。

【功效主治】■红白二丸　活血调经，止血止痢，镇痛。主治崩漏，月经不调，赤白带下，外伤出血，痢疾，胃痛，腹痛，腰痛，瘰气痛，痛经，跌打瘀痛。

■红白二丸果　解毒。主治蛇咬伤。

【采收加工】■红白二丸　夏季开花前采挖根茎，除去须根，洗净，晒干或鲜用。

■红白二丸果　夏季采收，鲜用。

【用法用量】■红白二丸　内服：煎汤，6～15 g；研末或泡酒。外用：适量，捣敷。

■红白二丸果　外用：适量，捣汁搽。

【用药经验】①痢疾：红白二丸、龙芽草、地锦草、旱莲草各15 g，水煎服。②咳血：红白二丸、旱莲草、藕节各15 g，百合10 g，水煎服。③血尿：红白二丸30 g，车前草、大蓟根、蛇莓各15 g，水煎服。④白带异常：红白二丸、薏苡仁各30 g，紫万年青15 g，白果10 g，水煎服。

心叶秋海棠 *Begonia labordei Lévl.*

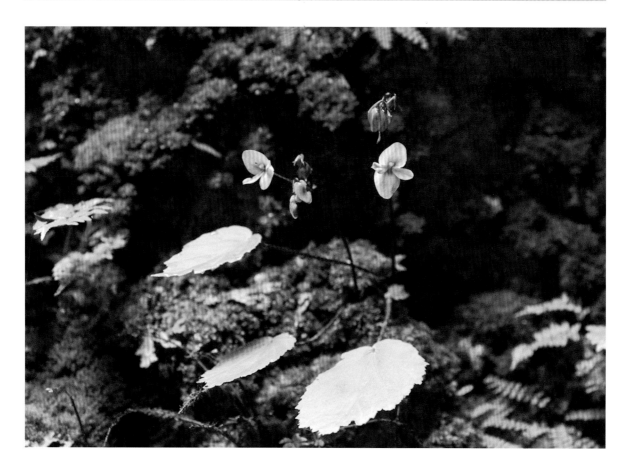

【别　　　名】一口血（《贵州中草药名录》），红盘（《云南中药资源名录》），丽江秋海棠（《云南种子植物名录》）。

【形 态 特 征】多年生无茎草本。根状茎球形，有时2～3个球状体连生而呈念珠状。节明显，有残存褐色的鳞片和密集交织的纤维状之根。叶均基生，具长柄，先端渐尖至急尖，基部略偏斜，心形，边缘具不等大的三角形之齿，掌状5～7条脉，下面较明显；托叶小，早落。花葶高2～6.5 cm；花粉红色或淡玫瑰色，数朵，呈总状式的二至三回二歧聚伞花序，首次分枝长3～4 cm，二次分枝长1.6～2 cm，均无毛；雄花花梗长约1 cm，细弱；花被片4；花丝联合成柱，花药长圆形；子房长圆形，3室。蒴果下垂，果梗无毛。种子极多数，小，长圆形，淡褐色，光滑。花期8月，果期9月开始。

【分布与生境】梵净山地区资源分布的代表区域：龙门坳、中灵寺、龙家坪、黄家坝、坝梅寺、大土等地。生于海拔850～2570 m的山坡常绿阔叶林下岩石上、山坡阴湿处的岩石上、沟边杂木林中和杂木林内箐边岩石上以及山坡湿地岩石缝。

【中　药　名】心叶秋海棠（块茎）。

【功效主治】凉血止血，止痛，解毒。主治吐血，血崩，跌打损伤，毒蛇咬伤。

【采收加工】夏、秋季采收，洗净，晒干或鲜用。

【用法用量】内服：煎汤，9～15 g。外用：适量，鲜品捣敷。

长柄秋海棠 *Begonia smithiana* Yü ex Irmsch.

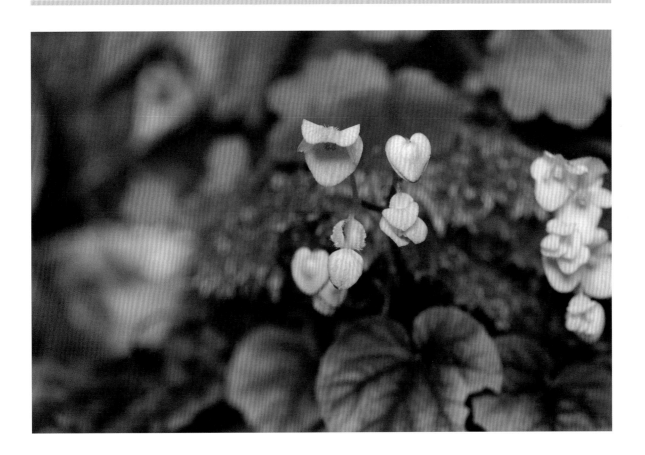

【形态特征】多年生草本，无茎或具极短缩之茎。根状茎斜出或直立，呈念珠状，节密。叶多
　　　　　　基生，具长柄；叶片均同形，两侧极不相等，轮廓卵形至宽卵形，稀长圆卵形，长
　　　　　　（3.5～）5～9（～12）cm，宽3（5～8）cm，先端尾尖或渐尖，基部极偏斜，呈
　　　　　　斜心形，窄侧宽1.8～3 cm，呈圆形，宽侧2.5～4.5 cm，呈宽大耳状，上面带紫红
　　　　　　色，散生短硬毛，下面亦常带紫红色，色淡；脉常带紫红色，沿主脉、侧脉、小脉
　　　　　　被或疏被短硬毛，掌状6～7条脉，中部以上呈羽状脉；叶柄变异较大，长9～25 cm，
　　　　　　常带红色，散生卷曲毛，近顶端密；托叶卵形。花粉红色，少数，呈二歧聚伞状；

雄花花梗无毛；花被片4，外面2枚，宽卵形，外面中间部分被刺毛，内面2枚，长圆卵形，无毛；雄蕊多数，花药倒卵形；雌花花梗无毛；花被片3（～4），外面的宽卵形，外面微被毛，内面窄椭圆形至长圆状倒卵形。蒴果下垂，轮廓倒卵球形，被毛，具3不等之翅。种子极多数，小，浅褐色，平滑。花期8月，果期9月。

【分布与生境】梵净山地区资源分布的代表区域：观音阁、小黑湾、鱼坳、马槽河等地。生于海拔650～900 m的山谷林缘、沟边等。

【中　药　名】长柄秋海棠（根茎）。

【功效主治】散瘀，止血，解毒。主治跌打损伤，筋骨疼痛，崩漏，毒蛇咬伤。

【采收加工】夏、秋季采收，洗净，晒干或鲜用。

【用法用量】内服：煎汤，9～15 g。外用：适量，鲜品捣敷。

仙人掌科

仙人掌 *Opuntia dillenii* (Ker-Gawl.) Haw.

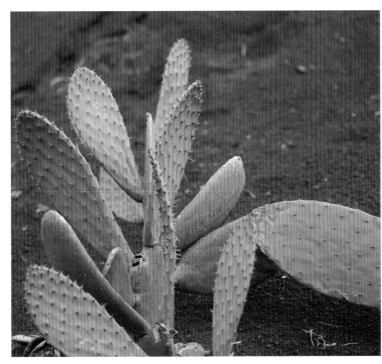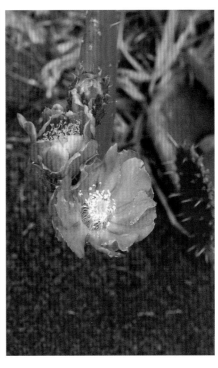

【别　　　名】观音掌（《贵州民间方药集》），仙巴掌、火掌（《全国中草药汇编》），刺巴掌、麒麟花（《福建药物志》）。

【形态特征】丛生肉质灌木，高（1～）1.5～3 m。上部分枝宽倒卵形，长10～40 cm，宽7.5～25 cm，厚达1.2～2 cm，先端圆形，边缘通常呈不规则波状，基部楔形或渐狭，绿色至蓝绿色；小窠疏生，明显突出，成长后刺常增粗并增多，每小窠具1～20根刺，密生短绵毛和倒刺刚毛；刺黄色，有淡褐色横纹，粗钻形，基部扁，坚硬。叶钻形，绿色，早落。花辐状；花托倒卵形，绿色，疏生突出的小窠，小窠具短绵毛、倒刺刚毛和钻形刺；萼状花被片宽倒卵形，具小尖头，黄色，具绿色中肋；瓣状花被片倒卵形；花丝和花柱都是淡黄色；花药黄色；柱头5，黄白色。浆果倒卵球形，紫红色，表面具小窠。种子多数，扁圆形，边缘稍不规则，淡黄褐色。花期6～12月。

【分布与生境】梵净山地区资源分布的代表区域：丁家坪、岩高坪、青龙洞等地。生于沿海沙滩的空旷处，向阳干燥的山坡、石上、路旁或村庄。

【中 药 名】仙人掌（根及茎），神仙掌花（花），仙掌子（果实），玉芙蓉（肉质茎中浆液凝结物）。

【功 效 主 治】■仙人掌　行气活血，凉血止血，解毒消肿。主治胃痛，痞块，痢疾，喉痛，肺热咳嗽，肺痨咯血，吐血，痔血，疮疡疔疖，乳痈，疟腮，癣疾，蛇虫咬伤，烫伤，冻伤。

　　　　　　　■神仙掌花　凉血止血。主治吐血。

　　　　　　　■仙掌子　益胃生津，除烦止渴。主治胃阴不足，烦热口渴。

　　　　　　　■玉芙蓉　清热凉血，养心安神。主治痔血，便血，疔肿，烫伤，怔忡，小儿惊风。

【采 收 加 工】■仙人掌　栽培1年后，即可随用随采。

　　　　　　　■神仙掌花　春、夏季开花时采收，置通风处晾干。

　　　　　　　■仙掌子　果实成熟时采收，洗净，鲜用。

　　　　　　　■玉芙蓉　4～8月，当仙人掌汁液充盈时，选择生长茂盛的仙人掌，割破外皮，使其浆液外溢，待凝结后收集，捏成团块，风干或晒干。

【用 法 用 量】■仙人掌　内服：煎汤，10～30 g；或焙干研末，5～10 g。外用：适量，鲜品捣敷。

　　　　　　　■神仙掌花　内服：煎汤，5～15 g。

　　　　　　　■仙掌子　内服：煎汤，15～30 g；或生食。

　　　　　　　■玉芙蓉　内服：煎汤，5～15 g；或入丸散。外服：适量，捣敷。

【用 药 经 验】①胃痛：仙人掌研末，每次5 g，开水吞服；或用仙人掌30 g，切细，和牛肉60 g炒吃。②痞块：仙人掌15～30 g，捣绒，蒸甜酒吃，再用仙人掌适量，加甜酒炒热，包患处。③心悸，失眠：仙人掌60 g，捣绒取汁，冲白糖开水服。

瑞香科

毛瑞香 *Daphne kiusiana* Miq. var. *atrocaulis* (Rehd.) F. Maekawa

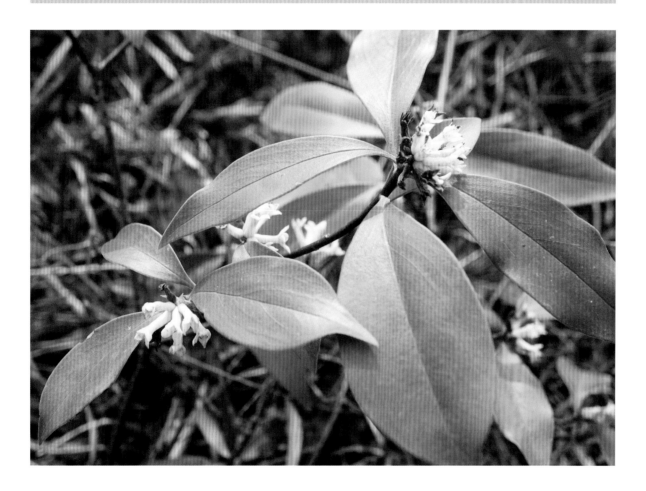

【别　　　名】黑枝瑞香（《湘西药用植物概览》），紫枝瑞香、野梦花（湖北、湖南），贼腰带（浙江），大黄构（四川）。

【形 态 特 征】常绿灌木。枝深紫色或紫红色，有时嫩枝具粗绒毛，腋芽近圆形或椭圆形，鳞片卵形，顶端圆形，边缘具白色流苏状缘毛。叶互生，叶片革质，椭圆形或披针形，全缘，微翻卷，上面深绿色，具光泽，下面淡绿色；中脉纤细，上面通常凹陷，下面微隆起；叶柄两侧翅状，褐色。花白色，9~12朵簇生于枝顶，呈头状花序，花序下具苞片；苞片褐绿色易早落，长圆状披针形，苞片外面大，内面小，两面无毛，顶端尾尖或渐尖，边缘具短的白色流苏状缘毛；几无花序梗，花梗密被淡黄绿色粗绒毛；花萼筒圆筒状，外面下部密被淡黄绿色丝状绒毛，上部较稀疏，裂片4，卵状三角形或卵状长圆形，顶端钝尖，无毛。果实红色，广椭圆形或卵状椭圆形。花期11月至翌年2月，果期4～5月。

【分布与生境】梵净山地区资源分布的代表区域：万宝岩、回香坪、牛风包、炕药洞、九龙池、骄子岩等地。生于海拔1200～2200 m的林缘、林下潮湿处或沟谷灌丛中。

【中　药　名】铁牛皮（茎及根皮）。

【功效主治】祛风除湿，活血止痛，解毒。主治风湿痹痛，劳伤腰痛，跌打损伤，咽喉肿痛，牙痛，疮毒。

【采收加工】夏、秋季采挖，洗净，鲜用或切片晒干。

【用法用量】内服：煎汤，3～10 g；研末，1～1.5 g；或泡酒。外用：适量，捣敷。孕妇禁服。

白瑞香 *Daphne papyracea* Wall. ex Steud.

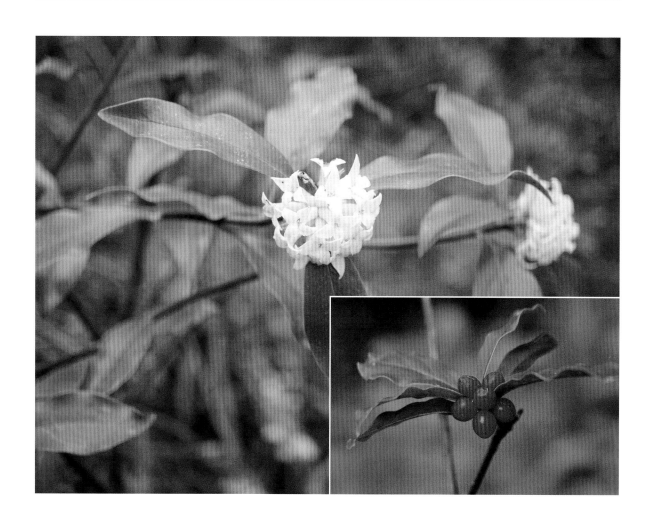

【别　　　名】小构皮（四川）。

【形态特征】常绿灌木。树皮灰色；小枝圆柱形，纤细，当年生枝被黄褐色粗绒毛；腋芽较小，卵圆形，褐色，微被柔毛。叶互生，密集于小枝顶端，膜质或纸质，长椭圆形至倒披针形，先端钝形或长渐尖，有时微凹下或微具白色短柔毛，基部楔形，边缘全缘，有时微反卷，上面绿色，下面淡绿色，两面无毛，中脉在上面凹下，下面隆起，侧脉6～15对，纤细，不规则上升，下面稍隆起；叶柄上面具沟，基部略膨大。花白色，多花簇生于小枝顶端成头状花序；苞片绿色，早落，卵状披针形或卵状长圆形，外面散生淡黄色丝状毛，边缘具淡白色长纤毛。果实为浆果，成熟时红色，卵形或倒梨形。种子圆球形。花期11月至翌年1月，果期4～5月。

【分布与生境】梵净山地区资源分布的代表区域：大黑湾、青龙洞、中灵寺。生于中低山地。

【中　药　名】软皮树（根皮、茎皮）。

【功效主治】祛风除湿，活血止痛。

【采收加工】夏、秋季挖取全株，分别剥取根皮和茎皮，洗净，晒干。

【用法用量】内服：煎汤，3～6 g；或浸酒。外用：适量，捣敷。

【用药经验】疗疮：软皮树用茶油浸渍，取油涂患处。

结　香　*Edgeworthia chrysantha* Lindl.

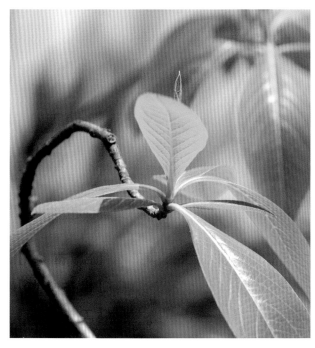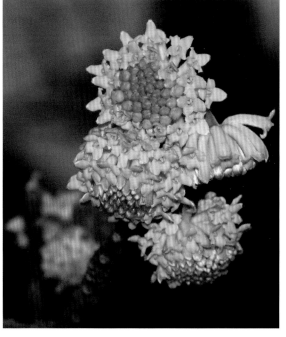

【别　　　名】蒙花（《广西植物名录》），三叉树（《广西植物名录》），岩泽兰（《贵州草药》），三桠皮（湖南、云南），金腰带（四川巫溪）

【形 态 特 征】灌木，高0.7～1.5 m。小枝粗壮，褐色，常作三叉分枝，幼枝常被短柔毛，韧皮极坚韧，叶痕大，直径约5 mm。叶在花前凋落，长圆形，披针形至倒披针形，先端短尖，基部楔形或渐狭，长8～20 cm，宽2.5～5.5 cm，两面均被银灰色绢状毛，下面较多，侧脉纤细，弧形，每边10～13条，被柔毛。头状花序顶生或侧生，具花30～50朵成绒球状，外围以10枚左右被长毛而早落的总苞；花序梗长12 cm，被灰白色长硬毛；花芳香，无梗，花萼长1.3～2 cm，宽4～5 mm，外面密被白色丝状毛，内面无毛，黄色，顶端4裂，裂片卵形，长约3.5 mm，宽约3 mm；雄蕊8，2列，上列4枚与花萼裂片对生，下列4枚与花萼裂片互生，花丝短，花药近卵形，长约2 mm；子房卵形，长约4 mm，直径约为2 mm，顶端被丝状毛，花柱线形，长约2 mm，无毛，柱头棒状，长约3 mm，具乳突；花盘浅杯状，膜质，边缘不整齐。果实椭圆形，绿色，长约8 mm，直径约3.5 mm，顶端被毛。花期冬末春初，果期春、夏间。

【分布与生境】梵净山地区资源分布的代表区域：大黑湾、青龙洞、中灵寺等地。生于海拔700～2000 m的密林下或灌丛中肥沃湿润的山地。

【中　药　名】结香（全株）。

【功 效 主 治】舒筋活络，消炎止痛。主治跌打损伤，风湿痛。

【采 收 加 工】夏、秋季挖取全株，晒干。

【用 法 用 量】内服：煎汤，3～6 g；或浸酒。外用：适量，捣敷。

头序荛花　*Wikstroemia capitata* Rehder

【别　　　名】滑皮树、香叶子（四川云阳），木兰条（贵州快橙），赶山尖、黄狗皮（四川苍溪）。

【形 态 特 征】小灌木，高0.5～1 m。枝纤细，当年生枝圆柱形，多为绿色，无毛，一年生枝紫褐色。叶膜质，对生或近对生，椭圆形或倒卵状椭圆形，很少为倒卵状长圆形，长1～2 cm，宽0.4～0.9 cm，先端钝或微钝，基部渐狭，两面均无毛，或初被稀少的糙伏毛后渐变为无毛，上面黄绿色，下面稍苍白色，侧脉在每边5～7条，与中

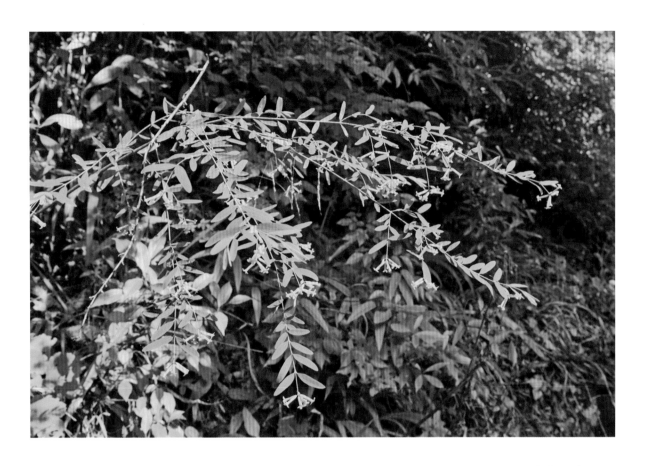

肋成尖角展开，微弯，在下面凸出；叶柄极短，长0.5～1.5 mm。头状花序3～7花，着生于纤细的花序轴上，总花梗极细，丝状，长1～1.8 cm；花黄色，无梗，长约7 mm，直径约1 mm，外面被绢状糙伏毛，顶端4裂，裂片卵形或卵状长圆形，长约1.5 mm；雄蕊8，2列；雌蕊长约3 mm，子房被糙伏毛状柔毛。果实卵圆形，黄色，略被糙伏毛，外为宿存花萼所包被。种子卵珠形，暗黑色，长约4 mm。花期夏、秋间。

【分布与生境】梵净山地区资源分布的代表区域：梨子园、兰家寨、下平所等地。生于海拔300～1000 m的山地疏林下或灌丛中。

【中 药 名】头序荛花（根或茎皮）。

【功 效 主 治】清热解毒，止咳化痰。主治风火牙痛，疮痈肿毒，风热咳嗽，百日咳。

【采 收 加 工】全年均可采收，洗净，切片，晒干。

【用 法 用 量】内服：煎汤，2.5～4.5 g；或入丸剂。

【用 药 经 验】①肿及支满癖饮：芫花、头序荛花各25 g，甘草、大戟、甘遂、大黄、黄芩各50 g，大枣10枚。②腹中积聚邪气、寒气，消谷：甘遂、头序荛花、芫花、桂心、巴豆、杏仁、桔梗各0.5 g。

胡颓子科

长叶胡颓子 *Elaeagnus bockii* Diels

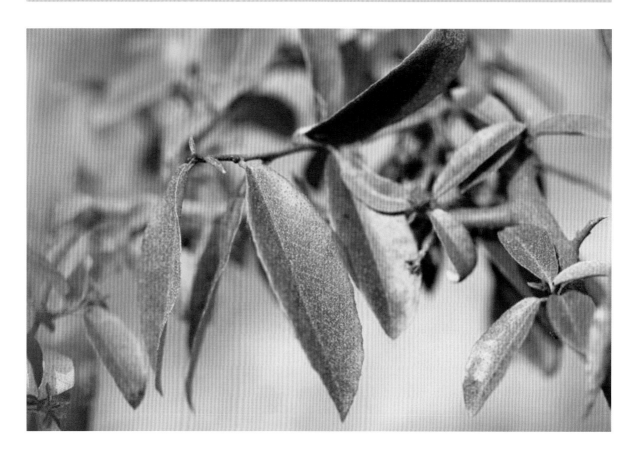

【别　　名】马鹊树、牛奶子（四川成都）。

【形态特征】常绿直立灌木。通常具粗壮的刺；小枝开展成45°的角，幼枝密被锈色或褐色鳞片，老枝鳞片脱落，带黑色。叶近革质，窄椭圆形或窄矩圆形，两端渐尖，边缘略反卷，上面幼时被褐色鳞片，成熟后脱落，深绿色，干燥后淡绿色，下面银白色，密被银白色和散生少数褐色鳞片；叶柄褐色，长5~8 mm。花白色，密被鳞片，常5~7花簇生于叶腋，短小枝上成伞形总状花序；花梗长3~5 mm，淡褐白色；萼筒在花蕾时四棱形，开放后漏斗状圆筒形；雄蕊4，花丝极短，花药矩圆形；花柱直立，顶端弯曲，密被淡白色星状柔毛。果实短矩圆形，幼时密被银白色和少数褐色鳞片，成熟时红色，果肉较薄。花期10~11月，果期翌年4月。

【分布与生境】梵净山地区资源分布的代表区域：牛风包、白云寺、上牛塘、青龙洞等地。生于海拔600~2100 m的向阳山坡、路旁灌丛中。

【中 药 名】长叶胡颓子根（根），长叶胡颓子叶（叶），长叶胡颓子（果实）。

【功效主治】■长叶胡颓子根　利尿通淋，散淤消肿，接骨。主治跌打骨折，疥疮，风湿，肝炎，胃病，尿路结石，骨鲠喉。

　　　　　　■长叶胡颓子叶　平喘止咳。主治哮喘，慢性支气管炎，感冒咳嗽。

　　　　　　■长叶胡颓子　收敛止泻。主治肠炎腹泻。

【采收加工】■长叶胡颓子根　全年均可挖，洗净，切片，晒干。

　　　　　　■长叶胡颓子叶　随采随用。

　　　　　　■长叶胡颓子　成熟时采收，晒干。

【用法用量】■长叶胡颓子根　内服：煎汤，15~25 g，鲜品50~100 g；或浸酒。外用：适量，煎水洗。

　　　　　　■长叶胡颓子叶　内服：煎汤，15~30 g；或浸酒。外用：适量，煎水洗。

　　　　　　■长叶胡颓子　内服：煎汤，15~30 g；或浸酒。外用：适量，煎水洗。

【用药经验】①咳嗽，哮喘：长叶胡颓子叶研细，每次10~15 g，开水冲服，每日2次。②泻痢：长叶胡颓子根或长叶胡颓子30 g，水煎服。③痈疮肿毒：长叶胡颓子根适量，煎水洗。

巴东胡颓子　*Elaeagnus difficilis* Serv.

【别　　　名】铜色叶胡颓子（《中国高等植物图鉴》），半圈子（四川）。

【形态特征】常绿直立或蔓状灌木，高2~3 m。无刺或有时具短刺，幼枝褐锈色，密被鳞片，老枝鳞片脱落，灰黑色或深灰褐色。叶纸质，椭圆形或椭圆状披针形，长7~13.5 cm，宽3~6 cm，顶端渐尖，基部圆形或楔形，边缘全缘，稀微波状，上面幼时散生锈色鳞片，成熟后脱落，绿色；叶柄粗壮，红褐色，长8~12 mm。花深褐色，密被鳞片，数花生于叶腋短小枝上成伞形总状花序，花梗长2~3 mm；萼筒钟形或圆筒状钟形，裂片宽三角形，内面略具星状柔毛。果实长椭圆形，被锈色鳞片，成熟时橘红色；果梗长2~3 mm。花期11月至翌年3月，果期4~5月。

【分布与生境】梵净山地区资源分布的代表区域：上牛塘、青龙洞、牛风包、白云寺等地。生于海拔600~1800 m的向阳山坡灌丛中或林中。

【中 药 名】盐匏藤根（根），胡颓子（果实）。

【功效主治】■盐匏藤根　祛寒湿，收敛止泻。主治小便失禁，外感风寒。

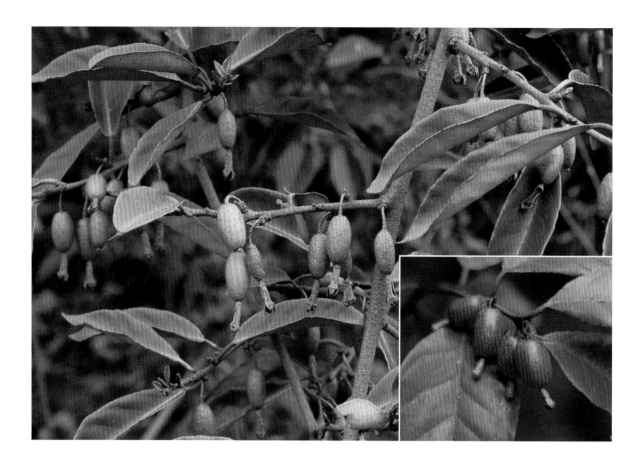

　　　　　　■胡颓子　止痢。主治肠炎痢疾。

【采 收 加 工】■盐匏藤根　全年均可采收根，洗净，切片，晒干。

　　　　　　■胡颓子　果实成熟时采收，晒干。

【用 法 用 量】■盐匏藤根　内服：煎汤，9~15 g；或浸酒。外用：适量，捣敷。

　　　　　　■胡颓子　内服：煎汤，9~15 g。

【用 药 经 验】①水痢：用胡颓子水煎服。②脾泄泻痢：盐匏藤根9~15 g，水煎成半碗，加些冰糖，餐前服，每日2次。③骨折：盐匏藤根、小接骨丹、叶上花、杉木白皮各30 g，捣烂，加酒焙热外敷。

蔓胡颓子　*Elaeagnus glabra* Thunb.

【别　　　名】抱君子、桂香柳（《中国高等植物图鉴》），藤胡颓子（《东北林学院植物研究所汇刊》）。

【形 态 特 征】常绿蔓生或攀缘灌木，无刺，稀具刺。幼枝密被锈色鳞片，老枝鳞片脱落。叶革

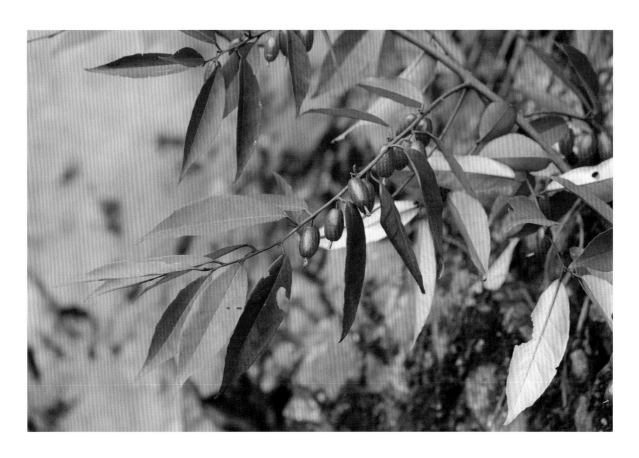

质或薄革质，卵形或卵状椭圆形，顶端渐尖或长渐尖，基部圆形，边缘全缘，微反卷，上面幼时具褐色鳞片，成熟后脱落，具光泽，干燥后褐绿色，下面灰绿色或铜绿色，被褐色鳞片；叶柄棕褐色。花淡白色，下垂，密被银白色和散生少数褐色鳞片，常3～7花密生于叶腋短小枝上成伞形总状花序；花梗锈色；萼筒漏斗形，质较厚，在裂片下面扩展，向基部渐窄狭，裂片宽卵形，顶端急尖，内面具白色星状柔毛，包围子房的萼管椭圆形，花药长椭圆形；花柱细长，顶端弯曲。果实矩圆形，稍有汁，被锈色鳞片，成熟时红色；果梗长3～6mm。花期9～11月，果期翌年4～5月。

【分布与生境】梵净山地区资源分布的代表区域：二道拐、金厂沟猴子洞、马槽河、六股坪、岩棚、两岔河等地。生于海拔950 m以下的林缘、疏林或灌丛中。

【中　药　名】蔓胡颓子（果实），蔓胡颓子叶（枝叶），蔓胡颓子根（根）。

【功 效 主 治】■蔓胡颓子　收敛止泻，止痢。主治肠炎，腹泻等。

　　　　　　　■蔓胡颓子叶　止咳平喘。主治咳嗽气喘。

　　　　　　　■蔓胡颓子根　清热利湿，通淋止血，散瘀止痛。主治甲型肝炎，石淋，跌打肿痛等。

【采 收 加 工】■蔓胡颓子　春季成熟时采收，鲜用或晒干。

　　　　　　　■蔓胡颓子叶　全年均可采收，鲜用或晒干。

　　　　　　　■蔓胡颓子根　全年均可采挖，洗净，切片，晒干。

【用法用量】■蔓胡颓子　内服：煎汤，15～30 g。

　　　　　　　■蔓胡颓子叶　内服：煎汤，10～15 g；或研末，每次1.5～5 g；或鲜品捣汁。

　　　　　　　■蔓胡颓子根　内服：煎汤，15～40 g。

【用药经验】①骨鲠喉：蔓胡颓子叶60～90 g，捣烂冲开水，慢慢吞咽。②水泻或痢疾：蔓胡颓子根30 g，水煎服。③跌打肿痛，吐血，尿路结石：蔓胡颓子根30～60 g，水煎服。④血崩：蔓胡颓子根120 g，赤芍9 g，熬甜酒吃。

贵州羊奶子　*Elaeagnus guizhouensis* C. Y. Chang

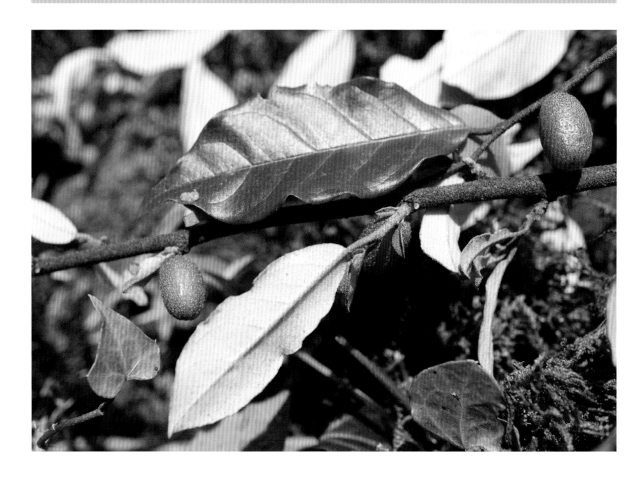

【形态特征】落叶或半常绿直立灌木，无刺。枝纤细，圆柱形，被秕糠状锈色鳞片。叶纸质，阔椭圆形，顶端渐尖，基部近圆形，边缘微反卷，上面干燥后栗色，有光泽，下面灰绿色，密被灰白色，近边缘分叉而互相连接，下面明显凸起；叶柄纤细，有时弯曲，密被锈色鳞片。花淡褐白色，俯垂或开展，密被白色和褐色鳞片，常3～7花生于叶腋短小枝上成伞形总状花序；花梗极短，萼筒圆筒状钟形，在裂片下面略扩展，在子房上明显收缩裂片三角形，内面无毛或散生少数白色星状短柔毛，质薄，半透明，中脉和网状脉明显可见，包围子房的萼管矩圆形；雄蕊的花丝极短，花药矩圆形，达裂片的2/3，花柱直立，微弯曲，不超过雄蕊，稍伸出喉部。花期4月。

【分布与生境】梵净山地区资源分布的代表区域：太平场、护国寺、回香坪、白沙、岩高坪等地。生于海拔400～600 m的向阳山坡灌丛中。

【中 药 名】胡颓子（果实），胡颓子根（根），胡颓子叶（叶）。

【功效主治】■胡颓子 主治泻痢，消渴，咳喘。

■胡颓子叶 敛肺，平喘，止咳。主治咳嗽气喘，咯血。

■胡颓子根 止咳，止血，祛风利湿，消积滞，利咽喉。主治咳喘，吐血，咯血，便血，月经过多，风湿关节痛，黄疸，泻痢，小儿疳积，咽喉肿痛。

【采收加工】■胡颓子根 全年均可挖，洗净，切片，晒干。

■胡颓子叶 随采随用。

■胡颓子 成熟时采收，晒干。

【用法用量】■胡颓子 内服：煎汤，15～30 g；或浸酒。外用：适量，煎水洗。

■胡颓子根 内服：煎汤，15～25 g，鲜品50～100 g；或浸酒。外用：适量，煎水洗。

■胡颓子叶 内服：煎汤，15～30 g；或浸酒。外用：适量，煎水洗。

宜昌胡颓子

Elaeagnus henryi Warb. ex Diels

【别 名】串串子（《土家族药物志》），红面将军、金耳环（《广西药用植物名录》），羊奶奶（《贵州中草药名录》）。

【形态特征】常绿直立灌木，高3～5 m，具刺，刺生叶腋，略弯曲。幼枝淡褐色，被鳞片，老枝鳞片脱落，黑色或灰黑色。叶革质至厚革质，阔椭圆形或倒卵状阔椭圆形，顶端渐尖或急尖，尖头三角形，基部钝形或阔楔形，稀圆形，边缘有时稍反卷，上面幼时被褐色鳞片，成熟后脱落，深绿色，干燥后黄绿色或黄褐色，下面银白色、密被白色和散生少数褐色鳞片，侧脉5～7对，近边缘分叉而互相连接或消失，上面不甚明显，下面甚凸起；叶柄粗壮，黄褐色。花淡白色；质厚，密被鳞片，1～5花生于叶腋短小枝上成短总状花序，花枝锈色，长3～6 mm；花梗长2～5 mm；雄蕊的花丝极短，花药矩圆形，长约1.5 mm。果实矩圆形，多汁。花期10～11月，果期翌年4月。

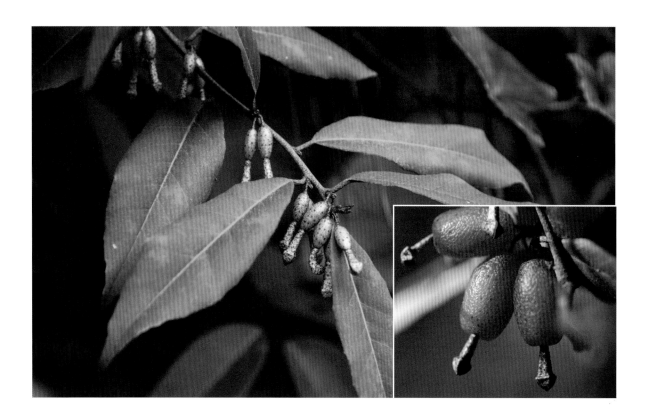

【分布与生境】梵净山地区资源分布的代表区域：棉絮岭、回香坪、张家坝、护国寺、铜矿厂、天庆寺等地。生于海拔1800 m以下的林缘、沟旁等。

【中 药 名】红鸡踢香（茎和叶），红鸡踢香根（根）。

【功 效 主 治】■红鸡踢香　散瘀消肿，接骨止痛，平喘止咳。主治跌打肿痛，骨折，风湿骨痛，哮喘。

　　　　　　　■红鸡踢香根　清热利湿，平喘止咳，止血。主治风湿腰痛，咳喘，痢疾，吐血，血崩，痔血，恶疮。

【采 收 加 工】■红鸡踢香　全年均可采收，鲜用或晒干备用。

　　　　　　　■红鸡踢香根　全年均可采挖，洗净，切片，晒干。

【用 法 用 量】■红鸡踢香　内服：煎汤，15～25 g；或浸酒。外用：适量，捣碎，酒炒敷。

　　　　　　　■红鸡踢香根　内服：煎汤，15～30 g。外用：适量，煎水洗。

胡颓子 *Elaeagnus pungens* Thunb.

【别　　　　名】牛奶子根、石滚子、半春子（湖南），柿模、三月枣（湖北）。

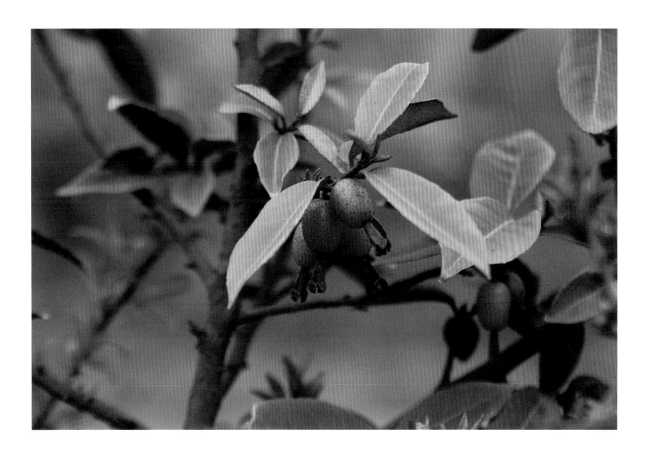

【形态特征】常绿直立灌木，高3～5 m，具刺，刺顶生或腋生。幼枝微扁棱形，密被锈色鳞片，老枝鳞片脱落，黑色，具光泽。叶革质，椭圆形或阔椭圆形，稀矩圆形，两端钝形或基部圆形，边缘微反卷或皱波状，上面幼时具银白色和少数褐色鳞片，成熟后脱落，具光泽，干燥后褐绿色或褐色。花白色或淡白色，下垂，密被鳞片，1～3花生于叶腋锈色短小枝上；花梗长3～5 mm；萼筒圆筒形或漏斗状圆筒形。果实椭圆形，幼时被褐色鳞片，成熟时红色，果核内面具白色丝状棉毛。花期9～12月，果期翌年4～6月。

【分布与生境】梵净山地区资源分布的代表区域：青龙洞、密麻树、大岩屋。生于海拔1000 m以下的向阳山坡或路旁。

【中　药　名】胡颓子根（根）。

【功效主治】活血止血，祛风利湿，止咳平喘，解毒敛疮。主治咯血，便血，月经过多，风湿关节痛，黄疸，水肿，泻痢，小儿疳积，咳喘，咽喉肿痛，疮疥，跌扑损伤。

【采收加工】夏、秋季采挖，洗净，切片，晒干。

【用法用量】内服：煎汤，15～25 g；或浸酒。外用：适量，煎水洗；或捣敷。

【用药经验】①风湿痛：胡颓子根90 g，黄酒60 g，猪脚250 g，加水煮一时许，取汤1碗，连同猪脚服。②黄疸：胡颓子根15～24 g，水煎服。

千屈菜科

紫薇 *Lagerstroemia indica* L.

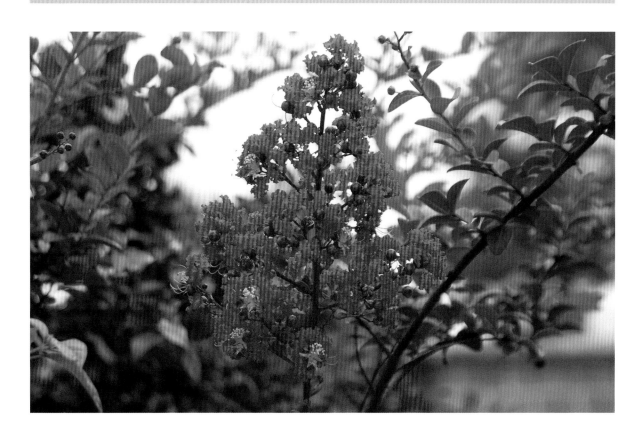

【别　　　名】无皮树（《灌囿草木识》），不耐痒树（《曲洧旧闻》），痒痒花（山东），紫兰花（广西），抓痒树（四川、云南）。

【形 态 特 征】落叶或半常绿直立灌木。枝纤细，圆柱形，被秕糠状锈色鳞片。叶纸质，阔椭圆形，顶端急渐尖，基部圆形或近圆形，边缘微反卷，上面干燥后栗色或暗绿色，有光泽，下面灰绿色，密被灰白色和散生褐色星状短柔毛；叶柄纤细，有时弯曲，密被锈色鳞片。花淡褐白色，俯垂或开展，密被白色和褐色鳞片，常3~7花生于叶腋短小枝上成伞形总状花序，花枝长约3 mm；花梗极短；萼筒圆筒状钟形，在裂片下面略扩展，在子房上明显收缩，压扁后喉部宽3 mm，裂片长三角形；雄蕊的花丝极短，花药矩圆形，达裂片的2/3；花柱直立，微弯曲，无毛，不超过雄蕊，稍伸出喉部。果实未见。花期6~9月，果期9~12月。

【分布与生境】梵净山地区资源分布的代表区域：梵净山生态站、亚木沟等地。生于海拔950 m以下的林缘。另在梵净山周边村寨房屋前后偶见有栽培。

【中 药 名】紫薇花（花），紫薇叶（叶），紫薇根（根），紫薇皮（茎皮和根皮）。

【功效主治】■紫薇花 清热解毒，活血止血。主治痔疮痈疽，小儿胎毒，疥癣，血崩，带下，肺痨咳血，小儿惊风。

■紫薇叶 清热解毒，活血止痛。主治疮疖肿毒，乳痈，痢疾，湿疹，外伤出血。

■紫薇根 清热利湿，活血止血，止痛。主治痢疾，水肿，烧烫伤，湿疹，痈肿疮毒，跌打损伤，血崩，偏头痛，牙痛，痛经，产后腹痛。

■紫薇皮 清热解毒，利湿祛风，散瘀止血。主治丹毒，乳痈，咽喉肿痛，肝炎，跌打损伤，内外伤出血等。

【采收加工】■紫薇花 5～8月采花，晒干。

■紫薇叶 春、夏季采收，洗净，鲜用或晒干备用。

■紫薇根 全年均可采挖，洗净，切片，晒干或鲜用。

■紫薇皮 5～6月剥取茎皮，秋、冬季挖根，剥取根皮，洗净，切片，晒干。

【用法用量】■紫薇花 内服：煎汤，10～15 g；或研末。外用：适量，研末调敷；或煎水洗。

■紫薇叶 内服：煎汤，10～15 g；或研末。外用：适量，捣敷；或研末敷；或煎水洗。

■紫薇根 内服：煎汤，10～15 g。外用：适量，研末调敷；或煎水洗。

■紫薇皮 内服：煎汤，10～15 g；或浸酒；或研末。外用：适量，研末调敷；或煎水洗。

【用药经验】①痈疽肿毒，头面疮疖，手脚生疮：紫薇根或紫薇花研末，醋调敷，亦可煎服。②疮痈肿毒，刀伤：紫薇叶捣烂外敷。③关节结核：紫薇根60 g，水煎服，并于换茬隔姜艾灸，每日灸1～2次。④无名肿毒：紫薇皮研末，调酒敷患处。⑤肝炎：紫薇皮、黄饭花根各15 g，煨水服。⑥癣疥：紫薇皮研末，调醋敷患处。

圆叶节节菜 *Rotala rotundifolia* (Buch.-Ham. ex Roxb.) Koehne

【别　　名】假桑子（广东），猪肥菜（海南），指甲叶（广西），豆瓣菜（四川），水松叶（江苏）。

【形态特征】一年生草本，各部无毛，根状茎细长，匍匐地上；茎单一或稍分枝，直立或丛生，高5～30 cm，紫红色。叶对生，无柄或具短柄，近圆形或阔倒卵形，顶端圆形，基部钝形，或无柄时近心形，侧脉4对，纤细。花单生于苞片内，组成顶生稠密的穗

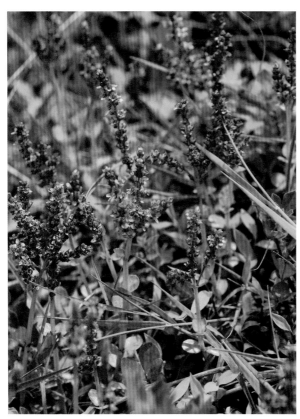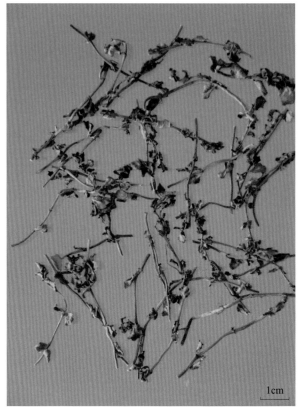

状花序，花序长1～4 cm，每株1～3个，有时5～7个；花极小；苞片叶状，卵形或卵状矩圆形，约与花等长，小苞片2枚，披针形或钻形，约与萼筒等长；萼筒阔钟形，膜质，半透明，长1～1.5 mm，裂片4，三角形，裂片间无附属体；花瓣4，倒卵形，淡紫红色，长约为花萼裂片的2倍；雄蕊4；子房近梨形，长约2 mm，花柱长度为子房的1/2，柱头盘状。蒴果椭圆形。花、果期12月至翌年6月。

【分布与生境】梵净山地区资源分布的代表区域：张家坝、金厂、月亮坝、马槽河等地。生于海拔800 m以下的田间潮湿地或水田中。

【中　药　名】水豆瓣（全草）。

【功效主治】清热利湿，消肿解毒。主治痢疾、淋病、急性肝炎、痈肿疮毒、牙龈肿痛、痔肿、月经不调、烫火伤等。

【采收加工】夏、秋季采收全草，洗净，鲜用，晒干或烘干。

【用法用量】内服：煎汤，15～30 g；或鲜品绞汁。外用：适量，鲜品捣敷；或研末撒；或煎水洗。

【用药经验】①水臌病：水豆瓣30 g，石菖蒲15 g，水煎服。②尿路感染：水豆瓣、车前草、忍冬藤、牛耳大黄各30 g，水煎服。③热痢：水豆瓣、马齿苋各30 g，水黄连15 g，忍冬藤30 g，水煎服。④急性肝炎：水豆瓣、金钱草、玉米须、红枣各30 g，水煎服。

石榴科

石　榴　*Punica granatum* L.

【别　　　名】 安石榴（《名医别录》），
山力叶（东北）。

【形态特征】 落叶灌木或乔木，高通
常3～5 m，稀达10 m。
枝顶常成尖锐长刺，幼
枝具棱角，无毛，老
枝近圆柱形。叶通常
对生，纸质，矩圆状
披针形，长2～9 cm，
顶端短尖、钝尖或微凹，
基部短尖至稍钝形，上面
光亮，侧脉稍细密；叶柄
短。花大，1～5朵生枝

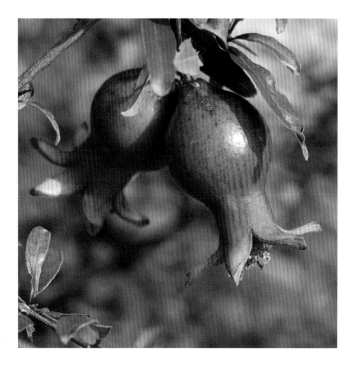

顶；萼筒长2～3 cm，通常红色或淡黄色，裂片略外展，卵状三角形，长8～13 mm，
外面近顶端有1黄绿色腺体，边缘有小乳突；花瓣通常大，红色、黄色或白色，顶
端圆形。浆果近球形，直径5～12 cm，通常为淡黄褐色或淡黄绿色，有时白色，稀
暗紫色。种子多数，钝角形，红色至乳白色，肉质的外种皮供食用。

【分布与生境】 梵净山地区资源分布的代表区域：马槽河、核桃坪、六股坪、白沙、石棉厂、洼溪
河等地。生于山坡向阳处或人工栽培。

【中　药　名】 酸石榴（果实），石榴花（花），石榴皮（果皮），石榴叶（枝叶），石榴根皮
（根皮、茎皮）。

【功效主治】 ■酸石榴、石榴叶　生津止渴，涩肠止泻。主治口干口渴，呕吐腹泻。

■石榴花　止血，止带，消肿，调经。主治鼻衄，中耳炎，创伤出血，月经不调。

■石榴皮　涩肠止泻，止血驱虫。主治痢疾，肠风下血，崩漏，带下，肠蛔虫。

■石榴根皮　收敛止泻，杀虫。主治虚寒久泻，肠炎，痢疾，便血，脱肛，血崩，

绦虫病，蛔虫病；外用治稻田皮炎。

【采收加工】■酸石榴　秋季成熟时采收果实，食果肉。

　　　　　　■石榴花　5~6月花期采收花。

　　　　　　■石榴皮　秋季成熟时采收果实，取果皮，晒干。

　　　　　　■石榴根皮　全年均可采根皮、茎皮，晒干。

【用法用量】内服：煎汤，15~30 g，鲜品加倍；或入丸、散。外用：适量，煎水洗；或捣敷。本品不宜用量过大，以免中毒。

【用药经验】①九窍出血：石榴花，揉塞之。②肾结石：石榴根皮、金钱草各30 g，水煎服。③牛皮癣：石榴皮蘸极细的明矾粉搓患处，初搓时微痛。④中耳炎：石榴花，瓦上焙干，加冰片少许，研细，吹耳内。⑤蛔虫病：石榴根皮18 g，煎汤，分3次服，每半小时1次，服完后4 h再服盐类泻剂。⑥女子血脉不通，赤白带下：石榴根皮一握。炙干，浓煎一大盏，服之。⑦牙疳，鼻疳，衄血：石榴根皮或花6 g，水煎服。

八角枫科

八角枫 *Alangium chinense* (Lour.) Harms

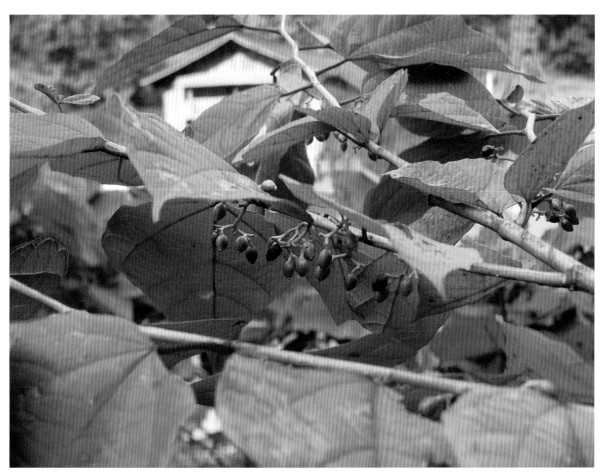

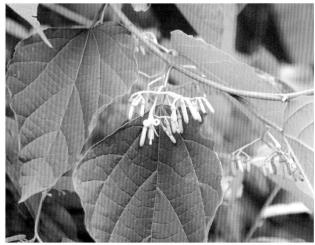

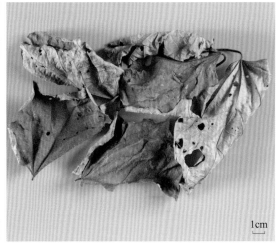

1cm

【别　　　名】八角金盘（《本草从新》），八角将军（《全国中草药名录》），八两枫（《湖南省中药资源名录》），鹅脚板（四川），白荆条（贵州）。

【形 态 特 征】落叶乔木或灌木。幼枝紫绿色，冬芽锥形，生于叶柄的基部内，鳞片细小。叶纸质，近圆形或椭圆形，顶端钝尖，基部两侧常不对称，裂片短锐尖，叶上面深绿色，下面淡绿色，除脉腋有丛状毛外，其余部分近无毛；叶柄长2.5～3.5 cm，紫绿色或淡黄色，幼时有微柔毛，后无毛。聚伞花序腋生，被稀疏微柔毛，花梗长5～15 mm；小苞片线形或披针形，常早落；雄蕊和花瓣同数而近等长，花丝略扁，花药长6～8 mm，外面有时有褶皱；花盘近球形；子房2室，花柱无毛，疏生短柔毛，柱头头状。核果卵圆形，幼时绿色，成熟后黑色，顶端有宿存的萼齿和花盘。种子1颗。花期5～7月和9～10月，果期7～11月。

【分布与生境】梵净山地区资源分布的代表区域：九龙池、骄子岩、牛风包、青龙洞、密麻树、陈家沟等地。生于海拔750～1750 m的阔叶林下。

【中　药　名】八角枫根（根、须根及根皮），八角枫花（花），八角枫叶（叶）。

【功 效 主 治】■八角枫根　祛风除湿，舒筋活络，散瘀止痛。主治风湿痹病，四肢麻木，跌打损伤。

　　　　　　　■八角枫花　散风，理气，止痛。主治头风头痛，胸腹胀痛。

　　　　　　　■八角枫叶　化瘀接骨，解毒杀虫。主治跌打瘀肿，骨折，疮肿，乳痈，乳头皲裂，漆疮，疥癣，外伤出血。

【采 收 加 工】■八角枫根　全年均可采，挖取根或须根，洗净，晒干。

　　　　　　　■八角枫花　5～7月采花，晒干。

　　　　　　　■八角枫叶　夏季采收，鲜用或晒干研粉。

【用 法 用 量】■八角枫根　内服：煎汤，须根2.5～5 g，根5～10 g；或浸酒。外用：适量，捣敷或煎汤洗。

　　　　　　　■八角枫花　内服：煎汤，3～10 g；或研末服。

　　　　　　　■八角枫叶　外用：适量，鲜品捣敷；或煎水洗；或研末撒。

【用 药 经 验】①风湿骨痛：八角枫根21 g，好酒500 g，浸7 d，每日早、晚各服15 g。②筋骨疼痛：八角枫根1.2 g，白牛膝9 g，炖猪脚吃。③小儿惊风：八角枫根1.5 g，煎水服。④跌打损伤：八角枫根9 g，牛膝（醋炒）30 g，童便为引，煎服，日服3次，1 d服完。⑤刀伤出血：八角枫叶为细末，撒于伤口上，可防止破伤风。⑥乳结疼痛：八角枫叶数十张，抽去粗筋，捣烂敷中指（左乳痛敷右中指，右乳痛敷左中指），轻者1次，重者3次。⑦漆疮：八角枫叶适量，煎汤外洗。

伏毛八角枫 *Alangium chinense* (Lour.) Harms subsp. *strigosum* Fang

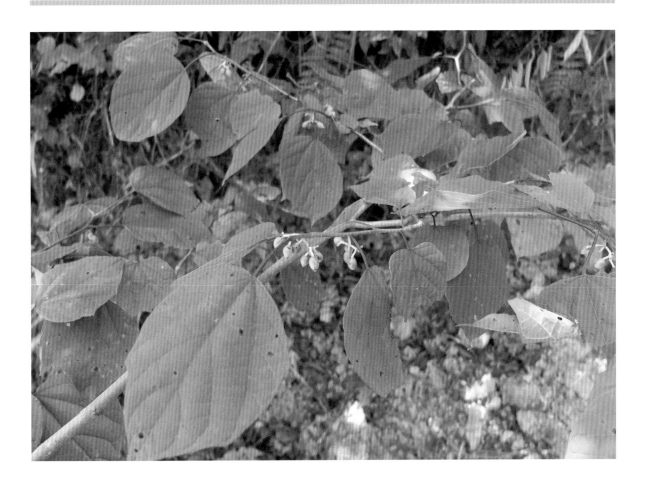

【别　　名】八角王、八角梧桐、八角将军（《全国中草药汇编》）。

【形态特征】小乔木或灌木。小枝、花序和叶柄均密生淡黄色粗伏毛。叶较大，近圆形，长与宽均15～17 cm，不分裂或3～5浅裂，下面叶脉比较显著，叶柄较短，仅长1～1.2 cm。花瓣仅长0.8～1.2 cm；花柱有毛；花丝两面均有毛。花期6～7月，果期8～9月。

【分布与生境】梵净山地区资源分布的代表区域：二道杠、马槽河、艾家坝、刘家湾、核桃湾等地。生于海拔600～1000 m的山谷疏林中。

【中 药 名】八角枫（根）。

【功效主治】祛风除湿，舒筋活络，散瘀止痛。主治风湿痹痛，跌打损伤，骨折等。

【采收加工】全年均可采，挖取支根或须根，洗净，晒干。

【用法用量】内服：煎汤，3～6g；或浸酒。外用：适量，捣敷或煎水洗。

小花八角枫 *Alangium faberi* Oliv.

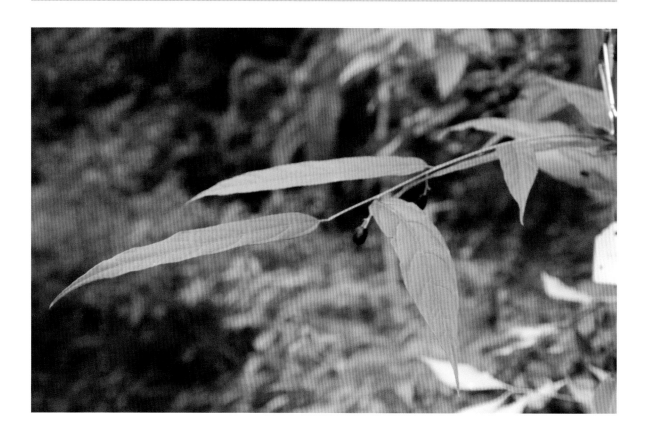

【别　　名】九牛造、伪八角枫（《湖南药物志》），狭叶八角枫（《贵州中草药名录》），西南八角枫（《广西植物名录》），三角枫（广西金秀）。

【形态特征】落叶灌木，高1～4 m。树皮平滑，灰褐色或深褐色，小枝纤细，近圆柱形，淡绿色或淡紫色，幼时有紧贴的粗伏毛，其后近无毛。冬芽圆锥状卵圆形，鳞片卵形，外面有黄色短柔毛。叶薄纸质至膜质，不裂或掌状三裂，不分裂者矩圆形或披针形，顶端尾状渐尖，基部近圆形，上面绿色，幼时有稀疏的小硬毛，叶脉上较密，下面淡绿色，幼时有粗伏毛，老后均几无毛状。聚伞花序短而纤细；苞片三角形，早落；花萼近钟形，外面有粗伏毛，裂片7，三角形；花瓣5～6，线形，开花时向外反卷；雄蕊5～6，和花瓣近等长，花丝微扁，下部和花瓣合生；花盘近球形。核果近卵圆形或卵状椭圆形，顶端有宿存的萼齿。花期6月，果期9月。

【分布与生境】梵净山地区资源分布的代表区域：丁家坪、烂泥坳、马槽河、大岩屋等地。生于海拔950 m以下的疏林下及林缘。

【中　药　名】小花八角枫（根、叶）。

【功效主治】祛风除湿，活血止痛。主治风湿痹痛，胃脘痛，跌打损伤。

【采收加工】夏、秋季采收，根洗净，切片，晒干，叶鲜用。

【用法用量】内服：煎汤，6~15 g。外用：适量，捣烂外敷；或研末调敷。

【用药经验】①风湿性腰、腿、臂痛，跌打损伤：小花八角枫（根）30 g，或配丹参15 g，水煎服。②妇女手臂痛：小花八角枫（根）30 g，炖猪脚吃。③胃痛：小花八角枫（根）12~15 g，水煎服。④跌打损伤：鲜小花八角枫（叶）（适量），捣烂敷患处。

毛八角枫 *Alangium kurzii* Craib

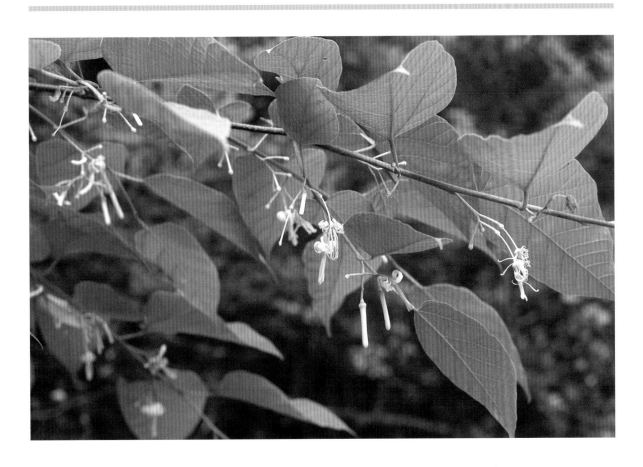

【别　　名】长毛八角枫（《海南植物志》），白龙须（《贵州中草药名录》）。

【形态特征】落叶小乔木，稀灌木。树皮深褐色，平滑；小枝近圆柱形；当年生枝紫绿色，多年生枝深褐色，具稀疏的淡白色圆形皮孔。叶互生，纸质，阔卵形，顶端长渐尖，基部心形，两侧不对称，全缘，上面深绿色；叶柄长2.5~4 cm，近圆柱形，有黄褐色微绒毛。聚伞花序有5~7花；花萼漏斗状，常裂成锐尖形小萼齿6~8；花瓣6~8，线形，基部联合，上部开花反卷，外面有淡黄色短柔毛，内面无毛，初白色，后变淡黄色；雄蕊6~8，略短于花瓣，花丝稍扁，药隔有长柔毛；花盘近球形，微呈裂痕，有微柔毛；子房2室，每室有胚珠1颗，花柱圆柱形，上部膨大，柱头近球形，4裂。核果矩圆状椭圆形，幼时紫褐色，成熟后黑色，顶端有宿存的萼齿。花期5~6月，果期9月。

【分布与生境】梵净山地区资源分布的代表区域：跑马场、标水岩等地。生于低海拔的疏林中或路旁。

【中　药　名】毛八角枫（侧根、须根）。

【功效主治】舒筋活血，散瘀止痛。

【采收加工】夏、秋间采挖，洗净，鲜用或晒干。

【用法用量】内服：煎汤，5~10 g。外用：适量，鲜品捣敷；或研末调敷。

瓜　木　*Alangium platanifolium* (Sieb. et Zucc.) Harms

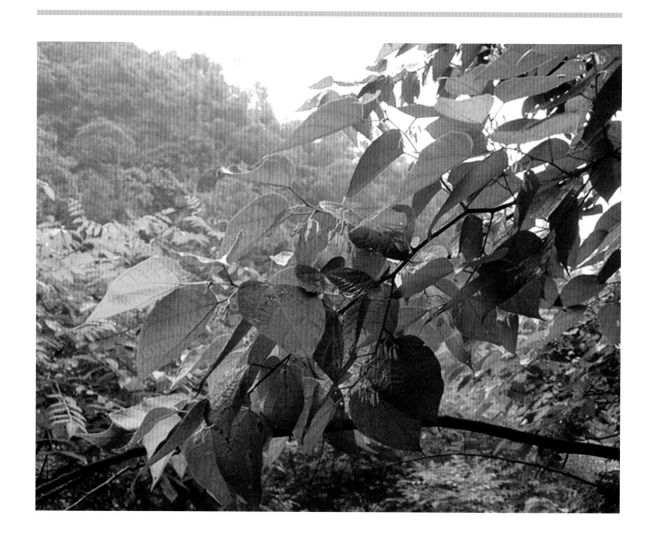

【别　　　名】篠悬叶瓜木（《中国植物图谱》），八角枫（《中国树木分类学》）。

【形 态 特 征】落叶灌木或小乔木。树皮平滑，灰色或深灰色；小枝纤细，近圆柱形，常稍弯曲，略呈"之"字形，当年生枝淡黄褐色；冬芽圆锥状卵圆形，鳞片三角状卵形，覆瓦状排列，外面有灰色短柔毛。叶纸质，近圆形，顶端钝尖，基部近于心形或圆形，不分裂或稀分裂，主脉常呈掌状。聚伞花序生于叶腋，长5 mm，早落，外面有短柔毛；花近钟形，外面具稀疏短柔毛，花瓣线形，紫红色，外面有短柔毛，近基部较密；雄蕊6～7，较花瓣短，花丝略扁，微有短柔毛，药隔内面无毛，外面无毛或有疏柔毛；子房1室，花柱粗壮，无毛，柱头扁平。核果长卵圆形或长椭圆形，顶端有宿存的花萼裂片，有种子1颗。花期3～7月，果期7～9月。

【分布与生境】梵净山地区资源分布的代表区域：盘溪、两岔河、马槽河、郭家沟、白沙、大土、护国寺、天庆寺、坝梅寺等地。生于海拔2000 m以下土质比较疏松而肥沃的向阳山坡或疏林中。

【中　药　名】八角枫（根、须根、根皮）。

【功 效 主 治】祛风，通络，散瘀，镇痛，并有麻醉及松弛肌肉作用。主治风湿疼痛，麻木瘫痪，心力衰竭，劳伤腰痛，跌打损伤。

【采 收 加 工】全年均可采挖，取支根或须根，洗净，切片，晒干。

【用 法 用 量】内服：煎汤，八角枫（须根）1.5～3 g，八角枫（根）3～6 g（本品有毒，剂量必须严格控制）；或浸酒。外用：煎水洗。孕妇、小儿及年老体弱的病人均不宜服用。

【用 药 经 验】①风湿麻木：八角枫（根），男性患者用7.5 g，女性患者用4.5 g，泡酒180 g。每次服药酒15 g。②风湿麻木瘫痪：八角枫（根）6 g，红活麻9 g，岩白菜30 g，炖肉吃；或八角枫根3 g，野青菜12 g，猪肉250 g，将药切碎炖肉，一次服完（服后12 h内麻木出汗，手脚无力）。③鹤膝风：八角枫（根）15 g，松节9 g，红、白牛膝各9 g，切细，加烧酒一斤浸泡。每服药酒15 g，常服。④劳伤腰痛：八角枫（根）6 g，牛膝（醋炒）30 g，生杜仲30 g，酒、水各180 g，煎服。⑤半身不遂：八角枫（根）4.5 g，蒸鸡吃。⑥跌打损伤：八角枫（根）6 g，算盘子根皮15 g，刺五加30 g，泡酒服。

桃金娘科

华南蒲桃 *Syzygium austrosinense* (Merr. et perry) Chang et Miau

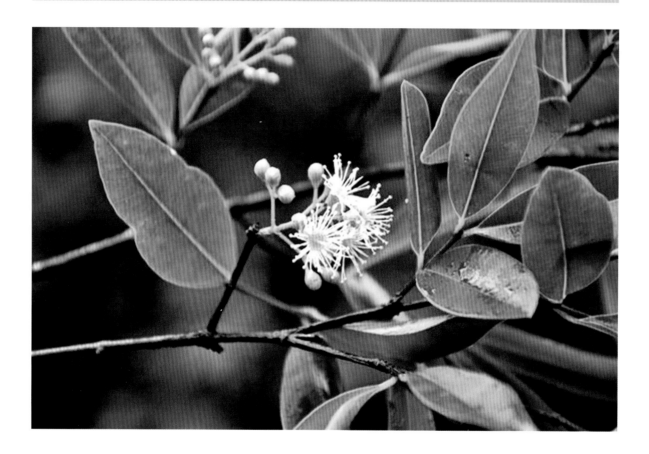

【形态特征】灌木至小乔木，高达10 m。嫩枝有4棱，干后褐色。叶片革质，椭圆形，长4～7 cm，宽2～3 cm，先端尖锐或稍钝，基部阔楔形，上面干后绿褐色，有腺点，下面同色，腺点突起，侧脉相隔1.5～2 mm，以70°开角斜出，在上面不明显，在下面稍明显，边脉离边缘不到1 mm；叶柄长3～5 mm。聚伞花序顶生或近顶生，长1.5～2.5 cm；花梗长2～5 mm；花蕾倒卵形；萼管倒圆锥形，萼片4，短三角形；花瓣分离，倒卵圆形；雄蕊长3～4 mm；花柱长3～4 mm。果实球形，宽6～7 mm。花期6～8月。

【分布与生境】梵净山地区资源分布的代表区域：大黑湾、跨山湾、核桃坪等地。生于中海拔常绿林里。

【中 药 名】小山稔（全株）。

【功效主治】涩肠止泻。主治久泄，久痢。

【采收加工】全年均可采，切碎，晒干。

【用法用量】内服：煎汤，6～15 g。

赤 楠 *Syzygium buxifolium* Hook. et Arn.

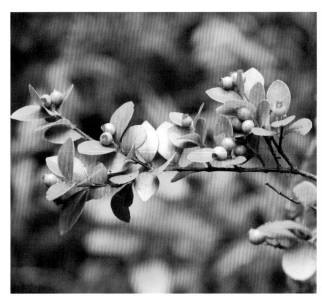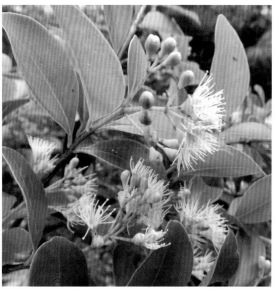

【别　　　名】牛金子（《植物名实图考》），叫耳蒙、毛铁硝（《贵州草药》）。

【形 态 特 征】灌木至小乔木，高达10 m；嫩枝有4棱，干后褐色。叶片革质，椭圆形，先端尖锐
或稍钝，基部阔楔形，上面干后绿褐色，有腺点，下面同色，腺点突起，侧脉相
隔1.5～2 mm，以70°开角斜出，在上面不明显，在下面稍明显，边脉离边缘不
到1 mm；叶柄长3～5 mm。聚伞花序顶生或近顶生，长1.5～2.5 cm；花梗长2～
5 mm；花蕾倒卵形，长4 mm；萼管倒圆锥形，萼片4，短三角形；花瓣分离，倒卵
圆形，长2.5 mm；雄蕊长3～4 mm；花柱长3～4 mm。果实球形，宽6～7 mm。花期
6～8月，果期9～10月。

【分布与生境】梵净山地区资源分布的代表区域：黄家坝、盘溪河、核桃坪、坝溪、张家坝等地。
生于林缘、灌丛中或溪沟旁等。

【中 药 名】赤楠根（根及根皮），赤楠蒲桃叶（叶）。

【功 效 主 治】■赤楠根　清热解毒，利尿平喘。主治浮肿，哮喘，烧烫伤。

　　　　　　　■赤楠蒲桃叶　主治瘰疬，疔疮，漆疮，烧烫伤。

【采收加工】■赤楠根　夏、秋季挖取根，剥皮，洗净，晒干备用。

■赤楠蒲桃叶　全年均可采收，鲜用或晒干备用。

【用法用量】■赤楠根　内服：煎汤，15~30 g。外用：适量，捣烂外敷或研末敷。

■赤楠蒲桃叶　外用：适量，捣烂外敷，煎水洗或研末调涂。

【用药经验】①小儿盐吼：赤楠根30 g，煨水服。②浮肿：赤楠根30 g，煨水服。③五淋浊：赤楠根 15~30 g，水煎服。④腰痛：赤楠根9~15 g，水煎服。⑤筋骨痛：赤楠根15~30 g，煮猪脚兑酒服。⑥子宫脱垂：赤楠根、金樱子根各120 g，或加枳壳30 g，水煎服。⑦背花疮：赤楠根、葵花盘、猪婆藤各等分研末，先将蜂蜜涂患处，再撒上药末。⑧解江蟹毒：赤楠根120~250 g，水煎服。

蓝果树科

喜 树 *Camptotheca acuminata* Decne.

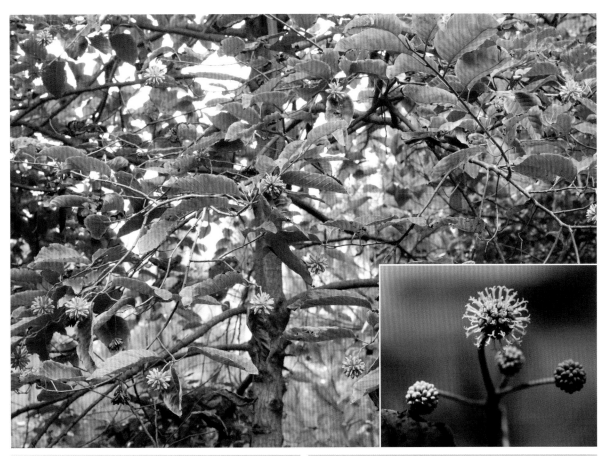

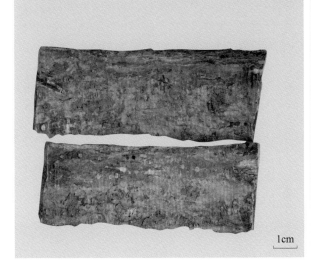

1cm

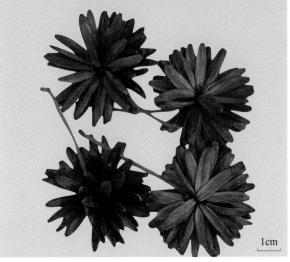

1cm

【别　　　名】旱莲木（《植物名实图考》），千丈树（《峨眉植物图志》）。

【形 态 特 征】落叶乔木，高达20余米。树皮灰色或浅灰色，纵裂成浅沟状。小枝圆柱形，平展，当年生枝紫绿色，有灰色微柔毛，多年生枝淡褐色或浅灰色，有很稀疏的圆形或卵形皮孔。叶互生，纸质，矩圆状卵形，顶端短锐尖，基部阔楔形，全缘。头状花序近球形，常由2~9个头状花序组成圆锥花序，顶生或腋生，通常上部为雌花序，下部为雄花序；总花梗圆柱形，幼时有微柔毛，其后无毛；花杂性，同株；花萼杯状，5浅裂，裂片齿状，边缘睫毛状；花瓣5枚，淡绿色，矩圆形或矩圆状卵形，外面密被短柔毛，早落；花盘显著，微裂。翅果矩圆形，顶端具宿存的花盘，两侧具窄翅，幼时绿色，干燥后黄褐色，着生成近球形的头状果序。花期5~7月，果期9月。

【分布与生境】梵净山地区资源分布的代表区域：牛头山、洼溪河、石柱岩。生于海拔1000 m以下的林边或溪边。

【中　药　名】喜树（根及根皮或果实），喜树皮（树皮或树枝），喜树叶（叶）。

【功 效 主 治】■喜树　清热解毒，散结消癥。主治食道癌，贲门癌，胃癌，肠癌，肝癌，白血病，牛皮癣，疮肿。

■喜树皮　清热，杀虫。主治牛皮癣。

■喜树叶　清热，杀虫。主治痈疮疖肿，疮痈初起。

【采 收 加 工】■喜树　全年均可采根及根皮，但以秋季采剥为好，除去外层粗皮，晒干或烘干；10~11月果实成熟时采收果实，晒干。

■喜树皮　全年均可采，剥取树皮，切碎，晒干。

■喜树叶　春至秋季均可采，鲜用或晒干。

【用 法 用 量】■喜树　内服：煎汤，根皮9~15 g，果实3~9 g；或研末吞服；或制成针剂、片剂。内服不宜过量。临床多提取喜树碱用。每日10~20 mg。忌用铁器煎煮、调制。果实的作用较根皮佳，但毒性也大。

■喜树皮　内服：煎汤，15~30 g。外用：煎水洗；或水煎浓缩调涂。

■喜树叶　外用：鲜品捣敷；或煎水洗。

【用 药 经 验】①胃癌，直肠癌，肝癌，膀胱癌：喜树根皮研末，每日3次，每次3 g；喜树果研末，每日1次，每次6 g。②白血病：喜树根30 g，仙鹤草、鹿衔草、岩株、金银花、凤尾草各30 g，甘草9 g，煎汁代茶饮。③痈疮疖肿，疮痈初起：喜树嫩叶一握，加食盐少许（捣烂）外敷。④牛皮癣：喜树皮（或树枝）切碎，水煎浓缩，然后加羊毛脂、凡士林，调成10%~20%油膏外搽，另取树皮或树枝50~100 g，水煎服，每日1剂；亦可取叶加水浓煎后，外洗患处。

珙 桐 *Davidia involucrata* Baill.

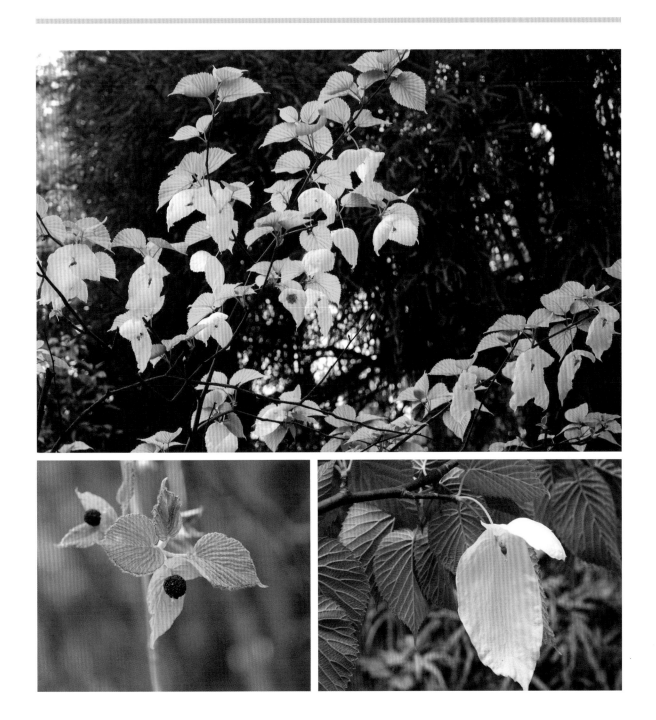

【别　　　名】空桐（《中国植物图谱》）。

【形 态 特 征】落叶乔木。树皮深灰色，常裂成不规则的薄片而脱落。幼枝圆柱形，当年生枝紫绿色，多年生枝深灰色。叶纸质，互生，常密集于幼枝顶端，阔卵形，顶端短急尖，具微弯曲的尖头，基部心形，边缘有三角形而尖端锐尖的粗锯齿，上面亮绿色，初被很稀疏的长柔毛，老时无毛，下面密被淡黄色粗毛；叶柄圆柱形。雄花无花萼及花瓣，有雄蕊1～7，花丝纤细，花药椭圆形；雌花或两性花具下位子房，6～10室，与花托合生，子房的顶端具退化的花被及短小的雄蕊，花柱粗壮，柱头向外平展，每室有1枚胚珠，常下垂。果实为长卵圆形核果，紫绿色具黄色斑点，外果皮很薄，中果皮肉质，内果皮骨质具沟纹；果梗粗壮，圆柱形。种子3～5枚。花期4月，果期10月。

【分布与生境】梵净山地区资源分布的代表区域：漆树坪、下平所、大罗河白沙、月亮坝、龙家坪、漂水岩等地。生于海拔850～1650 m的山谷混交林中。

【中　药　名】山白果根（根），山白果（果皮）。

【功 效 主 治】■山白果根　收敛止血，止泻。主治多种出血，泄泻。

　　　　　　　■山白果　清热解毒。主治痈肿疮毒。

【采 收 加 工】■山白果根　全年均可采挖，洗净，切段，晒干备用。

　　　　　　　■山白果　9～10月果实成熟时采收，鲜用。

【用 法 用 量】■山白果根　内服：煎汤，3～9 g；或研末。外用：适量，研末敷。

　　　　　　　■山白果　外用：适量，鲜品捣烂外敷。

光叶珙桐

Davidia involucrata Baill. var. *vilmoriniana* (Dode) Wanger.

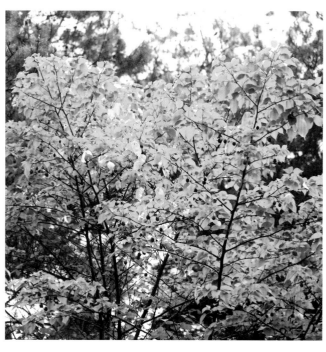
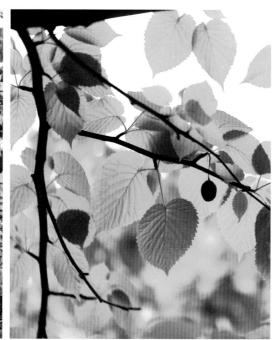

【形态特征】落叶乔木，高15～20 m。树皮深灰色或深褐色，常裂成不规则的薄片而脱落。幼枝圆柱形，当年生枝紫绿色，无毛，多年生枝深褐色或深灰色。叶纸质，互生，无托叶，常密集于幼枝顶端，阔卵形，顶端急尖或短急尖，具微弯曲的尖头，基部心形，边缘有三角形而尖端锐尖的粗锯齿；叶下面无毛或幼时叶脉上被稀疏短柔毛及粗毛，有时背面被白霜。两性花与雄花同株，由多数的雄花与1个雌花或两性花组成近球形的头状花序，着生于幼枝的顶端，两性花位于花序的顶端，雄花环绕于其周围，基部具纸质、矩圆状卵形花瓣状的苞片2～3枚，雄花无花萼及花瓣。果实为长卵圆形核果。花期4月，果期10月。

【分布与生境】梵净山地区资源分布的代表区域：牛头山、龙家坪、漂水岩、西沙河等地。生于海拔700～1600 m的深山云雾中。

【中　药　名】山白果根（根），山白果（果皮）。

【功效主治】■山白果根　收敛止血，止泻。主治多种出血，泄泻。

　　　　　　　■山白果　清热解毒。主治痈肿疮毒。

【采收加工】■山白果根　全年均可采挖根，洗净，切段，晒干。

　　　　　　　■山白果　果实成熟时采收，剥取果皮，鲜用。

【用法用量】■山白果根　内服：煎汤，3～9 g；或研末服。

　　　　　　　■山白果　外用：适量，鲜品捣敷。

蓝果树 *Nyssa sinensis* Oliv.

【别　　　名】紫树（《中国树木分类学》），枇萨木（《中国植物图谱》）。

【形态特征】落叶乔木，高达20余米。树皮淡褐色或深灰色，粗糙，常裂成薄片脱落；小枝圆柱形，无毛，当年生枝淡绿色，多年生枝褐色；皮孔显著，近圆形；冬芽淡紫绿色，锥形，鳞片覆瓦状排列。叶纸质或薄革质，互生，椭圆形或长椭圆形，顶端短急锐尖，基部近圆形，边缘略呈浅波状；叶柄淡紫绿色，上面稍扁平或微呈沟状，下面圆形。花序伞形或短总状；花单性；雄花着生于叶已脱落的老枝上；花瓣早落，窄矩圆形，较花丝短。核果矩圆状椭圆形，微扁，幼时紫绿色，成熟时深蓝色，后变深褐色。种子外壳坚硬，骨质，稍扁，有5～7条纵沟纹。花期4月下旬，果期9月。

【分布与生境】梵净山地区资源分布的代表区域：芭蕉湾、艾家坝、青冈坪。生于海拔300～1700 m的山谷或溪边潮湿混交林中。

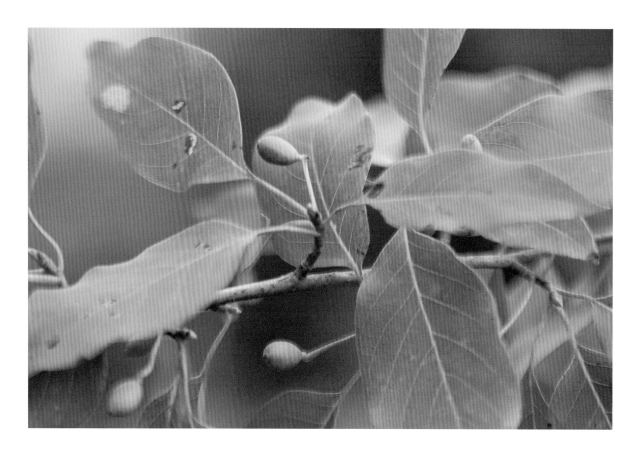

【中 药 名】蓝果树（树皮、树枝）。

【功 效 主 治】清热解毒，散瘀化结。主治皮肤湿疹，牛皮癣，无名肿毒。

【采 收 加 工】秋季采收，洗净，晒干或烘干。

野牡丹科

叶底红 *Bredia fordii* (Hance) Diels

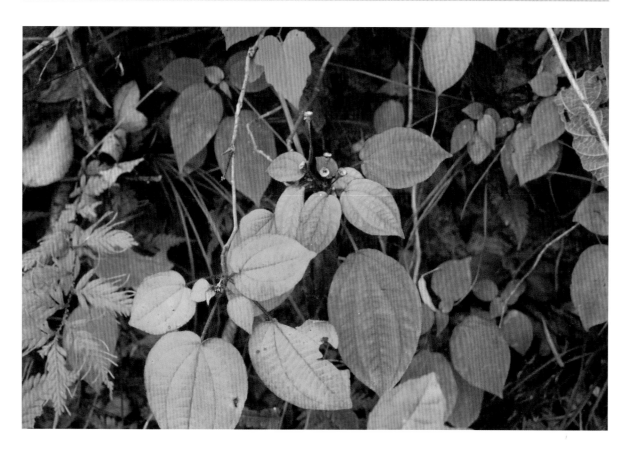

【形态特征】小灌木、半灌木或近草本，高20～50 cm，或达1 m。茎幼时四棱形，不分枝或极少分枝。叶片坚纸质，心形、椭圆状心形至卵状心形，顶端短渐尖或钝急尖，边缘具细重齿牙及缘毛和短柔毛，基出脉7条，近边缘的两条不甚明显，两面被疏长柔毛及柔毛，背面以脉上较多，叶面仅中脉微凹，背面基出脉及侧脉隆起或微隆起。伞形花序或聚伞花序，或由聚伞花序组成的圆锥花序，顶生；花萼钟状漏斗形；花瓣紫色或紫红色，卵形至广卵形，顶端渐尖，有时顶尖具1腺毛，微偏斜，仅外面上部及边缘被微柔毛。蒴果杯形。花期6～8月，果期8～10月。

【分布与生境】梵净山地区资源分布的代表区域：白云寺、烂茶顶。生于海拔100～1350 m的山间疏、密林下，溪边、水旁或路边，土层肥厚处。

【中　药　名】叶底红（全草）。

【功 效 主 治】养血调经。主治血虚萎黄，月经不调，闭经，痛经，带下。

【采 收 加 工】夏、秋季采收，鲜用或晒干。

【用 法 用 量】内服：煎汤，15~30 g。外用：适量，捣敷；或煎水洗。

【用 药 经 验】①目赤肿痛：叶下红30 g，水煎服。②肺热咳血：叶下红、苍蝇翼各30 g，水煎服。③鼻血：叶下红、生茅根各30 g，水煎加红糖服。④跌打损伤，胸部积痛：叶下红30 g，捶汁冲酒服；或加鹅仔不食草15 g，捶汁冲酒服。⑤咽喉肿痛：鲜叶下红、鲜白茅根各30 g，水煎服；或叶下红、一枝黄花各15 g，水煎服；或治喉蛾，鲜叶下红90 g，水煎去渣分2次，频频含咽，小儿酌减。

地　菍 *Melastoma dodecandrum* Lour.

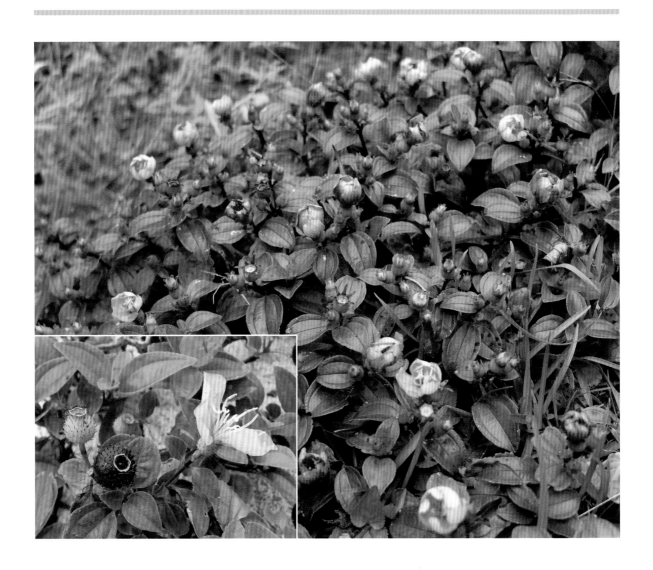

【别　　　名】铺地锦（《岭南采药录》），火炭泡（《贵州中草药名录》），库卢子（江西），
地蒲根（湖南），地樱子（广西）。

【形 态 特 征】小灌木，长10～30 cm。茎匍匐上升，逐节生根，分枝多。叶片坚纸质，卵形或椭
圆形，顶端急尖，基部广楔形，长1～4 cm，宽0.8～2（～3）cm，全缘或具密浅细
锯齿，基出脉3～5条；叶柄长2～6 mm，有时长达15 mm，被糙伏毛。聚伞花序，
顶生，有花（1～）3朵，基部有叶状总苞2，通常较叶小；花梗长2～10 mm，被糙
伏毛，上部具苞片2；苞片卵形；花瓣淡紫红色至紫红色，菱状倒卵形，上部略偏
斜，长1.2～2 cm，宽1～1.5 cm，顶端有1束刺毛，被疏缘毛；雄蕊长者药隔基部延
伸，弯曲，末端具2小瘤；子房下位，顶端具刺毛。果实坛状球形，平截，近顶端
略缢缩，肉质，不开裂，长7～9 mm，直径7 mm；宿存萼被疏糙伏毛。花期5～7
月，果期7～9月。

【分布与生境】梵净山地区资源分布的代表区域：叫花洞、白云寺、岩高坪等地。生于海拔1250 m
以下的山坡矮草丛中，为酸性土壤常见的植物。

【中　药　名】地菍（地上部分），地菍果（果实），地菍根（根）。

【功 效 主 治】■地菍　清热解毒，活血止血。主治高热，肺痈，咽肿，牙痛，赤白痢疾，黄疸，
水肿，痛经，崩漏，带下，产后腹痛，瘰疬，痈肿，疔疮，痔疮，毒蛇咬伤。

■地菍果　补肾养血，止血安胎。主治肾虚精亏，腰膝酸软，血虚萎黄，气虚乏
力，经多，崩漏，胎动不安，阴挺，脱肛。

■地菍根　活血止血，利湿解毒。主治痛经，难产，产后腹痛，胞衣不下，崩漏，
白带异常，咳嗽，吐血，痢疾，黄疸，淋痛，久疟，风湿痛，牙痛，瘰疬，疝气，
跌打损伤，毒蛇咬伤。

【采 收 加 工】■地菍　5～6月采收，洗净，除去杂质，晒干或烘干。

■地菍果　7～9月果实成熟时分批采摘采收，晒干。

■地菍根　8～12月采挖，洗净，切碎，晒干或鲜用。

【用 法 用 量】■地菍　内服：煎汤，15～30 g，鲜品加倍；或鲜品捣汁。外用：适量，捣敷或煎
汤洗。

■地菍果　内服：煎汤，10～30 g；或浸酒。

■地菍根　内服：煎汤，9～15 g，鲜品加倍；或捣汁。外用：适量，煎汤洗或捣敷。

【用 药 经 验】①乳痈初起，红肿疼痛：地菍、蒲公英、雾水葛、水芙蓉、红糖各适量，捣烂敷
患处。②吐血，鼻衄：地菍30 g，水煎服。③贫血，月经过多，功能失调性子宫
出血，胎动不安：地菍果15～30 g，水煎服。④妇人白带，经漏不止：地菍根15～
18 g，用猪瘦肉60 g炖汤，以汤煎药服。

金锦香 *Osbeckia chinensis* L. ex Walp.

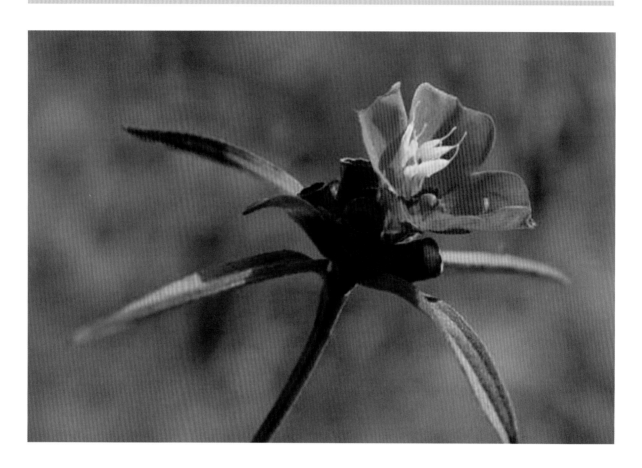

【别　　名】杯子草、小背笼、细花包（湖南），张天缸、昂天巷子、朝天罐子（江西），细九尺、金香炉（广西）。

【形态特征】直立草本或亚灌木，高20~60 cm。茎四棱形，具紧贴的糙伏毛。叶片坚纸质，线形或线状披针形，顶端急尖，基部钝或几圆形，全缘，两面被糙伏毛，基出脉3~5条，于背面隆起，细脉不明显；叶柄短或几无，被糙伏毛。头状花序，顶生，有花2~8（10）朵，基部具叶状总苞2~6枚，苞片卵形，被毛或背面无毛，无花梗，萼管长6 mm，通常带红色，无毛或具1~5枚刺毛突起，裂片4，三角状披针形，与萼管等长；花瓣4，淡紫红色或粉红色，倒卵形，具缘毛；雄蕊常偏向1侧。蒴果紫红色，卵状球形，4纵裂，宿存萼坛状。花期7~9月，果期9~11月。

【分布与生境】梵净山地区资源分布的代表区域：下坪所、黄家坝、兰家寨。生于海拔1100 m以下的荒山草坡、路旁、田地边或疏林下。

【中　药　名】金锦香（全草）。

【功 效 主 治】清热利湿，消肿解毒，止咳化痰。主治急性细菌性痢疾，阿米巴痢疾，阿米巴肝脓肿，肠炎，感冒咳嗽，咽喉肿痛，小儿支气管哮喘，肺结核咯血，阑尾炎，毒蛇咬伤，疔疮疖肿；外用治痈疮肿毒，外伤止血。

【采 收 加 工】夏、秋季采收，洗净，晒干。

【用 法 用 量】内服：煎汤，15～60 g；或浸酒或研末。外用：适量，鲜全草捣烂敷患处；或煎水洗；或漱口。

【用 药 经 验】①风寒咳嗽：金锦香15 g，水煎服。②肺炎咳嗽，风火牙痛：金锦香60～120 g，炖杀口肉（猪脖子下面，宰猪时刺口处肉）内服。③小儿支气管哮喘：取金锦香全草干品60 g，切碎，猪瘦肉120 g，水煎服，饭后服，每日2次，小儿分量减半。④久伤胸口闷痛：干金锦香15～30 g，酒水煎服。⑤赤白痢，水泻：金锦香15～30 g，水煎服。⑥阿米巴痢疾：金锦香30 g，地蕊30 g，合萌15 g，水煎服，红糖为引。⑦久痢，脱肛：金锦香30 g，当归6 g，山白菊30 g，五倍子1.5 g，水煎服。

假朝天罐 *Osbeckia crinita* Benth.

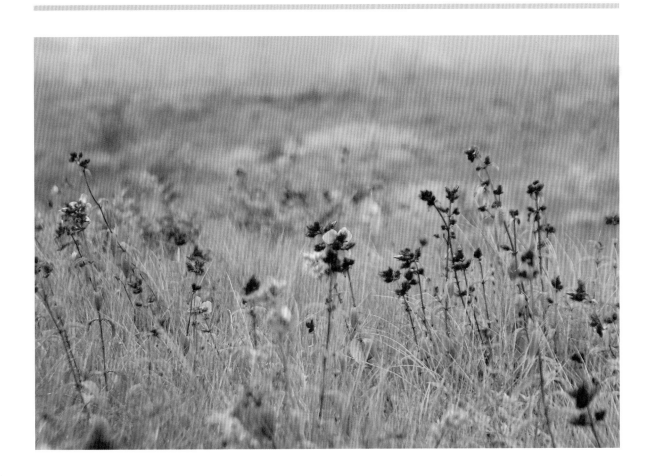

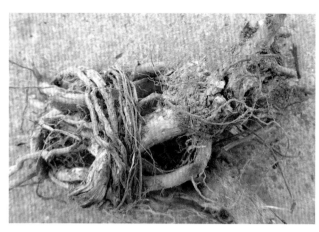 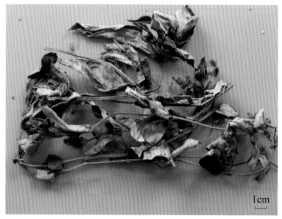

1cm

【别　　　名】朝天罐（《中国高等植物图鉴》），张天师（《云南中草药》），倒罐草（《成都中草药》），盅盅花（贵州），罐罐花（云南）。

【形态特征】灌木，高0.2～1.5 m，稀达2.5 m。茎四棱形，被疏或密且平展的刺毛，有时从基部或上部分枝。叶片坚纸质，长圆状披针形、卵状披针形至椭圆形，顶端急尖至近渐尖，基部钝或近心形，全缘，具缘毛，两面被糙伏毛，基出脉5条，叶面基出脉微下凹，脉上无毛，侧脉多数，互相平行，背面基出脉、侧脉明显，隆起，仅脉上被毛，细脉网状；叶柄密被糙伏毛。总状花序，顶生，或每节有花两朵，常仅1朵发育，或由聚伞花序组成圆锥花序；花瓣紫红色，倒卵形，顶端圆形具点尖头，具缘毛；雄蕊常偏向1侧，花丝与花药等长，花药黄色，顶部具长喙，喙与药室等长，药隔基部微膨大，向前微伸，向后呈短距；子房卵形。蒴果卵形，4纵裂。花期8～11月，果期10～12月。

【分布与生境】梵净山地区资源分布的代表区域：鱼泉沟、大罗河。生于海拔800～2300的山坡向阳草地、地埂或矮灌木丛中，也有生于山谷溪边、林缘湿润的地方。

【中　药　名】仰天钟（全草），仰天钟根（根或茎）。

【功效主治】■仰天钟　敛肺益肾，活血止血。主治久咳，虚喘，体虚头晕，风湿痹痛，泻痢，便血，血崩，月经不调，白带异常，跌打瘀肿，外伤出血，烫伤。

　　　　　　 ■仰天钟根　清热解毒，调经止血。主治热痢，水泻，淋痛，水肿，肝炎，胆囊炎，咳血，便血，月经不调，带下，痔疮。

【采收加工】■仰天钟　春季采收，鲜用或切段晒干。

　　　　　　 ■仰天钟根　秋后采收，洗净，鲜用或切片晒干。

【用法用量】内服：煎汤，6～15 g；泡酒。外用：适量，煎水洗，研末或捣敷。

锦香草 *Phyllagathis cavaleriei* (Lévl. et Van.) Guillaum.

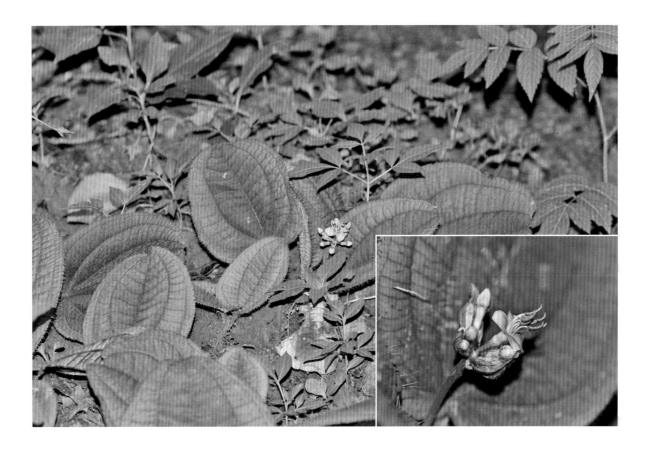

【别　　　名】白毛虎舌毡、老虎耳、石用、大虎耳草、山霸王（《中华本草》）。

【形 态 特 征】草本，高10～15 cm。茎直立或匍匐，逐节生根，近肉质，密被长粗毛，四棱形，通常无分枝。叶片纸质或近膜质，广卵形或圆形，顶端急尖，有时微凹，基部心形，边缘具不明显的细浅波齿及缘毛，基出脉7～9条，两面绿色或有时背面紫红色，叶面具疏糙伏毛，脉平整，背面仅基出脉及侧脉被平展的长粗毛，有时毛脱落，脉隆起；叶柄密被长粗毛。伞形花序，顶生；苞片倒卵形或近倒披针形；花梗与花萼均被糠秕；花萼漏斗形，四棱形，长约5 mm，裂片广卵形，顶端点尖，长约1 mm；花瓣粉红色至紫色，广倒卵形，上部略偏斜，顶端急尖，长约5 mm；子房和蒴果都是杯形；宿存萼具8纵肋，果梗伸长，被糠秕。花期6～8月，果期7～9月。

【分布与生境】梵净山地区资源分布的代表区域：苗王坡、亚木沟等地。生于海拔400～1500 m的山谷，山坡疏、密林下阴湿的地方或水沟旁。

【中 　药 　名】锦香草（全草或根）。

【功 效 主 治】清热凉血，利湿解毒。主治热毒血痢，湿热带下，月经不调，血热崩漏，肠热痔血，小儿阴囊肿大。

【采收加工】春、夏季采收全草，全年均可采根，均洗净，鲜用或切碎晒干。

【用法用量】内服：煎汤，15～30 g；或泡酒。外用：适量，捣敷；或煎水洗。

【用药经验】①肠热下痢：锦香草15～30 g，煨水服。②月家病：锦香草15～30 g，泡酒250 g。每日2次，每服15 g。③痔疮出血：锦香草15 g，煨水服，每日3次。

楮头红 *Sarcopyramis napalensis* Wall.

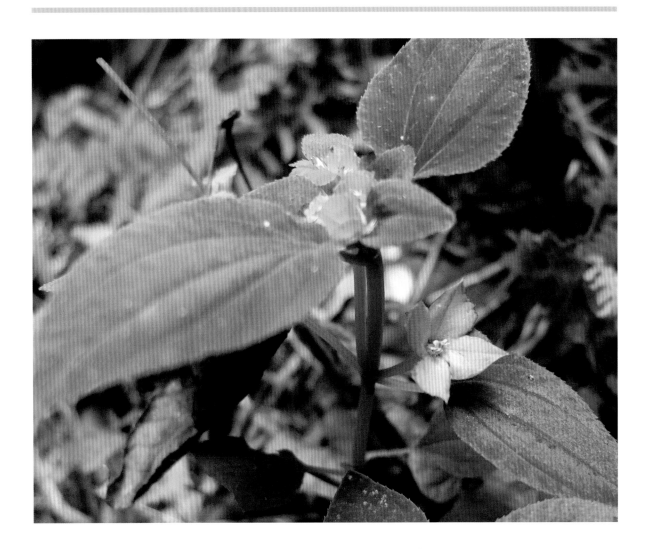

【别　　名】风槛斗草、耳环草（《中华本草》）。

【形态特征】直立草本，高10～30 cm。茎四棱形，肉质，上部分枝。叶膜质，广卵形或卵形，稀近披针形，顶端渐尖，基部楔形或近圆形，微下延，边缘具细锯齿，基出脉3～5条，叶面被疏糙伏毛，基出脉微凹，侧脉微隆起，背面被微柔毛或几无毛；叶柄具狭翅。聚伞花序，生于分枝顶端，有花1~3朵，基部具2枚叶状苞片；苞片卵形，近无柄；花梗四棱形，棱上具狭翅；花萼四棱形，棱上有狭翅，裂片顶端平截，具流苏状长缘毛膜质的盘；花瓣粉红色，倒卵形，顶端平截，偏斜，另1侧具小尖头，长约7 mm；子房顶端具膜质冠，冠缘浅波状，微4裂。蒴果杯形，具四棱，膜质冠伸出萼1倍；宿存萼及裂片与花时同。花期8~10月，果期9~12月。

【分布与生境】梵净山地区资源分布的代表区域：苏家坡、鸡窝坨、蓝家寨、大岩屋、青龙洞、黄泥沟等地。生于海拔1300~2570 m的密林下阴湿的地方或溪边。

【中　药　名】楮头红（全草）。

【功效主治】清热平肝，利湿解毒。主治肺热咳嗽，头目眩晕，耳鸣，耳聋，目赤羞明，肝炎，风湿痹痛，跌打伤肿，蛇头疔，无名肿毒。

【采收加工】夏、秋季采收，鲜用或切碎晒干。

【用法用量】内服：煎汤，6~15 g。外用：适量，捣烂外敷。

【用药经验】①急性黄疸性肝炎：楮头红、地耳草、绵茵陈各15 g，甘草6 g，水煎服；或楮头红、积雪草各30 g，水煎服。②肺热咳嗽：楮头红、苇茎、藕片、爵床各15 g，水煎服。③无名肿毒：鲜楮头红适量，捣烂敷患处。④蛇头疔：楮头红适量，蜂蜜少许同捣烂敷患处。

柳叶菜科

高原露珠草 *Circaea alpina* L. subsp. *imaicola* (Asch. et Mag.) Kitamura

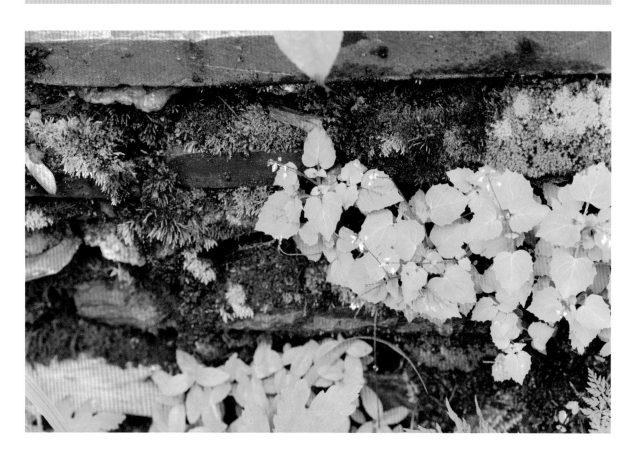

【别　　名】就就草、蛆儿草（《中华本草》）。

【形 态 特 征】多年生草本，高5~25 cm。具地下匍匐枝；茎纤弱，被短柔毛。叶对生；叶柄长1.5~4 cm；叶片卵状三角形或阔卵形，长1.5~3.5 cm，宽1~2.5 cm，先端短渐尖，基部浅心形或圆截形，边缘疏生锯齿，上面疏被短柔毛，下面常带紫色。花序轴被短柔毛；苞片小；花小；两性，具长约2 mm的柄；萼筒卵形，裂片2，紫红色，卵形，长11.5 mm；花瓣2，白色，倒卵形，与萼裂片近等长，先端缺凹；雄蕊2；子房下位，1室，花柱长约1 mm，柱头全缘或微2裂。果实坚果状，棒状，长约2 mm，宽约1 mm，外面密生钩状毛；果柄稍长于果实。花期7~9月，果期8~9月。

【分布与生境】梵净山地区资源分布的代表区域：凤凰山、雷打岩、牛头山、骄子岩、滴水岩、万宝岩等地。生于海拔650~1900 m的潮湿林下空旷处。

【中 药 名】水虾草（全草）。

【功 效 主 治】清热，解毒，止痒。主治疮疡肿毒，湿疣，癣痒。

【采 收 加 工】7～8月采收全草，晒干。

【用 法 用 量】内服：煎汤，6～15 g；或研末。外用：适量，捣敷或煎水洗。

小花柳叶菜 *Epilobium parviflorum* Schreber.

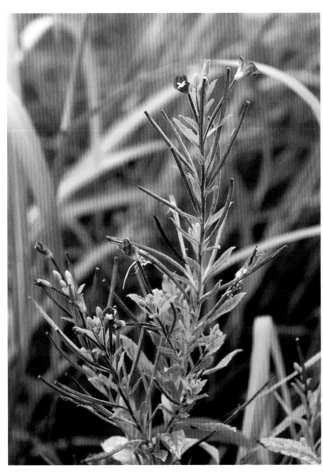
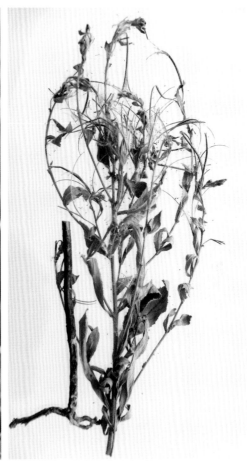

1cm

【别　　　　名】棒棒草，水虾草（《湖南省中药资源名录》）。

【形 态 特 征】多年生粗壮草本，直立，秋季自茎基部生出地上生的越冬的莲座状叶芽。茎18～100（～160）cm，粗3～10 mm，在上部常分枝。叶对生，茎上部的互生，狭披针形或长圆状披针形，先端近锐尖，基部圆形，边缘每侧具15～60枚不等距的细牙齿，两面被长柔毛，侧脉每侧4～8条。总状花序直立，常分枝；苞片叶状；花直立，花蕾长圆状倒卵球形；花瓣粉红色至鲜玫瑰紫红色，稀白色，宽倒卵形。蒴果长3~7 cm，被毛同子房上的。种子倒卵球状。花期6~9月，果期7~10月。

【分布与生境】梵净山地区资源分布的代表区域：羊角洞、杨家场、金竹坪。生于海拔（350~）

500~1800（~2500）m的山区河谷、溪流、湖泊湿润地及向阳及荒坡草地。

【中　药　名】水虾草（全草）。

【功效主治】散风止咳，清热止泻。主治感冒发热，咳嗽，暑热水泻，疔疮肿毒。

【采收加工】秋季采收，鲜用或晒干。

【用法用量】内服：煎汤，10~30 g。外用：适量，捣敷。

【用药经验】①肠炎水泻：水虾草30 g，水煎服。②疔疮：水虾草适量，捣烂敷患处。③疖肿，

牙痛：水虾草30 g，马鞭草15 g，水煎服。

长籽柳叶菜 *Epilobium pyrricholophum* Franch. et Savat.

【别　　名】水朝阳花（《贵州民间
药物》），小对经草
（《陕西草药》），针
线筒（《全国中草药汇
编》），枪钻棉、银棉
麻、麻子草（《浙江药用
植物志》）。

【形态特征】多年生草本。茎圆柱状，
常多分枝，或在小型植株
上不分枝，周围密被曲柔
毛与腺毛。叶对生，花序
上的互生，排列密，长过
节间，近无柄，卵形至宽
卵形，茎上部的有时披
针形，先端锐尖或下部的

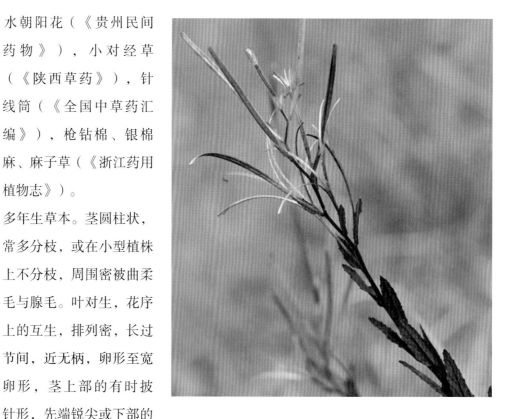

近钝形，基部钝或圆形，有时近心形，边缘每边具7~15枚锐锯齿，侧脉每侧4~6
条，下面隆起，两面及脉上被曲柔毛，茎上部的混生腺毛。花序直立，密被腺毛与
曲柔毛；花直立；花蕾狭卵状；花瓣粉红色至紫红色，倒卵形至倒心形。蒴果被腺

毛。种子狭倒卵状，顶端渐尖，褐色，表面具细乳突；种缨红褐色，常宿存。花期7～9月，果期8～11月。

【分布与生境】梵净山地区资源分布的代表区域：苏家坡、金厂、柏枝坪、护国寺。生于海拔（150～）300～1770 m的山区沿江河谷、溪沟旁、池塘与水田湿处。

【中　药　名】心胆草（全草）。

【功效主治】清热利湿，止血安胎，解毒消肿。主治痢疾，痈肿疮疖，吐血，便血，月经过多，胎动不安等。

【采收加工】夏、秋季采收，除去杂质，洗净，鲜用或晒干。用时切段。

【用法用量】内服：煎汤，5～15 g。外用：适量，捣敷；或研粉调敷；或取种子冠毛敷。

【用药经验】①痢疾：心胆草30 g，水煎，红痢加红糖服，白痢加白糖服。②外伤出血：心胆草种子冠毛适量，敷伤口。③误食蚂蟥后腹胀：心胆草15 g，水煎服。④疮疖痈肿，跌打损伤：鲜长籽柳叶菜全草适量，捣烂外敷。

滇藏柳叶菜 *Epilobium wallichianum* Hausskn

【别　　　名】大花柳叶菜（《云南植物志》），胆黄草、紫药参、通经草（四川），对对草、薄叶柳叶菜（西藏）。

【形态特征】多年生草本，直立或上升。茎四棱形，不分枝或分枝，花序上被曲柔毛与腺毛。叶对生，花序上的互生，在茎上常排列很稀疏，长圆形、狭卵形，纸质，先端钝圆或锐尖，基部近圆形、近心形。花序下垂，被混生的曲柔毛与腺毛；花通常多少下垂；花蕾卵状或近球状卵形；萼片披针状长圆形，被

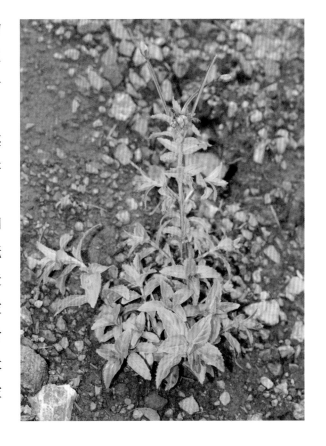

稀疏的曲柔毛与腺毛；花瓣粉红色至玫瑰紫色，倒心形。蒴果。种子长圆倒卵状；种缨污白色，易脱落。花期（5~）7~8月，果期8~9月。

【分布与生境】梵净山地区资源分布的代表区域：金竹平、黄柏沟。生于海拔1800~2570 m的山区溪沟旁、湖边、林缘草坡湿润处。

【中 药 名】滇藏柳叶菜（地上部分）。

【功 效 主 治】活血调经，利水消肿，解毒敛疮。主治月经不调，水肿胀满，烫火伤。

【采 收 加 工】夏、秋季采收，除去杂质，鲜用或晒干。

【用 法 用 量】内服：煎汤，6~15 g。外用：适量，鲜品捣敷或绞汁涂。

假柳叶菜 *Ludwigia epilobioides* Maxim.

【形 态 特 征】一年生粗壮直立草本。茎四棱形，带紫红色，多分枝，无毛或被微柔毛。叶狭椭圆形至狭披针形，先端渐尖，基部狭楔形，侧脉每侧8~13条，两面隆起，在近边缘彼此环结，但不明显，脉上疏被微柔毛；叶柄长4~13 mm。萼片4~5（6），三角状卵形，先端渐尖，被微柔毛；花瓣黄色，倒卵形，先端圆形，基部楔形；雄蕊与萼片同数；花柱粗短，柱头球状，顶端微凹；花盘无毛。蒴果近无梗，初时具4~5棱，表面瘤状隆起，熟时淡褐色，内果皮增厚变硬成木栓质，表面

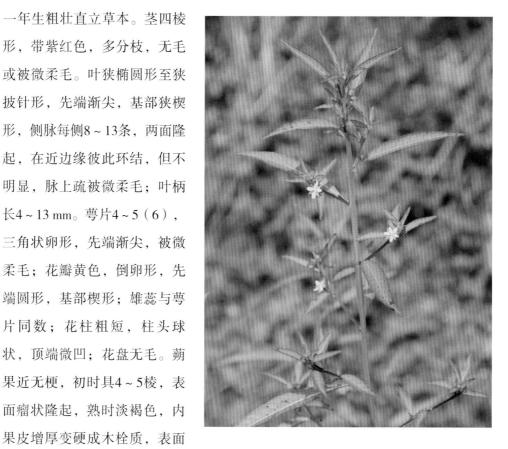

变平滑，使果实成圆柱状，每室有1或2列稀疏嵌埋于内果皮的种子；果皮薄，熟时不规则开裂。种子狭卵球状，稍歪斜。花期8~10月，果期9~11月。

【分布与生境】梵净山地区资源分布的代表区域：大河边、月亮坝、丁家坪、马槽河等地。生于海拔900 m以下的林缘、路旁或田间。

【中　药　名】大花柳叶菜（全草）。

【功 效 主 治】清热解毒，利湿消肿，利尿通淋，化瘀止血。主治肺热咳嗽，咽喉肿痛，目赤肿痛，黄疸，淋痛，水肿，带下，吐血，尿血，肠风便血，疔肿疥疮，跌打损伤，痈疖疔疮，蛇虫咬伤。

【采 收 加 工】秋季挖根，洗净，晒干备用或鲜用。

【用 法 用 量】内服：煎汤，15～30 g；或泡酒。外用：适量，捣烂外敷。

小二仙草科

小二仙草 *Gonocarpus micranthus* Thunberg

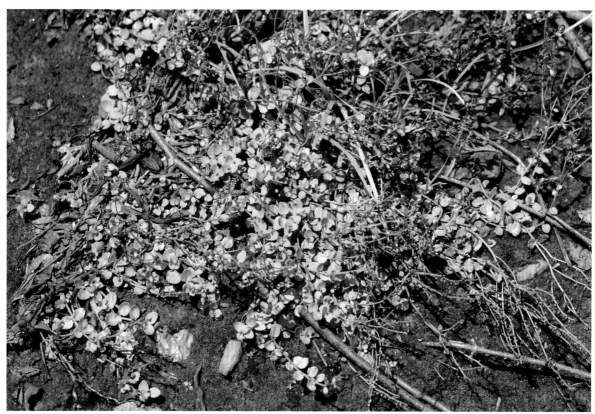

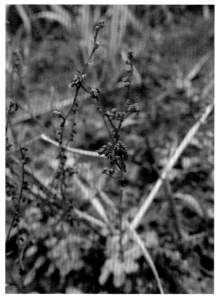

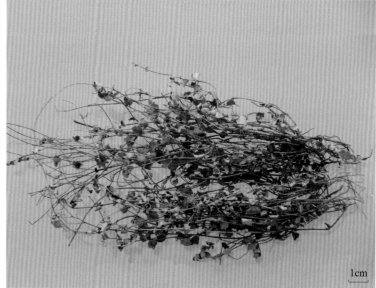

1cm

【别　　　名】豆瓣草（《四川中药志》），水豆瓣（《贵州草药》），砂生草（《全国中草药汇编》），斑鸠窝（《贵州中药名录》），船板草（广西）。

【形 态 特 征】多年生陆生草本。茎直立或下部平卧，具纵槽，带赤褐色。叶对生，卵形或卵圆形，基部圆形，先端短尖，边缘具稀锯齿，通常两面无毛，淡绿色，背面带紫褐色，具短柄；茎上部的叶有时互生，逐渐缩小而变为苞片。由纤细的总状花序组成的圆锥花序顶生；花两性，极小，直径约1 mm，基部具1苞片与2小苞片；萼筒长0.8 mm，4深裂，三角形裂片较短，长0.5 mm；花瓣4，淡红色，比萼片长2倍；雄蕊8，花丝短，长0.2 mm，花药线状椭圆形，长0.3～0.7 mm；子房下位，2～4室。小坚果近球形，长0.9～1 mm，宽0.7～0.9 mm，有8纵钝棱。花期4～8月，果期5～10月。

【分布与生境】梵净山地区资源分布的代表区域：徐家沟、艾家坝。生于荒山草丛中。

【中　药　名】小二仙草（全草）。

【功 效 主 治】止咳平喘，清热利湿，调经活血。主治咳嗽哮喘，痢疾，小便不利，月经不调，跌打损伤。

【采 收 加 工】夏季采收全草，洗净，鲜用或晒干。

【用 法 用 量】内服：煎汤，10～20 g，鲜品20～60 g；或捣绞汁。外用：适量，干品研末调敷；或鲜品捣散。

【用 药 经 验】①水肿：小二仙草30 g（切细），红糖15 g，蒸后服。②跌打损伤，骨折：小二仙草12～24 g，水煎服，并取新鲜全草捣烂敷患处。③烫伤：小二仙草适量研末，加冰片少许，调麻油搽患处。

五加科

狭叶藤五加 *Eleutherococcus leucorrhizus* Oliver var. *scaberulus* (Harms & Rehder) Nakai

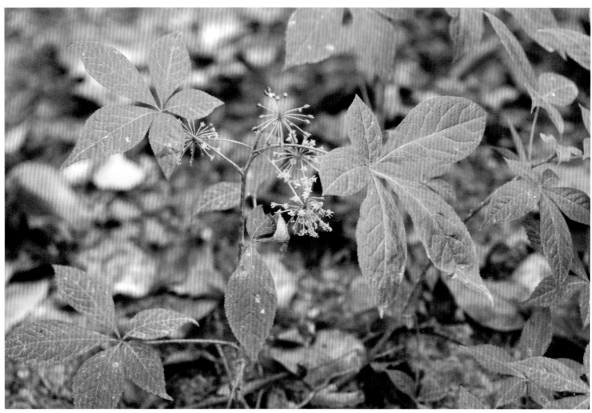

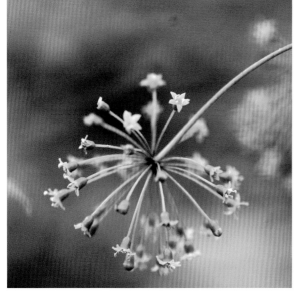

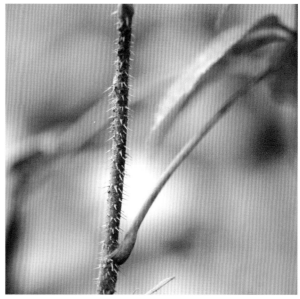

【别　　　名】雷公山（《贵州草药》），白五加（《贵州中草药名录》），西蒙五加（《植物分类学报增刊》），西门五加（《经济植物手册》）。

【形 态 特 征】灌木，高达3 m。枝无毛，通常有下弯粗刺。叶有小叶5，稀3～4；叶柄长5～10 cm，无刺或散生细刺；小叶片纸质，长圆形或倒披针形，先端渐尖，基部楔形，上面亮绿色，下面淡绿色，两面脉上均有刚毛，有时下面密生柔毛，边缘有锐利重锯齿，侧脉约8对，两面明显，网脉不明显；小叶柄长2～7 mm，无刺或疏生细刺。伞形花序2至数个组成顶生圆锥花序，直径2～3 cm，有花多数；总花梗长1～6 cm；花梗无毛；花淡绿色；花萼边缘有5小齿；花瓣5，卵形，开花时反曲；雄蕊5，花丝长2～2.5 mm；子房5室，花柱全部合生成柱状。果实卵球形，有5棱，黑色，宿存花柱长1.5 mm。花期7～8月，果期9～10月。

【分布与生境】梵净山地区资源分布的代表区域：叫花洞、白云寺、烂茶顶、上牛塘、九龙池、骄子岩、金竹坪、牛头山等地。生于海拔1700～2300 m的疏林或灌丛中。

【中　药　名】雷五加（根皮）。

【功 效 主 治】祛风除湿，活血止痛。主治风湿痹痛，腰膝酸软，跌打损伤，骨折，头痛，脘腹痛，痛经，脚气病，无名肿毒。

【采 收 加 工】秋季挖根，洗净，趁鲜剥取根皮，晒干。

【用 法 用 量】内服：煎汤，9～15 g；或泡酒。外用：适量，捣敷或浸酒外搽。

【用 药 经 验】①风湿痛：雷五加泡酒常服；或加伸筋草、苎麻根，共泡酒饮。②跌打损伤：雷五加泡酒，内服外搽。③骨折：鲜雷五加捣烂，捣绒外敷，并上夹板，同时泡酒内服。

细柱五加　*Eleutherococcus nodiflorus* (Dunn) S. Y. Hu

【别　　　名】五叶木（《新本草纲目》），白簕树（广东），五叶路刺、白刺尖（四川）。

【形 态 特 征】灌木，高2～3 m。枝灰棕色，软弱而下垂，蔓生状，节上通常疏生反曲扁刺。叶在长枝上互生，在短枝上簇生；叶柄常有细刺；小叶片先端尖至短渐尖，基部楔形，两面无毛或沿脉疏生刚毛，边缘有细钝齿，侧脉4～5对，两面均明显，下面脉腋间有淡棕色簇毛，网脉不明显。伞形花序单个，稀2个腋生，或顶生在短枝上，直径约2 cm，有花多数；总花梗长1～2 cm，结实后延长；花梗细长，长6～10 mm；花黄绿色；花萼边缘近全缘或有5小齿；花瓣5，长圆状卵形；雄蕊5。果实扁球形，黑色；宿存花柱反曲。花期4～8月，果期6～10月。

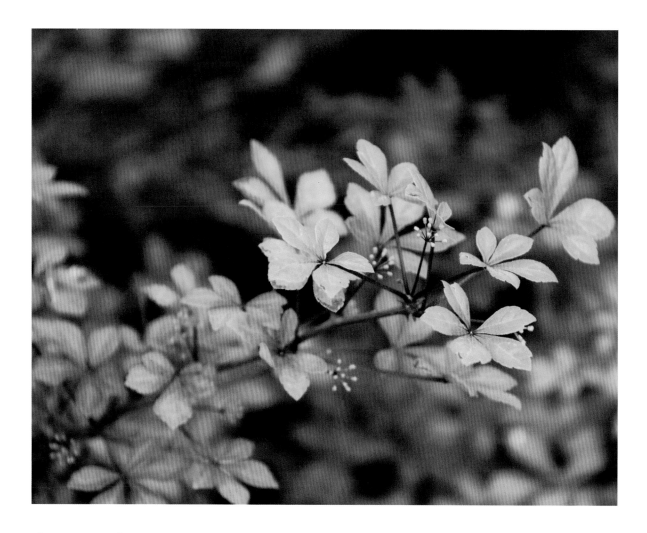

【分布与生境】梵净山地区资源分布的代表区域：白云寺、岩高坪、护国寺、天庆寺等地。生于海拔数百米至一千余米的灌木丛林、林缘、山坡路旁和村落中。

【中　药　名】五加皮（根皮）。

【功 效 主 治】祛风湿，通关节，强筋骨。主治痿痹，拘挛疼痛，风湿寒痹，足膝无力，皮肤风湿。

【采 收 加 工】夏、秋季采收，挖取根部，除须根，刮皮，抽去木心，晒干或炕干。

【用 法 用 量】内服：煎汤，5～10 g，鲜品加倍；或浸酒；或入丸剂。外用：适量，煎水熏洗或研末敷。

【用 药 经 验】①风湿麻木：五加皮、铁筷子各30 g，水煎服。②腰酸腿痛，年老体弱：五加皮30 g，杜仲、川续断各15 g，水煎服。③骨折：五加皮100 g，骨碎补、桂枝、松香各6 g，大黄9 g，与1只去头足和内脏的小公鸡一起捣烂，包患处。

白 簕

Eleutherococcus trifoliatus (Linnaeus) S. Y. Hu

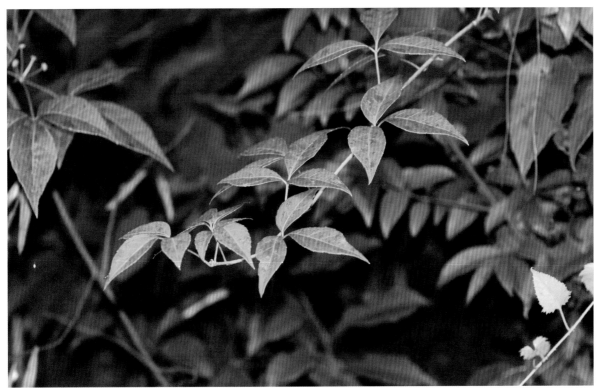

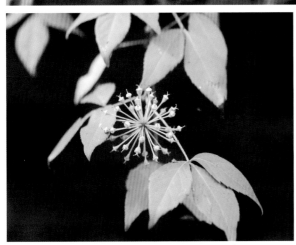

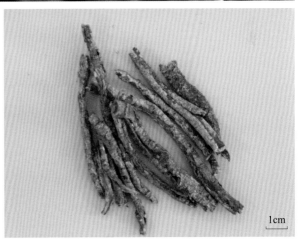

1cm

【别　　名】三叶五加（《广西植物名录》），鹅掌簕、禾掌簕（广东），三加皮（湖南、浙江）。

【形态特征】灌木，高1～7 m。枝软弱铺散，常依持他物上升，老枝灰白色，新枝黄棕色，疏生下向刺；刺基部扁平，先端钩曲。小叶3，稀4～5；叶柄长2～6 cm，有刺或无刺；小叶片纸质，稀膜质，椭圆状卵形至椭圆状长圆形，先端渐尖，基部楔形，两侧小叶片基部歪斜，两面无毛，或上面脉上疏生刚毛，边缘有细锯齿或钝齿，侧脉5~6对，明显或不甚明显，网脉不明显。伞形花序3~10个；总花梗长2~7 cm；花梗细长，长1~2 cm；花黄绿色；花瓣5，三角状卵形，开花时反曲；雄蕊5。果实扁球形，直径5 mm，黑色。花期8~11月，果期9~12月。

【分布与生境】梵净山地区资源分布的代表区域：烂茶顶、叫花洞、锯齿山、牛头山、老爷坡等地。生于海拔2400 m以下的村落、山坡路旁、林缘和灌丛中。

【中 药 名】三加皮（根或根皮）。

【功 效 主 治】清热解毒，祛风利湿，活血舒筋。主治感冒发热，咳嗽胸痛，痢疾，黄疸，石淋，跌打损伤，风湿痹痛，乳痛，蛇虫咬伤。

【采 收 加 工】9~10月间挖取，鲜用，或趁鲜时剥取根皮，晒干。

【用 法 用 量】内服：煎汤，15~30 g，大剂量可用至60 g；或浸酒。外用：适量，研末调敷，捣敷或煎水洗。

【用 药 经 验】①感冒发热：三加皮（根）15~60 g，水煎服。②胃痛：三加皮15 g，水煎服。③月经不调，白带异常：三加皮9 g，红牛膝9 g，水煎服，每日2次。④风湿骨痛：三加皮（根）、半枫荷、黑老虎、异形南五味藤、大血藤各15 g，炖猪骨服。⑤湿疹：三加皮（全株）、水杨梅、小果倒地铃（全株）各适量，煎水外洗，后用干粉敷患处，每日2次。

吴茱萸五加 *Gamblea ciliata* C. B. Clarke var. *evodiifolia* (Franch.) C. B. Shang et al.

【别 名】树三加（《云南药用植物名录》），萸叶五加（《广西植物名录》）。

【形 态 特 征】灌木或乔木，高2~12 m。枝暗色，新枝红棕色。叶有3小叶，在长枝上互生，在短枝上簇生；叶柄密生淡棕色短柔毛，不久毛即脱落，仅叶柄先端和小叶柄相连处有锈色簇毛；小叶片纸质至革质，中央小叶片椭圆形，先端短渐尖，基部楔形，两侧小叶片基部歪斜，较小，上面无毛，下面脉腋有簇毛，边缘全缘或有锯齿，齿有或长或短的刺尖，侧脉6~8对，两面明显，网脉明显。伞形花序有多数或少数花，通常几个组成顶生复伞形花序，稀单生；总花梗长2~8 cm；花梗长0.8~1.5 cm，花后延长；花瓣5，长卵形，开花时反曲。果实球形或略长，直径5~7 mm，黑色，有4~2浅棱，宿存花柱长约2 mm。花期5~7月，果期8~10月。

【分布与生境】梵净山地区资源分布的代表区域：叫花洞、烂茶顶、凤凰山。生于海拔1000~2400 m

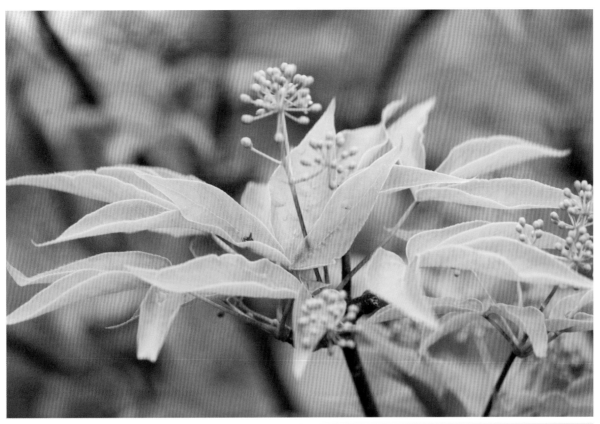

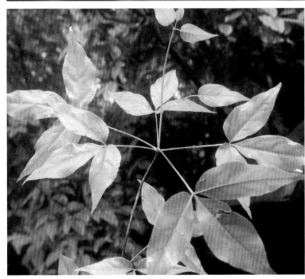
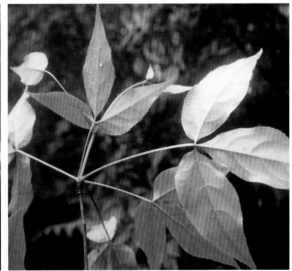

的森林中。

【中　药　名】吴茱萸叶五加（根皮）。

【功效主治】祛风利湿，活血舒筋，理气化痰。主治风湿痹痛，腰膝酸痛，水肿，跌打损伤，劳伤咳嗽，哮喘，吐血。

【采收加工】夏、秋季挖根，除去须根和泥沙，用木槌敲根，使木心与皮部分离，抽去木心，晒干。

【用法用量】内服：煎汤，6～9 g；或浸酒。

刺 楸 *Kalopanax septemlobus* (Thunb.) Koidz.

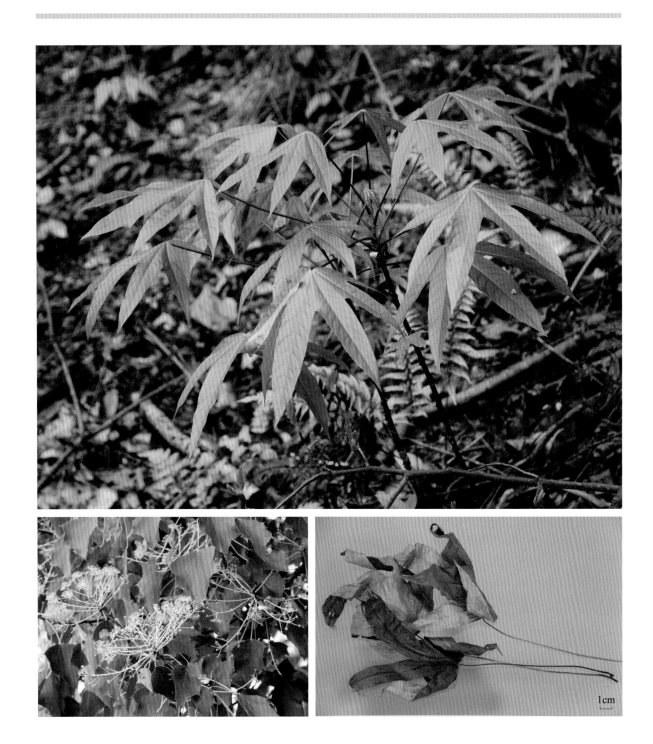

1cm

【别　　名】老虎草（《本草纲目拾遗》），钉皮树、丁桐树（《陕西中草药》），五叶刺枫（《浙江药用植物志》），勤枫树（《湖南药物志》）。

【形态特征】落叶乔木。树皮暗灰棕色；小枝淡黄棕色，散生粗刺；刺基部宽阔扁平。叶片纸质，在长枝上互生，在短枝上簇生，近圆形，掌状5～7浅裂，裂片阔三角状卵形，长不及全叶片的1/2，苗壮枝上的叶片分裂较深，裂片长超过全叶片的1/2，先端渐尖，基部心形，上面深绿色，下面淡绿色，边缘有细锯齿，放射状主脉5～7条，两面均明显；叶柄细长无毛。圆锥花序大；伞形花序直径1～2.5 cm，有花多数；总花梗细长；花梗细长，无关节，长5～12 mm；花白色或淡绿黄色；花瓣5，三角状卵形；雄蕊5，花丝长3～4 mm；子房2室，花盘隆起，花柱合生成柱状，柱头离生。果实球形，直径5 mm，蓝黑色；宿存花柱长2 mm。花期7～10月，果期9～12月。

【分布与生境】梵净山地区资源分布的代表区域：九龙池、回香坪、青龙洞、漆树坪、大黑湾、细沙河、黄柏沟、牛风包、白云寺、鱼坳等地。生于海拔800～2100 m的空旷林下。

【中 药 名】刺楸树皮（树皮），刺楸树根（根或根皮），刺楸茎（茎枝），刺楸叶（叶）。

【功效主治】■刺楸树皮　祛风除湿，杀虫止痒，活血止痛。主治风湿痹痛，肢体麻木，风火牙痛，跌打损伤，口疮，腰膝痛，痈疽，疥癣。

■刺楸树根　凉血散瘀，祛风除湿，解毒。主治肠风下血，风湿热痹，跌打损伤，骨折，周身浮肿。

■刺楸茎　祛风除湿，活血止痛。主治风湿痹痛，胃脘痛。

■刺楸叶　解毒消肿，祛风止痒。主治疮疡肿痛或溃破，风疹瘙痒，风湿痛，跌打肿痛。

【采收加工】■刺楸树皮　全年均可采，剥取树皮，洗净，晒干。

■刺楸树根　多于夏末秋初采挖根，洗净，切片，或剥取根皮切片，鲜用或晒干。

■刺楸茎　全年均可采收，洗净，切片，鲜用或晒干。

■刺楸叶　夏、秋季采收，多鲜用。

【用法用量】■刺楸树皮　内服：煎汤，9～15 g。外用：适量，煎水洗；或研末调敷；或捣敷。

■刺楸树根　内服：煎汤，9～15 g。外用：适量，捣敷；或煎水洗。

■刺楸茎　内服：煎汤，9～15 g。外用：适量，煎水洗。

■刺楸叶　外用：适量，煎水洗；或捣烂炒热敷。

【用药经验】①跌打损伤：刺楸树皮30 g，酒泡服。②急性肠胃炎，痢疾：刺楸树皮15～30 g，水煎服。③骨折：刺楸树根、三月泡根、大母猪藤根、水麻叶各等分（均鲜用），捣绒，拌酒糟或酒。先以手法将骨折处复位，再包此药，后上夹板固定，对时一换。④风湿疼痛：刺楸树根125 g，桃树皮63 g，草烟头16 g，均鲜用，煎水洗，每日2次，2 d用1剂。

异叶梁王茶 *Metapanax davidii* (Franchet) J. Wen & Frodin

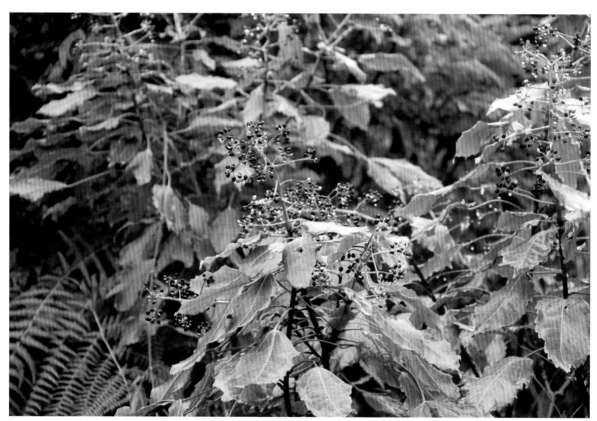

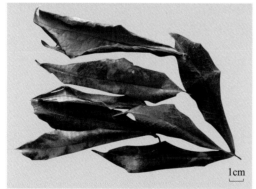

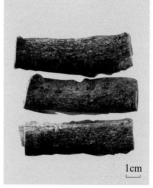

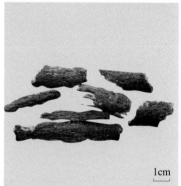

【别　　　名】梁王茶（《中国种子植物分类学》），阔叶良旺茶（《云南药用植物名录》）。

【形态特征】灌木或乔木，高2～12 m。叶为单叶，稀在同一枝上有3小叶的掌状复叶；叶柄长
5～20 cm；叶片薄革质至厚革质，长圆状卵形，不分裂、掌状2～3浅裂或深裂，先
端长渐尖，基部阔楔形，有主脉3条，上面深绿色，有光泽，下面淡绿色，两面均
无毛，边缘疏生细锯齿，有时为锐尖锯齿，侧脉6～8对，上面明显，下面不明显，
网脉不明显；小叶片披针形，几无小叶柄。圆锥花序顶生；伞形花序有花10余朵；

花梗有关节；花白色或淡黄色，芳香；花萼无毛，边缘有5小齿；花瓣5，三角状卵形；雄蕊5，花丝长约1.5 mm；子房2室，花盘稍隆起，花柱2，合生至中部，上部离生，反曲。果实球形，侧扁，黑色；宿存花柱。花期6～8月，果期9～11月。

【分布与生境】梵净山地区资源分布的代表区域：青龙洞、大岩屋、月亮坝。生于疏林或阳性灌木林中、林缘，路边和岩石山上。

【中　药　名】树五加（茎皮、根皮和叶）。

【功效主治】祛风除湿，活血止痛。主治风湿痹痛，劳伤腰痛，跌打损伤，骨折，月经不调。

【采收加工】秋、冬季剥取茎皮，或挖根取根皮，洗净，切片，鲜用或晒干；夏、秋季采叶，鲜用。

【用法用量】内服：煎汤，6～15 g；或泡酒。外用：适量，捣敷；或煎水洗。

【用药经验】①风湿关节痛，肩关节周围炎，跌打损伤：树五加（根皮）9～15 g，煎服或泡酒服。外用鲜皮、叶捣敷。②月经不调：树五加（根皮）6 g，扁竹兰子0.3 g，蜂蜜花根6 g，胡椒0.3 g，炖鸡蛋吃。③痧症：树五加（茎皮）6～9 g，生服或煎服。

梁王茶 *Metapanax delavayi* (Franch.) J. Wen & Frodin

【别　　　名】兰花、小牛角兰（《贵州中草药名录》），台氏梁王茶（《中国种子植物分类学》），白鸡骨头树、金刚树（《云南中草药》）。

【形态特征】灌木，高1～5 m。叶为掌状复叶，稀单叶；叶柄长4～12 cm；小叶片3～5，稀2或7，长圆状披针形至椭圆状披针形，先端渐尖至长渐尖，基部楔形，上面绿色，下面淡绿色，两面均无毛，边缘疏生钝齿或近全缘，侧脉6～8对，上面明显，下面不明显，网脉不明显；小叶柄长1～10 mm。圆锥花序顶生，长约15 cm；伞形花序直径约2 cm，有花10余朵；总花梗长1～1.5 cm；苞片卵形，膜质，长约2 mm，早落；小苞片长约1 mm，三角形，早落；花梗有关节；花白色；花萼无毛，长约1 mm，边缘有5个三角形小齿；花瓣5，三角状卵形。果实球形，侧扁，直径5 mm；宿存花柱长2.5～3 mm。花期9～10月，果期12月至翌年1月。

【分布与生境】梵净山地区资源分布的代表区域：新金顶、黄柏沟、凤凰山。生于海拔1600～2500 m的森林或灌木丛中。

【中　药　名】梁王茶（树皮或叶）。

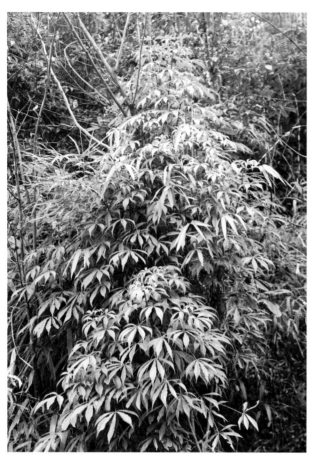
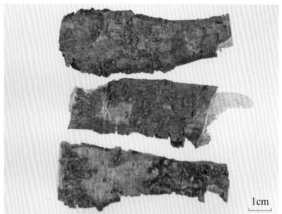
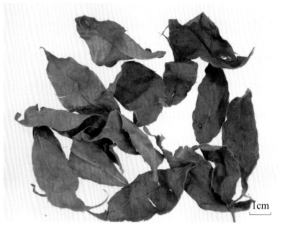

【功 效 主 治】清热解毒，活血舒筋。主治咽喉肿痛，目赤肿痛，消化不良，月经不调，风湿腰腿痛，跌打损伤，骨折。

【采 收 加 工】全年均可采树皮和叶，树皮洗净，切片，晒干；叶鲜用。

【用 法 用 量】内服：煎汤，9~15 g；或泡茶；或浸酒。外用：适量，捣敷。

【用 药 经 验】①咽喉热痛：梁王茶泡开水，作茶饮。②急性咽炎，急性结膜炎：梁王茶9~15 g，煎服。③消化不良，腹痛，月经不调：梁王茶15~30 g，煎服。④骨折，跌打损伤，风湿腰腿痛：梁王茶15 g，煎服；或用梁王茶90 g，加酒500 g，浸泡5~7 d，内服，每次10 mL，每日2~3次。局部可用鲜叶捣烂外包，每日换1次。

竹节参 *Panax japonicus* (T. Nees) C. A. Meyer

【别　　　　名】土参、土精、血参、竹节三七（《中华本草》）。

【形 态 特 征】多年生草本，高50~80 cm，或更高。根状茎横卧，呈竹鞭状，肉质肥厚，白色，

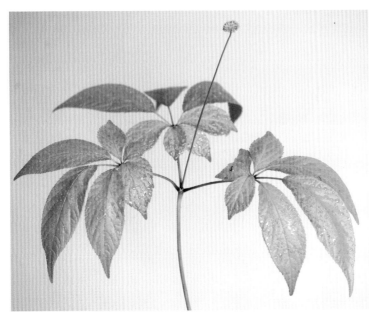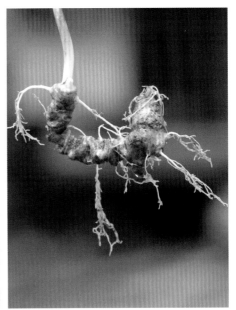

结节间具凹陷茎痕。叶为掌状复叶，3~5枚轮生于茎顶；叶柄长8~11 cm；小叶通常5，叶片膜质，倒卵状椭圆形至长圆状椭圆形，长5~18 cm，宽2~6.5 cm，先端渐尖，稀长尖，基部楔形至近圆形，边缘具细锯齿或重锯齿，上面叶脉无毛或疏生刚毛，下面无毛或疏生密毛。伞形花序单生于茎顶，有花50~80朵或更多，总花梗长12~20 cm，无毛或有疏短柔毛；花小，淡绿色，小花梗长约10 mm；花萼绿色，先端5齿，齿三角状卵形；花瓣5，长卵形，覆瓦状排列；雄蕊5，花丝较花瓣短；子房下位，2~5室，花柱2~5，中部以下联合，上部分离。核果状浆果，球形，成熟时红色，直径5~7 mm。种子2~5，白色，三角状长卵形，长约4.5 mm。花期5~6月，果期7~9月。

【分布与生境】梵净山地区资源分布的代表区域：九龙池、回香坪、青龙洞、漆树坪、大黑湾、西沙河、黄柏沟、牛风包、白云寺、鱼坳等地。生于海拔800~2100 m的空旷林下，常有稀疏分布。

【中 药 名】竹节参（根茎）。

【功效主治】补虚强壮，止咳祛痰，散瘀止血，消肿止痛。主治病后体弱，食欲不振，虚劳咳嗽，咯血，吐血，衄血，便血，尿血，倒经，崩漏，外伤出血，癥瘕，瘀血经闭，产后瘀阻腹痛，跌打损伤，风湿关节痛，痈肿，痔疮，毒蛇咬伤。

【采收加工】9~10月挖取根茎，除去须根，洗净泥土，晒干或烘干。

【用法用量】内服：煎汤，3~10 g；或泡酒；或入丸、散。外用：适量，研末干掺或调敷。

【用药经验】①病后虚弱：竹节参15 g，炖肉吃或水煎服。②吐血：竹节参9 g，麦冬6 g，丝毛根9 g，水煎服。③虚劳咳嗽：竹节参15 g，煎水当茶饮。

羽叶竹节参 *Panax japonicus* C. A. Mey. var. *bipinnatifidus* (Seem.) C. Y. Wu et K. M. Feng

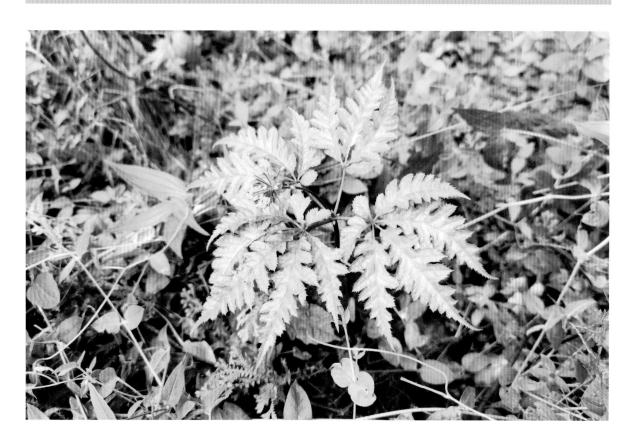

【别　　　名】花叶三七（《西藏常用中草药》），疙瘩七（《云南植物志》）。

【形 态 特 征】草本。根状茎多为串珠状，稀为典型竹鞭状，也有竹鞭状及串珠状的混合型。茎直，无毛。叶轮生的在茎先端，掌状复叶；叶柄基部没有托叶或者托叶状的附属物；小叶片长圆形，二回羽状深裂，稀一回羽状深裂，裂片又有不整齐的小裂片和锯齿，膜质，两面稀疏具刚毛在脉上，基部宽楔形至近圆形，边缘有细锯齿或具重锯齿的，先端渐尖或长渐尖。花序单生，顶生伞形花序；花序梗无毛或稍具短柔毛；花丝短于花瓣。果实红色，近球形。种子白色，三角状卵球形。花期5～6月，果期7～9月。

【分布与生境】梵净山地区资源分布的代表区域：白云寺、牛风包、黄柏沟、凤凰山、金竹坪、细沙河等地。生于海拔1500～2400 m的杜鹃或水青冈林等混交林下。

【中　药　名】羽叶三七（根茎）。

【功 效 主 治】补肺，养阴，活络，止血。主治气阴双亏，烦热口渴，虚劳咳嗽，跌打损伤，关节疼痛，咳血，吐血，外伤出血。

【采收加工】9~10月挖取根茎，除去泥土及细根，洗净，晒干或烘干备用。

【用法用量】内服：煎汤，15~25 g；或入丸、散及泡酒。外用：适量，研末敷。

【用药经验】①跌打损伤，筋骨疼痛：羽叶三七15 g，当归、白芍各9 g，桃仁3 g，红花、陈艾叶各6 g，浸酒随量服。②胸胁胃痛：羽叶三七9 g，水煎服。③外伤出血：羽叶三七适量，研细末外敷。④体弱气虚：羽叶三七9 g，黄芪12 g，当归9 g，水煎服。

短序鹅掌柴 *Scheffelera bodinieri* (Lévl.) Rehd.

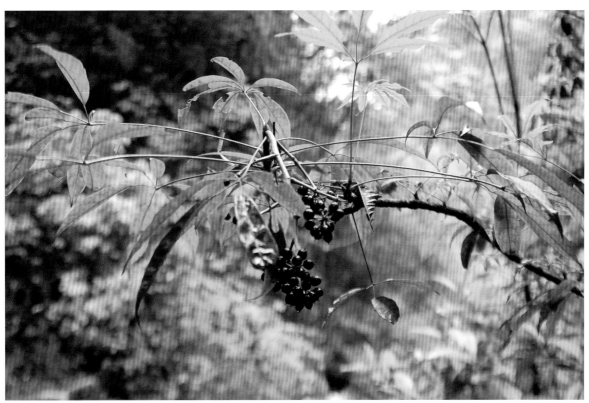

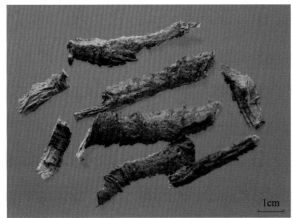

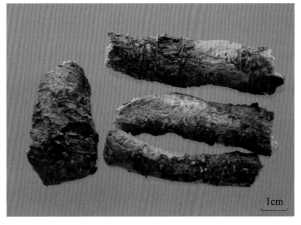

【别　　　名】川黔鸭脚木（《广西植物名录》）。

【形 态 特 征】灌木或小乔木，高1～5 m。小枝棕紫色或红紫色，被很快脱净星状短柔毛。叶有小叶6～9，稀11；叶柄长9～18 cm；小叶片膜质、薄纸质或坚纸质，长圆状椭圆形、披针状椭圆形，长11～15 cm，宽1～5 cm，先端长渐尖，尖头有时镰刀状，基部阔楔形至钝形，两面均无毛，网脉不明显；小叶柄长0.2～6 cm，中央的较长，两侧的较短。圆锥花序顶生；伞形花序单个顶生或数个总状排列在分枝上，有花约20朵；苞片早落；总花梗长1～2 cm；花白色；花萼长2～2.5 mm，有灰白色星状短柔毛，边缘有5齿；花瓣5，有羽状脉纹。果实球形或近球形，红色。花期11月，果期翌年4月。

【分布与生境】梵净山地区资源分布的代表区域：马槽河、老爷坡、丁家坪、大岩屋、杨家场、银厂坪等地。生于海拔500～1000 m的山谷灌丛、林缘或疏林中。

【中　药　名】川黔鸭脚木（根皮、茎皮）。

【功 效 主 治】祛风除湿，行气止痛。主治风湿痹痛，肾虚腰痛，胃痛，跌打肿痛。

【采 收 加 工】夏、秋季采收，剥取茎和根的皮，晒干。

【用 法 用 量】内服：煎汤，9～15 g；或泡酒。

【用 药 经 验】①风湿痹痛：川黔鸭脚木、见血飞、大血藤各15 g，水煎服。②胃痛：川黔鸭脚木15 g，铁冬青、五香血藤各10 g，水煎服。③跌打肿痛：川黔鸭脚木、土三七各15 g，水煎服。

穗序鹅掌柴　*Schefflera delavayi* (Franch.) Harms ex Diels

【别　　　名】假通脱木（贵州），德氏鸭脚木（《植物分类学报》），绒毛鸭脚木（《广西植物名录》），大五加皮（广西）。

【形 态 特 征】乔木或灌木，高3～8 m。小枝粗壮，幼时密生黄棕色星状绒毛，老时毛即脱净；髓白色，薄片状。叶有小叶4～7；叶柄长4～16 cm，最长可至70 cm，幼时密生星状绒毛，成长后除基部外无毛；小叶片纸质至薄革质，形状变化很大，椭圆状长圆形、卵状长圆形、卵状披针形，先端急尖至短渐尖，基部钝形至圆形，有时截形，上面无毛，下面密生灰白色或黄棕色星状绒毛，老时变稀，边缘全缘或疏生不规则的齿牙；小叶柄粗壮，不等长，中央的较长，两侧的较短，被毛和叶柄一样。花无梗，密集成穗状花序，再组成长40 cm以上的大圆锥花序；花白色；花瓣5，三角状

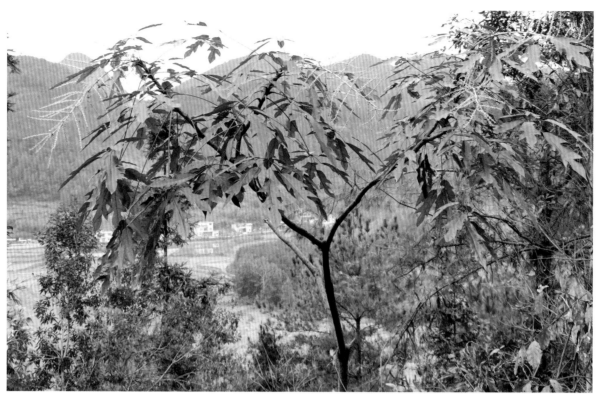

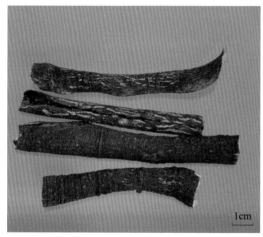

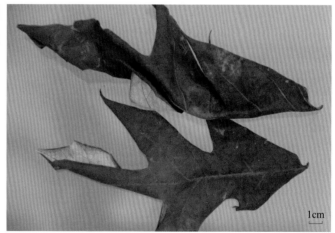

卵形。果实球形，紫黑色；花柱宿存。花期10～11月，果期翌年1月。

【分布与生境】梵净山地区资源分布的代表区域：护国寺、清水江、亚盘岭、刘家湾、丁家坪、盘溪、两岔河、大岩棚、乱石河等地。生于海拔600～2400 m的山谷溪边的常绿阔叶林中。

【中 药 名】大泡通（茎叶、根及根皮）。

【功效主治】祛风活络，强筋健骨，行气活血。主治风湿痹痛，腰膝酸痛，跌打肿痛，骨折。

【采收加工】全年均可采收，鲜用或晒干。

【用法用量】内服：煎汤，9～15 g；或泡酒。外用：适量，煎水洗；或捣烂外敷。

【用药经验】①关节疼痛：大泡通、勾儿茶根、楤木根各30 g，水煎服。②风湿痹证关节疼痛，腰腿劳损疼痛：大泡通（根皮）15 ~ 30 g，水煎服。③骨折，扭伤：鲜大泡通（根皮）适量，捣烂外包患处。④皮肤湿疹：大泡通15 ~ 30 g，水煎服。

通脱木 *Tetrapanax papyrifer* (Hook.) K. Koch

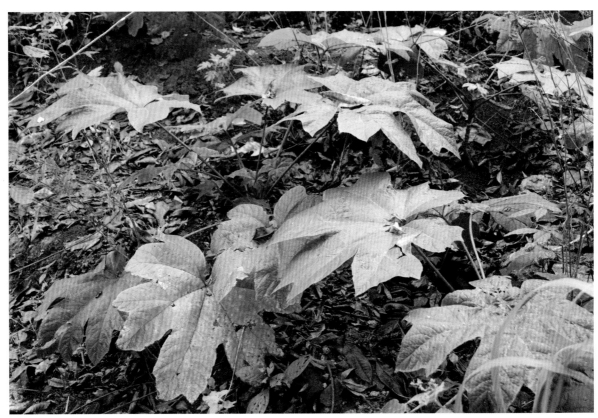

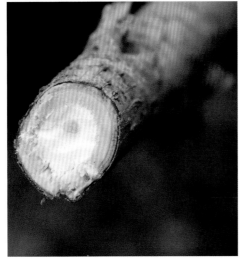

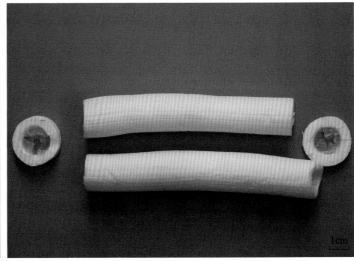

1cm

【别　　　名】通大海、泡通、通草（贵州）。

【形 态 特 征】常绿灌木或小乔木，高1~3.5 m。树皮深棕色，略有皱裂；新枝淡棕色或淡黄棕色，有明显的叶痕和大型皮孔，幼时密生黄色星状厚绒毛，后毛渐脱落。叶大，集生于茎顶；叶纸质或薄革质，掌状5~11裂，裂片通常为叶片全长的1/3或1/2，稀至2/3；叶柄粗壮，长30~50 cm；托叶和叶柄基部合生。圆锥花序长50 cm或更长；苞片披针形；总花梗长1~1.5 cm；花淡黄白色；花萼密生白色星状绒毛；花瓣4，稀5，外面密生星状厚绒毛。果实球形，紫黑色。花期10~12月，果期翌年1~2月。

【分布与生境】梵净山地区资源分布的代表区域：苏家坡、马槽河、金厂、烂泥坳、大土等地。生于海拔1100 m以下的林缘或村旁。

【中　药　名】通脱木（茎髓）。

【功 效 主 治】清热利水，通乳。主治湿热尿赤，淋病涩痛，水肿尿少，乳汁不下，闭经。

【采 收 加 工】秋季取地上茎，切段，捅出髓心，理直，晒干。

【用 法 用 量】内服：煎汤，2~5 g。

【用 药 经 验】①乳汁不通：通脱木、无花果、红牛膝、对月莲、土党参（金钱豹）各10 g，水煎服。②大便不通：通脱木适量，水煎服。

伞形科

峨 参 *Anthriscus sylvestris* (L.) Hoffm.

【别　　名】水出七（《贵州中草药名录》），田七（《四川中药志》），金山田七（《四川常用中草药》），上白芷、广三七（《湖南药物志》）。

【形态特征】二年生或多年生草本。茎较粗壮，高0.6~1.5 m，多分枝。基生叶有长柄，柄长5~20 cm，基部有长约4 cm，宽约1 cm的鞘；叶卵形，二回羽状分裂，一回羽片有长柄，卵形至宽卵形，轮廓卵状披针形，羽状全裂或深裂，背面疏生柔毛；茎上部叶有短柄或无柄，基部呈鞘状，有时边缘有毛。复伞形花序直径2.5~8 cm，不等长；小总苞片5~8，卵形至披针形，顶端尖锐，反折，边缘有睫毛或近无毛；花白色，通常带绿色或黄色；花柱较花柱基长2倍。果实长卵形至线状长圆形，光滑或疏生小瘤点，顶端渐狭成喙状，合生面明显收缩，果柄顶端常有一环白色小刚毛，分生果横剖面近圆形，胚乳有深槽。花、果期4~5月。

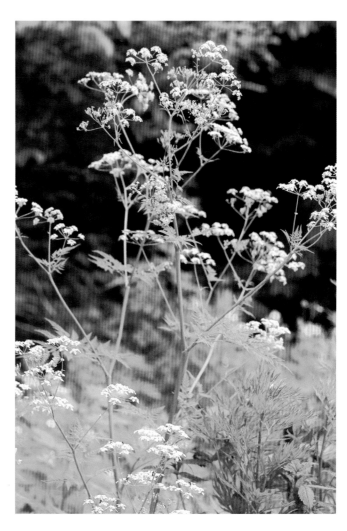

【分布与生境】梵净山地区资源分布的代表区域：九龙池、上牛塘、岩高坪。生于低山丘陵到海拔2500 m的高山、山坡林下、路旁以及山谷溪边石缝中。

【中　药　名】峨参（根）。

【功效主治】益气健脾，活血止痛。主治脾虚腹胀，乏力食少，肺虚咳喘，体虚自汗，老人夜尿频数，气虚水肿，劳伤腰痛，头痛，痛经，跌打瘀肿。

【采收加工】栽后2~3年收获，在春、秋季挖取根，剪去须尾，刮去外皮，用沸水烫后，晒干，或微火炕干。

【用法用量】内服：煎汤，9~15 g；或泡酒。外用：适量，研末调敷。

【用药经验】①食积：峨参9 g，青皮、陈皮各6 g，水煎服。②肺虚咳嗽：峨参、百合、天冬各12 g，川贝9 g，水煎服。③脾虚腹胀，四肢无力：峨参9~15 g，炖猪肉适量服。④脾肺两虚，咳嗽气短，倦息乏力，肺结核：峨参60 g，岩白菜、黄精、吉祥草根各15 g，水煎服或炖猪瘦肉服。⑤老人尿多：峨参12 g，桑螵蛸、益智仁各9 g，水煎服。⑥跌打损伤：峨参研末，酒送服，每次3~5 g；或峨参9~15 g，浸酒服。

积雪草 *Centella asiatica* (L.) Urban

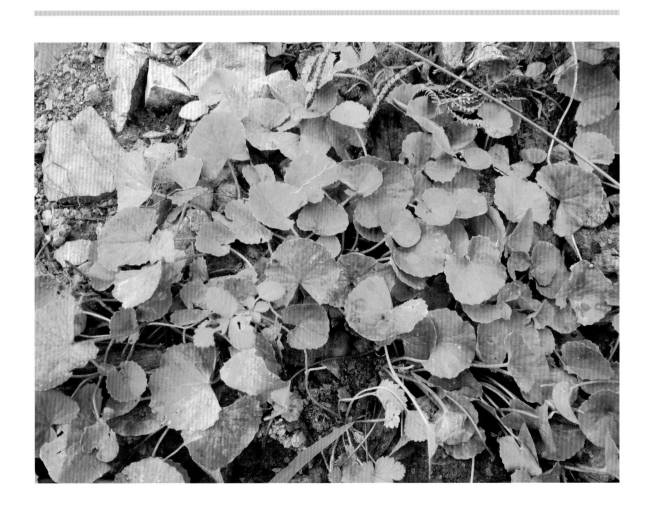

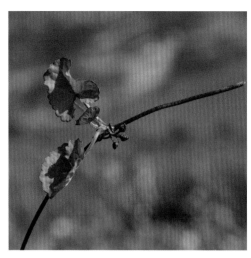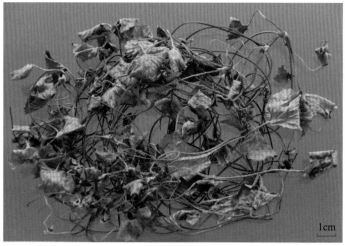

1cm

【别　　　名】崩大碗、马蹄草（广东），老鸦碗（浙江），铜钱草（江苏、安徽），钱齿草
（江西）。

【形 态 特 征】多年生草本。茎匍匐，细长，节上生根。叶片膜质至草质，圆形、肾形或马蹄形，
边缘有钝锯齿，基部阔心形，两面无毛或在背面脉上疏生柔毛；掌状脉5～7，两
面隆起，脉上部分叉；叶柄长1.5～27 cm，无毛或上部有柔毛，基部叶鞘透明，膜
质。伞形花序梗2～4个，聚生于叶腋；苞片通常2，很少3，卵形，膜质；每一伞形
花序有花3～4，聚集成头状，花无柄或有1 mm长的短柄；花瓣卵形，紫红色或乳
白色，膜质。果实两侧扁压，圆球形，每侧有纵棱数条，棱间有明显的小横脉，网
状，表面有毛或平滑。花、果期4～10月。

【分布与生境】梵净山地区资源分布的代表区域：铜矿厂、改板坪、艾家坝、田家坝、高峰、大水
溪、白沙等地。生于海拔850 m以下的林缘、路旁，或阴湿的草地、田边、沟边。

【中　药　名】积雪草（全草）。

【功 效 主 治】清热利湿，消肿解毒。主治痧气腹痛，暑泻，痢疾，湿热黄疸，砂淋，血淋，咳
血，目赤，喉肿，风疹，疥癣，疔疮肿毒，跌打损伤。

【采 收 加 工】夏、秋季采收，去净泥土和杂质，晒干。

【用 法 用 量】内服：煎汤，9～15 g，鲜品15～30 g；或捣烂取汁服。外用：适量，捣烂外敷；或
捣烂取汁涂搽。

【用 药 经 验】①湿热黄疸：积雪草30 g，冰糖30 g，水煎服。②中暑腹泻：积雪草鲜叶搓成小
团，嚼细开水吞服一二团。③百日咳：积雪草90 g，瘦猪肉一两，同煎一小时，分2
次服，连服数天。

茴　香　*Foeniculum vulgare* Mill.

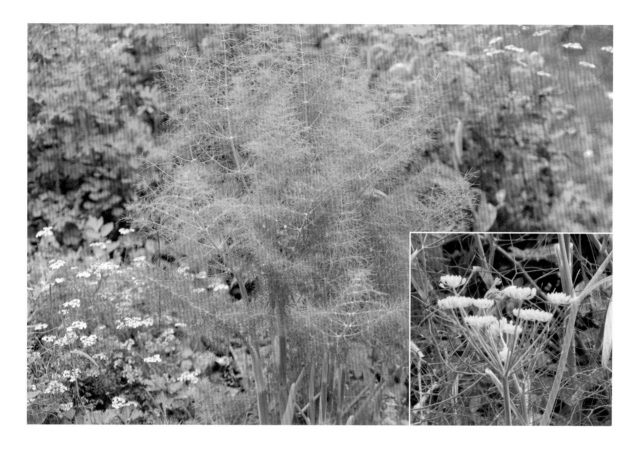

【别　　　名】谷茴香、谷香（《现代实用中药》），香子（《中国药植志》），小香（《四川中
药志》）。

【形 态 特 征】草本，高0.4~2 m。茎直立，光滑，灰绿色或苍白色，多分枝。较下部的茎生叶柄
长5~15 cm，中部或上部的叶柄部分或全部成鞘状，叶鞘边缘膜质；叶片为阔三角
形，四至五回羽状全裂，末回裂片线形。复伞形花序顶生与侧生，花序梗长
2~25 cm；伞幅6~29，不等长；小伞形花序有花14~39；花柄纤细，不等长；无
萼齿；花瓣黄色，倒卵形或近倒卵圆形，长约1 mm，先端有内折的小舌片。果实长
圆形，主棱5条，尖锐。花期5~6月，果期7~9月。

【分布与生境】梵净山地区资源分布的代表区域：密麻树、月亮坝、岑上坡等地。生于海拔900 m
以下的沟旁疏林中。

【中　药　名】小茴香（果实）。

【功 效 主 治】温肾散寒，和胃理气。主治寒疝，少腹冷痛，肾虚腰痛，胃痛，呕吐，干、湿
脚气。

【采 收 加 工】9～10月果实成熟时，割取全株，晒干后，打下果实，去净杂质，晒干。

【用 法 用 量】内服：煎汤，3～9 g；或入丸、散。外用：研末调敷；或炒热温熨。

【用 药 经 验】①寒证腹痛：小茴香10 g，吴茱萸、肉桂各5 g，水煎服。②小腹胀痛：小茴香、木香各10 g，高良姜6 g，水煎服。③睾丸肿痛：小茴香6 g，橘核、陈皮、香附各10 g，水煎服。④痛经：小茴香6 g，桃仁、红花、当归各10 g，川芎6 g，水煎服。⑤肾虚腰痛：小茴香6 g，杜仲、续断、狗脊各10～15 g，台乌药、淮山药10 g，水煎服。

短毛独活 *Heracleum moellendorffii* Hance

【别　　　名】老山芹（山东），毛羌（陕西），独活（安徽），水独活（浙江），小法罗海（四川）。

【形 态 特 征】多年生草本，高1～2 m。根圆锥形，粗大，多分歧，灰棕色。茎直立，有棱槽，上部开展分枝。叶有柄，长10～30 cm；叶片轮廓广卵形，薄膜质，三出式分裂，裂片广卵形至圆形，不规则的3～5裂，长10～20 cm，宽7～18 cm，裂片边缘具粗大的锯齿，小叶柄长3～8 cm；茎上部叶有显著宽展的叶鞘。

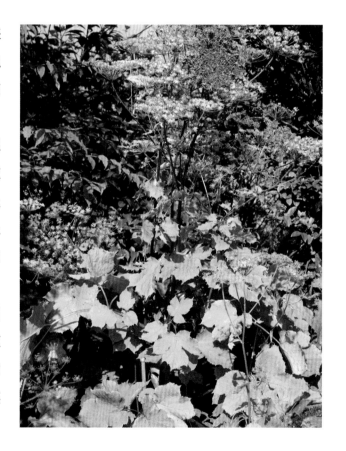

复伞形花序顶生和侧生，花序梗长4～15 cm；总苞片少数，线状披针形；伞幅12～30，不等长；小总苞片5～10，披针形；花柄细长，长4～20 mm；萼齿不显著；花瓣白色，二型；花柱基短圆锥形，花柱叉开。分生果圆状倒卵形，顶端凹陷，背部扁平，直径约8 mm，胚乳腹面平直。花期7月，果期8～10月。

【分布与生境】梵净山地区资源分布的代表区域：万宝岩、烂茶顶、炕药洞、上牛塘、九龙池、黄柏沟、牛风包、金竹坪等地。生于海拔500～2100 m的林缘、沟旁或草丛中。

【中　药　名】牛尾独活（根）。

【功效主治】祛风散寒，胜湿止痛。主治风寒感冒，头痛，风湿痹痛，腰腿酸痛。

【采收加工】秋季采挖根，除去茎叶和细根，洗净，晒干。

【用法用量】内服：煎汤，3～9 g。外用：适量，捣烂外敷。

【用药经验】①风寒感冒，全身酸痛：牛尾独活4.5 g，石荠苎9 g，四季葱5枚，水煎服。②风寒头痛：牛尾独活、防风、蔓荆子各4.5 g，川芎3 g，水煎服。③两脚风湿疼痛：牛尾独活9 g，牛膝12 g，薏苡仁、木瓜各15 g，防己9 g，水煎服。④牙痛：牛尾独活9 g，水煎，加少量酒，含漱。

椴叶独活 *Heracleum tiliifolium* Wolff

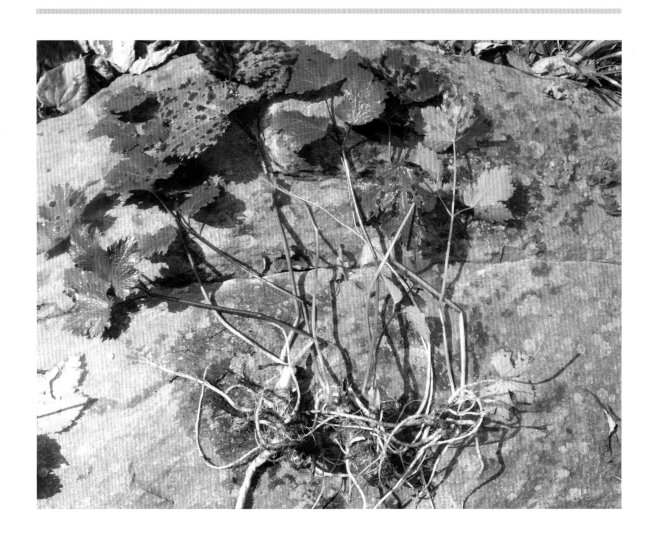

【别　　　名】独活（江西）、前胡（湖南）。

【形 态 特 征】多年生草本，高1~2 m。根圆锥形，粗大，分歧。茎直立，上部多分枝。叶具柄，叶柄基部有宽展叶鞘；叶片广卵形，三分裂，呈3小叶状，裂片圆状卵形，不分裂或三浅裂，基部心形，顶端长尖，边缘有锯齿，叶上表面光滑，下表面有细刺毛；茎上部叶与茎下部叶相似，有柄或无柄简化成宽展的叶鞘。复伞形花序顶生和侧生，花序梗长5~14 cm，有柔毛；无总苞；伞幅10~15，不等长；小总苞片线状披针形，花黄色。果实倒卵形或梨形，背部极扁平，先端凹陷，光滑，背棱和中棱不凸出，侧棱宽阔，长不超过1 mm，背部每棱槽中有油管1，合生面油管2，其长度为分生果的一半或2/3，胚乳腹面平直。花期7~8月，果期9~10月。

【分布与生境】梵净山地区资源分布的代表区域：马槽河、徐家沟、张家坝。生于向阳山坡的灌丛林中或溪谷林缘地。

【中　药　名】椴叶独活（根）。

【功 效 主 治】祛风，胜湿，止痛。主治感冒，头痛，牙痛，腰背痛。

【采 收 加 工】春末秋初采挖，去除其茎叶，洗净，切片，晒干。

【用 法 用 量】内服：煎汤，3~9 g。

中华天胡荽

Hydrocotyle hookeri (C. B. Clarke) Craib subsp. *chinensis* (Dunn ex R. H. Shan & S. L. Liou) M. F. Watson & M. L. Sheh

【别　　　名】大马蹄草（贵州），地弹花、铜钱草（四川）。

【形 态 特 征】多年生匍匐草本，直立部分高8~37 cm，除托叶、苞片、花柄无毛外，余均被疏或密而反曲的柔毛，毛白色或紫色，有时在叶背具紫色疣基的毛，茎节着土后易生须根。叶片薄，圆肾形，宽3~8 cm，表面深绿色，背面淡绿色，掌状5~7浅裂；裂片阔卵形或近三角形，边缘有不规则的锐锯齿或钝齿，基部心形；叶柄长4~23 cm；托叶膜质，卵圆形或阔卵形。伞形花序单生于节上，腋生或与叶对生，花序梗通常长过叶柄；小伞形花序有花25~50，花柄长2~7 mm；小总苞片膜质，卵状披针形，顶端尖，边缘有时略呈撕裂状；花在蕾期草绿色，开放后白色；花瓣膜质，顶端短尖，有淡黄色至紫褐色的腺点。果实近圆形，表面平滑或皱褶，黄色或紫红色。花、果期5~11月。

【分布与生境】梵净山地区资源分布的代表区域：石棉厂。生于海拔1000~2400 m的河沟边及阴湿

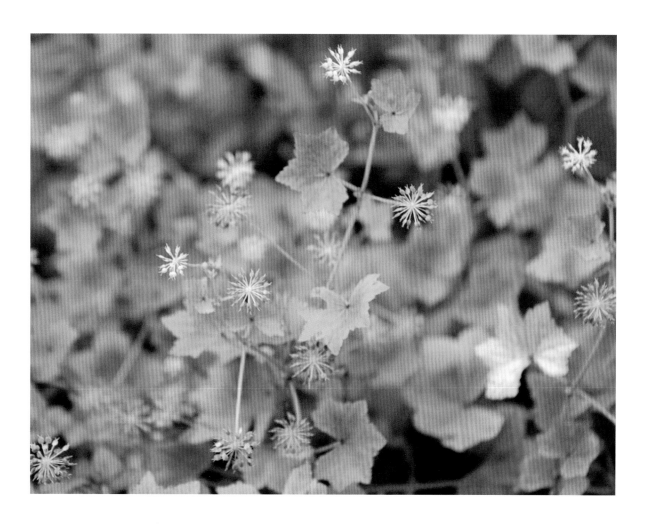

的路旁草地。

【中　药　名】大铜钱菜（全草）。

【功效主治】镇痛，清热，利湿。主治腹痛，小便不利，湿疹。

【采收加工】夏、秋间采收，洗净，晒干。

【用法用量】内服：煎汤，3～9 g。外用：捣敷外搽。

【用药经验】①腹痛：大铜钱菜9 g，煨水服。②小便不利：大铜钱菜、车前草各9 g，煨水服。
　　　　　　③湿疹：大铜钱菜适量，捣绒搽患处。

红马蹄草 *Hydrocotyle nepalensis* Hook.

【别　　　名】金钱薄荷（浙江）、大样驳骨草（广东），闹鱼草（云南），铜钱草、大马蹄草
　　　　　　（四川）。

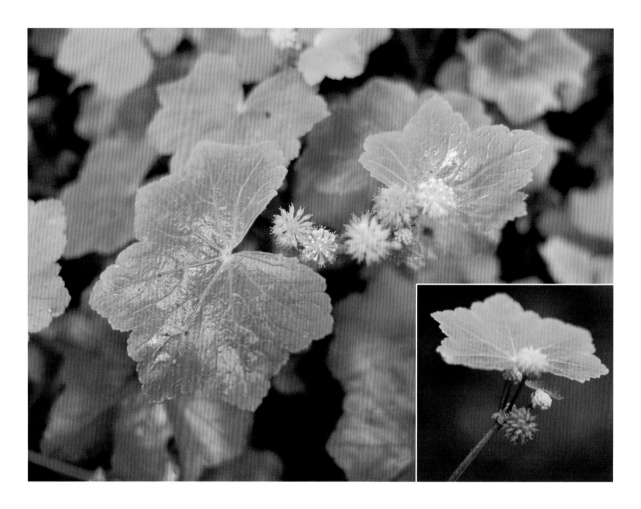

【形态特征】多年生草本，高5～45 cm。茎匍匐，有斜上分枝，节上生根。叶片膜质至硬膜质，圆形或肾形，长2～5 cm，宽3.5～9 cm，边缘通常5～7浅裂，裂片有钝锯齿，基部心形，掌状脉7～9。伞形花序数个簇生于茎端叶腋，花序梗短于叶柄，有柔毛；小伞形花序有花20～60，常密集成球形的头状花序；花柄极短，花柄基部有膜质的小总苞片；花瓣白色或乳白色，有时有紫红色斑点。果实基部心形，两侧扁压，光滑或有紫色斑点，成熟后常呈黄褐色或紫黑色，中棱和背棱显著。花、果期5～11月。

【分布与生境】梵净山地区资源分布的代表区域：马槽河、鱼坳、铜矿厂、黑湾河、冷家坝、银厂坪、清水江、密麻树等地。生于海拔500～2080 m的山坡、路旁、阴湿地、水沟和溪边草丛中。

【中药名】红马蹄草（全草）。

【功效主治】清热利湿，化瘀止血，解毒。主治感冒，咳嗽，痰中带血，痢疾，泄泻，痛经，月经不调，跌打伤肿，外伤出血，痈疮肿毒。

【采收加工】夏、秋季采收，洗净，鲜用或晒干。

【用法用量】内服：煎汤，15~40 g；或泡酒。外用：研末，调敷；或捣烂外敷。

【用药经验】①风热感冒咳嗽：红马蹄草15 g，桑叶、杏仁、菊花、蝉蜕、薄荷、肺经草各9 g，水煎服。②肺热咳嗽，痰中带血：红马蹄草、猪鬃草各15 g，吉祥草、女贞叶各10 g，黄芩12 g，水煎服。③尿路感染：红马蹄草、木通、车前草各15 g，水煎服。④小便不利：红马蹄草、木通、车前草各15 g，水煎服。⑤月经不调，痛经：红马蹄草、益母草各30 g，对月草15 g，水煎服。⑥跌打肿痛：红马蹄草、牛尾七、地胡椒各15 g，水煎服。

天胡荽 *Hydrocotyle sibthorpioides* Lam.

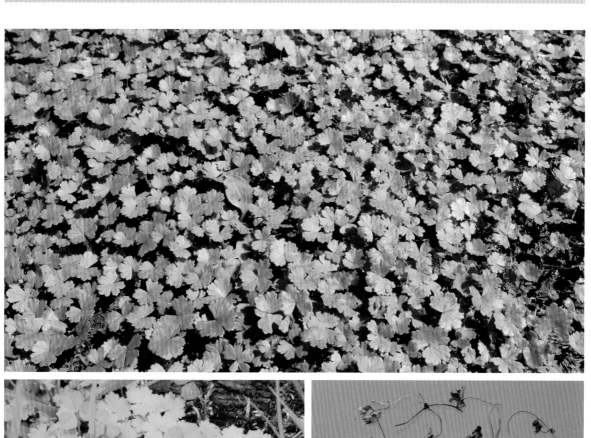

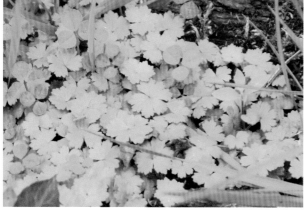

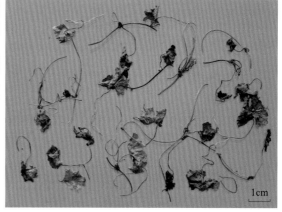

【别　　　名】石胡荽（《四声本草》），细叶钱凿口（梅县），小叶铜钱草（安徽），龙灯碗（广东），满天星（四川）。

【形 态 特 征】多年生草本，有气味。茎细长而匍匐，平铺地上成片，节上生根。叶片膜质至草质，圆形或肾圆形，基部心形，两耳有时相接，不分裂或5~7裂，裂片阔倒卵形，边缘有钝齿，表面光滑，背面脉上疏被粗伏毛，有时两面光滑或密被柔毛；叶柄长0.7~9 cm，无毛或顶端有毛；托叶略呈半圆形，薄膜质，全缘或稍有浅裂。伞形花序与叶对生，单生于节上；小总苞片卵形至卵状披针形，膜质，有黄色透明腺点，背部有1条不明显的脉；小伞形花序有花5~18，花无柄或有极短的柄，花瓣卵形，绿白色，有腺点；花丝与花瓣同长或稍超出，花药卵形。果实略呈心形，两侧扁压，中棱在果熟时极为隆起，幼时表面草黄色，成熟时有紫色斑点。花、果期4~9月。

【分布与生境】梵净山地区资源分布的代表区域：盘溪、高峰、张家坝等地。生于海拔700 m以下的田边、水沟边、路边及林下湿润草地上。

【中　药　名】天胡荽（全草）。

【功 效 主 治】清热利湿，解毒消肿。主治黄疸，痢疾，水肿，喉肿，痈肿疮毒，带状疱疹，跌打损伤。

【采 收 加 工】夏、秋季采收全草，洗净，鲜用或晒干。

【用 法 用 量】内服：煎汤，9~15 g，鲜品30~60 g；或捣烂取汁服。外用：适量，捣烂外敷；或捣取汁涂。

【用 药 经 验】①带状疱疹：鲜天胡荽捣烂，加酒泡2~3 h，用净棉花蘸酒搽患处。②毒蛇咬伤：天胡荽、连钱草（均用鲜品）各60 g，捣烂绞汁内服，并用药渣敷于伤处。③跌打瘀肿：天胡荽捣烂，酒炒热，敷擦伤处。

短片藁本 *Ligusticum brachylobum* Franch.

【别　　　名】川防风（四川），毛前胡（贵州、四川）。

【形 态 特 征】多年生草本，高1 m，全株具微毛。根分叉，根颈密被粗硬的纤维状残留叶鞘。茎直立，多分枝，圆柱形，中空，具细直纵条纹。基生叶具柄，柄长9~25 cm，基部扩大成叶鞘；叶片轮廓三角状卵形，长10~20 cm，宽8~18 cm，三至四回羽状全裂，末回裂片线形，长3 mm，宽1 mm；茎生叶向上渐小，常无柄。复伞形花序顶

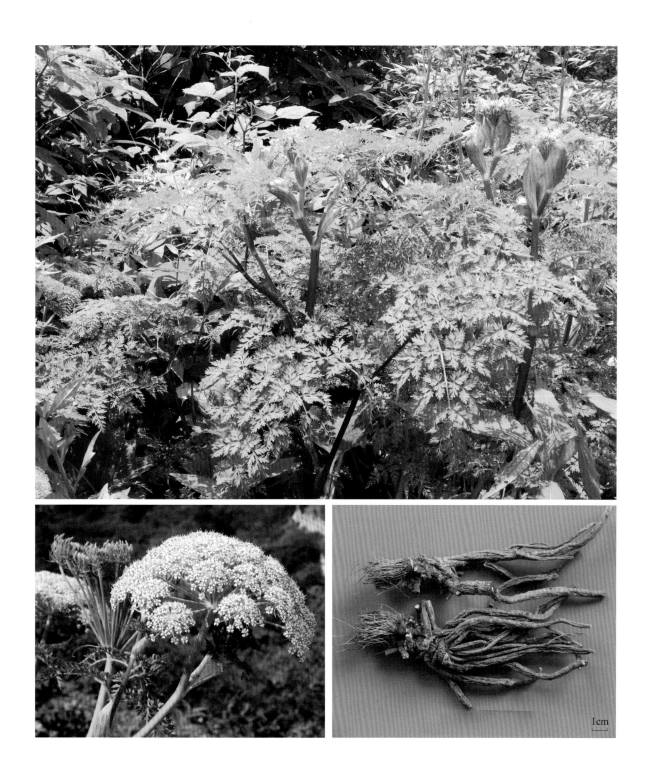

生或侧生；总苞片2～4，叶状，长2～3 cm，多糙毛；伞幅24～33，长2～6 cm，粗糙，常向外反曲；小总苞片10～12，线形，密被白色糙毛；萼齿5，极显著，近钻形；花瓣白色，心形，先端具内折小尖头；花柱基隆起，花柱2，向下反曲。分生果长圆形。花期7～8月，果期9～10月。

【分布与生境】梵净山地区资源分布的代表区域：金顶、烂茶顶、锯齿山、牛头山、骄子岩等地。生于海拔1600～1900 m的林下、荒坡草地。

【中 药 名】前胡（根）。

【功效主治】疏散风热，降气化痰。主治外感风热，肺热痰郁，咳喘痰多，痰黄黏稠，呕逆食少。

【采收加工】春、秋季采收，挖出根部，洗净，晒干备用。

【用法用量】内服：煎汤，5～15 g；或入丸、散。

川 芎 *Ligusticum chuanxiong* Hort.

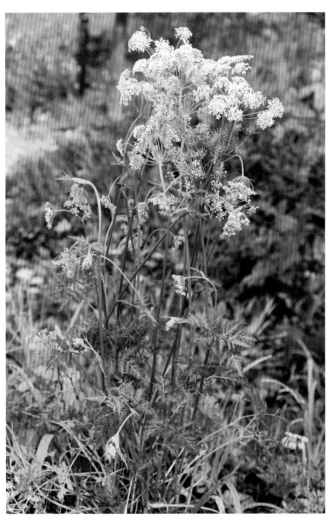
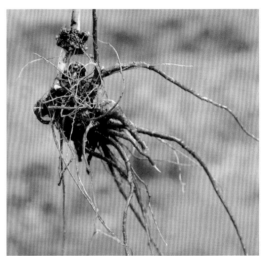
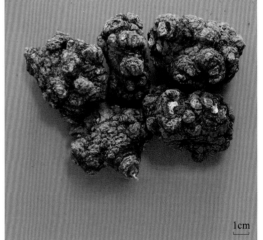

1cm

【别　　　名】芎䓖（《神农本草经》）。

【形态特征】多年生草本，高40～60 cm。根状茎发达，形成不规则的结节状拳形团块，具浓烈香气；茎直立，圆柱形，具纵条纹，上部多分枝，下部茎节膨大成盘状（苓子）。茎下部叶具柄，柄长3～10 cm，基部扩大成鞘；叶片轮廓卵状三角形，三至四回三出式羽状全裂，羽片4～5对，卵状披针形，长6～7 cm，宽5～6 cm，末回裂片线状披针形至长卵形。复伞形花序顶生或侧生；总苞片3～6，线形，长0.5～2.5 cm；伞幅7～24，不等长，长2～4 cm，内侧粗糙；小总苞片4～8，线形，长3～5 mm，粗糙；萼齿不发育；花瓣白色，倒卵形至心形，长1.5～2 mm，先端具内折小尖头。幼果两侧扁压，长2～3 mm，宽约1 mm。花期7～8月，幼果期9～10月。

【分布与生境】梵净山地区资源分布的代表区域：护国寺、金厂、隔山湾、天庆寺等地。生于海拔950 m以下地区。

【中　药　名】川芎（根茎）。

【功效主治】活血行气，祛风止痛。主治胸痹心痛，胸胁刺痛，跌打肿痛，月经不调，经闭痛经，癥瘕腹痛，头痛，风湿痹痛。

【采收加工】夏季当茎上的节盘显著突出，并略带紫色时采挖，除去茎叶及泥沙，洗净，晾至半干后再烘干，撞去须根。

【用法用量】内服：煎汤，3～9 g。外用：研末撒或调敷。

【用药经验】①偏头痛，头风：川芎、甘菊、石膏各9 g，研末，每次服3 g，清茶调下，每日3次。②月经不调，痛经：川芎、当归12 g，益母草15 g，地黄、芍药各9 g，水煎服。③头晕欲倒，偏、正头痛：川芎60 g，天麻15 g，研末，炼蜜为丸，每丸5 g，饭后服1丸。④头痛久不愈：川芎9 g，板蓝根15 g，天麻9 g，蔓荆子13 g，木贼9 g，黑大豆30 g（炒半熟），共研细末，每服9 g，开水冲服。

匍匐藁本 *Ligusticum reptans* (Diels) Wolff

【形态特征】多年生草本。根状茎长，节上膨大；茎常呈"之"字形弯曲，具沟槽。基生叶具长柄，柄长5～9 cm；叶片三角形，长2.5～6 cm，宽2～5 cm，二回三出式羽状全裂；羽片卵形至长圆状卵形，常3深裂，裂片先端又作不等的3～5裂，小裂片先端具尖头。复伞形花序顶生或侧生，侧生的常不育；总苞片1～3，长约5 mm；伞幅10～14，长1.5～2 cm；小总苞片5～6，长约3 mm；萼齿不明显；花瓣白色，倒卵形，先端具内折小尖头，基部具短爪；花柱基略隆起，花柱长2 mm。分生果略呈长圆形，长3 mm，宽2 mm，背棱略突起，侧棱宽0.5 mm；每棱槽内油管1，合生面油管2～4；胚乳腹面平直。花期7～8月，果期9～10月。

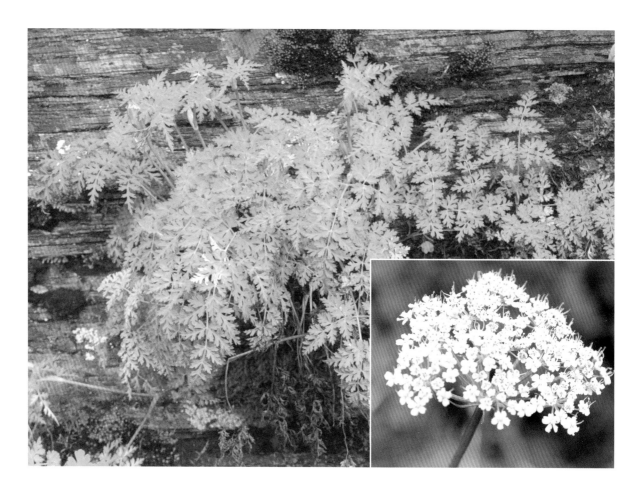

【分布与生境】梵净山地区资源分布的代表区域：新金顶、老金顶、炕药洞、凤凰山等地。生于海拔2000~2300 m的草灌丛中。

【中　药　名】匍匐藁本（根）。

【功效主治】祛风散寒，除湿止痛。主治风寒感冒，颠顶疼痛，风湿肢节痹痛。

【采收加工】秋季采挖根茎，去掉泥土及残茎，晒干备用或烘干。

【用法用量】内服：煎汤，5~15 g。外用：适量，捣碎加酒外敷。

白苞芹 *Nothosmyrnium japonicum* Miq.

【别　　　名】芹菜三七（《浙江药用植物志》），石防风（湖南），香藁本（山西）。

【形态特征】多年生草本，高0.5~1.2 m。主根较短，长3~4 cm，有较多的须状支根。茎直立，分枝，有纵纹。叶卵状长圆形，二回羽状分裂，一回裂片有柄，长2~5 cm，二回裂片有或无柄，卵形至卵状长圆形，顶端尖锐，边缘有重锯齿，下面有疏柔毛；

叶柄基部有鞘；茎上部的叶逐渐变小，羽状分裂，有鞘。复伞形花序顶生和腋生，花序梗长5~17 cm；总苞片3~4，长15 mm，宽7 mm，披针形或卵形，顶端长尖，有多脉，反折，边缘膜质；伞幅7~15，弧形展开，长1.5~8 cm；花白色，花柄线形。果实球状卵形，基部略呈心形，顶端渐窄狭，果棱线形；分生果侧面扁平，横剖面圆形，略带五边形，胚乳腹面凹陷。花、果期9~10月。

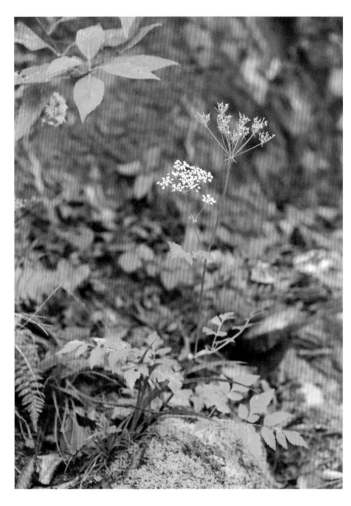

【分布与生境】梵净山地区资源分布的代表区域：牛头山、九龙池。生于山坡林下阴湿草丛中或杂木林下。

【中 药 名】土藁本（根）。

【功 效 主 治】祛风散寒，舒筋活血。主治风寒感冒，头痛，风寒湿痹，筋骨痛，骨折伤痛。

【采 收 加 工】秋季采挖，除去茎叶，洗净，晒干。

【用 法 用 量】内服：煎汤，21~24 g。外用：适量，煎水洗；或捣敷。

【用 药 经 验】①头痛，颠顶痛：土藁本一钱，白芷一钱，水煎服。②深部脓肿，流出黄水，经久不愈：土藁本二钱，黄芪一两，水煎服。

水 芹 *Oenanthe javanica* (Bl.) DC.

【别　　　名】水芹菜（《滇南本草》），野芹菜（《湖南药物志》），马芹（《云南药用植物名

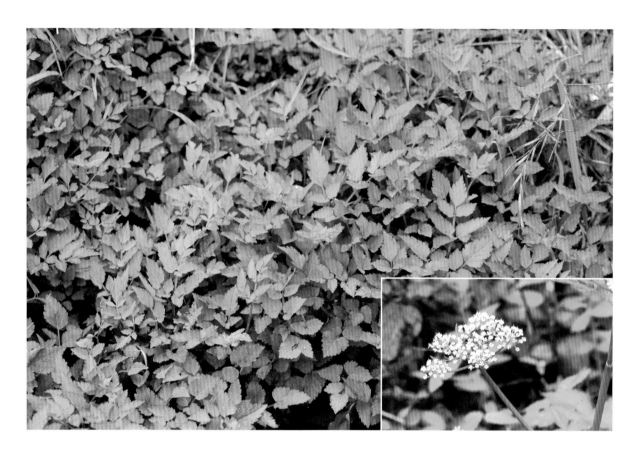

录》），河芹、小叶芹（东北）。

【形 态 特 征】多年生草本，高15～80 cm。茎直立或基部匍匐。基生叶有柄，柄长达10 cm，基部有叶鞘；叶片轮廓三角形，一至二回羽状分裂，末回裂片卵形至菱状披针形，长2～5 cm，宽1～2 cm，边缘有牙齿或圆齿状锯齿；茎上部叶无柄，裂片和基生叶的裂片相似，较小。复伞形花序顶生，花序梗长2～16 cm；无总苞；伞幅6～16，不等长，长1～3 cm，直立和展开；小总苞片2～8，线形；小伞形花序有花20余朵；萼齿线状披针形，长与花柱基相等；花瓣白色，倒卵形，有一长而内折的小舌片；花柱基圆锥形，花柱直立或两侧分开。果实近于四角状椭圆形或筒状长圆形，侧棱较背棱和中棱隆起，木栓质，分生果横剖面近于五边状的半圆形；每棱槽内油管1，合生面油管2。花期6～7月，果期8～9月。

【分布与生境】梵净山地区资源分布的代表区域：岩高坪、冷家坝、护国寺、张家坝、高峰、天庆寺等地。生于海拔1600 m以下的山谷潮湿地、沟边及水边。

【中 药 名】水芹（全草），芹花（花）。

【功 效 主 治】■水芹　清热解毒，利尿，止血。主治感冒，暑热烦渴，吐泻，浮肿，小便不利，淋痛，尿血，便血，吐血，衄血，崩漏，经多，目赤，咽痛，喉肿，口疮，牙疳，乳痈，痈疽，疟腮，带状疱疹，痔疮，跌打伤肿。

　　　　　　　　■芹花　主治脉溢。

【采收加工】■水芹　9～10月采割地上部分，洗净，鲜用或晒干。

　　　　　　　■芹花　6～7月花开时采收，晒干。

【用法用量】■水芹　内服：煎汤，30～60 g；或捣烂取汁服。外用：适量，捣烂外敷；或捣汁涂。

　　　　　　　■芹花　内服：煎汤，3～9 g。

【用药经验】①肺痈：鲜水芹60 g，水煎服。②肺热咳嗽，百日咳：鲜水芹捣烂取汁，每次20～50 mL，调白糖服，每日3～4次。③流行性脑膜炎：鲜水芹适量，洗净，捣汁半碗内服，渣敷天庭穴。④浮肿属虚：水芹30 g，炖肉吃。

线叶水芹 *Oenanthe linearis* Wall. ex DC.

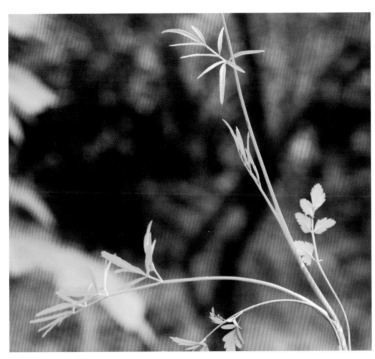
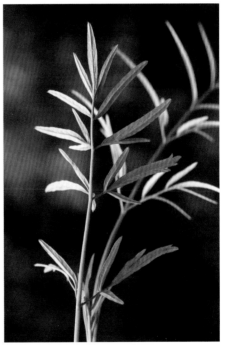

【别　　　名】细叶水芹（《秦岭植物志》），野芹菜（江西），野芫荽（广西）。

【形态特征】多年生草本，高50～80 cm，全体无毛。有短根状茎，支根须状或细长纺锤形；茎直立或匍匐，下部节上生根，上部叉式分枝，开展。叶基部有较短叶鞘；叶片轮廓为三角形，二至四回羽状分裂，末回羽片条裂成短而钝的线形小裂片，长2～12 mm，宽1～2 mm。花序梗长2～3 cm，与叶对生；无总苞；伞幅5～12，长1～3 cm；小总苞片线形，少数，较花柄为短；小伞形花序有花13～30，花柄长2～4 mm；萼齿细小卵形；花瓣白色，倒卵形，顶端凹陷，有内折的小舌片；花柱基短圆锥形。果实长圆形或近圆球形，背棱和中棱明显，侧棱较膨大，棱槽显著，分生果横剖面呈半圆形。花期6～8月，果期8～10月。

【分布与生境】梵净山地区资源分布的代表区域：岩高坪、木耳坪、龙家坪等地。生于海拔750～2000 m的山坡、山谷林下阴湿地或溪旁。

【中　药　名】西南水芹（全草）。

【功效主治】疏风清热，止痛，降压。主治风热感冒，咳嗽，高血压，胃痛。

【采收加工】夏季采收，洗净，晒干。

【用法用量】内服：煎汤，6～15 g。

【用药经验】①风热感冒：西南水芹、一枝黄花各10 g，水煎服。②咳嗽：西南水芹、五匹风各15 g，水煎服。③头晕目眩：西南水芹20 g，水煎服。

五匹青 *Pternopetalum vulgare* (Dunn) Hand.-Mazz.

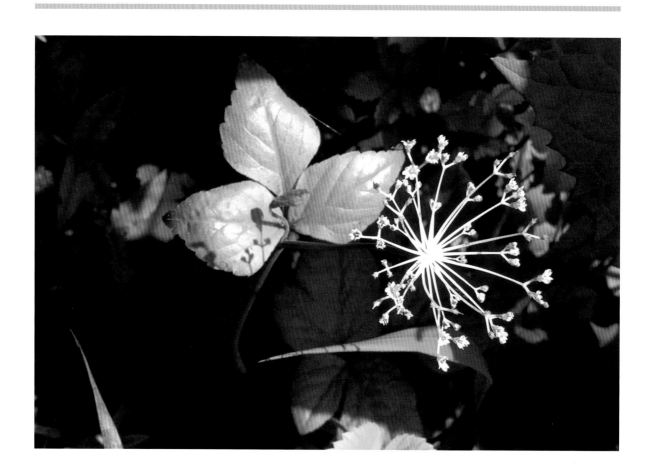

【别　　　名】岩川（《红河中草药》），蹼瓣芹（《全国中草药汇编》），囊瓣芹（《中国高等植物图鉴》）。

【形 态 特 征】多年生草本，高20~50 cm。根肉质，粗线形。根状茎粗糙，有节；茎单生或2~3个，中空，多数只有1个分枝，中部以上1个叶片，少数2~3。基生叶通常2~5，有长柄，基部有宽膜质叶鞘，叶片通常是一回三出分裂，或近于二回三出分裂，裂片纸质，卵形，长卵形，常2~3裂，基部楔形或截形，全缘，中部以上有锯齿，顶端短尖，沿叶脉和叶缘有粗伏毛；茎生叶和基生叶同形，无柄或有短柄。复伞形花序无总苞；伞幅15~30，一般长3~4 cm，果实成熟后可达6 cm；小伞形花序有花2~5，萼齿大小不等，与花柱基近等长或长于花柱基；花瓣白色至浅紫色，倒卵形至长圆形。果实长卵形，基部宽而钝圆，果棱微粗糙或有丝状细齿，每棱槽内油管1~3。花、果期4~7月。

【分布与生境】梵净山地区资源分布的代表区域：中灵寺、漆树坪等地。生于海拔1400~2400 m的山谷、沟边或林下阴湿处。

【中　药　名】紫金沙（根或全草）。

【功 效 主 治】散寒理气，通络止痛，止咳安神。主治胃脘冷痛，胸胁痛，风湿痹痛，头痛，失眠，咳嗽。

【采 收 加 工】夏季采挖，除去茎叶，洗净，晒干。

【用 法 用 量】内服：煎汤，3~9 g；或泡酒、研末。

【用 药 经 验】高热，咳嗽，支气管炎，肺炎：紫金沙9 g，水煎服或配方用。

鳞果变豆菜 *Sanicula hacquetioides* Franch.

【形 态 特 征】草本植株高5~30 cm。根状茎短，侧根纤细。基生叶柄长3~22 cm，基部有透明的膜质鞘；叶片圆形或心状圆形，两面无毛，掌状3深裂，中间裂片宽倒卵形，基部楔形，顶端截平或略带圆形，3浅裂，侧面裂片菱状倒卵形，2浅裂至深裂，所有裂片的边缘有细锯齿。伞形花序顶生，不分枝；总苞片2~3，叶状，对生，无柄，3深裂，裂片倒卵形或倒披针形，边缘有少数锯齿；伞幅3~4，近等长；小伞形花序有花10~15；雄花9~14；花柄长约2 mm；萼齿宽卵形或倒卵形，顶端突尖；花瓣白色、灰白色或淡粉红色，倒卵形；两性花通常1~3，无柄；萼齿和花瓣的形状同雄花；花柱向外反曲。果实宽卵形或圆球形。花、果期5~9月。

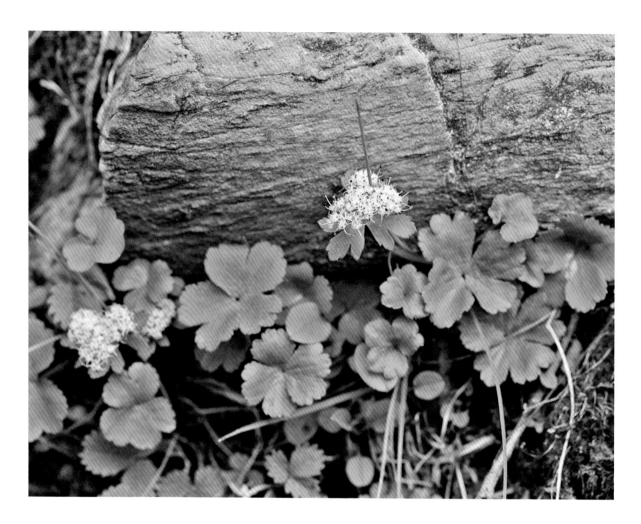

【分布与生境】梵净山地区资源分布的代表区域：凤凰山。生于海拔2500 m左右的空旷草地、山坡路旁、林下及河沟边草丛中。

【中　药　名】鳞果变豆菜（全草）。

【功效主治】散寒止咳，行血通经。

【采收加工】夏、秋季采收，鲜用或晒干。

【用法用量】内服：煎汤，6～15g。外用：适量，捣敷。

薄片变豆菜 *Sanicula lamelligera* Hance

【别　　　名】一支箭（《贵州草药》），肺筋草（《天宝本草》），鹅掌脚草（安徽），野芹菜（广东），散血草（四川）。

【形态特征】多年生矮小草本，高13～30 cm。根状茎短，有节，侧根多数，细长、棕褐色。茎直立，细弱，上部有少数分枝。基生叶圆心形或近五角形，掌状3裂，中间裂片楔状倒卵形或椭圆状倒卵形至菱形；叶柄长4~18 cm，基部有膜质鞘；最上部的茎生叶小，3裂或不分裂，裂片线状披针形。花序通常二至四回二歧分枝或二至三叉，分叉间的小伞形花序短缩；总苞片细小，线状披针形；小总苞片4~5，线形；小伞形花序有花5~6，通常6；雄花4~5；花瓣白色、粉红色或淡蓝紫色，倒卵形，基部渐窄，顶端内凹；花丝长于萼齿1~1.5倍；萼齿和花瓣的形状同雄花，

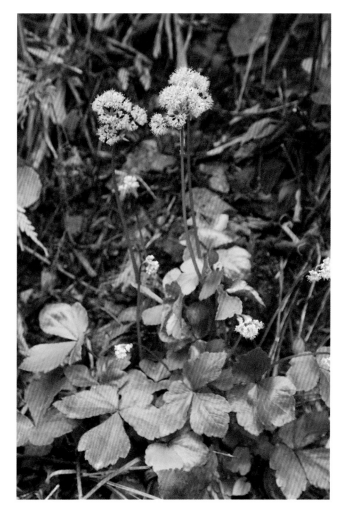

花柱略长于花丝，向外反曲。果实长卵形或卵形。花、果期4~11月。

【分布与生境】梵净山地区资源分布的代表区域：细沙河。生于海拔510~2000 m的山坡林下、沟谷、溪边及湿润的沙质土壤。

【中　药　名】大肺筋草（全草）。

【功效主治】主治风寒感冒，咳嗽，经闭等。

【采收加工】夏、秋季采收，洗净，鲜用或晒干。

【用法用量】内服：煎汤，15~25 g；或泡酒。外用：适量，捣敷。

【用药经验】①感冒咳嗽：大肺筋草30 g，煨水服。②百日咳：大肺筋草15 g，地团花、五皮草、青蛙草各9 g，水煎服。③劳伤咳嗽：大肺筋草30 g，泡酒服。④月经不调：大肺筋草、连钱草、泽兰、小血藤、五香血藤各15 g，煨水服。⑤妇女经闭腰痛：大肺筋草30 g，加酒糟煮服。⑥蛇头疮：大肺筋草适量，捣烂，调米酒敷患处。⑦刀伤出血，跌打肿痛：大肺筋草适量，捣烂敷患处。

直刺变豆菜 *Sanicula orthacantha* S. Moore

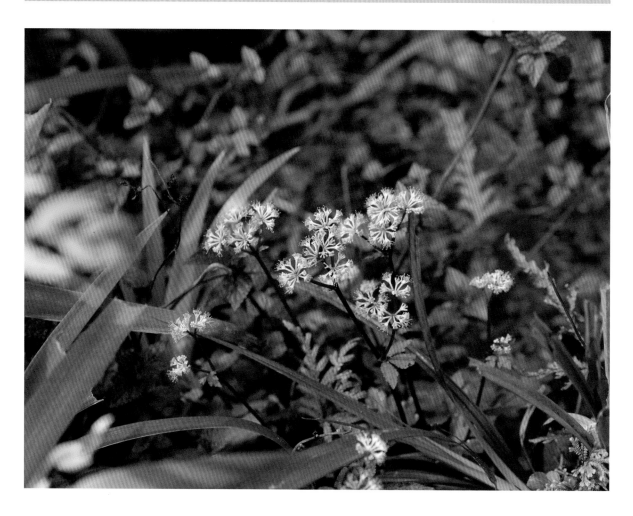

【别　　　名】黑鹅脚板（《四川常用中草药》），小紫花菜（浙江）。

【形态特征】多年生草本，高8~35（~50）cm。根状茎短而粗壮，斜生，直径0.5~1 cm，侧根多数，细长；茎1~6，直立，上部分枝。基生叶少至多数，圆心形或心状五角形，掌状3全裂，中间裂片楔状倒卵形或菱状楔形，基部有短柄或近无柄，侧面裂片斜楔状倒卵形，通常2裂至中部或近基部，顶端2~3浅裂，边缘有不规则锯齿或刺毛状齿；叶柄长5~26 cm，细弱，基部有阔的膜质鞘；茎生叶略小于基生叶，有柄，掌状3全裂。花序通常2~3分枝；伞形花序3~8；伞幅长3~8 mm；小伞形花序有花6~7，雄花5~6，通常5；花瓣白色、淡蓝色或紫红色，倒卵形，顶端内凹的舌片呈三角状；两性花1，无柄；萼齿和花瓣形状同雄花。果实卵形，外面有直而短的皮刺。花、果期4~9月。

【分 布 与 生 境】梵净山地区资源分布的代表区域：金顶、烂茶顶、锯齿山、牛头山、骄子岩等地。生于海拔1700～2300 m的山顶灌丛或草丛中。

【中　　药　　名】黑鹅脚板（根或全草）。

【功 效 主 治】清热解毒，益肺止咳，祛风除湿，活血通络。主治麻疹后热毒未尽，耳热瘙痒，风湿关节痛，肺热咳嗽，头痛，跌打损伤。

【采 收 加 工】春、夏季采收，除去杂质，洗净，鲜用或晒干。

【用 法 用 量】内服：煎汤，15～25 g；或泡酒服。外用：适量，捣敷。

【用 药 经 验】①疮疖肿毒：黑鹅脚板、旋覆花根、一枝黄花，适量捣烂敷，约5 min取下。②小儿肺炎：黑鹅脚板，水煎服。

小窃衣 *Torilis japonica* (Houtt.) DC.

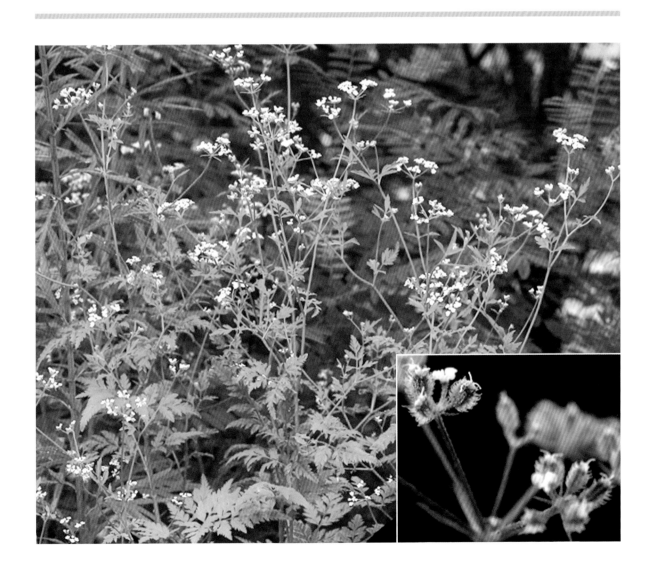

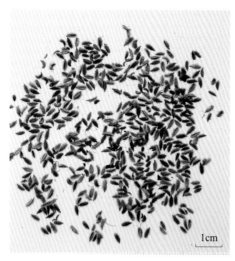
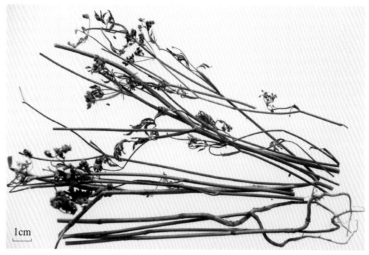

【别　　　　名】水防风（《贵州中草药名录》），华南鹤虱（《中药志》）。

【形 态 特 征】一年生或多年生草本，高20～120 cm。主根细长，圆锥形，棕黄色，支根多数。茎有纵条纹及刺毛。叶片长卵形，一至二回羽状分裂，第一回羽片卵状披针形，先端渐窄，边缘羽状深裂至全缘，末回裂片披针形，边缘有条裂状的粗齿或分裂。复伞形花序顶生或腋生，花序梗有倒生的刺毛；总苞片3～6，通常线形；小总苞片5～8，线形或钻形；小伞形花序有花4～12，花柄长14 mm，短于小总苞片；花瓣白色、紫红或蓝紫色，倒圆卵形，顶端内折，外面中间至基部有紧贴的粗毛；花药圆卵形；花柱基部平压状或圆锥形，花柱幼时直立，果熟时向外反曲。果实圆卵形，长1.5～4 mm，宽1.5～2.5 mm，通常有内弯或呈钩状的皮刺；皮刺基部扩展，粗糙；胚乳腹面凹陷。花、果期4～10月。

【分布与生境】梵净山地区资源分布的代表区域：清水江、棉絮岭、徐家沟、护国寺等地。生于海拔500～1300 m的杂木林下、林缘、路旁、河沟边以及溪边草丛。

【中 药 名】窃衣（果实或全草）。

【功 效 主 治】杀虫止泻，收湿止痒。主治虫积腹痛，泻痢，疮疡溃烂，阴痒带下，风湿疹。

【采 收 加 工】夏末秋初采收，晒干或鲜用。

【用 法 用 量】内服：煎汤，6～9 g。外用：适量，捣汁涂；或煎水洗。

【用 药 经 验】①蛔虫病：窃衣（果实）6～9 g，水煎服。②慢性腹泻：窃衣（果实）6～9 g，水煎服。③腹痛：鲜窃衣30 g，水煎，去渣，调冬蜜30 g服。

窃 衣 *Torilis scabra* (Thunb.) DC.

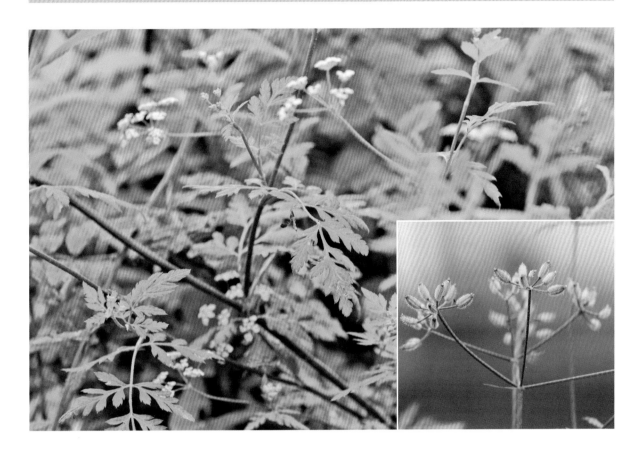

【别　　名】小叶芹、破草（《长白山西南坡野生经济植物志》）。

【形 态 特 征】本种与小窃衣的植物形态基本相似，区别点在于：总苞片通常无，很少有1钻形或线形的苞片；伞幅2~4，长1~5 cm，粗壮，有纵棱及向上紧贴的粗毛。果实长圆形，长4~7 mm，宽2~3 mm。花、果期4~11月。

【分布与生境】梵净山地区资源分布的代表区域：大河边、盘溪、核桃坪、烂泥坳、金厂等地。生于海拔950 m以下的林缘、路旁。

【中 药 名】窃衣（全草或果实）。

【功 效 主 治】杀虫止泻，收湿止痒。主治虫积腹痛，泻痢，疮疡溃烂，阴痒带下，风湿疹。

【采 收 加 工】夏末秋初采收，晒干备用或鲜用。

【用 法 用 量】内服：煎汤，6~9 g。外用：适量，捣烂取汁涂搽；或煎水洗。

【用 药 经 验】①蛔虫病：窃衣（果实）6~9 g，水煎服。②痈疮溃烂久不收口，滴虫阴道炎：窃衣（果实）适量，水煎冲洗或坐浴。③慢性腹泻：窃衣（果实）6~9 g，水煎服。

山茱萸科

喜马拉雅珊瑚 *Aucuba himalaica* Hook. f. et Thoms.

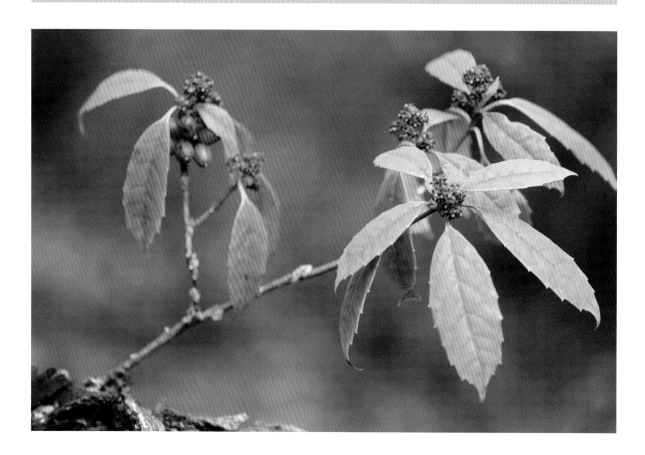

【形态特征】常绿小乔木或灌木。老枝具白色皮孔，叶痕显著。叶纸质或薄革质，长椭圆形，稀长圆状披针形，先端渐尖；叶脉在上面显著下凹，下面凸出，侧脉未达叶缘；叶柄长2～3 cm，被粗毛。雄花序为总状圆锥花序，生于小枝顶端，各部分均为紫红色，幼时密被柔毛；花梗长2～2.5 mm；萼片小，微4圆裂；花瓣4，长卵形，先端尖尾长1.5～2 mm；花盘肉质，微4裂。雌花序为圆锥花序，各部分均为紫红色；雌花萼片及花瓣与雄花相似；子房下位，被粗毛，花柱粗壮，柱头微2裂，花下具关节及2小苞片。幼果绿色，被疏毛，熟后深红色，卵状长圆形，长1～1.2 cm，花柱及柱头宿存于果实顶端。花期3～5月，果期10月至翌年5月。

【分布与生境】梵净山地区资源分布的代表区域：黄柏沟、燕子阡、密麻树、黑木林等地。生于海拔1200～1900 m的阔叶林中。

【中　药　名】西藏桃叶珊瑚（根），西藏桃叶珊瑚叶（叶），西藏桃叶珊瑚果（果实）。

【功效主治】■西藏桃叶珊瑚　祛风湿，通经络。主治风湿痹痛，腰痛，跌打损伤。

　　　　　　　■西藏桃叶珊瑚叶　清热解毒，消肿止血。主治水火烫伤，痔疮，跌打损伤，外伤出血。

　　　　　　　■西藏桃叶珊瑚果　祛湿止带。主治赤白带下。

【采收加工】■西藏桃叶珊瑚、西藏桃叶珊瑚叶　全年均可采收，洗净，鲜用或晒干。

　　　　　　　■西藏桃叶珊瑚果　10月至翌年5月果实成熟时采摘，晒干。

【用法用量】■西藏桃叶珊瑚　内服：煎汤，9～15 g。外用：适量，捣敷；或煎水洗。

　　　　　　　■西藏桃叶珊瑚叶　外用：适量，捣敷。

　　　　　　　■西藏桃叶珊瑚果　内服：煎汤，3～9 g。

长叶珊瑚 *Aucuba himalaica* Hook. f. et Thoms. var. *dolichophylla* Fang et Soong

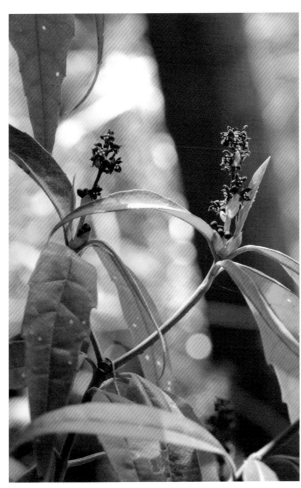
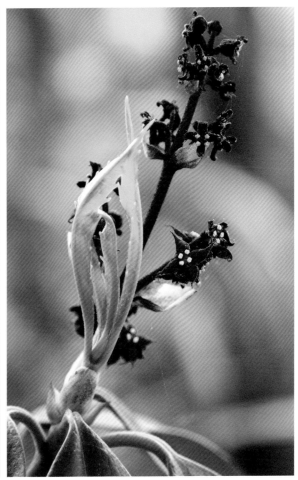

【别　　　名】长叶桃叶珊瑚（《贵州植物志》）。

【形 态 特 征】常绿小乔木或灌木。当年生枝被柔毛，老枝具白色皮孔，长圆形，叶痕显著。叶片为窄披针形或披针形，先端急尖或渐尖，下面无毛或仅中脉被短柔毛；叶脉在上面显著下凹，下面凸出，侧脉未达叶缘即网连；叶柄被粗毛。雄花序为总状圆锥花序，生于小枝顶端，各部分均为紫红色，幼时密被柔毛，柔毛上段略为紫红色；花梗被柔毛；萼片小，被柔毛；花瓣4，长卵形；雄蕊4，花丝粗壮；花盘肉质。雌花序为圆锥花序，密被粗毛及红褐色柔毛，各部分均为紫红色；雌花萼片及花瓣与雄花相似；子房下位，被粗毛，花柱粗壮，花下具关节及2小苞片。幼果绿色，被疏毛，熟后深红色，卵状长圆形，花柱及柱头宿存于果实顶端。花期3~5月，果期10月至翌年5月。

【分布与生境】梵净山地区资源分布的代表区域：马槽河。生于海拔1000 m左右的常绿阔叶林下。

【中　药　名】长叶珊瑚果（果实）。

【功 效 主 治】祛风除湿，通络止痛。主治风湿痹痛，跌打肿痛。

【采 收 加 工】7~8月果熟时采摘，晒干。

【用 法 用 量】内服：煎汤，9~15 g。

倒心叶珊瑚 *Aucuba obcordata* (Rehd.) Fu

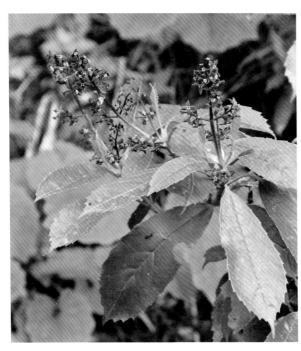
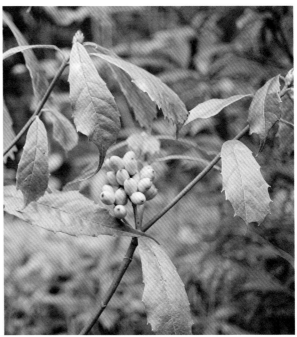

【形 态 特 征】常绿灌木或小乔木，高1～4 m。叶厚纸质，稀近于革质，常为倒心形或倒卵形，长（4～）8～14 cm，宽（2～）4.5～8 cm，先端截形或倒心形，具长1.5～2 cm的急尖尾，基部窄楔形；上面侧脉微下凹，下面凸出，边缘具缺刻状粗锯齿；叶柄被粗毛。雄花序为总状圆锥序，长8～9 cm，花较稀疏，紫红色；花瓣先端具尖尾；雄蕊花丝粗壮；雌花序短圆锥状，长1.5～2.5 cm，花瓣近于雄花瓣。果实较密集，卵圆形，长1.2 cm，直径7 mm。花期3～4月，果熟期11月以后。

【分布与生境】梵净山地区资源分布的代表区域：青龙洞、小黑湾、岩棚。生于海拔900～2000 m的山坡、林中或沟边。

【中 药 名】倒心叶桃叶珊瑚（叶）。

【功 效 主 治】活血调经，解毒消肿。主治痛经，月经不调，跌打损伤，水火烫伤。

【采 收 加 工】全年均可采，鲜用或晒干。

【用 法 用 量】内服：煎汤，6～15 g。外用：适量，捣敷。

灯台树 *Cornus controversa* Hemsley

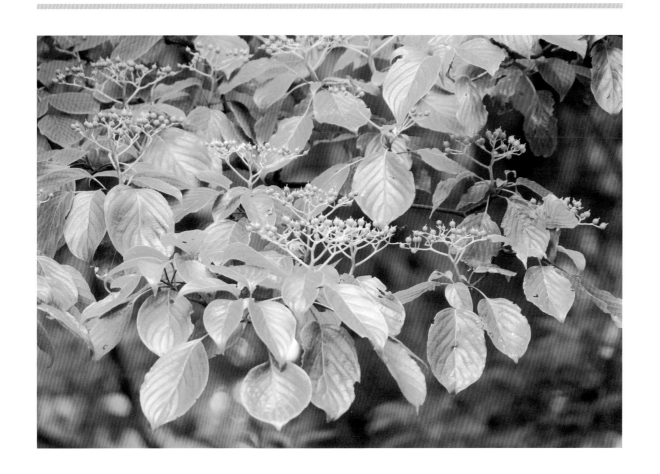

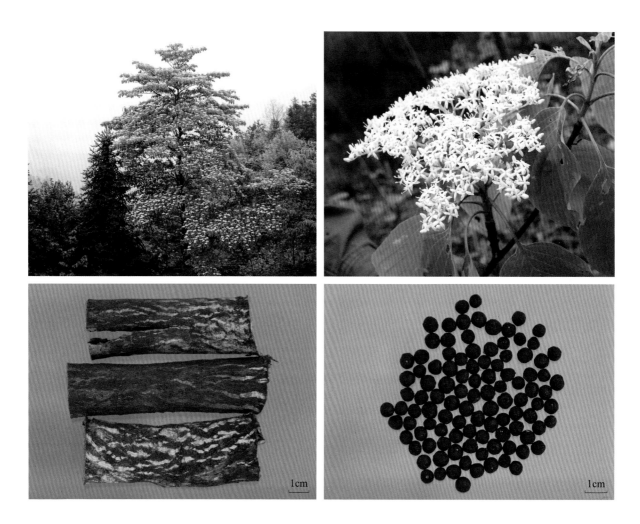

【别　　　名】瑞木（《经济植物手册》），六角树（四川）。

【形 态 特 征】落叶乔木。树皮光滑，暗灰色；枝开展，圆柱形，无毛或疏生短柔毛，当年生枝
紫红绿色，二年生枝淡绿色，皮孔明显。冬芽顶生或腋生，卵圆形或圆锥形。叶
互生，纸质，阔卵形或阔椭圆状卵形，先端突尖，基部圆形，全缘，上面黄绿色，
无毛，下面灰绿色，密被淡白色平贴短柔毛；叶柄紫红绿色。伞房状聚伞花序，
顶生；总花梗淡黄绿色；花小，白色；花萼裂片4，三角形，长于花盘，外侧被短
柔毛；花瓣4，长圆状披针形，先端钝尖；雄蕊4，着生于花盘外侧，与花瓣互生，
稍伸出花外，花丝线形，白色，无毛，花药椭圆形，淡黄色，2室，"丁"字形着
生；花盘垫状，无毛；花柱圆柱形，无毛，柱头小，头状，淡黄绿色，子房下位；
花托椭圆形，淡绿色，密被灰白色贴生短柔毛；花梗淡绿色。核果球形，成熟时紫
红色至蓝黑色；核骨质，球形。花期5~6月，果期7~8月。

【分布与生境】梵净山地区资源分布的代表区域：护国寺、岩高坪、洼溪河、回香坪、白沙等地。
生于海拔500~2400 m的常绿阔叶林或针阔叶混交林中。

【中　药　名】灯台树（树皮或根皮、叶），灯台树果（果实）。

【功效主治】■灯台树　清热平肝，消肿止痛。主治头痛，眩晕，咽喉肿痛，关节酸痛，跌打肿痛。

　　　　　　■灯台树果　清热解毒，润肠通便，驱蛔。主治肝炎，肠燥便秘，蛔虫病。

【采收加工】■灯台树　树皮或根皮定植10年以上收获。生长期越长，皮层越厚，产量越高。5～6月，剥取树皮或根皮，晒干；全年均可采收叶，鲜用或晒干备用。

　　　　　　■灯台树果　夏、秋季果成熟时采摘，晒干备用。

【用法用量】■灯台树　内服：煎汤，6～15 g；或研末；或浸酒。外用：适量，捣敷。

　　　　　　■灯台树果　内服：煎汤，3～10 g。

尖叶四照花 *Cornus elliptica* (Pojarkova) Q. Y. Xiang & Boufford

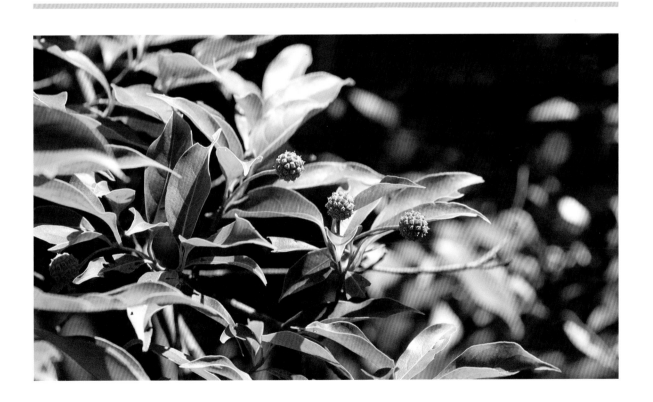

【别　　　名】狭叶四照花（《中国高等植物图鉴》）。

【形态特征】常绿乔木或灌木。树皮灰色或灰褐色，平滑；幼枝灰绿色，被贴生短柔毛，老枝灰褐色。叶对生，革质，长圆状椭圆形，稀卵状椭圆形，先端渐尖形，基部楔形，上面深绿色，嫩时被白色细伏毛，老后无毛，下面灰绿色，密被白色贴生短柔毛；叶柄细圆柱形，嫩时被细毛，渐老则近于无毛。头状花序球形；总苞片4，长卵形至倒卵形，初为淡黄色，后变为白色，两面微被白色贴生短柔毛；总花梗纤细，密被白色细伏毛；花萼管状，上部4裂，裂片钝圆，外侧有白色细伏毛，内侧上半部密被白色短柔毛；花瓣4，卵圆形，先端渐尖，基部狭窄，下面有白色贴生短柔毛；花药椭圆形。果序球形，成熟时红色，被白色细伏毛；总果梗纤细，紫绿色。花期6~7月，果期10~11月。

【分布与生境】梵净山地区资源分布的代表区域：马槽河、两红河、改板坪、银厂坪、丁家坪、烂泥场、红石溪、密麻树等地。生于海拔500~1400 m的密林内或混交林中。

【中　药　名】野荔枝（花或叶），野荔枝果（果实）。

【功效主治】■野荔枝　清热解毒，收敛止血。主治痢疾，外伤出血，骨折。

　　　　　　■野荔枝果　清热利湿，驱蛔虫，止血。主治湿热黄疸，蛔虫病，外伤出血。

【采收加工】■野荔枝　6~7月采摘开放之花朵，干燥；全年均可采摘叶，鲜用或晒干。

　　　　　　■野荔枝果　秋季果实成熟时采摘，去除种子，取果肉鲜用或晒干备用。

【用法用量】■野荔枝　内服：煎汤，9~15 g。外用：适量，鲜品捣敷；或研末调敷。

　　　　　　■野荔枝果　内服：煎汤，30~60 g。外用：适量，捣敷。

【用药经验】①痢疾：野荔枝干品9~15 g，煎服。②外伤出血：野荔枝鲜叶捣敷，或干叶及花研末外敷。③骨折：野荔枝鲜品配藤子杜仲、大接骨丹等，捣敷。

香港四照花 *Cornus hongkongensis* Hemsley

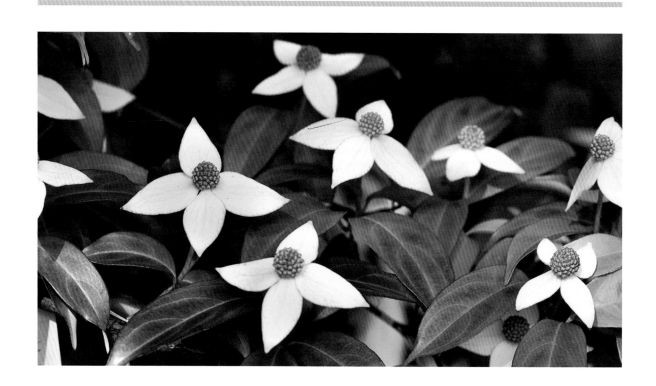

【别　　　　名】山荔枝、糖黄子树（《中国高等植物图鉴》）。

【形态特征】常绿乔木或灌木。树皮深灰色或黑褐色，平滑；幼枝绿色，疏被褐色贴生短柔毛，老枝浅灰色或褐色，无毛，有多数皮孔。叶对生，薄革质至厚革质，椭圆形至长椭圆形，稀倒卵状椭圆形，先端短渐尖形或短尾状，基部宽楔形或钝尖形。头状花序球形，由50～70朵花聚集而成；总苞片4，白色，宽椭圆形至倒卵状宽椭圆形，先端钝圆有突尖头，基部狭窄，两面近于无毛；总花梗纤细，密被淡褐色贴生短柔毛；花小，有香味；花萼管状，绿色，基部有褐色毛，上部4裂，裂片不明显或为截形；花瓣4，长圆状椭圆形，淡黄色；子房下位，花柱圆柱形，微被白色细伏毛，柱头小，淡绿色。果序球形，被白色细毛，成熟时黄色或红色；总果梗绿色，近于无毛。花期5～6月，果期11～12月。

【分布与生境】梵净山地区资源分布的代表区域：鱼坳、鱼泉沟、三角桩。生于海拔500～1700 m湿润山谷的密林或混交林中。

【中　药　名】香港四照花（叶和花）。

【功效主治】收敛止血。主治外伤出血。

【采收加工】全年均可采叶；夏季采花，去除枝梗，鲜用或晒干研末。

【用法用量】外用：适量，捣敷，或研末撒。

小梾木
Cornus quinguenervis Franchet

【别　　　　名】乌金草（《曲靖专区中草药》），水杨柳（《玉溪中草药》），大穿鱼草（《红河中草药》），火烫药（《万县中草药》），酸皮条（《全国中草药汇编》）。

【形态特征】落叶灌木。树皮灰黑色，光滑；枝略具4棱，被灰色短柔毛，老枝褐色。冬芽顶生或腋生，被疏生短柔毛。叶对生，纸质，椭圆状披针形，先端钝尖或渐尖，基部楔形，全缘，上面深绿色，散生平贴短柔毛，下面淡绿色，被较少灰白色的平贴短柔毛。伞房状聚伞花序顶生；总花梗圆柱形，密被贴生灰白色短柔毛；花小，白色至淡黄白色；花瓣4，狭卵形至披针形，先端急尖，质地稍厚，下面有贴生短柔毛；子房下位，花托倒卵形，密被灰白色平贴短柔毛，花柱棍棒形，柱头小，截形，略有3（～4）个小突起；花梗细圆柱形，被灰色及少数褐色贴生短柔毛。核果圆球形，成熟时黑色；核近于球形，骨质。花期6～7月，果期10～11月。

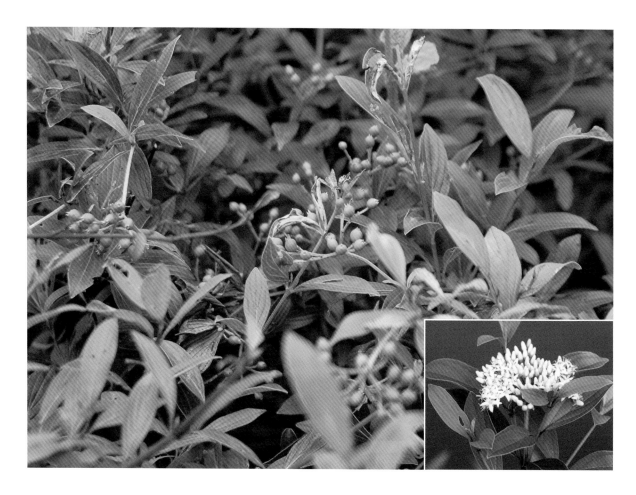

【分布与生境】梵净山地区资源分布的代表区域：石棉厂。生于海拔500～2500 m的河岸旁或溪边灌丛中。

【中　药　名】穿鱼藤（根或枝叶）。

【功效主治】清热解表，解毒疗疮。主治感冒头痛，风湿热痹，腹泻，跌打骨折，外伤出血，热毒疮肿，烧烫伤。

【采收加工】全年均可采，洗净，鲜用或切段晒干。

【用法用量】内服：煎汤，6～15 g；或浸酒。外用：适量，鲜品捣敷；研末撒或煎水洗。

【用药经验】①感冒，流行性感冒：穿鱼藤（叶）30 g，水煎服。②感冒头痛：穿鱼藤30 g，生姜、竹叶、防风各6 g，水煎服。③风湿麻木，腰痛：穿鱼藤（根）30 g，黑骨头15 g，泡酒150 g，每服10 ml，每日服2次。④腹泻：穿鱼藤15 g，研末炖鸡蛋服。⑤骨折：鲜穿鱼藤、大接骨丹叶各适量捣敷。或穿鱼藤、小绿芨、满山香各适量共捣烂，复位后包患处固定，3 d换药1次。⑥热毒疮肿：穿鱼藤适量，研细，调敷患处。⑦黄水疮：穿鱼藤研末外撒，或鲜品煎水外洗。⑧烫火伤：穿鱼藤、犁头草各适量，捣绒敷患处。⑨外伤出血：穿鱼藤（叶）研末外撒。

中华青荚叶 *Helwingia chinensis* Batal.

【别　　名】叶长花（《中国树木分类学》），花蛇草（《陕西草药》），叶藏花（《新华本草纲要》）。

【形态特征】常绿灌木，高1~2 m。树皮深灰色或淡灰褐色；幼枝纤细，紫绿色。叶革质或近于革质，稀厚纸质，线状披针形，长4~15 cm，宽4~20 mm，先端长渐尖，基部楔形或近于圆形，边缘具稀疏腺状锯齿，叶面深绿色，下面淡绿色，侧脉6~8对，在上面不显，下面微显；叶柄长3~4 cm；托叶纤细。雄花4~5

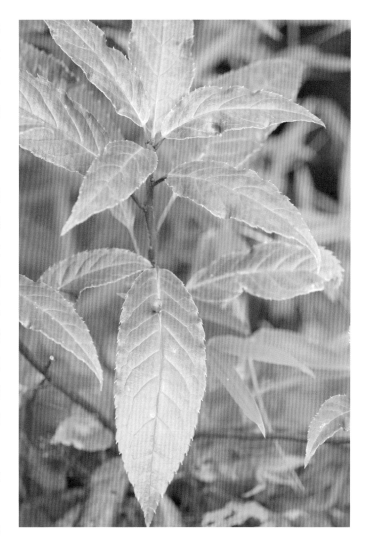

枚呈伞形花序，生于叶面中脉中部或幼枝上段，花3~5数；花萼小；花瓣卵形，长2~3 mm；花梗长2~10 mm；雌花1~3枚生于叶面中脉中部，花梗极短；子房卵圆形，柱头3~5裂。果实具分核3~5枚，长圆形，直径5~7 mm，幼时绿色，成熟后黑色；果梗长1~2 mm。花期4~5月，果期8~10月。

【分布与生境】梵净山地区资源分布的代表区域：青龙洞、金竹坪。生于海拔1000~2000 m的林下。

【中　药　名】叶上珠（叶或果实），叶上果根（根），青荚叶茎髓（茎髓）。

【功效主治】■叶上珠　祛风除湿，活血解毒。主治感冒咳嗽，风湿痹痛，月经不调，跌打瘀肿，骨折等。

■ 叶上果根　止咳平喘，活血通络。主治久咳虚喘，劳伤腰痛，风湿痹痛，跌打肿痛，胃痛，月经不调，产后腹痛。

■ 青荚叶茎髓　通乳。主治乳少，乳汁不畅。

【采收加工】■ 叶上珠　夏季或初秋叶片未枯黄前，将果实连叶采摘，晒干或鲜用。

■ 叶上果根　全年均可采，洗净，切片，晒干。

■ 青荚叶茎髓　秋季割下枝条，截断，趁鲜用木棍顶出茎髓，理直，晒干。

【用法用量】■ 叶上珠　内服：煎汤，9～15 g。外用：适量，鲜品捣敷。

■ 叶上果根　内服：煎汤，6～15 g；或泡酒。外用：适量，鲜品捣敷。

■ 青荚叶茎髓　内服：煎汤，3～9 g。

【用药经验】①痢疾，便血，胃痛：叶上珠9～15 g，水煎服。②跌打损伤，骨折：鲜叶上珠（叶），配叶上果根、千斤拔根各适量，捣敷。另用叶上果根15 g，煎服。③久咳喘：叶上果根9～15 g，煎水服。④劳伤：叶上果根30 g，泡酒服。⑤妇人不孕：叶上果根和叶上珠（叶）各9 g，煎水服。⑥子宫脱垂：叶上果根15 g，煎水服。

鞘柄木　*Toricellia tiliifolia* DC.

【别　　名】叨里木（《中国树木分类学》），椴叶鞘柄木（《中国种子植物科属词典》），椴叶烂泥树（《云南种子植物名录》）。

【形态特征】落叶小乔木。树皮灰黑色；小枝圆柱形，灰绿色，有不完全的环形叶痕，髓部宽，松软，白色。叶互生，纸质，椭圆状卵形，上面绿色，下面淡绿色，先端突尖，基部浅心形，边缘粗锯齿，有时有波状棱角，掌状叶脉7～9条，在上面

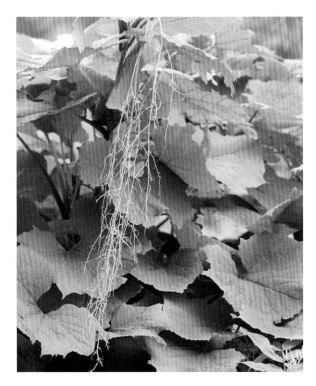

微凸，下面明显突出，疏生短柔毛，网脉在下面明显；叶柄淡绿色，有纵向条纹，上部圆柱形，向下逐渐扩展成鞘。总状圆锥花序顶生，下垂；花小，雄花的花萼管短，有裂片5，先端钝尖；花瓣5，长椭圆形，白色，先端钩状内弯；雄蕊5，与花瓣互生，花丝短，花药长方形，长1.5 mm；花梗短，疏被短柔毛或近于无毛，有小苞片2枚，膜质，披针形。果实核果状，卵形，花柱宿存，成熟时紫红色至灰黑色。花期11月至翌年3月，果期3~4月。

【分布与生境】梵净山地区资源分布的代表区域：叫花洞、上牛塘、骄子岩。生于1600~2400 m的林缘或林中。

【中 药 名】接骨丹（根皮、茎皮和叶）。

【功效主治】活血止痛，解毒消肿。主治跌打瘀痛，骨折筋伤，风湿痹痛，痈疮疖肿。

【采收加工】全年均可采根皮及茎皮，春、夏季采叶，鲜用或晒干。

【用法用量】内服：煎汤，6~15 g。外用：适量，捣敷；或研粉调敷。

【用药经验】骨折：取鲜接骨丹适量，捣烂外包或用干品研粉调水外包，亦可配方外包，隔日换药1次。

鹿蹄草科

水晶兰 *Monotropa uniflora* L.

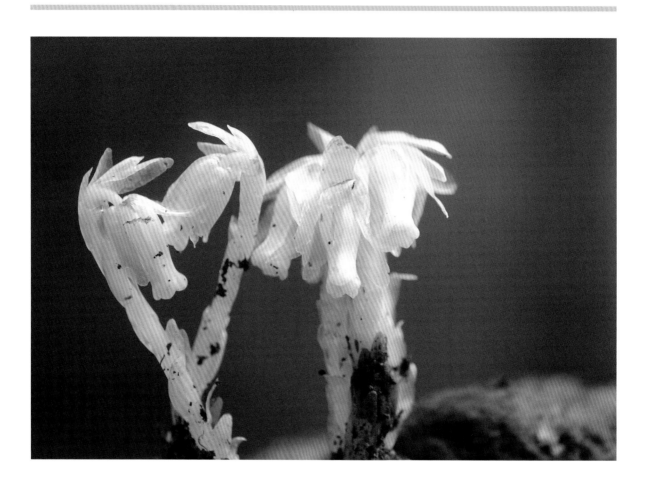

【别　　　名】梦兰花、水兰草（《贵州民间药物》），银锁匙（《全国中草药汇编》）。

【形态特征】多年生草本，腐生。根细而分枝密，交结成鸟巢状。茎直立，单一，不分枝，全株无叶绿素，白色，肉质，干后变黑褐色。叶鳞片状，直立，互生，长圆形或狭长圆形或宽披针形，先端钝头，无毛或上部叶稍有毛，边缘近全缘。花单一，顶生，先下垂，后直立，花冠筒状钟形，长1.4～2 cm，直径1.0～1.6 cm；苞片鳞片状，与叶同形；萼片鳞片状，早落；花瓣5～6，离生，楔形或倒卵状长圆形，长1.2～1.6 cm，上部最宽5.5～7 mm，有不整齐的齿，内侧常有密长粗毛，早落；花盘10齿裂；子房中轴胎座，5室，花柱长2～3 mm，柱头膨大成漏斗状。蒴果椭圆状球形，直立，向上。花期8～9月，果期（9）10~11月。

【分布与生境】梵净山地区资源分布的代表区域：护国寺、黑巷子、白云寺、岩高坪等地。生于海拔1300 ~ 2000 m的常绿落叶阔叶林下空旷处或路旁。

【中　药　名】水晶兰（全草）。

【功效主治】补虚止咳。主治肺虚咳嗽。

【采收加工】夏、秋季采收全草，除去杂质，晒干备用或鲜用。

【用法用量】内服：煎汤，9 ~ 15 g；或炖肉食用。

【用药经验】①虚弱：水晶兰30 g，炖肉吃。②虚咳：水晶兰30 g，煎水服。

鹿蹄草 *Pyrola calliantha* H. Andr.

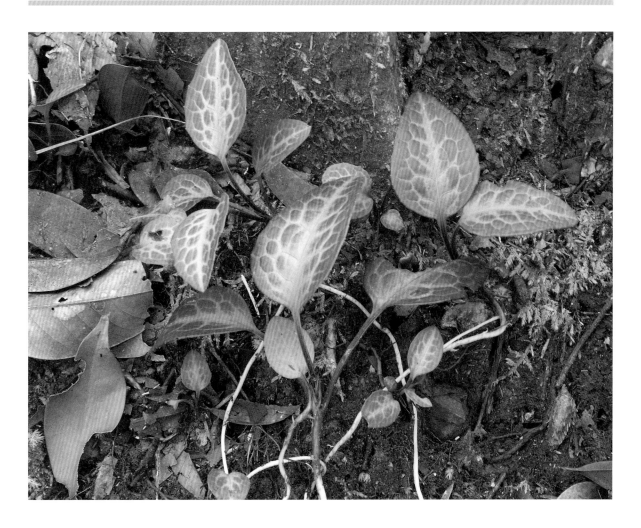

【别　　　名】川北鹿蹄草（《中国高等植物图鉴》），河北鹿蹄草、美花鹿蹄草（《拉汉种子植物名称》），罗汉茶（四川），常绿茶（山西、江西、安徽）。

【形态特征】常绿草本状小亚灌木。根状茎细长，横生，有分枝。叶革质，椭圆形或圆卵形，先端圆钝头，基部阔楔形，边缘近全缘或有疏齿，上面绿色，下面常有白霜，有时带紫色。花葶有12（4）枚鳞片状叶，先端渐尖或短渐尖，基部稍抱花葶。总状花序长12～16 cm，有9～13花，密生，花倾斜，稍下垂，花冠广开，较大，白色，有时稍带淡红色；花梗长58（10）mm，腋间有长舌形苞片，先端急尖；萼片舌形；花瓣倒卵状或椭圆形；雄蕊10，花药长圆柱形，有小角，黄色；花柱常带淡红色，倾斜，近直立或上部稍向上弯曲，伸出或稍伸出花冠，顶端增粗，有不明显的环状突起，柱头5圆裂。蒴果扁球形。花期6～8月，果期8～9月。

【分布与生境】梵净山地区资源分布的代表区域：白云寺、烂茶顶、锯齿山、细沙河、大转弯、金竹坪、回香坪等地。生于海拔650～1900 m的潮湿林下空旷处。

【中　药　名】鹿衔草（全草）。

【功效主治】补虚，益阳，除风湿，活血调经，强筋健骨，生津液，止血。主治劳伤吐血，风湿性关节炎，崩漏，白带异常，外伤出血，痰火，吐血，惊悸，盗汗，筋骨酸软，痈肿。

【采收加工】秋季采收，除去杂草，稍晒至发软，堆积发汗，盖麻袋，待叶片变紫红色或紫褐色后，晒干或炕干。

【用法用量】内服：煎汤，15～30 g；研末，6～9 g。外用：适量，捣烂外敷或研末撒敷；或煎水洗。

【用药经验】①肾虚五淋白浊：鹿衔草60 g，水煎服。②子宫功能性出血：鹿衔草、苦丁茶各9 g，水煎，经期服。③产后瘀滞腹痛：鹿衔草15 g，一枝黄花6 g，苦爹菜9 g，水煎服。④产后胎盘不下：鲜鹿衔草60 g，水煎服。

杜鹃花科

灯笼花 *Agapetes lacei* Craib.

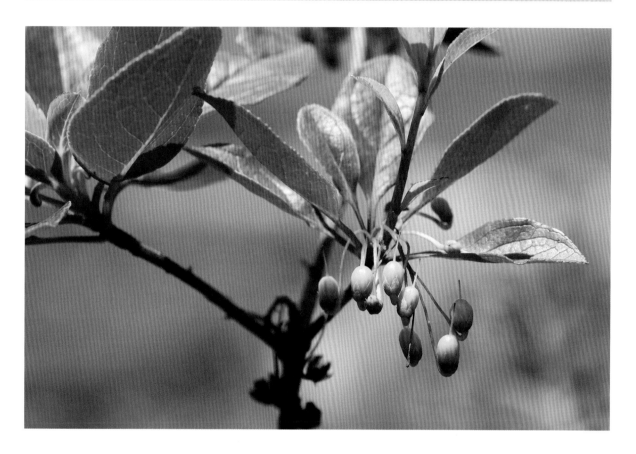

【别　　　名】柳叶树萝卜（《中国高等植物图鉴》），深红树萝卜（《云南中药资源名录》）。

【形 态 特 征】附生灌木。枝条具平展刚毛。叶片革质，椭圆形，先端锐尖或钝，基部楔形或圆形，上半部边缘有细锯齿、无毛，表面脉不显，背面脉大多明显；叶柄短，被微柔毛。花单生于叶腋；花梗被灰色短柔毛，散生白色腺柔毛；花萼被柔毛及少数腺头刚毛，花萼檐部深裂，裂片三角形，锐尖；花冠圆筒状，檐部稍扩大，深红色，裂片三角形，先端暗绿色；花柱细长，无毛，柱头截形。果小。花期1～6月，果期7月。

【分布与生境】梵净山地区资源分布的代表区域：牛塘、锯齿山、万宝岩、九龙池、牛头山、双狮子、金竹坪、白云寺等地。生于海拔1700～2300 m的阔叶林或灌丛中。

【中　药　名】灯笼花（块茎及根）。

【功 效 主 治】活血止痛，清热利湿。主治跌打损伤，风湿痹痛，胃痛，肝炎，水肿，无名肿毒。

【采收加工】全年均可采收，洗净，鲜用或切片晒干。

【用法用量】内服：煎汤，15~30 g；或泡酒。外用：适量，鲜品捣敷；或研末调敷。

【用药经验】跌打损伤，红肿热痛：灯笼花50 g，苏木20 g，白芍15 g，归尾15 g，泡酒
500~1000 mL，每日服2次，每次10~20 mL。

齿缘吊钟花 *Enkianthus serrulatus* (Wils.) Schneid.

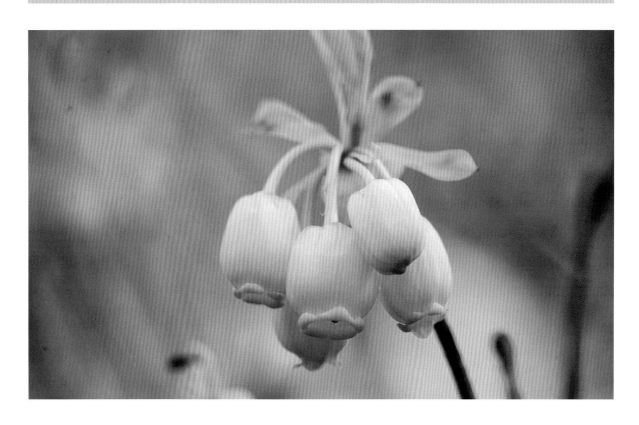

【别　　　名】灯笼花（《中国高等植物图鉴》），灯笼树（四川峨眉），钩钟花（云南德钦），
息利素落（云南丽江纳西族语），贞榕（四川）。

【形态特征】落叶灌木或小乔木。幼枝灰绿色，老枝深灰色；芽圆柱状，先端有小突尖。叶常聚
生于枝顶，纸质，长圆状或椭圆形，先端具短凸尖头，基部宽楔形或楔形，边缘具
钝锯齿，两面无毛，中脉在表面下凹，连同侧脉在表面不明显，在背面明显，网脉
在背面明显；叶柄粗壮，具槽。花伞形花序；花梗纤细，花下垂；花萼5裂，裂片
三角形；花冠阔钟形，肉红色，口部5浅裂；雄蕊10枚，着生于花冠基部；子房球
形，具5纵纹，疏被白色短毛。蒴果卵圆形，室背开裂为5果瓣，每室有种子多数，
种子着生于中轴之上部。种子微有光泽，具皱纹，有翅。花期5月，果期6~10月。

【分布与生境】梵净山地区资源分布的代表区域：木耳坪、中灵寺、细沙河、胜利坳、鱼坳等地。生于海拔1100～1650 m的疏林中或林缘。

【中 药 名】齿缘吊钟花（根及根茎）。

【功效主治】祛风除湿，活血。主治跌打损伤，风湿痹痛，水肿。

【采收加工】全年均可采收，洗净，鲜用或切片晒干。

【用法用量】内服：煎汤，15～30 g；或泡酒。外用：适量，鲜品捣敷；或研末调敷。

滇白珠 *Gaultheria leucocarpa* Bl. var. *yunnanensis* (Franchet) T. Z. Hsu. & R. C. Fang

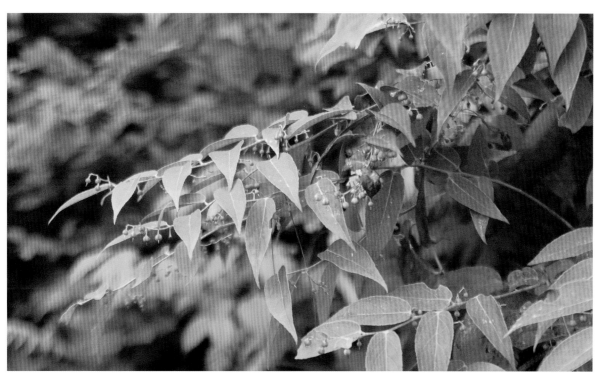

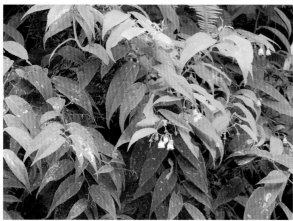
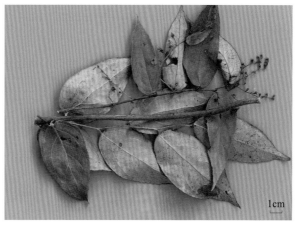

1cm

【别　　　名】满山香、白珠木、苗婆疯（湖南），黑油果（云南）。

【形 态 特 征】常绿灌木。树皮灰黑色；枝条细长，左右曲折，具纵纹，无毛。叶卵状长圆形，稀卵形、长卵形，革质，有香味，边缘具锯齿，表面绿色，有光泽，背面色较淡，两面无毛，背面密被褐色斑点；叶柄短，粗壮，无毛。总状花序腋生，纤细，被柔毛；花10～15朵，疏生，序轴基部为鳞片状苞片所包；花梗无毛；苞片卵形，凸尖，被白色缘毛；小苞片2，对生或近对生，着生于花梗上部近萼处，披针状三角形，微被缘毛；花冠白绿色，钟形，口部5裂；雄蕊10，着生于花冠基部。浆果状蒴果球形，黑色，5裂。种子多数。花期5～6月，果期7～11月。

【分布与生境】梵净山地区资源分布的代表区域：坝梅寺、芙蓉坝、雀子坳、桃树岭、郭家沟等地。生于海拔650～1000 m的林缘、路旁、灌丛中。

【中　药　名】透骨香（全株、根）。

【功 效 主 治】祛风除湿，舒筋活络，活血止痛。主治风湿性关节炎，跌打损伤，胃寒疼痛，风寒感冒。

【采 收 加 工】全年均可采收，全株切碎，根切片，晒干。

【用 法 用 量】内服：煎汤，30～60 g；或浸酒。外用：适量，煎水洗；或鲜叶捣敷。

【用 药 经 验】①风湿关节痛：透骨香9 g，猪脚适量，水煎1 h服。②蛇虫咬伤：鲜透骨香嫩叶少许，揉擦伤处。

小果珍珠花 *Lyonia ovalifolia* (Wall.) Drude var. *elliptica* (Sieb. et. Zucc.) Hand.-Mazz.

【别　　　名】南烛（《开宝本草》），染菽（《本草图经》），乌饭树（江苏、浙江、江西），米饭树（浙江），饭筒树（江西）。

【形 态 特 征】常绿灌木或小乔木，分枝多。叶片薄革质，椭圆形、菱状椭圆形，顶端锐尖，基部楔形，边缘有细锯齿，表面平坦有光泽，两面无毛。总状花序顶生和腋生；苞片叶状，披针形；

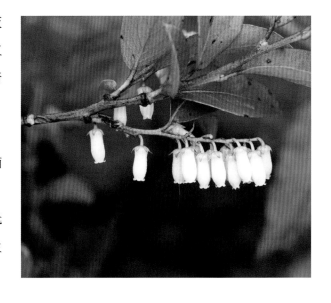

小苞片2，线形或卵形，密被微毛或无毛；花梗短，密被短毛或近无毛；萼筒密被短柔毛或茸毛，稀近无毛，萼齿短小，三角形，密被短毛或无毛；花冠白色，筒状，外面密被短柔毛，稀近无毛，内面有疏柔毛，口部裂片短小，三角形，外折；雄蕊内藏，花丝细长，密被疏柔毛，花盘密生短柔毛。浆果熟时紫黑色，外面通常被短柔毛，稀无毛。花期6月，果期10月。

【分布与生境】梵净山地区资源分布的代表区域：青冈坪、雀子坳、坝梅寺、马槽河、核桃坪、下月亮坝等地。生于海拔500～1100 m的疏林中、林缘或灌丛中。

【中　药　名】缤木（根、枝叶或果实）。

【功效主治】补脾益肾，活血强筋，主治脾虚腹泻，腰脚无力，跌打损伤。

【采收加工】秋、冬季采挖根，洗净，切片，晒干；夏、秋季采收枝叶，秋季采收果实，鲜用或晒干。

【用法用量】内服：煎汤，根或枝叶15～30 g；果实9～30 g。外用：鲜叶适量，捣敷。

【用药经验】①脾虚腹泻：缤木（枝叶）30～60 g，水煎服。②脾虚水肿：缤木（根）30 g，鳅鱼250 g，煮糯米食。③梦遗滑精：缤木（果实）、金樱子果各30 g，水煎服。

狭叶珍珠花 *Lyonia ovalifolia* (Wall.) Drude var. *lanceolata* (Wall.) Hand.-Mazz.

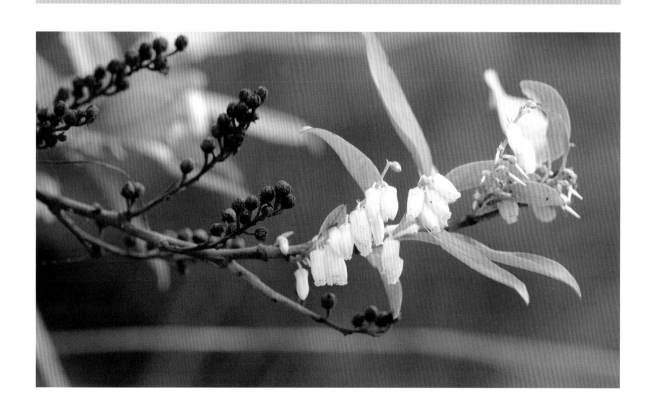

【别　　　名】狭叶南烛（《中国树木分类学》）、狭叶缬木（《广州植物志》）、披针叶米饭花（《西藏植物志》《云南植物志》）。

【形 态 特 征】常绿或落叶灌木或小乔木。枝淡灰褐色，无毛；冬芽长卵圆形，淡红色，无毛。叶革质，椭圆状披针形，先端钝尖或渐尖，基部狭窄，楔形或阔楔形，表面深绿色，无毛，背面淡绿色，近于无毛，中脉在表面下陷，在背面凸起，侧脉羽状，在表面明显，脉上多少被毛。总状花序着生于叶腋，小苞片早落；花序轴上微被柔毛；花萼深5裂，萼片较狭，披针形；花冠圆筒状，外面疏被柔毛，裂片向外反折，先端钝圆；雄蕊10枚，花丝线形，顶端有2枚芒状附属物，中下部疏被白色长柔毛；子房近球形，无毛，柱头头状，略伸出花冠外。蒴果球形，缝线增厚。种子短线形，无翅。花期5～6月，果期7～9月。

【分布与生境】梵净山地区资源分布的代表区域：垮山湾、栗子园、艾家坝等地。生于海拔500～750 m的疏林中或林缘。

【中　药　名】小米柴（枝叶、果实）。

【功 效 主 治】活血止痛，祛风解毒。主治跌打损伤，骨折。

【采 收 加 工】秋季采收，鲜用或晒干。

【用 法 用 量】外用：适量，煎水搽；或鲜叶捣敷。

百合花杜鹃 *Rhododendron liliiflorum Lévl.*

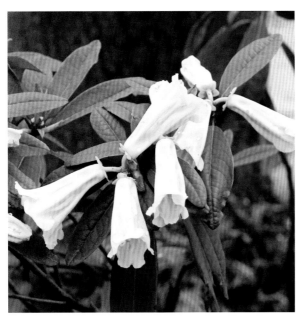
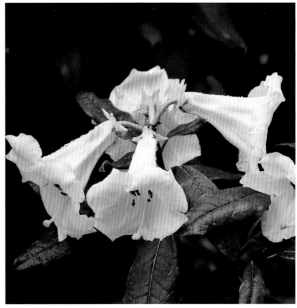

【形态特征】灌木或乔木。幼枝无毛，被鳞片。叶片革质，长圆形，顶端钝圆，基部楔形，叶面暗绿，无鳞片，叶背粉绿色，被大小不等的红褐色鳞片。伞形花序顶生，有2～3朵花；花梗粗壮，密被鳞片；花萼5裂，萼片长圆状卵形，外面被鳞片或基部有鳞片；花冠芳香，管状钟形，白色，外密被鳞片，5裂，裂片全缘；雄蕊10，较花冠短，花丝下部1/3密被毛；子房5室，密被鳞片，花柱略短于花冠，下半部被较密的鳞片。蒴果有宿存的花萼。

【分布与生境】梵净山地区资源分布的代表区域：鱼坳、土地坳、剪刀峡、牛风包等地。生于海拔850～1900 m低端的山脊灌丛中。

【中　药　名】百合花杜鹃（全株）。

【功效主治】清热利湿，活血，止血。主治风湿痹痛。

【采收加工】夏、秋季采收，洗净，晒干。

满山红 *Rhododendron mariesii* Hemsl. et Wils.

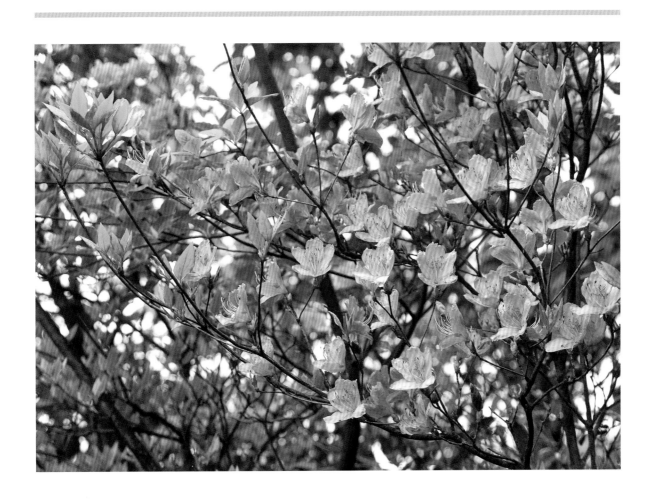

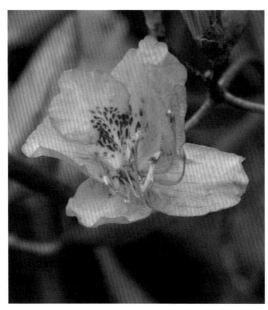 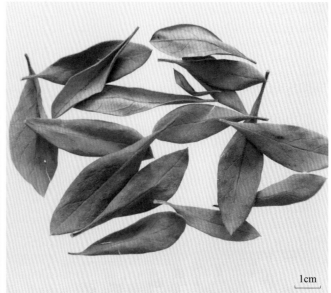

1cm

【别　　　名】山石榴（《陕西通志》），马礼士杜鹃（《中国植物学会杂志》），守城满山红
　　　　　　　（《台湾植物志》）。

【形 态 特 征】落叶灌木。枝轮生，幼时被淡黄棕色柔毛，老时无毛。叶厚纸质或近于革质，常
　　　　　　　2～3集生于枝顶，椭圆形，先端锐尖，基部钝或近于圆形，边缘微反卷，初时具细
　　　　　　　钝齿，后不明显，上面深绿色，下面淡绿色，幼时两面均被淡黄棕色长柔毛，后
　　　　　　　无毛或近于无毛，叶脉在上面凹陷，下面凸出。花芽卵球形，鳞片阔卵形，顶端
　　　　　　　钝尖，外面沿中脊以上被淡黄棕色绢状柔毛，边缘具睫毛；花常2朵顶生，先花后
　　　　　　　叶，出自同一顶生花芽；花梗直立，常为芽鳞所包，密被黄褐色柔毛；花萼环状，
　　　　　　　5浅裂，密被黄褐色柔毛；花冠漏斗形，淡紫红色或紫红色；花柱比雄蕊长。蒴果
　　　　　　　椭圆状卵球形，密被亮棕褐色长柔毛。花期4～5月，果期6～11月。

【分布与生境】梵净山地区资源分布的代表区域：青冈坪、护国寺、铜矿厂、胜利坳等地。生于海
　　　　　　　拔800～1100 m的疏林中、林缘或灌丛中。

【中　药　名】满山红（叶）。

【功 效 主 治】止咳祛痰。主治咳嗽，气喘，痰多。

【采 收 加 工】春、秋季采收，阴干。

【用 法 用 量】内服：煎汤，25～50 g；或6～12 g，用白酒浸服。

【用 药 经 验】慢性支气管炎：满山红粗末60 g，白酒500 g，浸7 d，过滤，每次服15～20 mL，每
　　　　　　　日3次；或满山红12～24 g，三棵针、暴马子各9 g，水煎，分2次服。

毛果杜鹃 *Rhododendron seniavinii* Maxim.

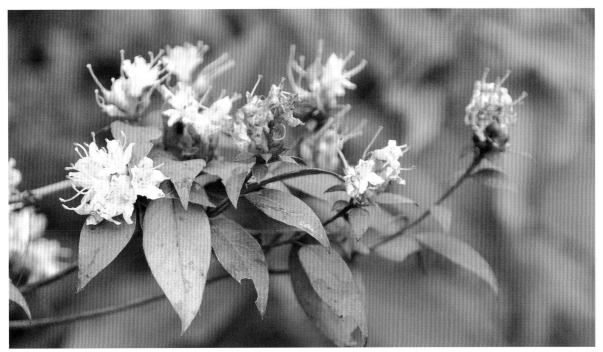

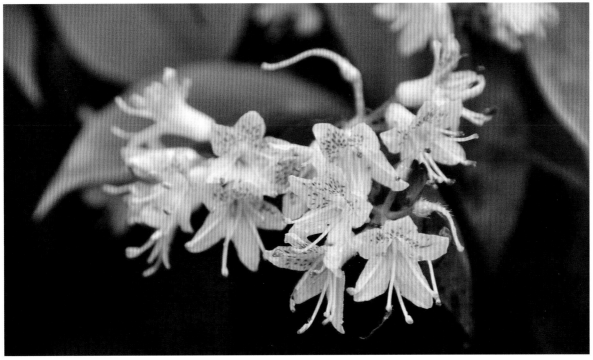

【别　　　名】福建杜鹃（《中国树木分类学》），孙礼文杜鹃（《中国植物学会杂志》），照山
白（《华南杜鹃花志》）。

【形态特征】半常绿灌木，高达2 m。分枝多，幼枝密被灰棕色糙伏毛；老枝灰褐色，近于无毛。叶薄革质，集生于枝端，先端渐尖，具短尖头，基部宽楔形，边缘微反卷，被黄褐色糙伏毛，上面深绿色，下面淡黄色，密被黄棕色长糙伏毛。花芽黏结，卵球形，外部的鳞片沿中部密被黄棕色长糙伏毛，边缘具睫毛。伞形花序顶生，具花4～10朵；花萼极小，三角状卵形，密被红棕色绢状糙伏毛；花冠漏斗形或狭漏斗形，白色，外面被疏柔毛，裂片5，长卵形，具紫色斑点；雄蕊5，不等长，伸出花冠外，花丝扁平，基部较宽，花药长圆形；子房卵球形，密被红棕色绢状糙伏毛，花柱比雄蕊长，基部密被淡黄色长柔毛。蒴果长卵球形，密被棕褐色糙伏毛。花期4～5月，果期8～11月。

【分布与生境】梵净山地区资源分布的代表区域：张家坝、大园子、郭家沟、青龙洞、上鱼坳等地。生于海拔800～1200 m的疏林中、林缘。

【中　药　名】满山白（根、茎、叶、花）。

【功效主治】止咳，祛痰，平喘。主治慢性支气管炎。

【采收加工】全年均可采收根、茎、叶，切片，晒干；4月采花，烘干。

【用法用量】内服：煎汤，根、茎15～30 g；叶、花3～5 g。

杜 鹃 *Rhododendron simsii* Planch.

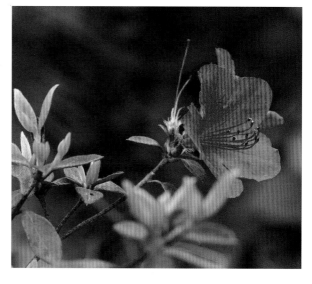

【别　　　名】山踯躅、山石榴、映山红（《本草纲目》），照山红（河南），唐杜鹃（《台湾植物志》）。

【形态特征】落叶灌木，高2～5 m。分枝多而纤细，枝叶花果均被糙伏毛。叶革质，常集生于枝端，基部楔形或宽楔形，边缘微反卷，具细齿，中脉在上面凹陷，下面凸出。花芽卵球形，鳞片外面中部以上被糙伏毛，边缘具睫毛。花2～3（6）朵簇生于枝顶；花冠阔漏斗形，玫瑰色、鲜红色或暗红色，裂片5，倒卵形，上部裂片具深红色斑点；雄蕊10，长约与花冠相等。蒴果卵球形；花萼宿存。花期4～5月，果期6～8月。

【分布与生境】梵净山地区资源分布的代表区域：盘溪、苏家坡、护国寺、新金顶等地。生于海拔500～2200 m的林缘、灌丛中。

【中 药 名】杜鹃花（花、叶），杜鹃花根（根）。

【功效主治】■杜鹃花 清热解毒，化痰止咳，止痒。主治支气管炎，荨麻疹；外用治痈肿。

■杜鹃花根 祛风湿，活血祛瘀，止血。主治风湿性关节炎，跌打损伤，闭经；外用治外伤出血。

【采收加工】■杜鹃花 4～5月盛花期采摘花，烘干；春、秋季采收叶，鲜用或晒干。

■杜鹃花根 全年均可采挖，洗净，鲜用或切片晒干。

【用法用量】■杜鹃花 内服：煎汤，9～15 g。外用：适量，叶鲜品捣烂敷患处。

■杜鹃花根 内服：煎汤，6～9 g。外用：适量，研粉。

【用药经验】疮瘘有虫：杜鹃花根薄切，炙热贴之。

长蕊杜鹃 *Rhododendron stamineum* Franch.

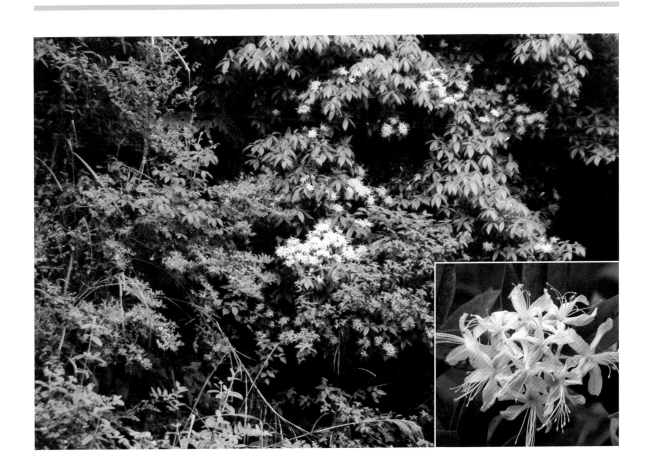

【形态特征】常绿灌木或小乔木。幼枝纤细，无毛。叶常轮生于枝顶，革质，椭圆形或长圆状披针形，先端渐尖或斜渐尖，基部楔形，边缘微反卷，上面深绿色，具光泽，下面苍白绿色，两面无毛，稀干时具白粉，中脉在上面凹陷，下面凸出，侧脉不明显。花芽圆锥状，鳞片卵形，覆瓦状排列，仅边缘和先端被柔毛。花常3~5朵簇生于枝顶叶腋；花梗无毛；花萼小，微5裂，裂片三角形；花冠白色，有时蔷薇色，漏斗形；雄蕊10，细长，伸出于花冠外很长，花丝下部被微柔毛或近于无毛；子房圆柱形，花柱无毛，柱头头状。蒴果圆柱形，微拱弯，具7条纵肋，先端渐尖，无毛。花期4~5月，果期7~10月。

【分布与生境】梵净山地区资源分布的代表区域：二道拐、黎家坝、核桃坪、洼溪河等地。生于海拔700~1100 m的阔叶林中或林缘。

【中 药 名】长蕊杜鹃（根）。

【功效主治】主治狂犬病。

南 烛 *Vaccinium bracteatum* Thunb.

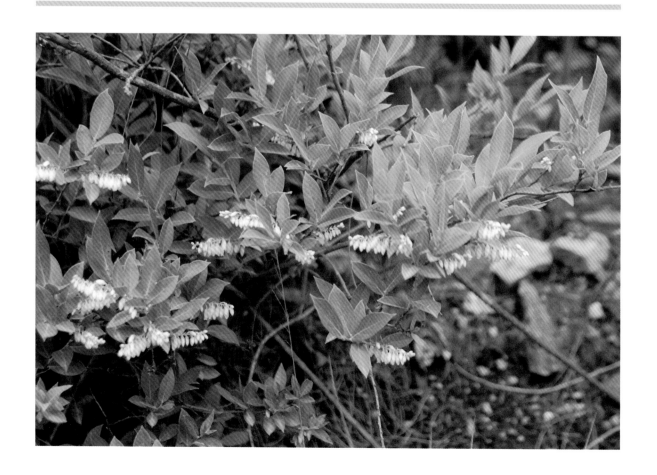

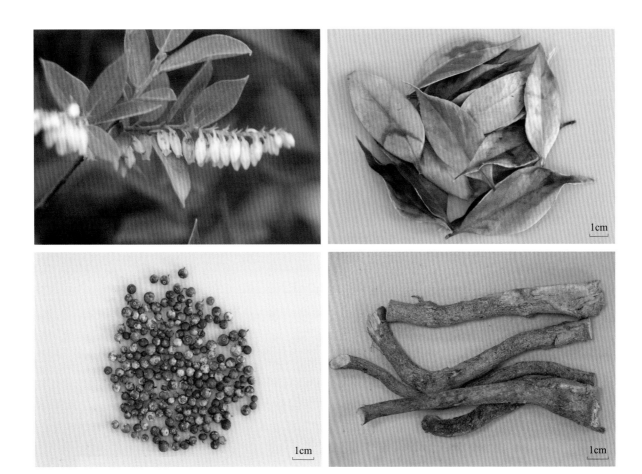

【别　　　名】染菽（《本草图经》），乌饭树（江苏、浙江、江西），米饭树（浙江），饭筒树（江西）。

【形态特征】常绿灌木或小乔木。分枝多，幼枝被短柔毛或无毛，老枝紫褐色。叶片薄革质，椭圆形，顶端锐尖、稀长渐尖，基部楔形，边缘有细锯齿，表面平坦有光泽，两面无毛，侧脉斜伸至边缘以内网结，与中脉、网脉在表面和背面均稍微突起；叶柄通常被微毛。总状花序顶生和腋生，有多数花，序轴密被短柔毛，稀无毛；苞片叶状，披针形，两面沿脉被微毛，边缘有锯齿，宿存或脱落；小苞片2，线形或卵形，密被微毛；花梗短，密被短毛；萼筒密被短柔毛，稀近无毛，萼齿短小，三角形，密被短毛；花冠白色，筒状，有时略呈坛状，外面密被短柔毛，内面有疏柔毛，口部裂片短小，三角形。浆果熟时紫黑色，外面通常被短柔毛。花期6～7月，果期8～10月。

【分布与生境】梵净山地区资源分布的代表区域：苏家坡、小黑湾、密麻树、龙门坳等地。生于海拔750～1000 m的疏林中。

【中　药　名】南烛根（根及根茎），南烛叶（叶），南烛子（果实）。

【功效主治】■南烛根　散瘀，止痛。主治牙痛，跌打损伤。

　　　　　　■南烛叶　益肠胃，养肝肾。主治脾胃气虚，久泻，少食，肝肾不足，腰膝乏力，须发早白。

　　　　　　■南烛子　补肝肾，强筋骨，固精气，止泻痢。主治肝肾不足，须发早白，筋骨无力，久泄梦遗，带下不止，久泻久痢。

【采收加工】■南烛根　全年均可采，鲜用或切片晒干。

　　　　　　■南烛叶　8～9月采收，去除杂质，晒干。

　　　　　　■南烛子　8～10月果实成熟后采摘，晒干。

【用法用量】■南烛根　内服：煎汤，9～15 g；或研末。外用：适量，捣敷；或煎水洗。

　　　　　　■南烛叶　内服：煎汤，6～9 g；或熬膏；或入丸、散。

　　　　　　■南烛子　内服：煎汤，9～15 g；或入丸剂。

【用药经验】①牙龈肿痛：南烛根9～15 g，捣烂炖鸡蛋吃。②白带淋证：南烛根30 g，牛奶子根30～60 g，红枣树根15 g，煎水，炖猪肉食。

短尾越橘 *Vaccinium carlesii* Dunn

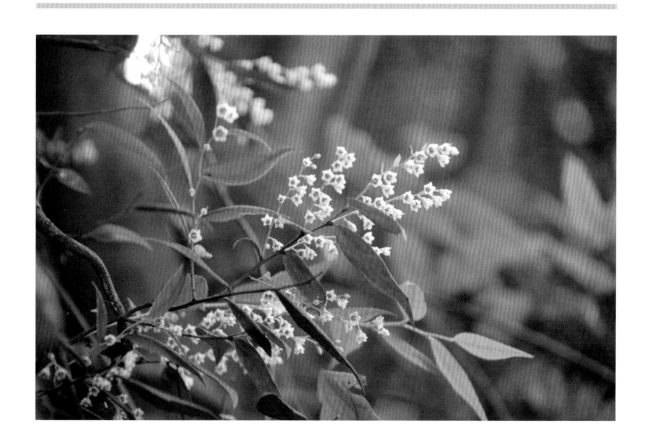

【别　　　名】短尾越桔（《中国高等植物图鉴》），乌饭子、早禾子树（江西）。

【形 态 特 征】常绿灌木或乔木。枝条细，幼枝通常被短柔毛或无毛，老枝灰褐色，无毛。叶密生，散生枝上，叶片革质，卵状披针形或长卵状披针形，顶端渐尖或长尾状渐尖，基部圆形或宽楔形，稀楔形，边缘有疏浅锯齿，除表面沿中脉密被微柔毛外两面不被毛，在两面均不明显或仅在背面略显；叶柄有微柔毛或近无毛。总状花序腋生和顶生；花冠白色，宽钟状，口部张开，5裂几达中部，裂片卵状三角形，顶端反折；雄蕊内藏，短于花冠，花丝极短，被疏柔毛，药管为药室长的1/2 ~ 2/3；子房无毛，花柱伸出花冠外。果序长可至6 cm；浆果球形，熟时紫黑色，外面无毛，常被白粉。花期5 ~ 6月，果期8 ~ 10月。

【分布与生境】梵净山地区资源分布的代表区域：护国寺、苏家坡等地。生于海拔800 ~ 1200 m的疏林中。

【中　药　名】短尾越橘（全株）。

【功 效 主 治】顺气，消饱胀。主治胸腹气痛，胀满。

无梗越橘 *Vaccinium henryi* Hemsl.

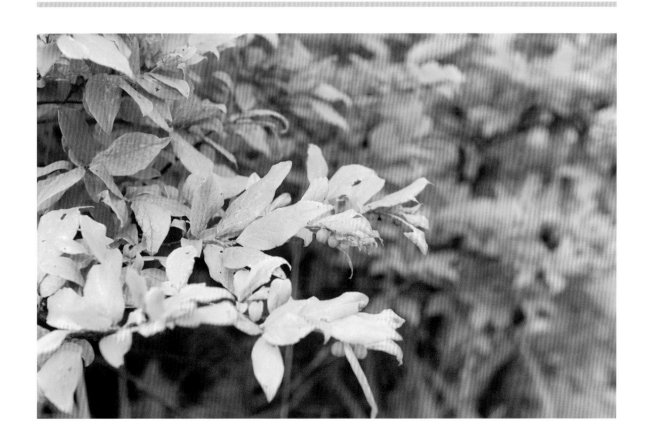

【别　　　名】无梗越桔（《中国高等植物图鉴》）。

【形 态 特 征】落叶灌木。生花枝条细而短，枝呈左右曲折。叶散生枝上，花枝上叶较小，向上愈加变小，营养枝上的叶向上部变大，叶片纸质，卵状长圆形，顶端明显具小短尖头，基部楔形，全缘。花单生于叶腋，有时由于枝条上部叶片渐变小而成苞片状，在枝端形成假总状花序；花梗极短，密被毛；小苞片2，宽三角形，结果时通常变披针形；萼筒无毛，萼齿5，宽三角形，外面被毛或有时无毛；花冠黄绿色钟状，外面无毛，5浅裂，裂片三角形，顶端反折；雄蕊10枚，短于花冠，花丝扁平，被柔毛，药室背部无距，药管与药室近等长。浆果球形，略呈扁压状，熟时紫黑色。花期6～7月，果期9～10月。

【分布与生境】梵净山地区资源分布的代表区域：九龙池、牛风包、回香坪、石棉厂等地。生于海拔1200～1700 m的疏林中。

【中　药　名】大叶树萝卜（枝、叶）。

【功 效 主 治】祛风除湿，消肿。

黄背越橘 *Vaccinium iteophyllum* Hance

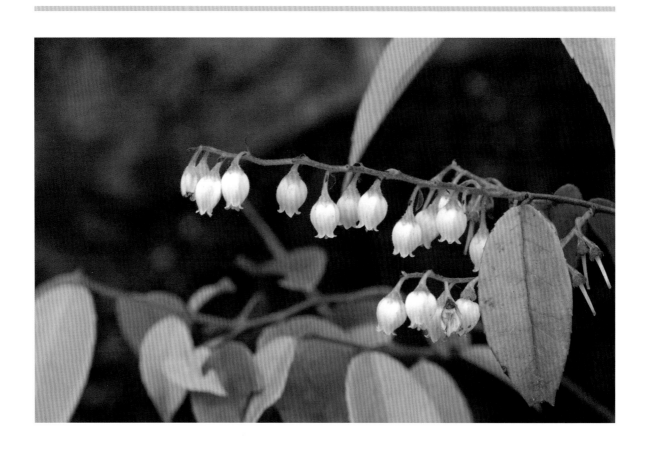

【别　　　名】黄背越桔（《中国高等植物图鉴》）。

【形 态 特 征】常绿灌木或小乔木。叶片革质，卵形，长卵状披针形至披针形，顶端渐尖至长渐尖，基部楔形至钝圆，边缘有疏浅锯齿，有时近全缘，表面沿中脉被微柔毛，其余部分通常无毛，中脉明显，侧脉纤细，在两面微突起；叶柄短，密被淡褐色短柔毛或微柔毛。总状花序生于枝条下部和顶部叶腋，花序轴、花梗密被淡褐色短柔毛或短绒毛；苞片披针形，被微毛；小苞片小，线形或卵状披针形，被毛，早落；萼齿三角形；花冠白色，有时带淡红色，筒状或坛状，外面沿5条肋上有微毛或无毛，裂齿短小，三角形，直立或反折；花柱不伸出。浆果球形，或疏或密被短柔毛。花期4～5月，果期6～8月。

【分布与生境】梵净山地区资源分布的代表区域：小黑湾、天马寺等地。生于海拔700～1200 m的疏林中。

【中　药　名】黄背越橘（枝、根、叶）。

【功 效 主 治】枝、根：散瘀止痛，利尿消肿。主治肝炎，病后体虚，跌打损伤，风湿，胃痛，无名肿毒，外伤出血。叶：祛风除湿，消肿。主治风湿骨痛。

江南越橘 *Vaccinium mandarinorum* Diels.

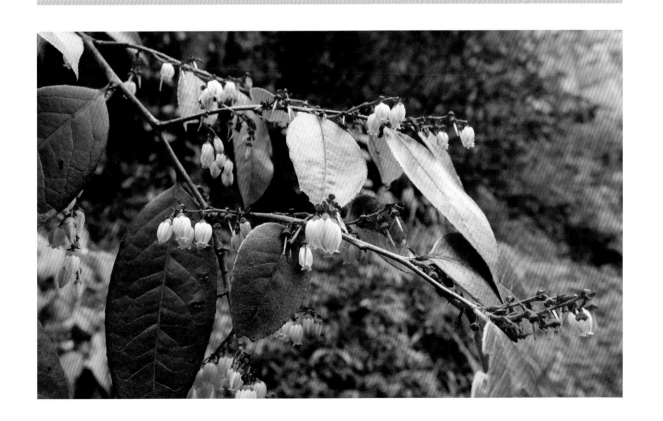

【别　　　名】米饭花（《中国树木分类学》），夏菠（福建），羊豆饭（湖南），小三条筋子树（湖北），杨春花树（江西）。

【形 态 特 征】常绿灌木或小乔木，高1～4 m。幼枝通常无毛，有时被短柔毛，老枝紫褐色或灰褐色，无毛。叶片厚革质，卵形或长圆状披针形，顶端渐尖，基部楔形至钝圆，边缘有细锯齿，两面无毛，或有时在表面沿中脉被微柔毛，中脉和侧脉纤细，在两面稍突起。总状花序腋生和生于枝顶叶腋，有多数花，序轴无毛或被短柔毛；小苞片2，着生于花梗中部或近基部，线状披针形或卵形，无毛；花梗纤细；萼筒无毛，萼齿三角形或卵状三角形或半圆形；花冠白色，有时带淡红色，微香，筒状或筒状坛形，口部稍缢缩或开放，外面无毛，内面有微毛，裂齿三角形或狭三角形，直立或反折。浆果，熟时紫黑色，无毛。花期4～6月，果期6～10月。

【分布与生境】梵净山地区资源分布的代表区域：洼溪河、天马寺、密麻树等地。生于海拔650～1200 m的疏林中。

【中　药　名】米饭花果（果实）。

【功 效 主 治】消肿散瘀。主治全身浮肿，跌打肿痛。

【采 收 加 工】夏、秋季果实成熟时采收，晒干。

【用 法 用 量】内服：煎汤，12～15 g。

紫金牛科

九管血 *Ardisia brevicaulis* Diels.

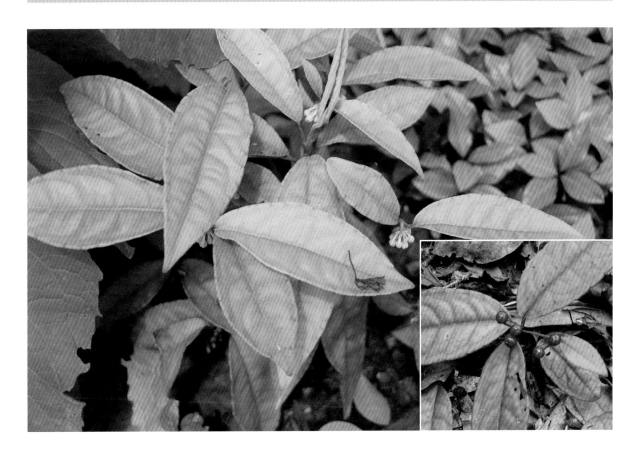

【别　　名】矮陀陀、团叶八爪金龙（《贵州草药》），血猴爪（《新华本草纲要》），乌肉鸡、矮凉伞子（江西）。

【形 态 特 征】矮小灌木，具匍匐生根状茎。叶片坚纸质，狭卵形，顶端急尖，基部楔形，近全缘，具不明显的边缘腺点，叶面无毛，背面被细微柔毛，尤以中脉为多，具疏腺点，侧脉与中脉几成直角，至近边缘上弯。伞形花序，着生于侧生特殊花枝顶端，花枝除近顶端（即花序基部）有1～2片叶外，其余无叶；花萼基部联合达1/3，萼片披针形或卵形，具腺点；花瓣粉红色，卵形，顶端急尖，外面无毛，里面被疏细微柔毛，具腺点；雄蕊较花瓣短，花药披针形，背部具腺点；雌蕊与花瓣等长，具腺点；胚珠6枚，1轮。果实球形，鲜红色，具腺点，宿存萼与果梗通常为紫红色。花期6～7月，果期10～12月。

【分布与生境】梵净山地区资源分布的代表区域：大黑湾、大岩屋、岑上坡等地。生于海拔
600～1100 m的林中阴湿处。

【中 药 名】九管血（全株及根）。

【功效主治】清热解毒，活血散瘀，祛风止痛。主治咽喉肿痛，风火牙痛，跌打损伤，风湿痹
痛，无名肿毒，毒蛇咬伤等。

【采收加工】6～7月采收，切碎，鲜用或晒干。

【用法用量】内服：煎汤，9～15 g；或浸酒。

【用药经验】①防治白喉：鲜九管血0.9 g，切碎后含口中慢慢咽汁，1 h换1次。②跌打损伤：九
管血60 g，泡酒服。③风火牙痛：九管血少许，切碎，放于牙痛处，口涎让其流
出，随时更换。

朱砂根 *Ardisia crenata* Sims

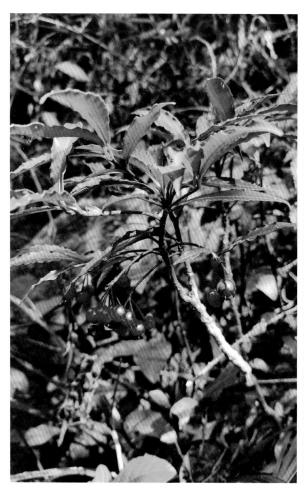

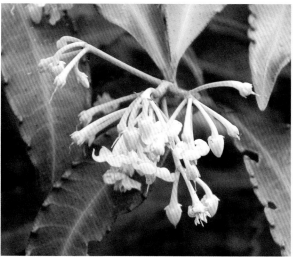

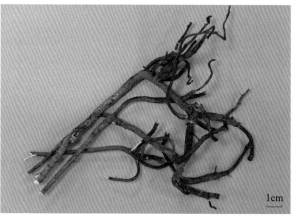

1cm

【别　　　名】凉伞遮金珠、平地木（《植物名实图考》），珍珠伞（江苏、浙江），郎伞树（广东），山豆根（云南）。

【形 态 特 征】灌木，高1~2 m，稀达3 m。茎粗壮，除侧生特殊花枝外，无分枝。叶片革质或坚纸质、椭圆形、椭圆状披针形至倒披针形，顶端急尖或渐尖，基部楔形，边缘具皱波状或波状齿，具明显的边缘腺点，有时背面具极小的鳞片。伞形花序或聚伞花序，着生于侧生特殊花枝顶端；花枝近顶端常具2~3片叶或更多，或无叶；花梗几无毛；花萼仅基部联合，萼片长圆状卵形，全缘，具腺点；花瓣白色，稀略带粉红色，盛开时反卷，卵形，顶端急尖，具腺点。果实球形，鲜红色，具腺点。花期5~6月，果期10~12月（或2~4月）。

【分布与生境】梵净山地区资源分布的代表区域：盘溪、艾家坝、大祠堂、洼溪河、密麻树等。生于海拔500~1100 m的山谷林中。

【中 　药　 名】朱砂根（根）。

【功 效 主 治】解毒消肿，活血止痛，祛风除湿。主治咽喉肿痛，风湿痹痛，跌打损伤。

【采 收 加 工】秋后采挖根，洗净，切片，鲜用或晒干。

【用 法 用 量】内服：煎汤，15~30 g；或研末成丸；或泡酒。外用：适量，捣烂外敷。

【用 药 经 验】①咽喉肿痛：朱砂根9~15 g，水煎服；或朱砂根6 g，射干、甘草各3 g，水煎服。②咽喉炎：朱砂根3 g，含咽。

红凉伞 *Ardisia crenata* Sims var. *bicolor* C. Y. Wu et C. Chen

【别　　　名】铁伞、叶下红、铁凉伞（江西），天青地红（湖南），绿天红地（云南）。

【形 态 特 征】灌木。茎粗壮，除侧生特殊花枝外，无分枝。叶片革质或坚纸质，椭圆形、椭圆状披针形至倒披针形，顶端急尖或渐尖，基部楔形，边缘具波状齿，背面具极小的鳞片，侧脉12~18对，构成不规则的边缘脉。伞形花序或聚伞花序生于枝顶端；花枝近顶端常具2~3片叶或更多，或无叶；花梗无毛；花萼仅基部联合，萼片长圆状卵形，顶端圆形或钝；花瓣白色，稀略带紫红色，盛开时反卷，卵形，里面有时近基部具乳头状突起；雄蕊较花瓣短，花药三角状披针形，背面常具腺点；雌蕊与花瓣近等长或略长，子房卵珠形；胚珠5枚，1轮。果实球形，鲜红色，具腺点。花期5~6月，果期10~12月，有时2~4月。

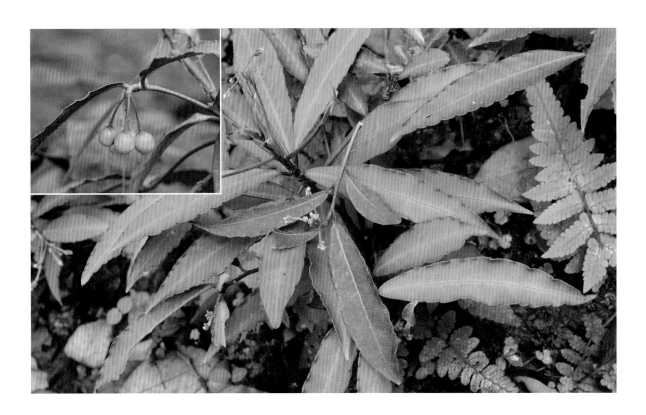

【分 布 与 生 境】梵净山地区资源分布的代表区域：大岩屋、小黑湾、马槽河、蓝家寨、六股坪、大罗河等地。生于海拔500～1100 m的山谷密林中。

【中　药　名】朱砂根（根）。

【功 效 主 治】解毒消肿，活血止痛，祛风除湿。主治咽喉肿痛，风湿痹痛，跌打损伤。

【采 收 加 工】秋季采挖，切碎，晒干或鲜用。

【用 法 用 量】内服：煎汤，15～30 g。外用：适量，捣敷。

【用 药 经 验】咽喉肿痛：朱砂根9～15 g，水煎服；或朱砂根6 g，射干、甘草各3 g，水煎服。

百两金 *Ardisia crispa* (Thunb.) A. DC.

【别　　　名】开喉箭（江西、湖南、四川、贵州），珍珠伞（江西、浙江、广东），矮茶（浙江、广东），白八爪（湖北），高脚凉伞（广西）。

【形 态 特 征】灌木，具匍匐生根的根状茎，花枝多。叶片膜质或近坚纸质，椭圆状披针形或狭长圆状披针形，顶端长渐尖，稀急尖，基部楔形，全缘或略波状，具明显的边缘腺点，两面无毛，背面多少具细鳞片。伞形花序，着生于侧生特殊花枝顶端，花枝

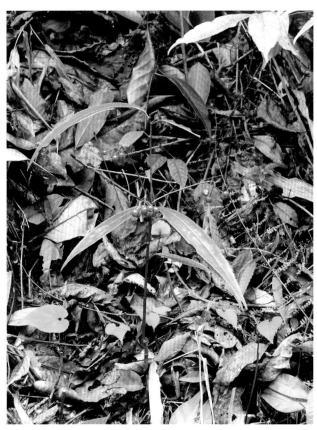
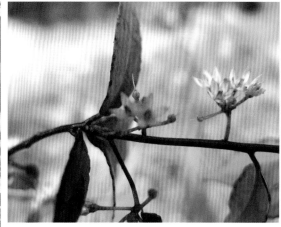
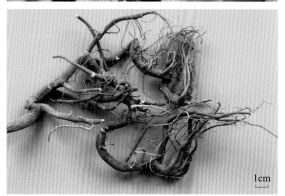

通常无叶；花萼仅基部联合，萼片长圆状卵形或披针形，顶端急尖或狭圆形；花瓣白色或粉红色，卵形，顶端急尖，里面多少被细微柔毛，具腺点。果实球形，鲜红色，具腺点。花期5~6月，果期10~12月，有时植株上部开花，下部果熟。

【分布与生境】梵净山地区资源分布的代表区域：核桃湾、跑马场、密麻树、石棉厂、三角桩等地。生于海拔500~1500 m的山谷疏林中或林缘。

【中 药 名】百两金（根及根茎）。

【功 效 主 治】清热利咽，祛痰利湿，活血解毒。主治咽喉肿痛，肺病咳嗽，咯痰不畅，湿热黄疸，肾炎水肿，小便淋痛，风湿痹痛，跌打损伤，疔疮，无名肿毒，蛇咬伤。

【采 收 加 工】全年均可采，以秋、冬季采挖较好，洗净，鲜用或晒干。

【用 法 用 量】内服：煎汤，15~30 g，鲜品30~60 g。外用：煎水含漱；或研末调敷。

【用 药 经 验】①咽喉炎：百两金3 g，含咽。②乙型肝炎：百两金、地耳草、三颗针（豪猪刺）、臭草（陆英）、大黄、排风藤（白英）、苦参、黄柏、水杨柳、一朵云（阴地蕨）、龙胆草各适量，水煎服，每日3次，连服3个月。③咽喉肿痛：百两金、矮地茶（紫金牛）、小龙胆草（红花龙胆）、小蓟（刺儿菜）、红旱莲、金银花、徐长卿各适量，水煎服。④秃疮，疥癣：干百两金（根皮）为末，调茶油抹患处；或加水浓煎，洗患处。

紫金牛
Ardisia japonica (Thunberg) Blume.

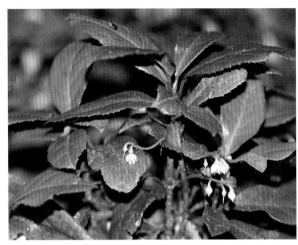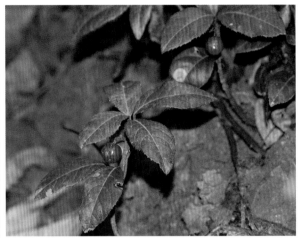

【别　　　名】小青、矮茶、短脚三郎（《植物名实图考》）。

【形 态 特 征】小灌木或亚灌木，近蔓生，具匍匐生根的根状茎。直立茎长达30 cm，不分枝，幼时被细微柔毛，以后无毛。叶对生或近轮生，叶片坚纸质或近革质，椭圆形至椭圆状倒卵形，顶端急尖，基部楔形，长4~7 cm，宽1.5~4 cm，边缘具细锯齿，多少具腺点，两面无毛或有时背面仅中脉被细微柔毛，侧脉5~8对，细脉网状；叶柄被微柔毛。亚伞形花序，腋生或生于近茎顶端的叶腋，有花3~5朵；花梗常下弯，二者均被微柔毛；花有时6数；花萼基部联合，萼片卵形，顶端急尖或钝，两面无毛，具缘毛，有时具腺点；花瓣粉红色或白色，广卵形，无毛，具密腺点；雄蕊较花瓣略短，花药披针状卵形或卵形，背部具腺点；雌蕊与花瓣等长，子房卵珠形，无毛；胚珠15枚，3轮。果实球形，鲜红色转黑色，多少具腺点。花期5~6月，果期11~12月。

【分布与生境】梵净山地区资源分布的代表区域：鱼坳、柏子坪、红石溪、刘家湾、青冈坪等地。生于海拔1500 m左右的林中空旷处。

【中　药　名】平地木（全草）。

【功 效 主 治】化痰止咳，清热利湿，活血止血。主治咳嗽，肿痛，跌打损伤，淋病，白带异常。

【采 收 加 工】全年均可采，晒干。

【用 法 用 量】内服：煎汤，30~50 g。外用：适量，煎水洗患处。

【用 药 经 验】①偏坠疝气：平地木捣汁冲酒，服半碗。②肺痈：平地木、鱼腥草各50 g，水煎，二次分服。③胸部伤痛：平地木50 g，酒、水各半煎，二次分服。

杜茎山 *Maesa japonica* (Thunb.) Moritzi ex Zoll.

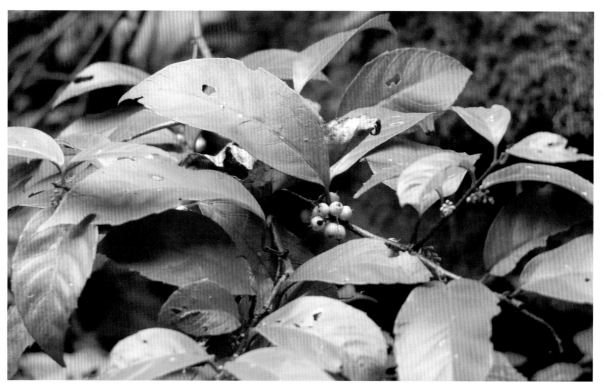

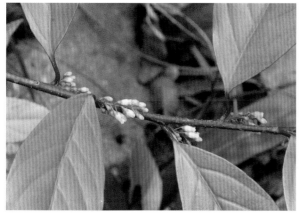

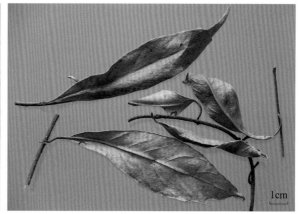

1cm

【别　　　名】金砂根（江西），白茅茶（广东），白花茶（海南、云南），野胡椒（广西），山桂花（台湾）。

【形态特征】灌木，直立，有时外倾或攀缘。小枝无毛，具细条纹，疏生皮孔。叶片革质，有时较薄，披针状椭圆形，顶端渐尖，基部楔形或圆形，两面无毛，叶面中脉、侧脉及细脉微隆起，背面中脉明显，隆起，侧脉5～8对，不甚明显，尾端直达齿尖。总状花序或圆锥花序，单1或2～3个腋生，仅近基部具少数分枝；花冠白色，钟形，具明显的脉状腺条纹，卵形或肾形，顶端钝或圆形，边缘略具细齿。果实球形，肉质，具脉状腺条纹，宿存萼包果顶端，常冠宿存花柱。花期1～3月，果期10月或5月。

【分布与生境】梵净山地区资源分布的代表区域：鱼坳、小黑湾、罗家湾、打磨沟、大土等地。生于海拔500～1000 m的疏林中、林缘、路旁、沟边。

【中　药　名】杜茎山（根）。

【功效主治】祛风邪，解疫毒，消肿胀。主治热性传染病，寒热发歇不定，身疼，烦躁，口渴，水肿，跌打肿痛，外伤出血。

【采收加工】全年均可采收，洗净，切段，鲜用或晒干。

【用法用量】内服：煎汤，15～30 g。外用：适量，煎水敷或捣烂外敷。

【用药经验】①水肿：杜茎山（根）30 g、泡桐根24 g、通草9 g，水煎去渣，加豆腐一块同煮服。②黄肿，腹水：杜茎山（根）、地茄子根、野黄麦菜、灯笼草各30 g，水煎服，以绿壳鸭蛋为引。③皮肤风毒：杜茎山（根）与白糖，水煎服。④止血，消肿痛：杜茎山（茎叶），捣烂敷。

毛穗杜茎山 *Maesa insignis* Chun.

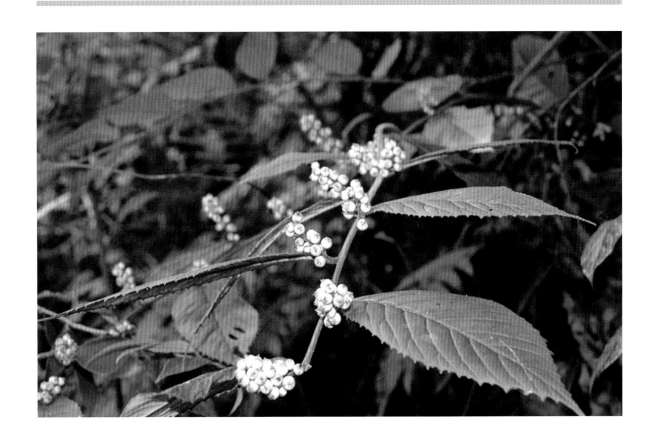

【形态特征】灌木。小枝纤细，密被长硬毛；髓部空心。叶片坚纸质或纸质，椭圆形或椭圆状卵形，顶端渐尖或近尾尖，基部圆形或钝，边缘具锐锯齿或三角状锯齿，两面被糙伏毛，叶面中脉微凹；总状花序腋生，总梗、苞片、花梗、花萼及小苞片均被长硬毛；小苞片披针形或狭披针形，通常着生于花梗上部，不贴于花萼基部；萼片卵形或三角状卵形，较萼管略长，具脉状腺条纹及缘毛；花冠黄白色，钟形，裂片为花冠管长的1/2或略短，广卵形或近圆形，具脉状腺条纹，无毛。果球形，白色，略肉质，被长硬毛，宿存萼包果顶端，常冠以宿存花柱。花期1～2月，果期约11月。

【分布与生境】梵净山地区资源分布的代表区域：长溪沟、黄泥沟、芩上坡、大河边、丁家坪等地。生于海拔500～2000 m的山谷、沟旁林缘、灌丛中。

【中 药 名】杜茎山（根）。

【功效主治】祛风邪，解疫毒，消肿胀。主治热性传染病，寒热发歇不定，身疼，烦躁，口渴，水肿，跌打肿痛，外伤出血。

【采收加工】全年均可采挖，洗净，切段，晒干或鲜用。

【用法用量】内服：煎汤，15～30 g。外用：适量，煎水洗或捣敷。

【用药经验】①水肿：杜茎山（根）30 g，泡桐根24 g，通草9 g，水煎，取煎液加豆腐一块同煮服。②止血，消肿痛：杜茎山（茎叶），捣烂敷。

铁 仔 *Myrsine africana* L.

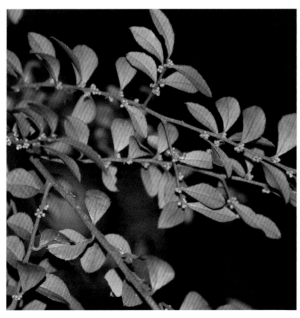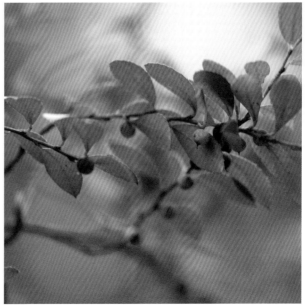

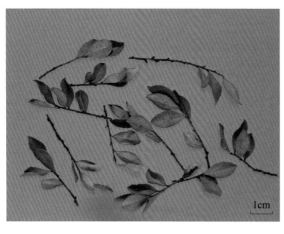
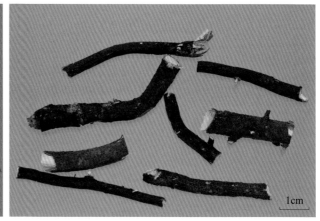

【别　　名】矮零子、豆瓣柴（贵州），野茶（陕西），明立花（广西），牙痛草（云南）。

【形态特征】灌木。小枝圆柱形，叶柄下延处多少具棱角，幼嫩时被锈色微柔毛。叶片坚纸质，通常为椭圆状倒卵形，顶端广钝，具短刺尖，基部楔形，边缘常从中部以上具锯齿，齿端常具短刺尖，两面无毛，背面常具小腺点。花簇生或近伞形花序，腋生，基部具1圈苞片；花梗被腺状微柔毛；花萼基部微微联合，萼片广卵形，两面无毛，具缘毛及腺点；花药长圆形，与花冠裂片等大且略长；雌蕊长过雄蕊，子房长卵形，花柱伸长，柱头点尖、微裂、2半裂或边缘流苏状。果实球形，红色变紫黑色，光亮。花期2~3月，有时5~6月，果期10~11月，有时2月或6月。

【分布与生境】梵净山地区资源分布的代表区域：栗子园、詹家岭、雀子坳、下平锁等地。生于海拔600~950 m的灌丛中或林缘。

【中　药　名】大红袍（根或全株）。

【功效主治】清热利湿，祛风止痛，收敛止血。根或全株主治肠炎，痢疾，血崩，便血，肺结核，咯血，牙痛。鲜叶外用治烧烫伤。

【采收加工】夏、秋季采摘叶，鲜用；全年均可采根或全株，洗净，切片，晒干。

【用法用量】内服：煎汤，根或全株15~30 g。外用：叶适量，煎水洗患处。

【用药经验】①痢疾：大红袍、仙鹤草根各30 g，水煎服。②风湿：大红袍15 g，大风藤、追风散各9 g，红禾麻6 g，泡酒500 mL，每日服2次，每次15~30 mL。③红淋：大红袍9~15 g，水煎服。

报春花科

莲叶点地梅 *Androsace henryi* Oliv.

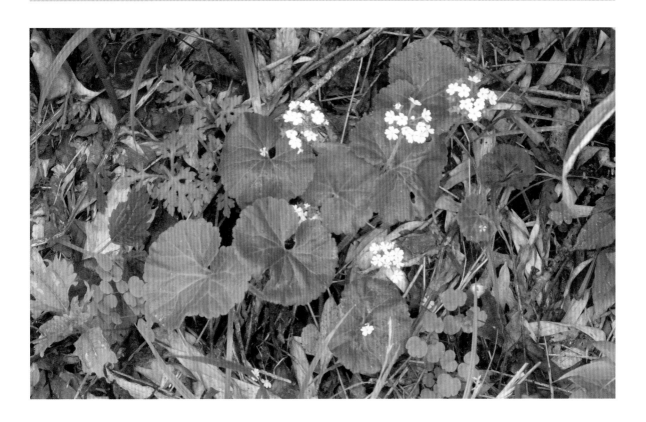

【别　　　名】云雾草（湖北）。

【形 态 特 征】多年生草本。根状茎粗短，基部具多数纤维状须根。叶基生，圆形至圆肾形，先端圆形，基部心形弯缺深达叶片的1/3，边缘具浅裂状圆齿或重牙齿，两面被短糙伏毛，具基出脉3条；叶柄被稍开展的柔毛。花葶通常2~4枚自叶丛中抽出；伞形花序12~40花；苞片小，线形或线状披针形；花梗纤细，近等长，密被小柔毛；花萼漏斗状，被小伏毛，分裂达中部，裂片三角形或狭卵状三角形，果时几不增大，具明显的3~5脉；花冠白色，筒部与花萼近等长，裂片倒卵状心形。蒴果近陀螺形，先端近平截。花期4~5月，果期5~6月。

【分布与生境】梵净山地区资源分布的代表区域：万宝岩、九龙池、白云寺、黄柏沟、炕药洞等地。生于海拔1800~2300 m的林缘或疏林中。

【中 药 名】破头风（全草）。

【功 效 主 治】清热解毒，利湿止痒。主治肝热头目疼痛，肺热咳嗽，疔疮疖肿，湿疹瘙痒。

【采 收 加 工】春季采收全草，洗净，鲜用或晒干备用。

【用 法 用 量】内服：煎汤，9~15 g。外用：适量，煎水洗；或鲜品捣烂外敷。

点地梅 *Androsace umbellata* (Lour.) Merr.

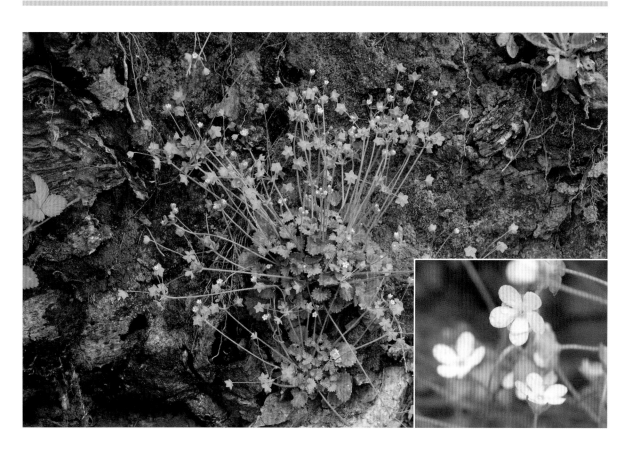

【别　　　名】佛顶珠、白花草、清明花（贵州），喉咙草（江苏、浙江），天星花（云南）。

【形 态 特 征】一年生或二年生草本。主根不明显，具多数须根。叶全部基生，叶片近圆形或卵
圆形，先端钝圆，基部浅心形至近圆形，边缘具三角状钝牙齿，两面均被贴伏的短
柔毛；叶柄被柔毛。花葶通常数枚自叶丛中抽出，被白色短柔毛；伞形花序4~15
花；苞片卵形至披针形；花梗纤细；花萼杯状，密被短柔毛，分裂近达基部，裂
片菱状卵圆形，具3~6纵脉，果期增大，呈星状展开；花冠白色，裂片倒卵状长圆
形。蒴果近球形，果皮白色，近膜质。花期2~4月，果期5~6月。

【分布与生境】梵净山地区资源分布的代表区域：大河边、徐家沟、芙蓉坝等地。生于海拔800 m
以下的林缘、路旁、田埂。

【中 药 名】喉咙草（全草或果实）。

【功效主治】清热解毒，消肿止痛。主治咽喉肿痛，口疮，牙痛，头痛，赤眼，风湿痹痛，哮喘，淋浊，疔疮肿毒，烧烫伤，蛇虫咬伤，跌打损伤。

【采收加工】清明前后采收全草，晒干；5月采收果实，晒干。

【用法用量】内服：煎汤，20~100 g；或研末；或泡酒。外用：捣烂外敷，或研末调敷。

【用药经验】①风湿关节痛：喉咙草25 g，水煎服。②跌打损伤：喉咙草100 g，泡酒服。③虚寒带下：喉咙草50~100 g，水煎服；或炖鸡、炖猪肉吃。④肾虚阳痿：喉咙草50 g，泡酒服。

泽珍珠菜 *Lysimachia candida* Lindl.

【别　　名】水硼砂（贵州），泽星宿菜（《中国高等植物图鉴》），白水花（广西）。

【形态特征】一年生或二年生草本，全体无毛。茎单生或数条簇生，直立，单一或有分枝。基生叶匙形或倒披针形，具有狭翅的柄，开花时存在或早凋；茎叶互生，很少对生，叶片倒卵形、倒披针形或线形，先端渐尖或钝，基部渐狭，下延，边缘全缘或微皱成波状。总状花序顶生，花梗长约为苞片的2倍；花萼分裂近达基部，裂片披针形；花冠白色，裂片长圆形或倒卵状长圆形，先端圆钝；雄蕊稍短于花冠，花丝贴

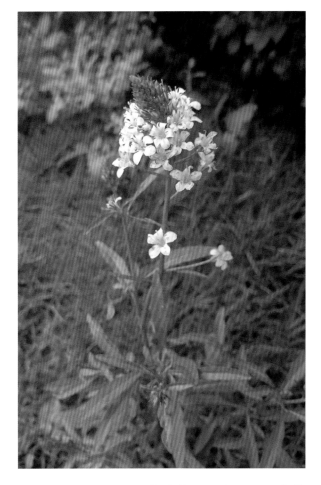

生至花冠的中下部，花药近线形，长球形，表面具网状纹饰；子房无毛，花柱长约5 mm。蒴果球形。花期5~6月，果期7月。

【分布与生境】梵净山地区资源分布的代表区域：芭蕉湾、盘溪、鸡窝坨、金厂等地。生于海拔500~900 m的山谷林缘潮湿处、溪旁潮湿处。

【中　药　名】单条草（全草或根）。

【功效主治】清热解毒，消肿散结。外用治无名肿毒，痈疮疔肿，稻田皮炎，跌打骨折。

【采收加工】4~6月采收，鲜用或晒干。

【用法用量】内服：煎汤，15~30 g；或捣汁。外用：适量，鲜品捣敷；或煎水洗。

【用药经验】①咽喉肿痛：单条草（根）15 g，喉咙草30 g，煎服或煎水频频漱咽。②无名肿毒：单条草（鲜全草）捣烂，或用全草研粉，加酒糟炒热外敷。③乳腺炎：单条草、鲜蒲公英各30 g，加白酒15 mL炒至酒干，水煎服，药渣趁热敷患处。④痔疮肿痛：单条草煎水熏洗。⑤毒蛇咬伤：单条草（鲜根）、苦爹菜根、三脉叶马兰根各21 g，捣汁服，渣外敷，每日1次。⑥外伤骨折，止痛：单条草90~150 g，捣烂，按伤处大小外敷患处。⑦脚气水肿（维生素B缺乏症）：单条草（根）30 g，炒苍术6 g，米泔水熬服。⑧稻田皮炎：单条草（鲜全草）加酸醋外洗。

过路黄 *Lysimachia christiniae* Hance.

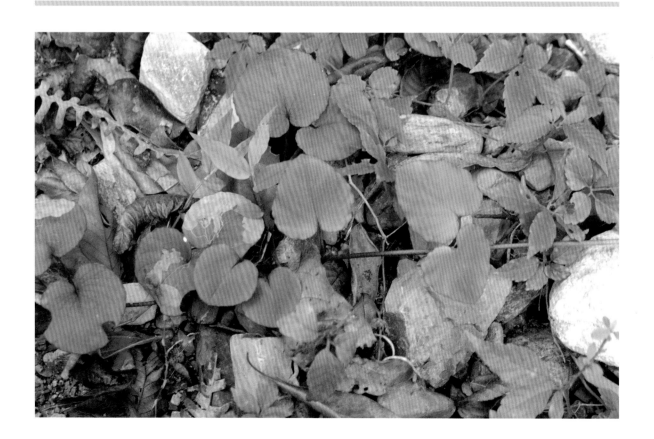

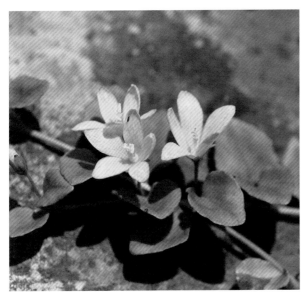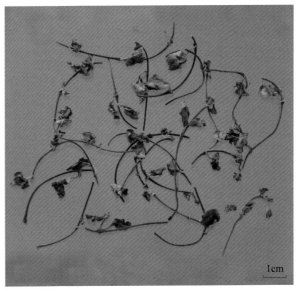

1cm

【别　　　名】走游草（贵州），金钱草（四川），真金草（云南），铺地莲（湖南）。

【形态特征】多年生草本。茎柔弱，平卧延伸，幼嫩部分密被褐色无柄腺体，下部节间较短，常发出不定根。叶对生，卵圆形、近圆形以至肾圆形，先端锐尖或圆钝以至圆形，基部截形至浅心形，鲜时稍厚，透光可见密布的透明腺条，干时腺条变黑色，两面无毛或密被糙伏毛；叶柄比叶片短或与之近等长。花单生于叶腋；花梗通常不超过叶长，毛被如茎；花萼分裂近达基部，裂片披针形、椭圆状披针形以至线形或上部稍扩大而近匙形，先端锐尖或稍钝，被柔毛或仅边缘具缘毛；花冠黄色；花丝下半部合生成筒，花药卵圆形。蒴果球形，无毛，有稀疏黑色腺条。花期5~7月，果期7~10月。

【分布与生境】梵净山地区资源分布的代表区域：刘家湾、余家沟、江口望城坡地等地。生于海拔650~1200 m的山谷林缘、路旁等阴湿处。

【中　药　名】金钱草（全草）。

【功效主治】利湿退黄，利尿通淋，解毒消肿。主治湿热黄疸，胆胀胁痛，石淋，热淋，小便涩痛，痈肿疔疮，蛇咬伤。

【采收加工】秋季采收，洗净，晒干或烘干。

【用法用量】内服：煎汤，15~60 g，鲜品加倍；或捣汁饮。外用：适量，鲜品捣敷。

【用药经验】①膀胱结石：金钱草、海金沙各15 g，凤尾草、石韦各10 g，水煎服。②腹泻：金钱草10 g，铁苋菜7 g，水煎服。③乳腺癌：金钱草、薄荷适量，捣碎，用鸡蛋清调匀，包敷患处。④胆结石：金钱草适量，水煎服。

叶头过路黄 *Lysimachia phyllocephala* Hand.-Mazz.

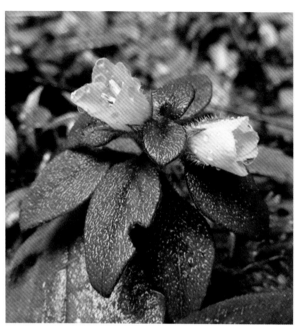
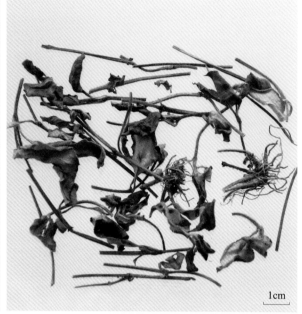

1cm

【别　　　名】姜花草、痰药（《四川常用中草药》）。

【形 态 特 征】多年生草本。茎通常簇生。叶对生，茎端的2对间距小，密聚成轮生状，叶片卵形至卵状椭圆形，稀为卵状披针形，先端锐尖或稍钝而具骤尖头，基部阔楔形。花序顶生，近头状，多花；花梗密被柔毛；花萼分裂近达基部，裂片披针形，先端渐尖，背面被柔毛；花冠黄色，裂片倒卵形或长圆形，先端锐尖或圆形，有透明腺点；花丝基部合生成筒，花药卵状披针形，裂缝边缘具纤毛，花粉粒具3孔沟，表面具网状纹饰；花柱下部及子房顶端被毛。蒴果褐色。花期5～6月，果期8～9月。

【分布与生境】梵净山地区资源分布的代表区域：盘溪、两岔河、中灵寺、下月亮坝、艾家坝等地。生于海拔600～1800 m的山谷阴湿处或沟旁。

【中　药　名】大过路黄（全草）。

【功 效 主 治】清热解毒，散风。主治热毒疮疖，咽喉疼痛，风热咳嗽。

【采 收 加 工】夏季采收，洗净，鲜用或晒干。

【用 法 用 量】内服：煎汤，15～30 g。外用：适量，鲜品捣敷；或煎水洗。

显苞过路黄 *Lysimachia rubiginosa* Hemsl.

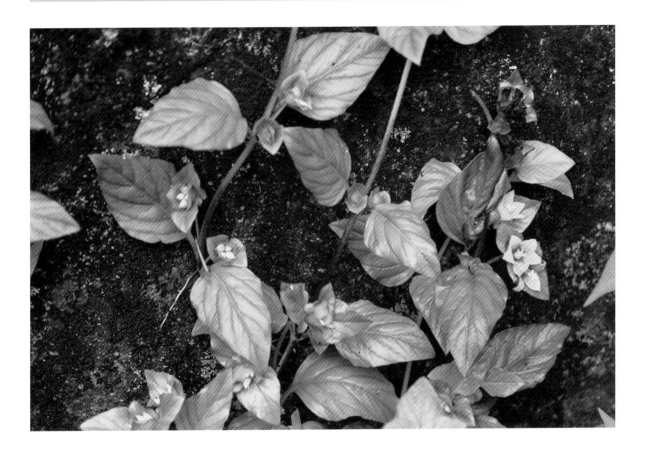

【形 态 特 征】多年生草本，茎直立或基部倾卧生根，被铁锈色柔毛，通常有分枝；枝纤细，仅顶端具叶状苞片及花。叶对生，卵形至卵状披针形，先端锐尖或短渐尖，基部近圆形或阔楔形，边缘具缘毛，两面疏被糙伏毛而沿中肋较密，密布黑色或棕褐色腺条，在下面稍隆起；花3～5朵，单生于枝端密集的苞腋，极少生于茎端；苞片叶状，卵形或近圆形，稍短于花或有时较长；花萼分裂近达基部，裂片狭披针形，无毛或被疏柔毛，有黑色腺条；花冠黄色，裂片狭长圆形；花丝基部合生成筒，花粉粒近球形，表面具网状纹饰；子房上部被毛。花期5月，果期7～8月。

【分布与生境】梵净山地区资源分布的代表区域：盘溪、两岔河、密麻树等地。生于海拔650～900 m的山谷阴湿处或沟旁。

【中 药 名】显苞过路黄（全草）。

【功 效 主 治】清热利湿，消肿解毒。主治黄疸，水肿，胆结石，肾结石，膀胱结石，跌打损伤，疔疮肿毒。

腺药珍珠菜 *Lysimachia stenosepala* Hemsl.

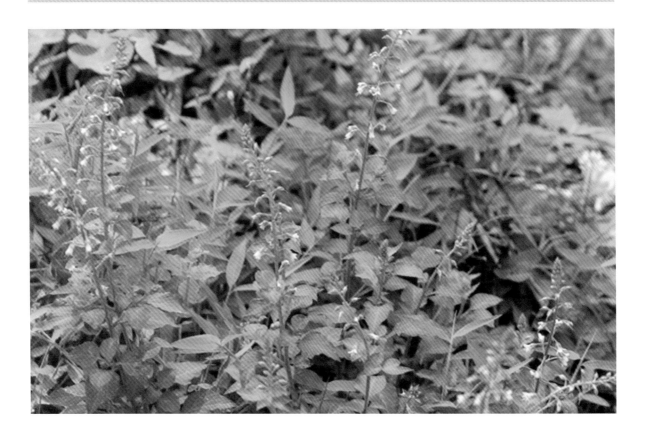

【形 态 特 征】多年生草本，全体光滑无毛。茎直立，下部近圆柱形，上部明显四棱形，有分枝。叶对生，在茎上部互生，叶片披针形至长圆状披针形或长椭圆形，先端锐尖或渐尖，基部渐狭，边缘微呈皱波状，上面绿色，下面粉绿色，两面近边缘散生暗紫色或黑色粒状腺点或短腺条。总状花序顶生，疏花；苞片线状披针形；花萼分裂近达基部，裂片线状披针形，先端渐尖成钻形，边缘膜质；花冠白色，钟状，基部合生，裂片倒卵状长圆形或匙形，先端圆钝；雄蕊约与花冠等长，花丝贴生于花冠裂片的中下部，花药线形，药隔顶端有红色腺体，花粉粒长球形，表面近于平滑；花柱细长。蒴果球形。花期5～6月，果期7～9月。

【分布与生境】梵净山地区资源分布的代表区域：上牛塘、烂茶顶、牛风包等地。生于海拔500～2000 m的林缘、路旁及山地、草地湿润处。

【中 药 名】腺药珍珠菜（全草）。

【功 效 主 治】活血，调经。主治月经不调，白带过多，跌打损伤等；外用治蛇咬伤等。

【采 收 加 工】定植后40 d即可采收，第一次采收后由叶腋长出的新梢15～20 d又可供采收。

鄂报春 *Primula obconica* Hance.

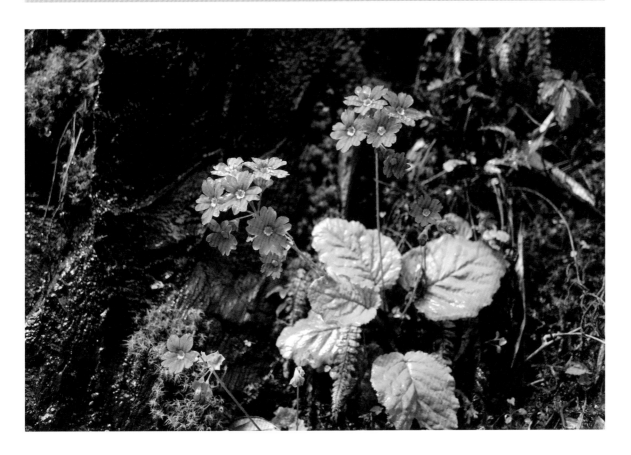

【别　　　名】岩丸子（湖北利川）。

【形 态 特 征】多年生草本。根状茎粗短或有时伸长，向下发出棕褐色长根。叶卵圆形、椭圆形或
　　　　　　　　矩圆形，先端圆形，基部心形，干时纸质或近膜质，上面近于无毛或被毛，毛极短，
　　　　　　　　呈小刚毛状或为多细胞柔毛，下面沿叶脉被多细胞柔毛，中脉及4～6对侧脉在下面显
　　　　　　　　著；叶柄被白色或褐色的多细胞柔毛，基部增宽。花葶被毛同叶柄，但通常较稀疏；
　　　　　　　　伞形花序，在栽培条件下可出现第二轮花序；苞片线形至线状披针形，被柔毛；花
　　　　　　　　萼杯状或阔钟状，具5脉，外面被柔毛，通常基部毛较长且稍密，5浅裂，裂片阔三
　　　　　　　　角形或半圆形而具小骤尖头；花冠玫瑰红色，稀白色。蒴果球形。花期3～6月。

【分布与生境】梵净山地区资源分布的代表区域：铜矿厂、大黑湾、漆树坪、密麻树、洼溪河等
　　　　　　　　地。生于海拔700～1200 m的山谷、疏林中。

【中 药 名】鄂报春（根）。

【功 效 主 治】解酒毒，止腹痛。主治嗜酒无度，酒毒伤脾，腹痛便泄。

【采 收 加 工】秋季或初春采挖，除去地上部分，洗净，晒干。

【用法用量】内服：煎汤，9～15 g。

【用药经验】①腹痛：鄂报春泡酒内服。②解酒毒：鄂报春9～15 g，水煎服。

卵叶报春 *Primula ovalifolia* Franch.

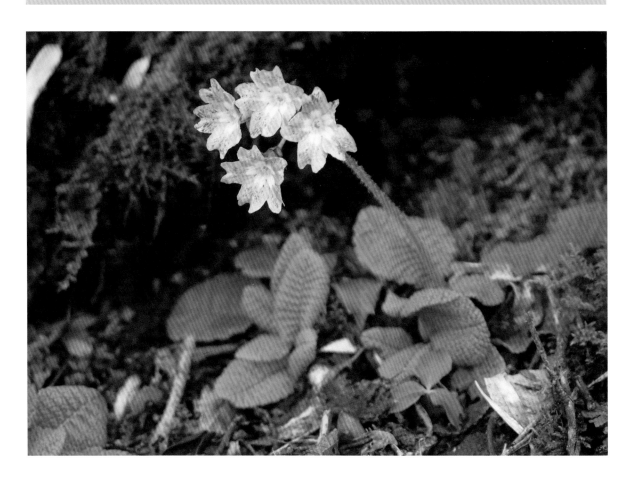

【别　　　名】马耳朵、豆叶参（《土家族药用植物志》）。

【形态特征】多年生草本，全株无粉。根状茎粗短或稍伸长，具多数纤维状须根。叶阔椭圆形或矩圆状椭圆形至阔倒卵形，当年生新叶常未充分发育，先端圆形或微凹，基部圆形或阔楔形，稀微呈心形，边缘具不明显的小圆齿，上面仅沿中肋被少数柔毛，叶脉下陷；叶柄具狭翅，密被柔毛，长约为叶片的1/3，极少与叶片近等长。伞形花序2～7花；苞片近膜质；花梗长5～20 mm，被柔毛；花萼钟状，外面被微柔毛，常有褐色小腺点，分裂达中部或接近中部，裂片卵形至卵状披针形，先端锐尖或钝，边缘全缘或有时具小齿，具小缘毛；花冠紫色或蓝紫色，冠筒略长于花萼或与花萼等长，雄蕊着生于冠筒中部。蒴果球形，藏于萼筒中。花期3～4月，果期5～6月。

【分布与生境】梵净山地区资源分布的代表区域：万宝岩、炕药洞、白云寺、凤凰山、双狮子等地。生于海拔1700~2200 m的疏林、林缘。

【中　药　名】卵叶报春（全草）。

【功效主治】清热解毒，祛痰止咳，消肿止痛。主治头昏耳鸣，湿热黄疸，咳嗽痰多。

【采收加工】春、秋季采收，晒干或鲜用。

【用法用量】内服：煎汤，9~18 g。

【用药经验】①湿热黄疸，小便赤黄，全身发黄：卵叶报春9~18 g，水煎服。②风热感冒，咳嗽吐痰：卵叶报春、白瓦各10 g，菜籽七、平贝各6 g，前胡9 g，炙桑白皮12 g，水煎服。

柿 科

柿
Diospyros kaki Thunb.

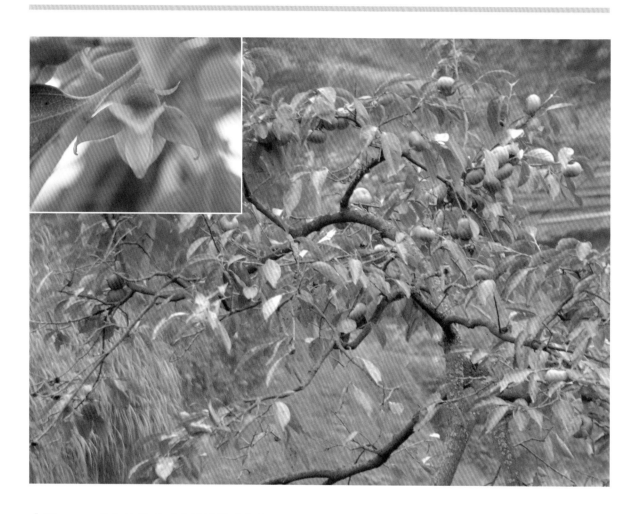

【别　　名】柿子（《中国植物志》）。

【形态特征】落叶大乔木。树皮深灰色至灰黑色；树冠球形或长圆球形。叶纸质，卵状椭圆形或近圆形，通常较大，先端渐尖或钝，基部楔形或近截形，新叶疏生柔毛，下面绿色，有柔毛或无毛，中脉在上面凹下，有微柔毛。花雌雄异株，雌株中有少数雄花的，花序腋生，为聚伞花序；雄花花冠钟状，不长过花萼的两倍，花药椭圆状长圆形，顶端渐尖，药隔背部有柔毛。雌花单生于叶腋，花萼绿色，有光泽，深4裂，裂片开展，阔卵形或半圆形，两面疏生伏柔毛或近无毛，先端钝或急尖，两端略向背后弯卷；花冠淡黄白色或黄白色而带紫红色，壶形或近钟形。果形有球形、扁球形，球形而略呈方形，基部通常有棱，有种子数颗。种子褐色，椭圆状。

【分布与生境】梵净山地区资源分布的代表区域：印江、江口、松桃境内均有分布。生于海拔850 m以下的地区。

【中 药 名】柿子（果实），柿根（根），柿叶（叶），柿饼（加工的果实），柿蒂（宿萼）。

【功效主治】■柿子 润肺生津，降压止血。主治肺燥咳嗽，咽喉干痛，胃肠出血，高血压。

■柿根 清热凉血。主治吐血，痔疮出血，血痢。

■柿叶 降压。主治高血压。

■柿饼 润肺，涩肠，止血。主治吐血，咯血，血淋，肠风，痔漏，痢疾。

■柿蒂 降逆止呃。主治呃逆。

【采收加工】■柿子 霜降至立冬间采摘，经脱涩红熟后，食用。

■柿根 9～10月采挖，洗净，鲜用或晒干。

■柿叶 霜降后采收，晒干。

■柿饼 秋季将未成熟的果实摘下，剥除外果皮，日晒夜露，经过1个月后，放置席圈内，再经过1个月左右，即成柿饼。

■柿蒂 秋、冬季收集成熟柿子的果蒂，去柄，晒干。

【用法用量】■柿子 内服：适量，作食品；或煎汤；或烧炭研末；或在未成熟时，捣汁冲服。

■柿根 内服：煎汤，30～60 g。外用：适量，鲜品捣敷。

■柿叶 内服：煎汤，3～9 g；或适量泡茶。外用：适量，研末敷。

■柿饼 内服：适量，嚼食；或煎汤，或烧存性入散剂。

■柿蒂 内服：煎汤，5～10 g；或入散剂。外用：适量，研末撒。

【用药经验】①气逆反胃：柿蒂适量（烧炭存性）研末，用黄酒调服；或用姜汁、砂糖等分和匀，炖热服。②淋巴结肿大：生柿子、黄精、白及各适量捣烂，加酒敷患处。③呃逆、呕吐：柿蒂15 g，水煎服。④咳嗽吐痰：柿饼烧灰存性，蜜丸，滚水下。

野 柿 *Diospyros kaki* Thunb. var. *silvestris* Makino

【形态特征】落叶大乔木，通常高达10～14 m以上，胸高直径达65 cm。叶纸质，卵状椭圆形至倒卵形或近圆形，通常较大，长5～18 cm，宽2.8～9 cm，先端渐尖或钝，基部楔形，钝，圆形或近截形。花雌雄异株，但间或有雄株中有少数雌花，雌株中有少数

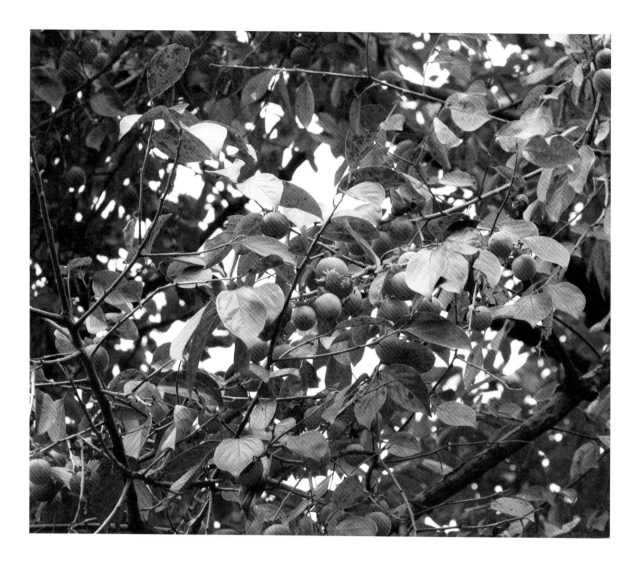

雄花的，花序腋生，为聚伞花序。雄花序小，弯垂，有花3～5朵，通常有花3朵；花萼钟状，深4裂，裂片卵形；花冠钟状，黄白色，4裂，裂片卵形或心形；雄蕊16～24枚。雌花单生于叶腋；花萼绿色，深4裂，萼管近球状钟形，肉质；花冠淡黄白色或黄白色而带紫红色，壶形或近钟形；退化雄蕊8枚。果实直径2～5 cm，嫩时绿色，后变黄色、橙黄色，果肉较脆硬，老熟时果肉变成柔软多汁，呈橙红色或大红色等。花期5～6月，果期9～10月。

【分布与生境】梵净山地区资源分布的代表区域：烂泥坳、核桃湾、艾家坝等地。生于海拔850 m以下的山谷林缘、疏林中。

【中　药　名】野柿蒂（宿存花萼）。

【功效主治】清肠，生津，镇咳。主治热痰，咳嗽，消渴。

【采收加工】冬季果实成熟时采摘，食用时收集，洗净，晒干。

罗浮柿 *Diospyros morrisiana* Hance.

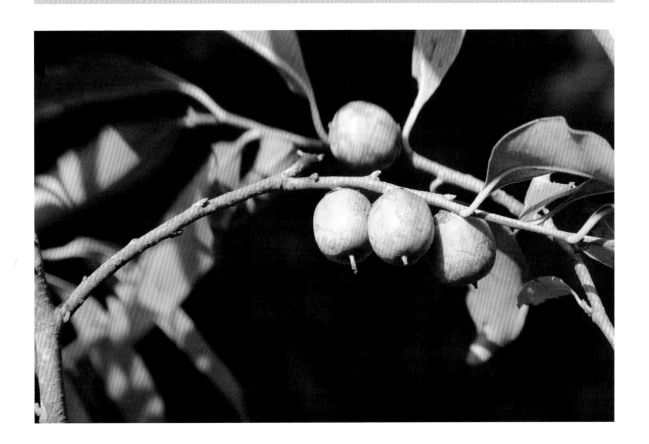

【形态特征】乔木或小乔木，高可达20 m；树皮呈片状剥落，表面黑色，除芽、花序和嫩梢外，各部分无毛。枝灰褐色，散生长圆形纵裂皮孔；嫩枝疏被短柔毛。叶薄革质，长椭圆形；叶柄嫩时疏被短柔毛，先端有很狭的翅。雄花序短小，腋生，下弯，聚伞花序式，有锈色绒毛；雄花带白色，花萼钟状，有绒毛，4裂，裂片三角形，花冠在芽时为卵状圆锥形，开放时近壶形，4裂。雌花腋生，单生；花萼浅杯状，4裂；花冠近壶形，外面无毛，内面有浅棕色绒毛。种子近长圆形，栗色，侧扁。花期5～6月，果期11月。

【分布与生境】梵净山地区资源分布的代表区域：护国寺、密麻树、天庆寺等地。生于海拔800～1100 m的阔叶林中。

【中 药 名】罗浮柿（叶及茎皮），罗浮柿果（果实），罗浮柿根（根）。

【功效主治】■罗浮柿　解毒消炎，收敛止泻。主治食物中毒，腹泻，痢疾，水火烫伤。

　　　　　　■罗浮柿果　清热解毒。主治水火烫伤。

　　　　　　■罗浮柿根　健脾利湿。主治纳呆，腹泻。

【采收加工】■罗浮柿　夏、秋季采收，鲜用或晒干备用。

　　　　　　■罗浮柿果　果实未成熟时采收，鲜用或晒干备用。

　　　　　　■罗浮柿根　夏、秋季采挖，洗净，切段，晒干备用。

【用法用量】■罗浮柿　内服：煎汤，9 ~ 15 g，鲜叶可用至30 g。

　　　　　　■罗浮柿果　外用：适量，煎膏搽涂；或研粉撒敷。

　　　　　　■罗浮柿根　内服：煎汤，9 ~ 15 g。

【用药经验】①食物中毒：罗浮柿（鲜叶）30 ~ 60 g，水煎服。②水火烫伤：罗浮柿果熬成膏，晒干，研粉，敷患处。③腹泻，赤白痢：罗浮柿（茎皮）9 ~ 15 g，水煎服。

油 柿 *Diospyros oleifera* Cheng

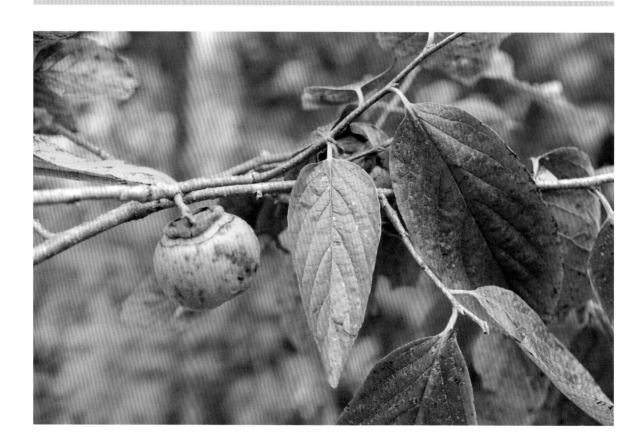

【别　　　名】方柿（浙江），漆柿、绿柿、油绿柿、椑柿（江苏、浙江）。

【形态特征】落叶乔木，高达14 m，胸径达40 cm。嫩枝、叶的两面、叶柄、雄花序、雌花的花萼等处有灰色、灰黄色或灰褐色柔毛。叶纸质，长圆形、长圆状倒卵形、倒卵形，长6.5 ~ 20 cm，宽3.5 ~ 12 cm，先端短渐尖，基部圆形。花雌雄异株或杂性。雄花的聚伞花序生当年生枝下部，腋生，单生，每花序有花3～5朵；雄花花萼4裂，裂片卵状三角形，先端钝；花冠壶形，4裂；雄蕊16～20枚。雌花单生于叶腋，较雄花大；花萼钟形，4裂；花冠壶形或近钟形，4深裂；退化雄蕊12～14枚。果实卵形、卵状长圆形、球形或扁球形，略呈4棱，长3～8 cm，直径约58 cm，嫩时绿色，成熟时暗黄色；宿存花萼在花后增大，厚革质，直径约4 cm，褐色，4深裂。花期4～5月，果期8～10月。

【分布与生境】梵净山地区资源分布的代表区域：马槽河、瓦溪河、徐家沟、金厂。生于海拔850 m以下的山谷林缘、疏林中。

【中　药　名】油柿萼（宿存花萼）。

【功效主治】清肠，生津，镇咳。主治热痰，咳嗽，消渴。

【采收加工】冬季果实成熟时采摘，食用时收集，洗净，晒干。

山矾科

光亮山矾 *Symplocos lucida* (Thunberg) Siebold & Zuccarini

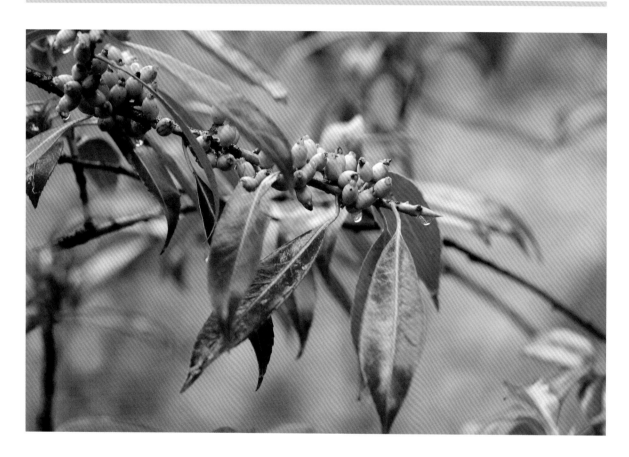

【别　　名】茶条果（《中国高等植物图鉴》）。

【形态特征】常绿小乔木。小枝粗壮，黄绿色，稍具棱，无毛。叶革质，狭椭圆形、椭圆形或长圆状倒卵形，先端急尖或短渐尖，基部楔形，边缘具波状浅锯齿；中脉和侧脉在叶面均凸起，侧脉每边8～12条，直向上，在近叶缘处分叉网结。穗状花序与叶柄等长或稍短，通常基部分枝。花序轴具短柔毛；苞片阔卵形；花萼裂片长圆形，背面无毛；花冠5深裂几达基部；花盘有毛；子房3室。核果椭圆形，顶端有直立的宿存萼裂片，核骨质，不分开成3分核。花期3～4月，果期6～8月。

【分布与生境】梵净山地区资源分布的代表区域：白云寺、烂茶顶、回香坪、黄柏沟、牛头山、细沙河、牛风包、三张碑等地。生于海拔1500～2300 m的密林或灌丛中。

【中 药 名】叶萼山矾（根、叶）。

【功效主治】清热解毒。主治火眼，疮毒，疮癣，烧伤。

【采收加工】全年均可采收，洗净，晒干。

【用法用量】内服：煎汤，根9～15 g，叶15～30 g。外用：叶煎水洗或捣汁含漱、滴耳。

多花山矾 *Symplocos ramosissima* Wall. ex G. Don.

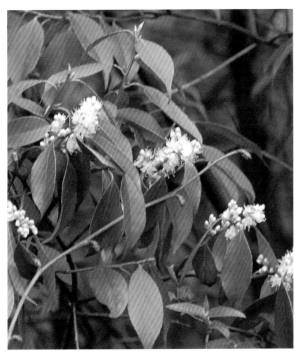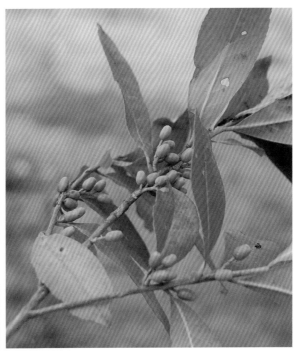

【形态特征】灌木或小乔木。嫩枝紫色，被平伏短柔毛，老枝紫褐色，无毛。叶膜质，椭圆状披针形或卵状椭圆形，先端具尾状渐尖，基部楔形或圆，边缘有腺锯齿。总状花序，基部分枝，被短柔毛；花萼被短柔毛，裂片阔卵形，顶端圆，稍短于萼筒；花冠白色，5深裂几达基部；雄蕊30～40枚，长短不一，稍伸出花冠，花丝基部稍合生；花盘无毛，有5枚腺点；子房3室。核果长圆形，有微柔毛，嫩时绿色，成熟时黄褐色，有时蓝黑色，顶端宿存萼裂片张开。花期4～5月，果期5～6月。

【分布与生境】梵净山地区资源分布的代表区域：长坂坡、下鱼坳、改板坪、核桃坪、刘家湾、核桃湾等地。生于海拔600～1500 m的疏林中或林缘。

【中药名】多花山矾（根及根茎）。

【功效主治】行水，定喘。主治水肿胀满，咳嗽，咳逆。

【采收加工】全年均可采挖，洗净，切片，晒干。

老鼠矢 *Symplocos stellaris* Brand.

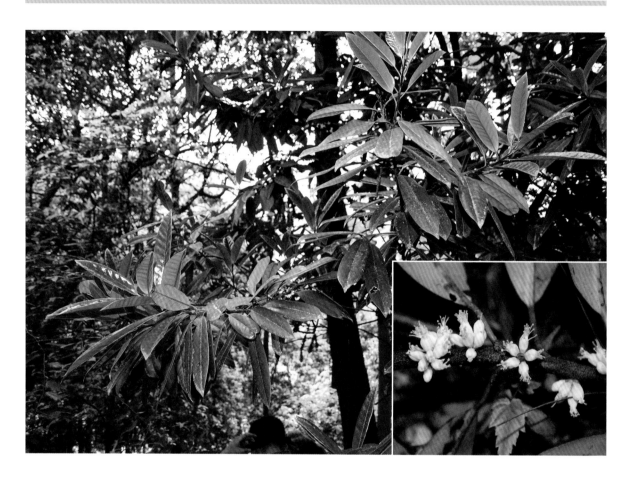

【别　　　名】老鼠刺、毛灰树（《中国高等植物图鉴》）。

【形 态 特 征】常绿乔木。小枝粗，髓心中空，具横隔；芽、嫩枝、苞片和小苞片均被红褐色绒
毛。叶厚革质，叶面有光泽，叶背粉褐色，披针状椭圆形或狭长圆状椭圆形，先端
急尖或短渐尖，基部阔楔形，少有细齿；中脉在叶面凹下，在叶背明显凸起，侧脉
每边9～15条，侧脉和网脉在叶面均凹下，在叶背不明显；叶柄有纵沟。团伞花序
着生于二年生枝的叶痕之上；苞片圆形，有缘毛；花萼裂片半圆形；花冠白色，顶
端有缘毛；花盘圆柱形，无毛；子房3室。核果狭卵状圆柱形，顶端宿存萼裂片直
立；核具6～8条纵棱。花期4～5月，果期6月。

【分布与生境】梵净山地区资源分布的代表区域：小黑湾、青冈坪、马槽河、大岩棚等地。生于海
拔1100 m左右的山谷林缘、路旁、疏林中。

【中　药　名】小药木（叶、根）。

【功 效 主 治】活血，止血。主治跌打损伤，内出血。

【采 收 加 工】春、夏季采摘叶，秋、冬季采挖根，洗净，均鲜用或晒干。

【用 法 用 量】内服：煎汤，9~15 g。外用：适量，捣敷。

山 矾 *Symplocos sumuntia* Buch.-Ham. ex D. Don.

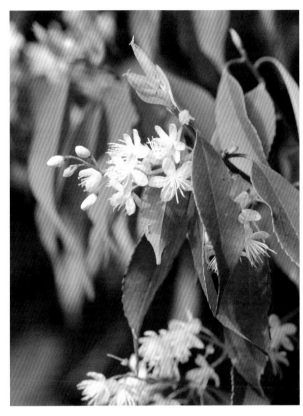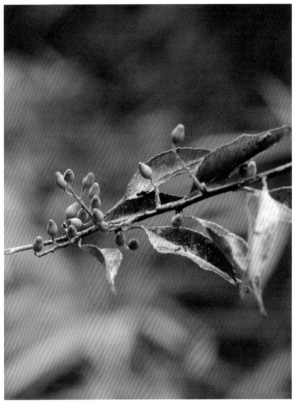

【别　　　　名】郑花（《山谷内集》），芸香、碇花、柘花（《本草纲目》），山桂花（《中国高等植物图鉴》）。

【形 态 特 征】乔木，嫩枝褐色。叶薄革质，卵形、狭倒卵形、倒披针状椭圆形，先端常呈尾状渐尖，基部楔形或圆形，边缘具浅锯齿或波状齿，有时近全缘；中脉在叶面凹下，侧脉和网脉在两面均凸起。总状花序，被展开的柔毛；苞片早落，阔卵形至倒卵形，密被柔毛，小苞片与苞片同形；花冠白色，5深裂几达基部，裂片背面有微柔毛；花丝基部稍合生；花盘环状，无毛；子房3室。核果卵状坛形，外果皮薄而脆，顶端宿存萼裂片直立，有时脱落。花期2~3月，果期6~7月。

【分布与生境】梵净山地区资源分布的代表区域：大园子、亚盘岭、大黑湾、艾家坝、密麻树、天庆寺等地。生于海拔650~1200 m的林缘、疏林或灌丛中。

【中 药 名】山矾叶（叶），山矾花（花），山矾根（根）。

【功 效 主 治】■山矾叶 清热解毒，收敛止血。主治久痢，风火赤眼，扁桃体炎，中耳炎，咯血，便血，鹅口疮。

■山矾花 化痰解郁，生津止渴。主治咳嗽胸闷，小儿消渴。

■山矾根 清热利湿，凉血止血，祛风止痛。主治黄疸，泄泻，痢疾，血崩，风火牙痛，头痛，风湿痹痛。

【采 收 加 工】■山矾叶 夏、秋季采叶，鲜用或晒干备用。

■山矾花 2～3月采花，晒干。

■山矾根 夏、秋季采挖，洗净，切片，晒干备用。

【用 法 用 量】■山矾叶 内服：煎汤，15～30 g。外用：适量，煎水洗；或捣汁含漱、滴耳。

■山矾花 内服：煎汤，6～9 g。

■山矾根 内服：煎汤，15～30 g。

【用 药 经 验】①风火眼痛：鲜山矾叶捣烂，取汁点眼。②小儿消渴症：山矾花（带花枝梢）30 g，甘蔗（茎梢）15 g，水煎当茶饮。③腹泻：山矾根、胡颓子根各15 g，水煎服。④闪挫扭伤或风湿腰痛：山矾根、算盘子根、木防己各15 g，水煎服。

安息香科

赤杨叶
Alniphyllum fortunei (Hemsl.) Makino

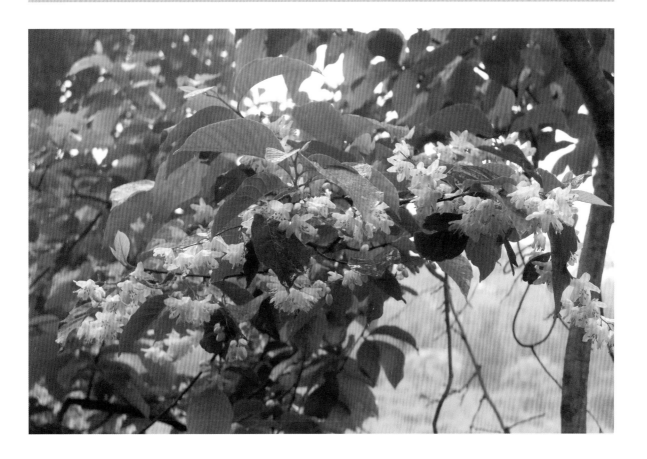

【别　　名】冬瓜木（《贵州中草药名录》），高山望、鹿食（广东），水冬瓜（广西），红皮
　　　　　　岭麻（海南）。

【形态特征】乔木。树干通直，树皮灰褐色，有不规则细纵皱纹；小枝初时被褐色短柔毛，成
　　　　　　长后无毛，暗褐色。叶嫩时膜质，椭圆形、宽椭圆形或倒卵状椭圆形，顶端急尖至
　　　　　　渐尖，基部宽楔形，边缘具疏锯齿，两面疏生至密被褐色星状短柔毛，有时脱落变
　　　　　　为无毛；叶柄被褐色星状短柔毛。总状花序或圆锥花序，顶生或腋生；花序梗均密
　　　　　　被褐色或灰色星状短柔毛；花白色；花萼杯状；花冠裂片长椭圆形，顶端钝圆，两
　　　　　　面均密被灰黄色星状细绒毛；子房密被黄色长绒毛。果实长圆形，疏被白色星状
　　　　　　柔毛，外果皮肉质，干时黑色，常脱落，内果皮浅褐色，成熟时5瓣开裂。种子多
　　　　　　数，两端有不等大的膜质翅。花期4～7月，果期8～10月。

【分布与生境】梵净山地区资源分布的代表区域：小黑湾、上月亮坝、洼溪河、白沙、栗耳坪等地。生于海拔650～950 m的阔叶林中。

【中 药 名】豆渣树（根和叶）。

【功 效 主 治】祛风除湿，利水消肿。主治风湿关节痛，水肿，小便不利。

【采 收 加 工】夏、秋季采收，洗净，晒干。

【用 法 用 量】内服：煎汤，3～10 g。外用：适量，煎水洗。

白辛树 *Pterostyrax psilophyllus* Diels ex Perk.

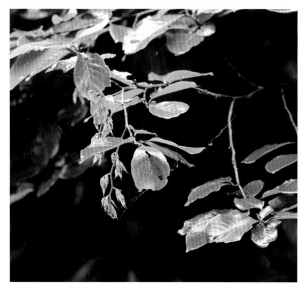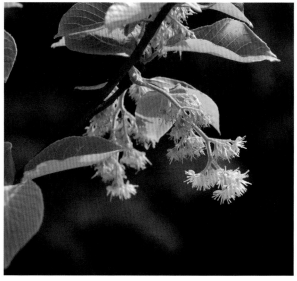

【别　　　名】鄂西野茉莉（《中国树木分类学》），裂叶白辛树（《广西植物名录》），刚毛白辛树（《云南热带亚热带区系研究报告》）。

【形 态 特 征】乔木，高达15 m。树皮灰褐色，呈不规则开裂；嫩枝被星状毛。叶硬纸质，长椭圆形，顶端渐尖，基部楔形，边缘具细锯齿，近顶端有时具粗齿或3深裂，上面绿色，下面灰绿色，嫩叶上面被黄色星状柔毛，以后无毛，下面密被灰色星状绒毛，侧脉近平行，在两面均明显隆起，中脉在上面平坦或稍凹陷，下面隆起，第三级小脉彼此近平行；叶柄密被星状柔毛，上面具沟槽。圆锥花序顶生或腋生，第二次分枝几呈穗状；花序梗、花梗和花萼均密被黄色星状绒毛；花白色；苞片和小苞片早落；花萼钟状，萼齿披针形，顶端渐尖；花瓣长椭圆形或椭圆状匙形。果实近纺锤形。花期4～5月，果期8～10月。

【分布与生境】梵净山地区资源分布的代表区域：回香坪、岩高坪、鱼泉沟、牛风包等地。生于海
　　　　　　　拔1400～1700 m的阔叶林中。

【中　药　名】白辛树（根皮）。

【功效主治】散瘀消肿。主治跌打肿痛。

【采收加工】秋、冬季采剥，晒干。

赛山梅 *Styrax confusus* Hemsl.

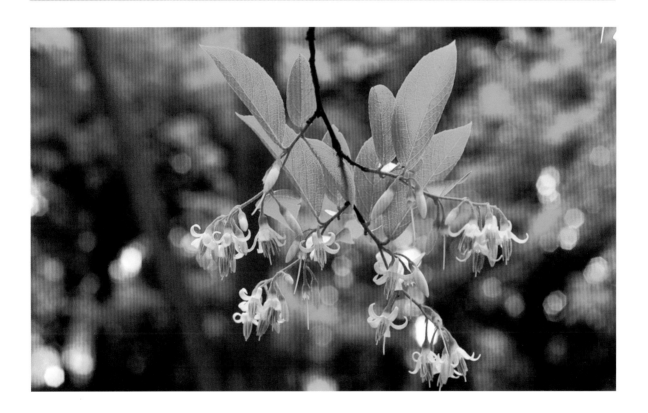

【别　　　名】白扣子（广西），油榨果、猛骨子、乌蚊子（广东），白山龙（《中国高等植物图
　　　　　　　鉴》）。

【形态特征】小乔木，高2～8 m。树皮灰褐色，平滑；嫩枝扁圆柱形，密被黄褐色星状短柔毛，
　　　　　　　成长后脱落，圆柱形，紫红色。叶革质或近革质，椭圆形，顶端急尖或钝渐尖，基
　　　　　　　部圆形或宽楔形，边缘有细锯齿；叶柄上面有深槽，密被黄褐色星状柔毛。总状花
　　　　　　　序顶生；花序梗、花梗和小苞片均密被灰黄色星状柔毛；花白色；小苞片线形，生
　　　　　　　于花梗近基部，早落；花萼杯状，密被黄色或灰黄色星状绒毛和星状长柔毛，顶端
　　　　　　　有5齿；萼齿三角形；花冠裂片披针形或长圆状披针形。果实近球形或倒卵形，外

面密被灰黄色星状绒毛和星状长柔毛，果皮常具皱纹。种子倒卵形，褐色，平滑或具深皱纹。花期4~6月，果期9~11月。

【分布与生境】梵净山地区资源分布的代表区域：二道拐、杨家厂、六股坪、上月亮坝、核桃湾等地。生于海拔650~1000 m的阔叶林中或灌丛中。

【中 药 名】赛山梅（叶和果实）。

【功 效 主 治】润肺止咳，祛痰。主治肺燥咳嗽。

【采 收 加 工】夏、秋季采收，晒干。

垂珠花 *Styrax dasyanthus* Perk.

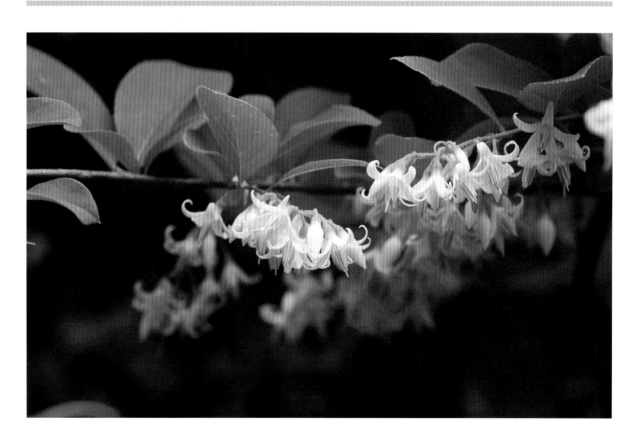

【别 名】白花树（《贵州民间药物》），小叶硬田螺（浙江）。

【形 态 特 征】乔木。树皮暗灰色或灰褐色；嫩枝圆柱形，密被灰黄色星状微柔毛，成长后无毛，紫红色。叶革质，倒卵形，顶端急尖或钝渐尖，尖头常稍弯，基部楔形，边缘上部有稍内弯角质细锯齿。圆锥花序或总状花序顶生或腋生，具多花；花序梗均密被灰黄色星状细柔毛；花白色；花萼杯状，外面密被黄褐色星状绒毛和星状长柔毛，萼齿5，钻形或三角形；花冠裂片长圆形至长圆状披针形，花冠管无毛；花丝扁平，下部联合成管，上部分离，分离部分的下部密被白色长柔毛，花药长圆形；花柱较花冠长。果实卵形或球形，顶端具短尖头，密被灰黄色星状短绒毛，平滑或稍具皱纹。种子褐色，平滑。花期3～5月，果期9～12月。

【分布与生境】梵净山地区资源分布的代表区域：二道拐、杨家厂、六股坪、上月亮坝、核桃湾等地。生于海拔850～1400 m的阔叶林中。

【中 药 名】白克马叶（叶）。

【功效主治】润肺，生津，止咳。主治肺燥咳嗽，干咳无痰，口燥咽干。

【采收加工】夏、秋季采收，晒干。

【用法用量】内服：煎汤，10～15 g。

【用药经验】咳嗽肺燥：白克马叶15～25 g，煎水服。

白花龙 *Styrax faberi* Perk.

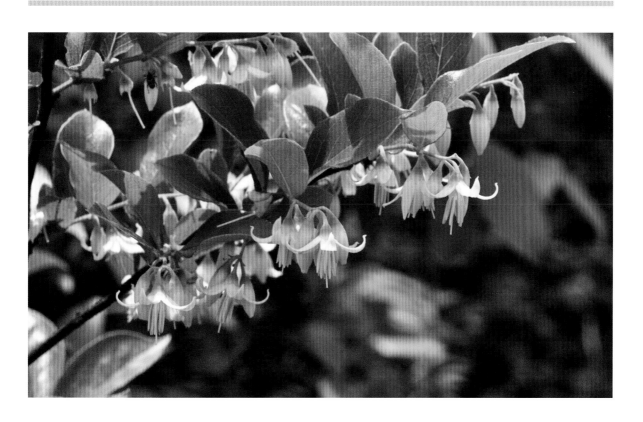

【别　　　名】白龙条、扫酒树、棉子树（广东）。

【形态特征】灌木，高1～2 m。嫩枝纤弱，具沟槽，扁圆形，密被星状长柔毛，老枝圆柱形，紫红色，直立或有时蜿蜒状。叶互生，纸质，椭圆形、倒卵形或长圆状披针形，顶端急渐尖，基部宽楔形，边缘具细锯齿；叶柄密被黄褐色星状柔毛。总状花序顶生，下部常单花腋生；花序梗和花梗均密被灰黄色星状短柔毛；花白色；小苞片钻形，生于花梗近基部，易脱落；花萼杯状，膜质，外面密被灰黄色星状绒毛和星状短柔毛，萼齿5，三角形或钻形，边缘有时具褐色腺点；花冠裂片膜质，长圆形，外面密被白色星状短柔毛；花柱较花冠长。果实倒卵形或近球形。花期4～6月，果期8～10月。

【分布与生境】梵净山地区资源分布的代表区域：盘溪、两岔河、岑上坡、聂耳坪、白沙、中间沟等地。生于海拔700～1000 m的阔叶林中。

【中　药　名】白花龙（叶）。

【功效主治】祛风除痹，止血消肿。主治外伤出血，风湿麻木，跌打损伤等。

【采收加工】夏、秋季采收，晒干。

【用法用量】外用：适量，研末敷或鲜品捣敷。

野茉莉 *Styrax japonicus* Sieb. et Zucc.

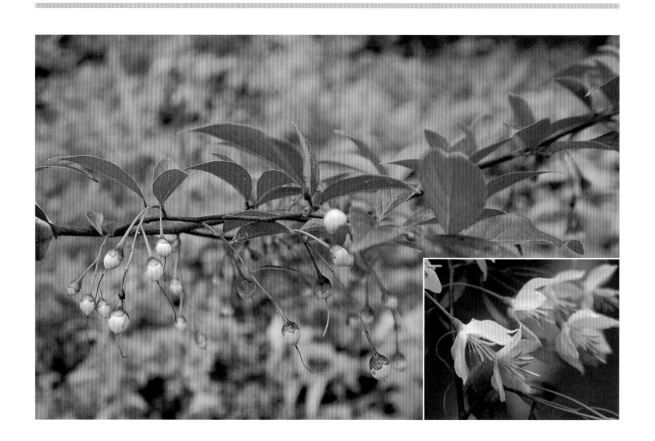

【别　　　名】黑茶花、茉莉苞、野花楢（《亨利氏中国植物名录》），君迁子（陕西），木桔子（湖北）。

【形 态 特 征】灌木或小乔木，高4～8 m，少数高达10 m。树皮暗褐色或灰褐色，平滑；嫩枝稍扁，圆柱形。叶互生，纸质或近革质，椭圆形或长圆状椭圆形至卵状椭圆形，长4～10 cm，宽2～6 cm，顶端急尖或钝渐尖，常稍弯，基部楔形或宽楔形，边缘近全缘或仅于上半部具疏离锯齿。总状花序顶生，有花5～8朵，长5～8 cm；有时下部的花生于叶腋；花白色，花梗纤细，开花时下垂，长2.5～3.5 cm；小苞片线形或线状披针形；花萼漏斗状，萼齿短而不规则；花冠裂片卵形、倒卵形或椭圆形，花蕾时作覆瓦状排列。果实卵形，顶端具短尖头，外面密被灰色星状绒毛，有不规则皱纹。种子褐色，有深皱纹。花期4～7月，果期9～11月。

【分布与生境】梵净山地区资源分布的代表区域：盘溪、马槽河、苦竹坝、清水江、红石溪等地。生于海拔500～850 m的山谷林缘或疏林中。

【中　药　名】侯风藤（叶或果实）。

【功 效 主 治】祛风除湿，舒筋通络。主治风湿痹痛，瘫痪。

【采 收 加 工】春、夏季采收叶；夏、秋季果熟期采摘果实，鲜用或晒干。

【用 法 用 量】内服：煎汤，3～10 g。

木犀科

白蜡树 *Fraxinus chinensis* Roxb.

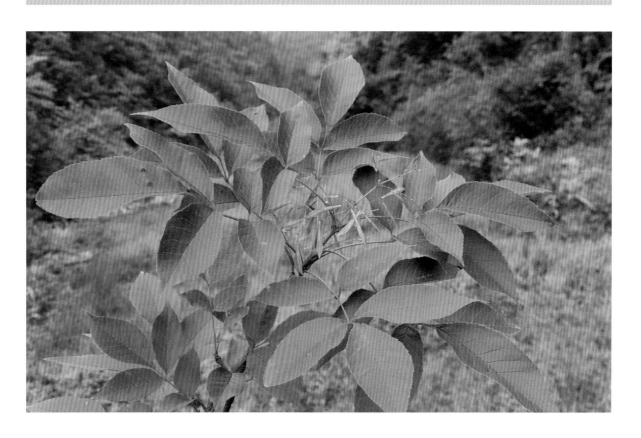

【别　　　名】梣（《淮南子》），白桪木（浙江），水白蜡（云南）。

【形 态 特 征】落叶乔木，高10~12 m。树皮灰褐色，纵裂；芽阔卵形或圆锥形，被棕色柔毛；小枝黄褐色，粗糙，皮孔小，不明显。羽状复叶；叶柄基部不增厚；叶轴挺直，上面具浅沟；小叶5~7枚，硬纸质，倒卵状长圆形至披针形，顶生小叶与侧生小叶近等大或稍大，先端渐尖，基部钝圆或楔形，叶缘具整齐锯齿。圆锥花序顶生或腋生枝梢；花雌雄异株；雄花密集，花萼小，钟状，花药与花丝近等长；雌花疏离，花萼大。翅果匙形，上中部最宽，先端锐尖，常呈犁头状，基部渐狭，翅平展，下延至坚果中部，坚果圆柱形；宿存萼紧贴于坚果基部，常在一侧开口深裂。花期4~5月，果期7~9月。

【分布与生境】梵净山地区资源分布的代表区域：朝阳山、金盏坪、鸡窝坨等地。生于海拔500~800 m的山谷溪边。

【中　药　名】秦皮（树皮）。

【功效主治】清热燥湿，收涩止痢，止带，明目。主治湿热泻痢，赤白带下，目赤肿痛，目生翳膜。

【采收加工】栽后5～8年，树干直径达15 cm以上时，于春、秋季剥取树皮，切成30～60 cm长的短节，晒干。

【用法用量】内服：煎汤，6～12g。外用：适量，煎水洗患处。

【用药经验】①急性肝炎：秦皮12 g，生地榆、椿皮各9 g，水煎服。②麦粒肿，大便干燥：秦皮9 g，大黄6 g，水煎服。

苦枥木　*Fraxinus insularis* Hemsl.

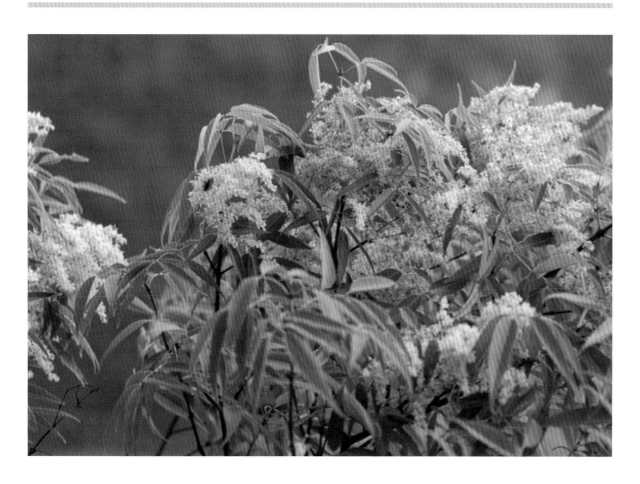

【别　　　名】黄金条（祁门）。

【形态特征】落叶大乔木，高20～30 m。嫩枝扁平，细长，皮孔细小，点状突起。羽状复叶，纸质或革质，长圆形或椭圆状披针形，先端急尖、渐尖以至尾尖，基部楔形至钝圆，两侧不等大，叶缘具浅锯齿，或中部以下近全缘。圆锥花序顶生及侧生叶腋，多花；花梗丝状；花萼钟状，齿截平，上方膜质；花冠白色，裂片匙形；雄蕊伸出花冠外。翅果长匙形，先端钝圆，翅下延至坚果上部。花期4~5月，果期7~9月。

【分布与生境】梵净山地区资源分布的代表区域：大黑湾、二道拐、黄泥坳、长溪沟等地。生于海拔650~900 m的山谷疏林中。

【中 药 名】苦枥皮（树皮），苦枥叶（叶）。

【功 效 主 治】■苦枥皮　清热燥湿。主治热痢，泄泻，带下等。

　　　　　　　■苦枥叶　祛风除湿。主治风湿痹痛等。

【采 收 加 工】■苦枥皮　春、夏季剥取树干直径15 cm以上树的皮，切段，晒干。

　　　　　　　■苦枥叶　春、夏季采收，晒干。

【用 法 用 量】内服：煎汤，6~12 g。

清香藤 *Jasminum lanceolaria* Roxburgh

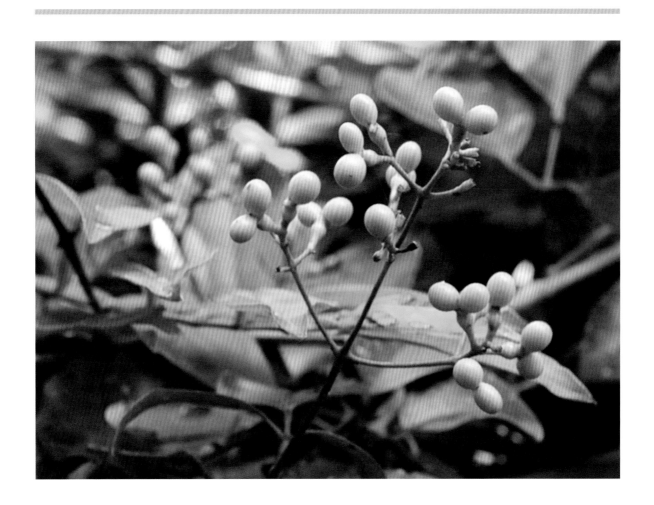

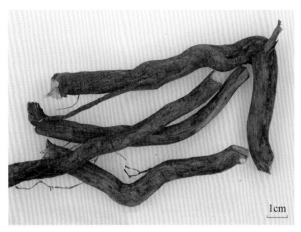 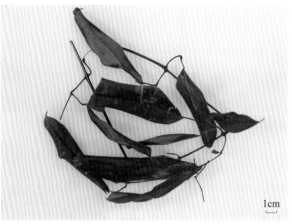

【别　　　名】川清茉莉（《中国树木分类学》），光清香藤（《植物分类学报》），北清香藤（《中国高等植物图鉴》）。

【形 态 特 征】大型攀缘灌木。小枝圆柱形，稀具棱，节处稍压扁，光滑无毛或被短柔毛。叶对生或近对生，三出复叶；叶柄具沟，沟内常被微柔毛；叶片上面绿色，无毛或被短柔毛，下面光滑或疏被至密被柔毛，具凹陷的小斑点；小叶片椭圆形、长圆形、卵圆形、卵形或披针形，稀近圆形。复聚伞花序常排列成圆锥状，顶生或腋生，有花多朵，密集；苞片线形；花梗短或无，果时增粗，无毛或密被毛；花芳香；花萼筒状，光滑或被短柔毛，果时增大，萼齿三角形，或几近截形；花冠白色，高脚碟状，花冠管纤细，裂片披针形、椭圆形，先端钝或锐尖；花柱异长。果实球形或椭圆形，黑色。花期4～10月，果期6月至翌年3月。

【分布与生境】梵净山地区资源分布的代表区域：盘溪、艾家坝、郭家沟、张家营盘、田家山等地。生于海拔500～1300 m的林缘、灌丛中。

【中 药 名】破骨风（根及茎叶）。

【功 效 主 治】祛风除湿，理气止痛，凉血解毒。主治风湿麻木，无名肿毒，跌打损伤，外伤出血，蛇伤。

【采 收 加 工】秋、冬季采挖根，洗净，切片备用；夏、秋季采收茎叶，切段，鲜用或晒干备用。

【用 法 用 量】内服：煎汤，9～15 g；或泡酒。外用：适量，鲜品捣烂敷患处；或研末敷；或煎水洗。

【用 药 经 验】①风湿性关节炎：破骨风30 g，五加皮15 g，桂枝9 g，全当归15 g，米酒引，水煎服。②风湿麻木：破骨风30 g，泡酒服。

茉莉花 *Jasminum sambac* (L.) Aiton.

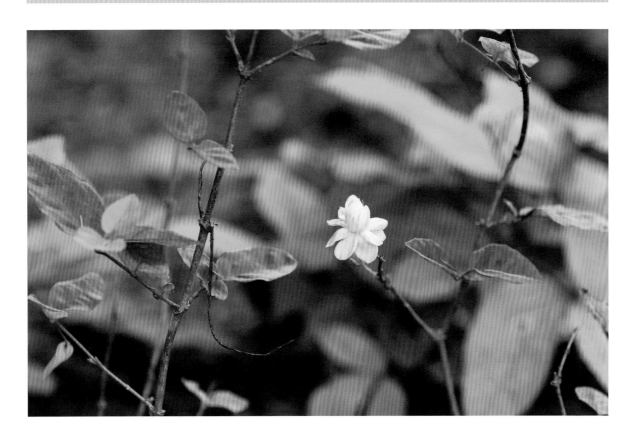

【别　　　名】末利（《南方草木状》），抹历（《洛阳名园记》），没利（《梅溪诗集》），末梨花（《中国树木分类学》）。

【形 态 特 征】直立或攀缘灌木，高达3 m。小枝圆柱形或稍压扁状，有时中空，疏被柔毛。叶对生，单叶，叶片纸质，圆形或椭圆形，两端圆或钝，基部有时微心形，侧脉4～6对，在上面稍凹入或凹起，下面凸起，细脉在两面常明显，微凸起，除下面脉腋间常具簇毛外，其余无毛；叶柄被短柔毛，具关节。聚伞花序顶生，通常有花3朵，有时单花或多达5朵；花序梗被短柔毛；苞片微小，锥形；花极芳香；花萼无毛或疏被短柔毛，裂片线形；花冠白色，先端圆或钝。果实球形，紫黑色。花期5～8月，果期7～9月。

【分布与生境】梵净山地区资源分布的代表区域：江口、松桃、印江境内均有分布。生于海拔700 m以下地区的宅院。

【中　药　名】茉莉花（花），茉莉花露（花的蒸馏液），茉莉叶（叶），茉莉根（根）。

【功 效 主 治】■茉莉花　理气止痛，避秽开郁。主治湿浊中阻，胸膈不舒，泻痢腹痛，头晕头痛，目赤，疮毒。

■茉莉花露 醒脾避秽，理气，美容泽肌。主治胸膈陈腐之气，并可润泽肌肤。

■茉莉叶 疏风解表，消肿止痛。主治外感发热，泻痢腹胀，脚气肿痛，毒虫咬伤。

■茉莉根 麻醉，止痛。主治跌打损伤，龋齿疼痛，头痛，失眠。

【采收加工】■茉莉花 夏季花初开时采收，立即晒干或烘干。

■茉莉花露 取茉莉花浸泡1~2 h，放入蒸馏锅内，加适量水进行蒸馏，收集初蒸馏液，再蒸馏1次，收集重蒸馏液，过滤，分装，灭菌即可口服。

■茉莉叶 夏、秋季采收，洗净，鲜用或晒干。

■茉莉根 秋、冬季采挖根部，洗净，切片，鲜用或晒干。

【用法用量】■茉莉花 内服：煎汤，3~10 g；或代茶饮。外用：适量，煎水洗目或菜油浸滴耳。

■茉莉花露 内服：适量，点茶。外用：适量，涂抹；或兑水烧汤沐浴。

■茉莉叶 内服：煎汤，6~10 g。外用：适量，煎水洗或捣敷。

■茉莉根 内服：研末，1~1.5 g；或磨汁。外用：适量，捣敷；或塞龋洞。

【用药经验】①湿浊中阻，脘腹闷胀，泄泻腹痛：茉莉花6 g（后下），青茶10 g，石菖蒲6 g，水煎服。②目赤肿痛：茉莉花6 g，千里光、野菊花各10 g，水煎服。③耳心痛：茉莉花用菜油浸泡，滴入耳内。④续筋接骨止痛：茉莉根捣绒，酒炒包患处。⑤头顶痛：茉莉根、蚤休根，捣绒敷痛处；并先以磁针轻扎头部。⑥龋齿：茉莉根研末，熟鸡蛋黄，调匀，塞入龋齿。⑦失眠：茉莉根0.9~1.5 g，磨水服。

华素馨 *Jasminum sinense* Hemsl.

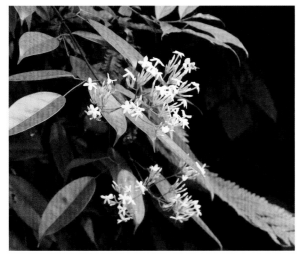
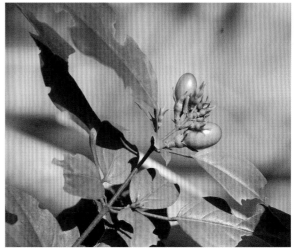

【别　　　名】九龙藤、吊三角（《湖南药物志》）。

【形态特征】灌木。树皮灰褐色或褐色；枝灰褐色或灰黑色，圆柱形，具网纹，疏生圆形皮孔，疏被短柔毛，小枝褐色或灰褐色，密被短柔毛。叶片薄革质，椭圆形或卵状椭圆形，稀较大，先端锐尖或渐尖，基部渐窄或近圆形，叶缘反卷，两面无毛或有时仅沿上面中脉被短柔毛；叶柄具沟。圆锥花序花密集，常近圆柱状，通常着生于去年生枝的腋内或侧生于小枝顶端；花序梗密被短柔毛或刚毛，苞片线形或钻形；花无梗；花萼无毛，具三角形齿或近截形。果实椭圆形或球形，黑色，常被白粉。花期6～10月，果期9月至翌年5月。

【分布与生境】梵净山地区资源分布的代表区域：张家坝、青冈坪、黄泥坳、六股坪、老爷坡等地。生于海拔600～1000 m的灌丛中。

【中　药　名】华清香藤（全株）。

【功效主治】清热解毒。主治疮疡肿毒，金属及竹木刺伤。

【采收加工】全年均可采收，除去泥土等杂质，切片或段，鲜用或晒干。

【用法用量】内服：煎汤，15～30 g，鲜品加倍。外用：适量，捣敷。

【用药经验】①疮疖肿痛：华清香藤（鲜叶）捣烂敷；另以全株60～90 g，水煎服。②金属及竹木刺伤：华清香藤（鲜叶）捣烂敷。

紫药女贞 *Ligustrum delavayanum* Hariot.

【形态特征】灌木，高1～4 m。树皮灰褐色；枝灰褐色，圆柱形，具网纹，疏生圆形皮孔，疏被短柔毛，小枝褐色，圆柱形，密被短柔毛。叶片薄革质，椭圆形，有时为长圆状椭圆形，先端锐尖，有时钝至近圆形，稀尾尖，基部渐窄，叶缘反卷，两面无毛，中脉在上面凹入，下面凸起；叶柄被微柔毛，具沟。圆锥花序花密集，常近圆柱状，通常着生于去年生枝的腋内；花序梗密被短柔毛，果时明显具棱；苞片线形或钻形；花萼无毛，具三角形齿；花冠常不反折；花丝短于裂片，花药紫色；花柱藏于花冠管内，柱头棒状。果实椭圆形，直，黑色，常被白粉。花期5～7月，果期7～12月。

【分布与生境】梵净山地区资源分布的代表区域：九龙池、回香坪、烂茶顶、凤凰山、淘金坳、双狮子等地。生于海拔1800～2300 m的阔叶林中。

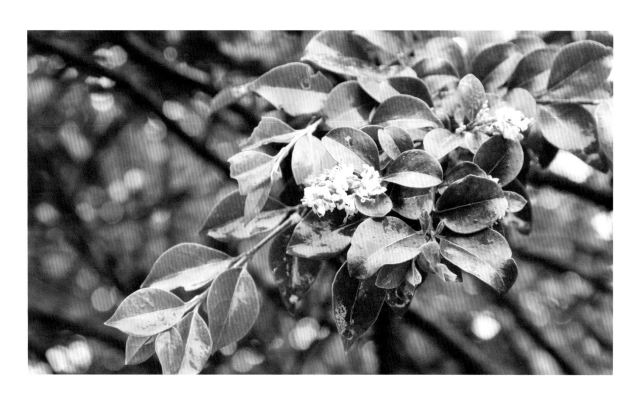

【中　药　名】地灵根（根）。

【功 效 主 治】利尿通淋，消食健胃。主治湿热尿淋，肝炎，消化不良。

【采 收 加 工】全年均可采收，除去泥土等杂质，切片或段，鲜用或晒干。

【用 法 用 量】内服：煎汤，5~10 g。

【用 药 经 验】五淋病，消化不良：地灵根6~9 g，煎服。

女 贞 *Ligustrum lucidum* Ait.

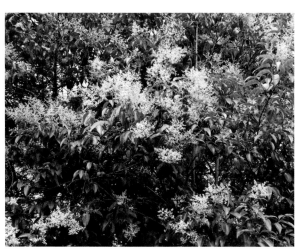
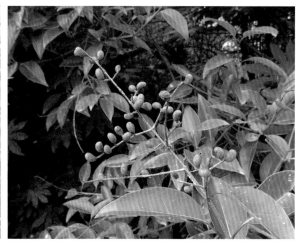

【别　　　名】青蜡树（江苏），大叶蜡树（江西），白蜡树（广西），蜡树（湖南）。

【形态特征】灌木或乔木，高可达25 m。树皮灰褐色；枝黄褐色、灰色或紫红色，圆柱形，疏生圆形或长圆形皮孔。叶片常绿色，革质，卵形、长卵形或椭圆形至宽椭圆形，先端锐尖至渐尖或钝，基部圆形或近圆形，有时宽楔形或渐狭，叶缘平坦，上面光亮，两面无毛，中脉在上面凹入，下面凸起，两面稍凸起或有时不明显；叶柄上面具沟，无毛。圆锥花序顶生，花序轴及分枝轴无毛，紫色或黄棕色，果时具棱；花序基部苞片常与叶同型，小苞片披针形或线形；花无梗或近无梗；花萼无毛，齿不明显或近截形。果实肾形或近肾形，深蓝黑色，成熟时呈红黑色，被白粉。花期5～7月，果期7月至翌年5月。

【分布与生境】梵净山地区资源分布的代表区域：郭家沟、六股坪、黄泥坳、芙蓉坝、张家坝、金厂等地。生于海拔1000 m以下的山谷、疏林中、村旁、路旁。

【中　药　名】女贞子（果实），女贞叶（叶）。

【功效主治】■女贞子　滋补肝肾，明目乌发。主治肝肾阴虚，眩晕耳鸣，腰膝酸软，须发早白，目暗不明，内热消渴，骨蒸潮热。

　　　　　　　■女贞叶　清热明目，解毒散瘀，消肿止咳。主治头昏目痛，风热赤眼，口舌生疮，牙龈肿痛，肺热咳嗽。

【采收加工】■女贞子　冬季果实变黑而有白粉时采摘，除去杂质，晒干；或将果实蒸后晒干。

　　　　　　　■女贞叶　全年均可采收，晒干或鲜用。

【用法用量】内服：煎汤，6～15 g；或入丸剂。外用：适量，敷膏点睛。清虚热宜生用，补肝肾宜熟用。

【用药经验】①头昏目眩：女贞子30 g，水煎服。②须发早白：女贞子30 g，制首乌15 g，水煎服。③阴虚骨蒸潮热：女贞子30 g，小玉竹、地骨皮各15 g，水煎服。④失眠：女贞子30 g，合欢皮15 g，水煎服。⑤口腔溃疡：女贞子30 g，鱼眼菊10 g，水煎服。

小叶女贞 *Ligustrum quihoui* Carr.

【别　　　名】小白水腊（《中国植物志》）。

【形态特征】落叶灌木，高1～3 m。小枝淡棕色，圆柱形，密被微柔毛，后脱落。叶片薄革质，形状和大小变异较大，披针形、长圆状椭圆形、椭圆形、倒卵状长圆形至倒披针

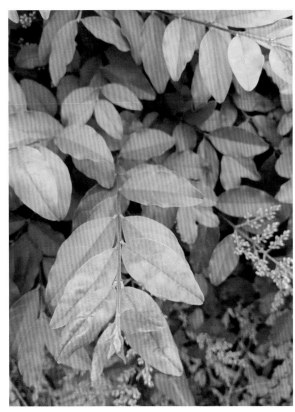
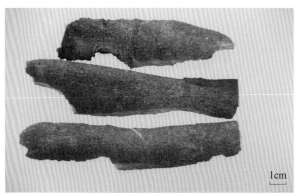
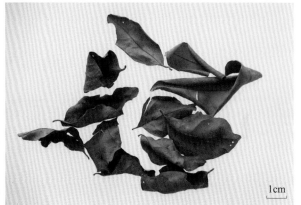

形或倒卵形，先端锐尖、钝或微凹，基部狭楔形至楔形，叶缘反卷，上面深绿色，下面淡绿色，常具腺点，两面无毛，稀沿中脉被微柔毛，中脉在上面凹入，下面凸起，侧脉不明显，在上面微凹入，下面略凸起，近叶缘处网结不明显；叶柄无毛或被微柔毛。圆锥花序顶生，近圆柱形，分枝处常有1对叶状苞片；小苞片卵形，具睫毛；花萼无毛，萼齿宽卵形或钝三角形；裂片卵形或椭圆形，先端钝；雄蕊伸出裂片外，花丝与花冠裂片近等长或稍长。果实倒卵形、宽椭圆形或近球形，紫黑色。花期5～7月，果期8～11月。

【分布与生境】梵净山地区资源分布的代表区域：詹家岭、艾家坝、洼溪河、清水江等地。生于海拔600～900 m的山谷灌丛中、路旁。

【中　药　名】水白腊（叶）。

【功效主治】清热祛暑，解毒消肿。主治伤暑发热，风火牙痛，咽喉肿痛，口舌生疮，痈肿疮毒，水火烫伤。

【采收加工】夏、秋季采收，鲜用或晒干。

【用法用量】内服：煎汤，9～15 g。外用：适量，捣敷或煎水洗。

【用药经验】①痈肿疮毒：水白腊（鲜叶）捣烂外敷。②小儿口腔炎：水白腊9～18 g，煎服，同时用鲜叶取汁捺患处。

粗壮女贞 *Ligustrum robustum* (Roxb.) Blume.

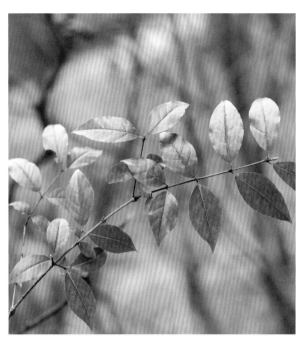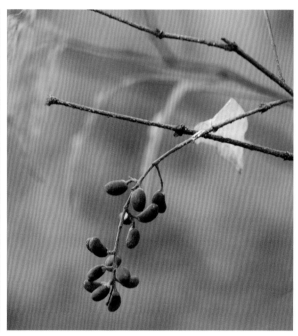

【别　　名】向阳柳（贵州），虫蜡树（四川），变紫女贞（《四川中药材标准》），水白蜡、紫金条（《中国植物志》）。

【形态特征】灌木或小乔木，高1～10 m。树皮灰褐色；枝灰色或褐色，小枝圆柱形，紫色，稀黄褐色或灰白色，密被长圆形皮孔，疏被微柔毛，后渐脱落。叶片纸质，椭圆状披针形，先端长渐尖，基部宽楔形，上面深绿色，光亮，下面淡绿色，两面光滑无毛或有时沿上面中脉疏被微柔毛；叶柄疏被短柔毛或近无毛，上面具深而窄的沟。圆锥花序顶生；小苞片卵形或披针形，具纤毛；花梗被短柔毛；花萼被疏硬毛或近无毛，先端近截形或具不明显齿。果实倒卵状长圆形或肾形，弯曲，黑色。花期6～7月，果期7～12月。

【分布与生境】梵净山地区资源分布的代表区域：艾家坝、马槽河、刘家湾、坝溪、金厂等地。生于海拔600～900 m的疏林或灌丛中。

【中　药　名】四川苦丁茶（叶）。

【功效主治】清头目，散风热，除烦渴。主治头痛，耳鸣，目赤，暑热烦渴，咽痛。

【采收加工】春、夏季采收，晒干或烘干。

【用法用量】内服：煎汤，3～9 g；或泡茶饮。

小 蜡
Ligustrum sinense Lour.

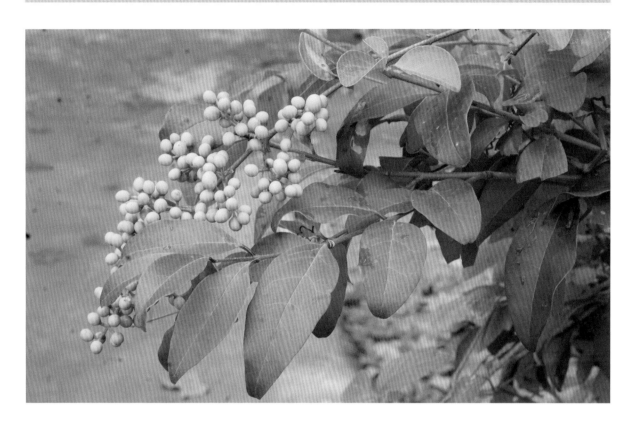

【别　　名】黄心柳（云南），水黄杨（湖北），小白蜡（四川），光叶小蜡（《中药大辞典》），亮叶小蜡（《云南种子植物名录》）。

【形态特征】落叶灌木或小乔木，高2~4 m。小枝圆柱形，幼时被淡黄色短柔毛或柔毛，老时近无毛。叶片纸质或薄革质，卵形、椭圆状卵形、长圆状椭圆形至披针形，或近圆形，先端锐尖、短渐尖至渐尖，或钝而微凹，基部宽楔形至近圆形，或为楔形，上面深绿色，下面淡绿色，侧脉4~8对，上面微凹入，下面略凸起；叶柄长28 mm，被短柔毛。圆锥花序顶生或腋生，塔形；花序轴被较密淡黄色短柔毛或柔毛以至近无毛；花梗被短柔毛或无毛；花萼无毛，先端呈截形或呈浅波状齿；花丝与裂片近等长或长于裂片，花药长圆形。果实近球形。花期3~6月，果期9~12月。

【分布与生境】梵净山地区资源分布的代表区域：小黑湾、青龙洞、石棉厂、月亮坝、岩高坪、白云寺、万宝岩等地。生于海拔700~2200 m的林缘、疏林或灌丛中。

【中 药 名】小蜡树（树皮及枝叶）。

【功效主治】清热利湿，消肿解毒。主治感冒发热，肺热咳嗽，咽喉肿痛，口舌生疮，湿热黄疸，痢疾，痈肿疮毒，湿疹，皮炎，跌打损伤，烫伤。

【采收加工】夏、秋季采树皮及枝叶，鲜用或晒干。

【用法用量】内服：煎汤，10～15 g，鲜品加倍。外用：适量，煎水含漱；或熬膏涂；捣烂或绞汁涂敷。

【用药经验】①黄疸性肝炎：小蜡树（鲜枝叶）15～30 g，水煎服。②跌打肿痛，疮疡：小蜡树（鲜嫩叶）捣烂外敷，每日换药1～2次。③烫伤：小蜡树（鲜嫩叶）适量，凉开水洗净捣烂，纱布包裹挤压取汁，用棉球蘸搽患处。

光萼小蜡 *Ligustrum sinense* Lour. var. *myrianthum* (Diels) Hofk.

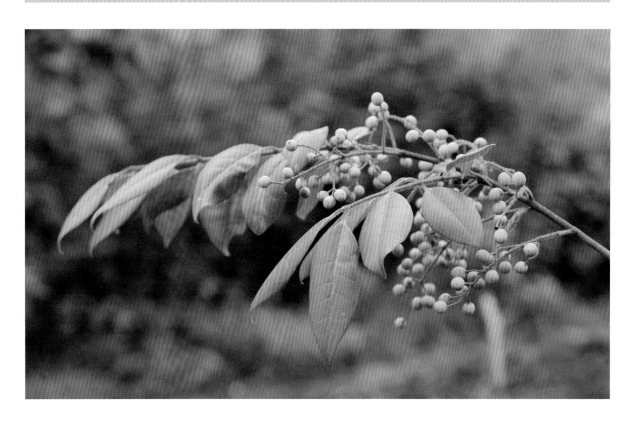

【别　　名】水冬青、鱼腊、鱼腊树（《植物名实图考》），山指甲、水黄杨（《新华本草纲要》）。

【形态特征】落叶灌木或小乔木，高2～4 m。小枝圆柱形，幼时被淡黄色短柔毛或柔毛，老时近无毛。叶片纸质或薄革质，卵形、椭圆状卵形、长圆形、长圆状椭圆形至披针形，或近圆形，先端锐尖、短渐尖至渐尖，或钝而微凹，基部宽楔形至近圆形，或为楔形，上面深绿色，疏被短柔毛或无毛，或仅沿中脉被短柔毛，下面淡绿色，疏被短柔毛或无毛，常沿中脉被短柔毛，侧脉4～8对，上面微凹入，下面略凸起；叶柄被短柔毛。圆锥花序顶生或腋生，塔形；花序轴被较密淡黄色短柔毛；花梗被短柔毛；花萼无毛，先端呈截形或呈浅波状齿；花冠裂片长圆状椭圆形或卵状椭圆形。果实近球形。花期3～6月，果期9～12月。

【分布与生境】梵净山地区资源分布的代表区域：坝溪、郭家沟、芙蓉坝、江口县的民兴铺等地。生于海拔850 m以下的山谷林缘、灌丛中。

【中　药　名】毛女贞（枝叶）。

【功效主治】泻火解毒。主治咽喉炎，口腔炎，跌打损伤，烫伤。

【采收加工】夏、秋季采收，鲜用或晒干。

【用法用量】内服：煎汤，10～15 g，鲜品加倍。外用：适量，煎水洗或捣敷。

【用药经验】①咽喉炎，口唇糜烂，毛女贞煎水，多次含漱。②龋齿：毛女贞鲜叶捣烂，塞龋齿洞内。③荨麻疹：毛女贞煎水洗。

木　犀　*Osmanthus fragrans* (Thunb.) Loureiro

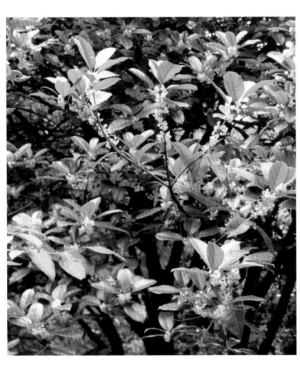
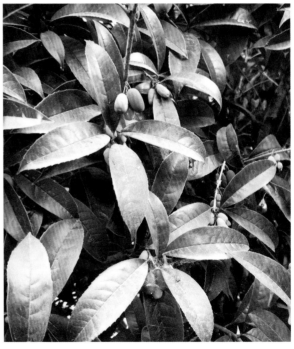

【别　　　名】九里香、岩桂（《墨庄漫录》），桂（《花镜》）。

【形态特征】常绿乔木或灌木，高3～5 m。树皮灰褐色；小枝黄褐色，无毛。叶片革质，椭圆形、长椭圆形或椭圆状披针形，先端渐尖，基部渐狭成楔形或宽楔形，全缘或通常上半部具细锯齿，两面无毛，腺点在两面连成小水泡状突起，中脉在上面凹入，下面凸起；叶柄无毛。聚伞花序簇生于叶腋，或近于帚状，每腋内有花多朵；苞片宽卵形，质厚；花梗细弱，无毛；花极芳香；花冠黄白色、淡黄色、黄色或橘红色；雄蕊着生于花冠管中部，花丝极短，药隔在花药先端稍延伸成不明显的小尖头。果实歪斜，椭圆形，紫黑色。花期9~10月上旬，果期翌年3月。

【分布与生境】梵净山地区资源分布的代表区域：观音阁、马槽河、下月亮坝等地。生于海拔550~850 m的阔叶林中。

【中 药 名】桂花（花），桂花露（花经蒸馏而得的液体），桂花子（果实），桂花枝（枝叶），桂花根（根或根皮）。

【功效主治】■桂花　温肺化饮，散寒止痛。主治痰饮咳喘，脘腹冷痛，肠风血痢，经闭痛经，寒疝腹痛，牙痛，口臭。

　　　　　　■桂花露　疏肝理气，醒脾避秽，明目，润喉。主治肝气郁结，胸胁不舒，龈肿，牙痛，咽干，口燥，口臭。

　　　　　　■桂花子　温中行气止痛。主治胃寒疼痛，肝胃气痛。

　　　　　　■桂花枝　发表散寒，祛风止痒。主治风寒感冒，皮肤瘙痒，漆疮。

　　　　　　■桂花根　祛风除湿，散寒止痛。主治风湿痹痛，肢体麻木，胃脘冷痛，肾虚牙痛。

【采收加工】■桂花　9~10月开花时采收，拣去杂质，阴干，密闭贮藏。

　　　　　　■桂花露　花采收后，阴干，蒸馏收集液体。

　　　　　　■桂花子　4~5月果实成熟时采收，用温水浸泡后，晒干。

　　　　　　■桂花枝　全年均可采收，鲜用或晒干。

　　　　　　■桂花根　秋季采挖老树的根或剥取根皮，洗净，切片，晒干。

【用法用量】■桂花　内服：煎汤，3~9 g；或泡茶。外用：适量，煎水含漱或蒸热外熨。

　　　　　　■桂花露　内服：炖温，30~60 g。

　　　　　　■桂花子　内服：煎汤，5~10 g。

　　　　　　■桂花枝　内服：煎汤，5~10 g。外用：适量，煎水洗。

　　　　　　■桂花根　内服：煎汤，15~30 g；炖肉或泡酒。外用：适量，煎水洗或熬膏贴。

【用药经验】①经闭腹痛：桂花、对月草、倒竹散、益母草各12 g，艾叶9 g，月季花6 g，水煎服。②风湿痹痛：桂花根6 g，红活麻、大血藤、刺三甲、香巴戟各12 g，水煎服。③脘腹冷痛：桂花根、吴茱萸各3 g，香通6 g，苦荞头15 g，水煎服。④肠风下血：桂花根、仙鹤草、槐花各9 g，香椿皮12 g，水煎服。⑤牙痛：桂花根9 g，细辛3 g，野菊花、地骨皮各15 g，水煎服。⑥创伤：桂花根煎水洗。

马钱科

大叶醉鱼草 *Buddleja davidii* Fr.

【别　　　名】绛花醉鱼草、穆坪醉鱼草、兴
山醉鱼草（《中国树木分类
学》），白背叶醉鱼草（《云
南植物研究》）。

【形态特征】灌木，高1～5 m。小枝外展而
下弯，略呈四棱形；幼枝、叶
片下面、叶柄和花序均密被灰
白色星状短绒毛。叶对生，叶
片膜质至薄纸质，狭卵形、狭
椭圆形，稀宽卵形；侧脉每边
9～14条，上面扁平，下面微凸
起；叶柄间具有2枚卵形或半圆
形的托叶，有时托叶早落。总
状或圆锥状聚伞花序，顶生；

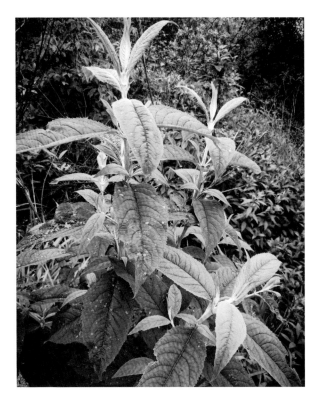

花萼钟状，外面被星状短绒毛，后变无毛，内面无毛，花萼裂片披针形，膜质；花
冠淡紫色，后变黄白色至白色，喉部橙黄色，芳香，花冠管细长；雄蕊着生于花冠
管内壁中部，花丝短，花药长圆形，基部心形；子房卵形，花柱圆柱形。蒴果狭椭
圆形或狭卵形，2瓣裂，淡褐色，无毛，基部有宿存花萼。种子长椭圆形，两端具
尖翅。花期5～10月，果期9～12月。

【分布与生境】梵净山地区资源分布的代表区域：火烧岩、大园子、两岔河、大罗河狗、棉絮岭、
芭蕉湾等地。生于海拔750～1750 m的山坡、林缘、沟边灌木丛中。

【中　药　名】酒药花（枝叶、根皮）。

【功效主治】祛风散寒，活血止痛，解毒杀虫。主治风寒咳嗽，痹痛，跌打损伤，痈肿疮疥，妇
女阴痒，麻风，脚癣。

【采收加工】夏、秋季采收枝叶，鲜用或晒干；春、秋季采挖根皮，洗净泥土，剥皮，晒干备用。

【用法用量】内服：煎汤，9～15 g；或泡酒。外用：适量，煎水洗，或捣烂外敷。

【用药经验】①脚癣：酒药花（叶）数张，研末，加白矾少许，擦患处；或取鲜叶揉擦患处。②妇女阴痒：酒药花15～30 g，棉花子9 g，捣烂制成栓形，用布包好塞于阴道内。③咳嗽：酒药花9 g，款冬花、枇杷叶各6 g，蒸冰糖吃。

醉鱼草 *Buddleja lindleyana* Fort.

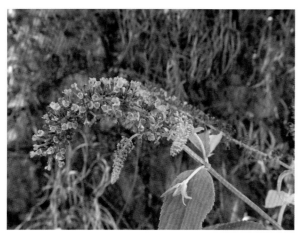
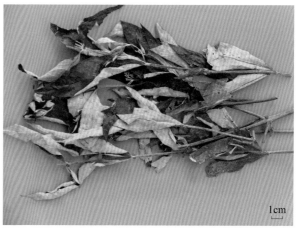

1cm

【别　　　名】闭鱼花（《本草纲目》），雉尾花（《云南植物志》），鲤鱼花草（《中国土农药志》），药鱼子（《除害灭病爱国卫生运动手册》），铁帚尾（《湖南药物志》）。

【形态特征】灌木，高1～3 m。茎皮褐色；小枝具4棱，棱上略有窄翅；幼枝、叶片下面、叶柄、花序、苞片及小苞片均密被星状短绒毛和腺毛。叶对生，萌芽枝条上的叶为互生或近轮生，叶片膜质，卵形、椭圆形至长圆状披针形，顶端渐尖，基部宽楔形至圆形，边缘全缘或具有波状齿，上面深绿色，幼时被星状短柔毛，后变无毛，下面灰黄绿色。穗状聚伞花序顶生；苞片线形；小苞片线状披针形；花紫色，芳香；花萼钟状，外面与花冠外面同被星状毛和小鳞片，内面无毛，花萼裂片宽三角形；花冠内面被柔毛，花冠管弯曲，裂片阔卵形或近圆形；雄蕊着生于花冠管下部或近基部。蒴果长圆状或椭圆状。种子淡褐色，无翅。花期4～10月，果期8月至翌年4月。

【分布与生境】梵净山地区资源分布的代表区域：坝溪、艾家坝、张家坝、刘家湾等地。生于海拔500～900 m的山谷林缘、路旁或灌丛中。

【中　药　名】醉鱼草（带根的全草，叶，花）。

【功效主治】祛风解毒，驱虫，化骨鲠。主治痄腮，痈肿，瘰疬，蛔虫病，钩虫病，诸鱼骨鲠。

【采收加工】夏、秋季采收全草，切碎，晒干或鲜用。

【用法用量】内服：煎汤，9～15 g，鲜品15～30 g；或捣烂取汁。外用：适量，捣敷。

【用药经验】①流行性感冒：醉鱼草25～50 g，水煎服。②钩虫病：醉鱼草25 g（儿童酌减），水煮2 h，取汁100 mL，加白糖，于晚饭后与次晨餐前分服。③疟疾：醉鱼草、白英各50 g，水煎服，于疟疾发作前3~4 h内服，连服2天。④跌打损伤：鲜醉鱼草（全草）25～40 g（干品15～25 g），酌加红酒、开水炖1 h，内服。⑤外伤出血：醉鱼草（叶）晒干研末，撒于伤口，并轻轻压一下，有止血的作用。⑥误食石斑鱼子中毒，吐不止：醉鱼草研汁服少许。

大序醉鱼草 *Buddleja macrostachya* Wall. ex Benth.

【别　　名】长穗醉鱼草（《云南植物志》），锡金醉鱼草（《西藏植物志》），羊巴巴叶、白叶子（云南）。

【形态特征】灌木或小乔木，高2～6 m。小枝四棱形，通常具窄翅。叶对生，披针形、长圆状披针形或椭圆状披针形，顶端渐尖，基部楔形至宽楔形，边缘具锯齿；侧脉每边16～26条；叶柄极短或几无柄。花多朵组成顶生或腋生的总状聚伞花序；花萼和花冠的外面均被星状短绒毛和腺毛；花萼钟状，内面无毛，花萼裂片三角形；花冠淡紫色至紫红色，喉部橙黄色至

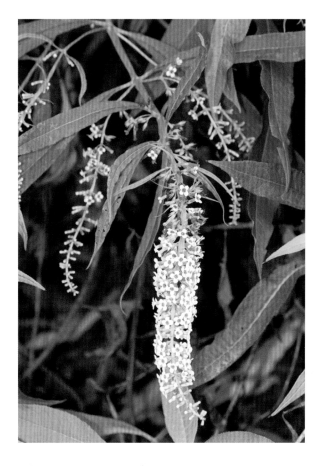

红色，花冠管圆筒状，内面除下部外均被柔毛，在喉部毛被更密，花冠裂片近圆形。蒴果椭圆状或卵状，被星状短绒毛，后毛被渐脱落，顶端有宿存的花柱。种子

褐色，两端具长窄翅。花期3～9月，果期6～12月。

【分布与生境】梵净山地区资源分布的代表区域：马槽河、艾家坝、张家坝、中灵寺、磨槽湾、天庆寺、苦竹坝等地。生于海拔500～1200 m的林缘、路旁、灌丛中。

【中　药　名】大序醉鱼草（全草）。

【功 效 主 治】祛风散寒，消积止痛。主治流行性感冒，咳嗽，哮喘，风湿关节痛，蛔虫病，钩虫病，跌打，外伤出血，疳腮，瘰疬。

【采 收 加 工】夏、秋季采收，鲜用或晒干。

密蒙花 *Buddleja officinalis* Maxim.

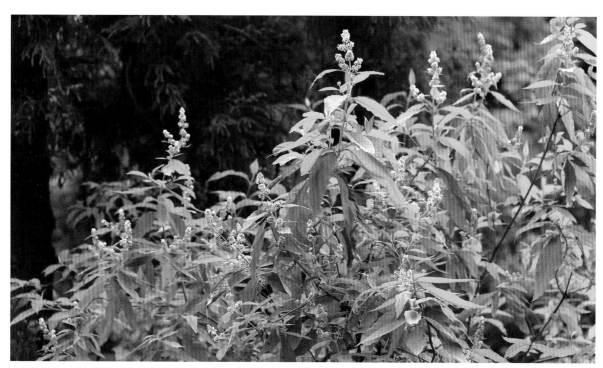

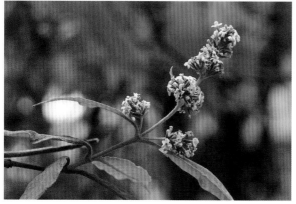
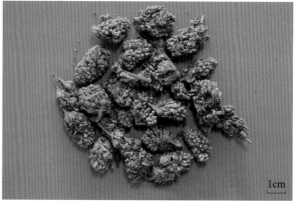

1cm

【别　　　名】鸡骨头花（《四川中药志》），羊耳朵（《滇南本草》），米汤花（四川），染饭花（云南丽江），黄花树（广西那坡）。

【形 态 特 征】灌木，高1~4 m。小枝略呈四棱形，灰褐色；小枝、叶下面、叶柄和花序均密被灰白色星状短绒毛。叶对生，叶片纸质，狭椭圆形，顶端渐尖，基部楔形，叶上面深绿色，被星状毛，下面浅绿色；托叶在两叶柄基部之间缢缩成一横线。花多而密集，组成顶生聚伞圆锥花序，花梗极短；小苞片披针形，被短绒毛；花萼钟状，外面与花冠外面均密被星状短绒毛和一些腺毛，花萼裂片三角形，顶端急尖；花冠紫堇色，后变白色，喉部橘黄色，花冠管圆筒形，内面黄色，被疏柔毛，花冠裂片卵形，内面无毛。蒴果椭圆状，2瓣裂，外果皮被星状毛，基部有宿存花被。种子多颗，狭椭圆形，两端具翅。花期3~4月，果期5~8月。

【分布与生境】梵净山地区资源分布的代表区域：郭家沟、金盏坪、栗子园、红石梁、董家坡等地。生于海拔900 m以下的林缘、路旁、灌丛中。

【中　药　名】密蒙花（花蕾及其花序）。

【功 效 主 治】清热泻火，养肝明目，退翳。主治目赤肿痛，多泪羞明，目生翳膜，肝虚目暗，视物昏花。

【采 收 加 工】春季花未开放时采收，除去杂质，晒干。

【用 法 用 量】内服：煎汤，6~15 g；或入丸、散。

【用 药 经 验】①头晕：密蒙花9 g，与小鸡共蒸，去渣服汤和肉。②肝炎：密蒙花、小青草（爵床）各适量等分，研末服。③眼羞明，肝胆虚损，视物不清：密蒙花、羌活、菊花、蔓荆子、青葙子、木贼、石决明、蒺藜、杞子各适量等分，研末，饭后用清茶送下，每次服9 g。④结膜炎：密蒙花适量，水煎洗。⑤双目迎风流泪：密蒙花、防风、刺蒺藜、蝉蜕、芡实、石决明，水煎服。

龙胆科

红花龙胆 *Gentiana rhodantha* Franch. ex Hemsl.

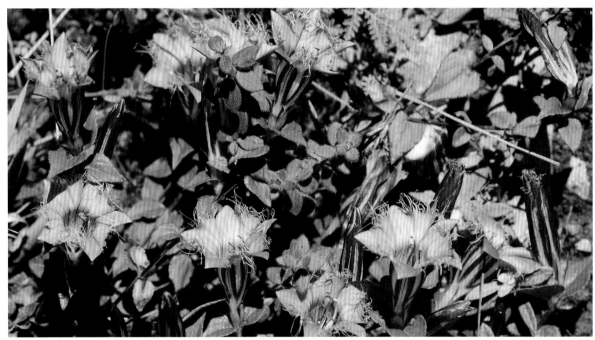

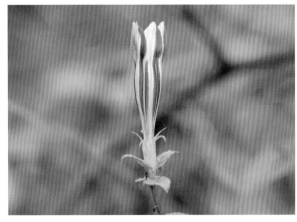
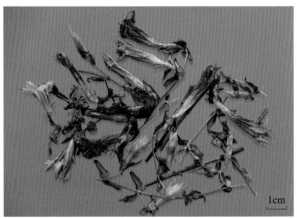

1cm

【别　　　名】青鱼胆草（《贵阳民间药草》），雪里梅、小内消（《文山中草药》），小青鱼胆（《云南中草药选》），草龙胆（四川）。

【形 态 特 征】多年生草本，高20～50 cm，具短缩根状茎。根细条形，黄色。茎直立，单生或数个丛生，常带紫色，具细条棱，微粗糙，上部多分枝。基生叶呈莲座状，椭圆形、倒卵形或卵形，先端急尖，基部楔形，渐狭的短柄，边缘膜质浅波状；茎生叶宽卵形，先端渐尖或急尖，基部圆形或心形，边缘浅波状，基部联合成短筒抱茎。花单生于茎顶，无花梗；花萼膜质，有时微带紫色，萼筒脉稍突起具狭翅，裂片线状披针形；花冠淡红色，上部有紫色纵纹，筒状，上部稍开展，裂片卵形或卵状三角形，先端钝或渐尖，褶宽三角形。蒴果内藏或仅先端外露，淡褐色，长椭圆形，两端渐狭。种子淡褐色，近圆形，具翅。花、果期10月至翌年2月。

【分布与生境】梵净山地区资源分布的代表区域：大土、苗王坡等地。生于海拔800~1100 m的林缘、灌丛中。

【中　药　名】红花龙胆（全草）。

【功效主治】清热除湿，解毒，止咳。主治湿热黄疸，小便不利，肺热咳嗽。

【采收加工】夏、秋季采收，洗净，鲜用或晒干。

【用法用量】内服：9~15 g。

【用药经验】①热咳痰中带血：红花龙胆9 g，蒸甜酒1小碗服。②虚热劳咳：红花龙胆60 g，炖肉250 g，内服。③急性支气管炎：红花龙胆、兔耳风各15 g，水煎服。④黄疸性肝炎：鲜红花龙胆15 g，水煎加白糖服。⑤胃痛，便血：红花龙胆3~10 g，水煎服。

深红龙胆 *Gentiana rubicunda* Franch.

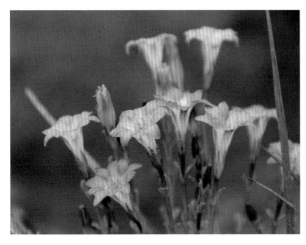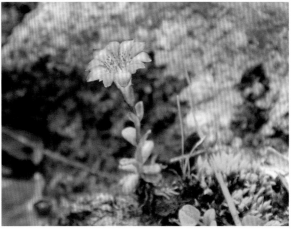

【别　　　名】笔龙胆（《贵州药用植物目录》），路边红、瓜米草（《全国中草药汇编》），二郎箭（《云南中药资源名录》）。

【形态特征】一年生草本，高8~15 cm。茎直立，紫红色或草黄色，光滑，不分枝或中、上部有少数分枝。叶先端钝，基部钝，边缘具乳突，叶柄背面具乳突；基生叶数枚或缺如，卵形；茎生叶疏离，常短于节间，稀长于节间，卵状椭圆形、矩圆形或倒卵形。花数朵，单生于小枝顶端；花梗紫红色或草黄色，光滑，裸露；花萼倒锥形，裂片丝状或钻形，边缘光滑，基部向萼筒下延成脊，弯缺截形；花冠紫红色，倒锥形，裂片卵形，先端钝，褶卵形，先端钝，边缘啮蚀形或全缘；雄蕊着生于冠筒中部，花丝丝状，花药狭矩圆形。蒴果外露，稀内藏，矩圆形，先端钝圆，具宽翅，两侧边缘具狭翅，基部钝，柄粗。种子褐色，有光泽，椭圆形，表面具细网纹。花、果期3～10月。

【分布与生境】梵净山地区资源分布的代表区域：新金顶、老金顶、锯齿山、凤凰山等地。生于海拔2100～2300 m的岩石上、草丛中。

【中 药 名】小儿血参（全草）。

【功 效 主 治】活血止痛，健脾消食。主治跌打损伤，痛经，小儿疳积，消化不良。

【采 收 加 工】夏、秋季采收全草，洗净，鲜用或晒干备用。

【用 法 用 量】内服：煎汤，3～10 g。外用：鲜品适量，捣敷。

滇龙胆草 *Gentiana rigescens* Franch. ex Hemsl.

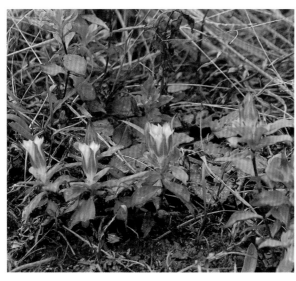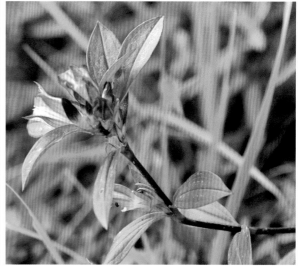

【形 态 特 征】多年生草本，高30～50 cm。须根肉质。主茎粗壮，发达，有分枝；花枝多数，丛生，直立，坚硬，基部木质化，上部草质，紫色或黄绿色，中空，近圆形，幼时具乳突，老时光滑。无莲座状叶丛；茎生叶多对，鳞片形，其余叶卵状矩圆形、倒卵形或卵形，先端钝圆，基部楔形，边缘略外卷，有乳突或光滑，上面深绿色，下面黄绿色，叶脉1～3条，在下面突起，叶柄边缘具乳突。花多数，簇生于枝端，呈头状，稀腋生或簇生于小枝顶端，被包围于最上部的苞叶状的叶丛中；无花梗；花萼倒锥形，萼筒膜质，全缘不开裂，裂片绿色，不整齐，倒卵状矩圆形或矩圆形，先端钝，具小尖头，基部狭缩成爪，中脉明显，线形或披针形，先端渐尖，具小尖头，基部不狭缩；花冠蓝紫色或蓝色，冠檐具多数深蓝色斑点，漏斗形或钟形，裂片宽三角形，先端具尾尖，全缘或下部边缘有细齿，褶偏斜，三角形，先端钝，全缘；雄蕊着生于冠筒下部，整齐，花丝线状钻形，花药矩圆形；子房线状披针形，两端渐狭，花柱线形，柱头2裂，裂片外卷，线形。蒴果内藏，椭圆形或椭圆状披针形，先端急尖或钝，基部钝。种子黄褐色，有光泽，矩圆形，表面有蜂窝状网隙。花、果期8～12月。

【分布与生境】梵净山地区资源分布的代表区域：锯齿山、上牛塘、烂茶顶、凤凰山、双狮子等地。生于海拔1100～2300 m的林缘、路旁、草丛中。

【中　药　名】滇龙胆（全草）。

【功效主治】泻肝胆实火，除下焦湿热。主治肝经热盛，惊痫狂躁，乙型脑炎，头痛，目赤，咽痛，黄疸等。

【采收加工】夏、秋季均可采收，以秋季采收质量为佳，采挖后，除去茎叶，洗净，晒干。

【用法用量】内服：煎汤，1～3钱；或入丸、散。外用：研末捣敷。

小繁缕叶龙胆 *Gentiana rubicunda* Franch. var. *samolifolia* (Franchet) C. Marquand

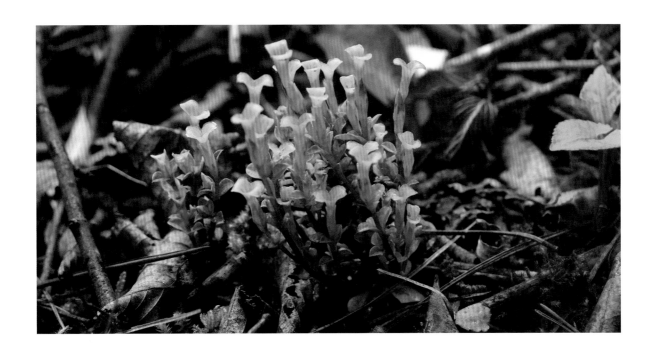

【形态特征】一年生草本，高3～13 cm。茎直立，紫红色，具乳突，从基部起分枝。叶先端圆形或钝圆，边缘软骨质，狭窄，两面光滑；基生叶大，在花期枯萎，卵圆形或宽卵形；茎生叶小，疏离，卵圆形、倒卵形至倒卵状矩圆形，愈向茎上部叶变小。花多数，单生于小枝顶端；花梗紫红色，具乳突，藏于上部叶中；花萼倒锥状筒形，裂片三角形或三角状披针形；花冠内面蓝色，外面黄绿色，筒形或筒状漏斗形，裂片卵形；雄蕊着生于冠筒中部，花丝锥形，花药线状矩圆形。蒴果外露，稀内藏，矩圆状匙形或倒卵形，先端钝圆，有宽翅，两侧边缘有狭翅，基部渐狭，柄粗壮。花、果期4～6月。

【分布与生境】梵净山地区资源分布的代表区域：龙门坳、木耳坪、十字街、三交街、黑泥坨等地。生于海拔1100～2200 m的林缘、路旁及草丛中。

【中 药 名】小繁缕叶龙胆（全草）。

【功效主治】清热解毒。主治痈疽疔疮，蛇咬伤，跌打损伤，消化不良。

【采收加工】夏、秋季采收，洗净，鲜用或晒干。

【用法用量】内服：煎汤，3～9 g。

四川龙胆 *Gentiana sutchuenensis* Franch. ex Hemsl.

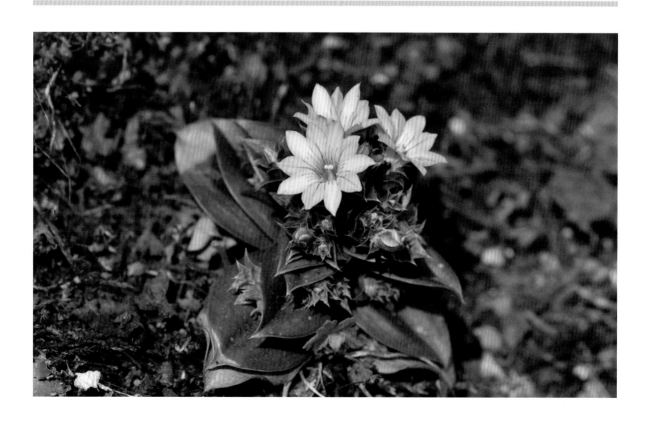

【形态特征】一年生草本，高2.5～8 cm。茎直立，黄绿色，疏被乳突，自基部起有丰富的分枝。叶略肉质，绿色，先端渐尖或钝；基生叶甚大，在花期枯萎，宿存，椭圆形或线状椭圆形，稀卵形；茎生叶小，直立或开展。花多数，单生于小枝顶端，多个小枝密集；花梗黄绿色；花萼倒锥形，裂片开展，稍不整齐，披针形或卵状披针形；花冠上部蓝色或蓝紫色，下部黄绿色，漏斗形，裂片卵形，先端钝；雄蕊着生于冠筒下部，整齐，花丝丝状钻形，花药矩圆形；子房椭圆状披针形。蒴果外露或内藏，矩圆形或倒卵状矩圆形，先端圆形，基部渐狭成柄，柄粗壮。种子淡褐色，椭圆形或矩圆形，表面具细网纹。花、果期4～7月。

【分布与生境】梵净山地区资源分布的代表区域：龙门坳、跑马场、烂茶顶、下牛塘、牛风包等地。生于海拔1100～1800 m的山谷、林缘、路旁。

【中 药 名】四川龙胆（全草）。

【功效主治】活血止痛，健脾消食。主治跌打损伤，消化不良。

【采收加工】夏、秋季采收，洗净，鲜用或晒干。

【用法用量】内服：煎汤，3～9 g。外用：适量，捣烂外敷。

椭圆叶花锚 *Halenia elliptica* D. Don

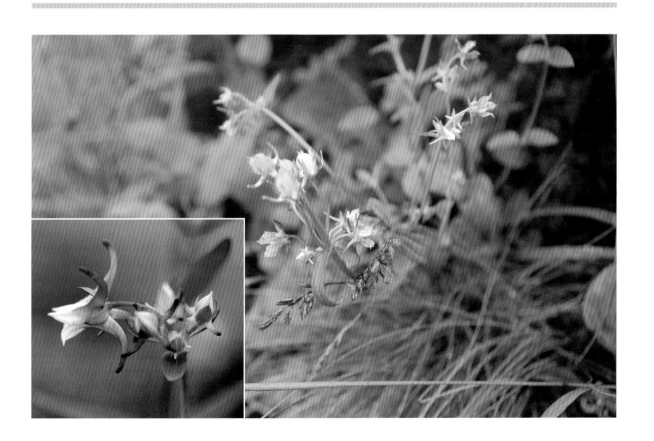

【形态特征】一年生草本，高15~60 cm。根具分枝，黄褐色。茎直立，无毛，四棱形，上部具分枝。基生叶椭圆形，全缘，具宽扁的柄，叶脉3条；茎生叶卵形、椭圆形、长椭圆形或卵状披针形，全缘，叶脉5条，无柄或茎下部叶具极短而宽扁的柄，抱茎。聚伞花序腋生和顶生；花梗长短不相等；花4数，花萼裂片椭圆形或卵形，先端通常渐尖，常具小尖头，具3脉；花冠蓝色或紫色，裂片卵圆形或椭圆形，先端具小尖头；雄蕊内藏，花药卵圆形；子房卵形，花柱极短，柱头2裂。蒴果宽卵形，上部渐狭，淡褐色。种子褐色，椭圆形或近圆形。花、果期7~9月。

【分布与生境】梵净山地区资源分布的代表区域：金竹坪、双狮子、锯齿神、叫花洞、棉絮岭、三张碑等地。生于海拔1700~2300 m的林缘、路旁及草丛中。

【中 药 名】黑及草（全草）。

【功效主治】清热解毒，疏风止痛，疏肝利胆。主治急、慢性肝炎，流行性感冒，中暑腹痛，外伤出血，胆囊炎，肠胃炎。

【采收加工】夏季采收，除去杂质，鲜用或晒干。

【用法用量】内服：煎汤，9~15 g；或炖肉。外用：适量，捣烂外敷。

【用药经验】协日热：黑及草100 g，木鳖子（制）、麦冬、木香、山苦荬各80 g，黄柏皮70 g，角茴香40 g，黄连50 g，制成散剂，每次1.5~3 g，每日1~2次，温开水送服。

匙叶草 *Latouchea fokienensis* Franchet

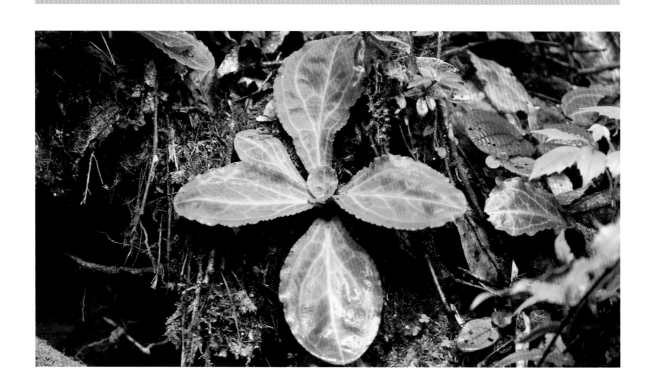

【别　　　名】红客妈叶（《贵州药用植物目录》），红虾蟆叶（《云南中药资源名录》）。

【形态特征】多年生草本，高15～30 cm，全株光滑无毛。茎直立，黄绿色，近圆形，单一，不分枝。叶大部分基生，数对，具短柄，倒卵状匙形，先端圆形，基部渐狭成柄，边缘有微波状齿，羽状叶脉在下面明显，叶柄扁平，具宽翅；茎生叶2～3对，无柄，匙形，明显小于基生叶，先端钝，基部圆形，半抱茎，边缘有微波状齿，羽状叶脉在下面明显。轮生聚伞花序；花梗斜伸，黄绿色；花萼深裂至下部，萼筒短，裂片线状披针形，先端渐尖，叶脉细，在背面明显；花冠淡绿色，钟形，半裂，裂片卵状三角形，先端渐尖，全缘。种子深褐色，矩圆形，表面具纵脊状突起。花、果期3～11月。

【分布与生境】梵净山地区资源分布的代表区域：白云寺、十二湾、细沙河、青龙洞、烂茶顶等地。生于海拔1000～2000 m的密林中。

【中　药　名】匙叶草（全草）。

【功效主治】活血化瘀，清热止咳。主治腹内血瘀痞块，劳伤咳嗽。

【采收加工】夏、秋季采收，洗净，晒干。

【用法用量】内服：煎汤，10～15 g。

【用药经验】肺结核咯血：匙叶草15 g，三七叶6 g，水煎服。

獐牙菜 *Swertia bimaculata* (Sieb. et Zucc.) Hook. f. et Thoms. ex C. B. Clarke

【形态特征】一年生草本，高0.3～1.4 m。根细，棕黄色。茎直立，圆形，中空，中部以上分枝。基生叶在花期枯萎；茎生叶无柄或具短柄，叶片椭圆形至卵状披针形，先端长渐尖，基部钝，在背面明显突起。大型圆锥状复聚伞花序疏松，开展，多花；花梗较粗，直立或斜伸，不等长；花萼绿色，裂片狭倒披针形，先端渐尖，基部狭缩；花冠黄色，上部具多数紫色小斑点，裂片椭圆形或长圆形，先端渐尖，基部狭缩，中部具2个黄绿色、半圆形的大腺斑；花丝线形，花药长圆形；子房无柄，披针形，花柱短，柱头小，头状，2裂。蒴果无柄，狭卵形。种子褐色，圆形，表面具瘤状突起。花、果期6～11月。

【分布与生境】梵净山地区资源分布的代表区域：清江水、中灵寺、棉絮岭、坝梅寺、烂茶顶、牛头山、铜矿厂等地。生于海拔800～2300 m的林缘、路旁及草丛中。

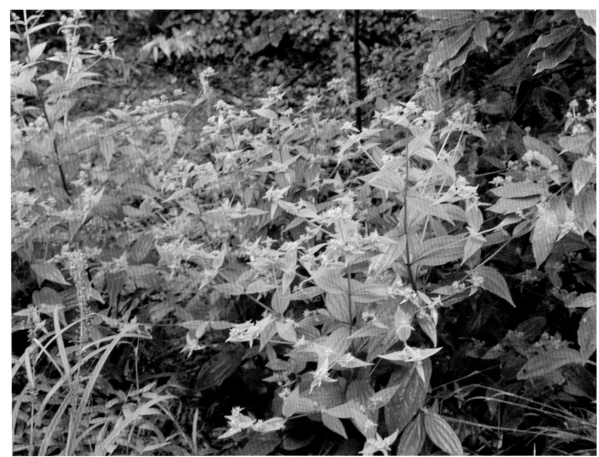

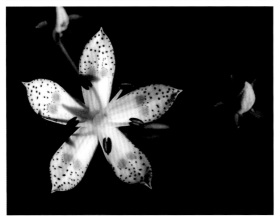
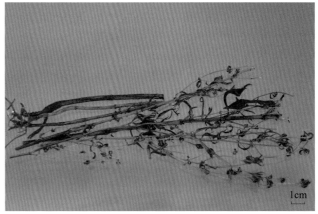

1cm

【中　药　名】獐牙菜（全草）。

【功效主治】清热解毒，利湿。主治小儿口疮，肠胃炎，急、慢性肝炎，咽喉肿痛。

【采收加工】夏、秋季采收，切碎，晾干。

【用法用量】内服：煎汤，10～15 g；或研末冲服。外用：适量，捣烂外敷。

【用药经验】①牙龈肿痛：獐牙菜9 g，煎水含漱。②消化不良，肾炎：獐牙菜研末，每日2次，
　　　　　　　每次1.5 g，温开水送服。③黄疸：獐牙菜9 g，水煎服。

贵州獐牙菜 *Swertia kouitchensis* Franch.

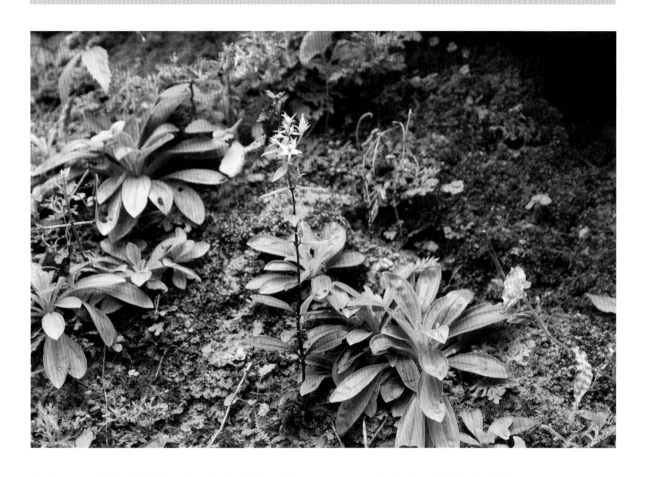

【别　　　名】龙胆草（《贵州中草药名录》），四棱草（《四川常用中草药》）。

【形态特征】一年生草本，高30～60 cm。主根明显。茎直立，四棱形，棱上具窄翅，多分枝，枝斜伸，开展。叶无柄，叶片披针形，茎上部及枝上叶较小，两端渐狭，于下面明显突起。圆锥状复聚伞花序多花，开展；花梗直立，四棱形；花多4数；花萼绿色，叶状，在花时与花冠等长，果时增长，长于花冠，裂片狭椭圆形，先端急尖，具短小尖头，背面中脉突起；花冠黄白色，裂片椭圆形，果时略增长，先端渐尖，具长尖头，基部具2个腺窝，腺窝狭椭圆形，沟状，边缘具柔毛状流苏；花丝线形，花药椭圆形；子房无柄，卵状披针形，花柱短，不明显，柱头2裂，裂片半圆形。蒴果无柄，卵形。种子黄褐色，圆球形，表面近平滑。花、果期8～10月。

【分布与生境】梵净山地区资源分布的代表区域：黄家坝、张家坝、马槽河、金盏坝等地。生于海拔600～1000 m的林缘、路旁及草丛中。

【中　药　名】贵州獐牙菜（全草）。

【功效主治】清热解毒，利湿。主治小儿发热，口苦潮热，湿热黄疸，咽喉肿痛，消化不良，胃炎，口疮，牙痛，火眼，毒蛇咬伤。

【采收加工】夏、秋季采收，洗净，晒干。

【用法用量】内服：煎汤，5～10 g。外用：适量，捣烂外敷。

峨眉双蝴蝶 *Tripterospermum cordatum* (Marq.) H. Smith

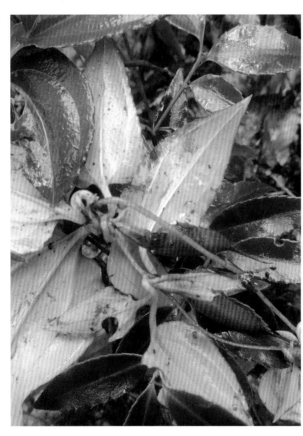 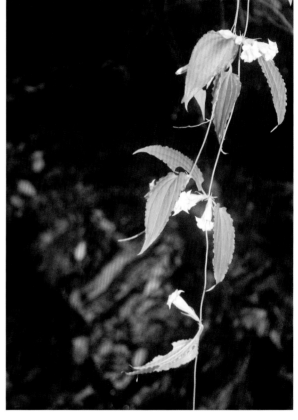

【形态特征】多年生缠绕草本。具根状茎；茎圆形，通常黄绿色，螺旋状扭转，下部粗壮，节间短。叶心形、卵形或卵状披针形，先端常具短尾，边缘膜质，细波状。花单生或成对着生于叶腋，有时2～6朵呈聚伞花序；花梗较短；花萼钟形，萼筒常不开裂；花冠紫色，钟形，裂片卵状三角形，褶宽三角形；雄蕊着生于冠筒下部，花丝线形，花药矩圆形；子房椭圆形，基部具5浅裂的环状花盘，花柱细长，柱头2裂。浆果紫红色，内藏，长椭圆形，稍扁。种子暗紫色，椭圆形或卵形、三棱状。花、果期8～12月。

【分布与生境】梵净山地区资源分布的代表区域：鱼坳、跑马场、雀子坳、青冈坪、四方岩、磨槽湾等地。生于海拔800～1200 m的疏林中、林缘及灌丛中。

【中　药　名】青鱼胆草（全草类）。

【功 效 主 治】疏风清热，健脾利湿，杀虫。主治风热咳嗽，黄疸，风湿痹痛，蛔虫病。

【采 收 加 工】秋季采收，洗净，晒干备用或鲜用。

【用 法 用 量】内服：煎汤，15～30 g；或泡酒；或煮粥食。外用：适量，煎水熏洗。

夹竹桃科

贵州络石 *Trachelospermum bodinieri* (Lévl.) Woods. ex Rehd.

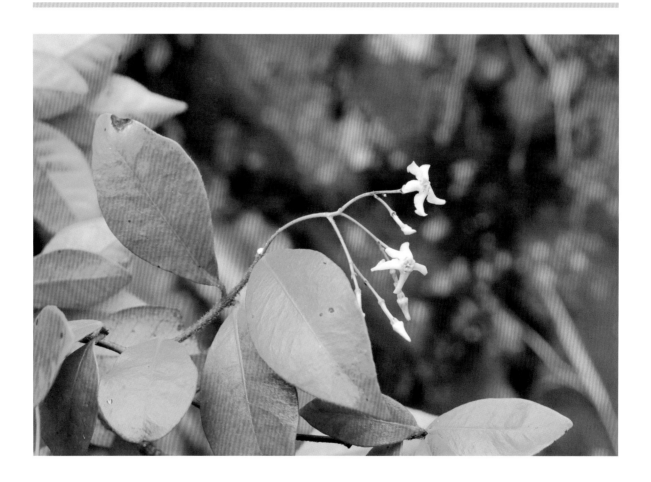

【别　　　名】五根树、鸡屎藤（浙江）。

【形 态 特 征】攀缘灌木，高达8 m。叶长圆形至长圆状椭圆形，或倒卵状长圆形，基部急尖，顶部渐尖，稀短尖，叶面无毛，叶背幼时被短柔毛，以后毛脱落；叶面中脉和侧脉扁平，叶背中脉凸起，侧脉幼时扁平，老时稍凸起，斜曲上升至叶缘前网结；叶柄无毛或被短柔毛，上面具槽。花序顶生或腋生，着花多朵，白色，芳香，组成圆锥状聚伞花序；花萼裂片长圆形或长圆状披针形，顶端急尖，具缘毛，花萼内面基部有10个具细齿的腺体；花冠筒近喉部膨大；子房由2枚离生心皮组成，每心皮胚珠多颗，花盘环状，5裂，围绕子房基部。蓇葖成双叉生，线状披针形。种子线状长圆形，顶端具白色绢质种毛。花期4~7月，果期8~12月。

【分 布 与 生 境】梵净山地区资源分布的代表区域：铧口尖、黄泥坳等地。生于海拔600~1000 m的
　　　　　　　　　山地路旁、山谷水沟旁、岩石上或林下。

【中　药　名】乳儿绳（茎藤）。

【功 效 主 治】祛风通络，消肿止痛。主治风湿痹痛，腰肌劳损，风湿关节痛，跌打损伤。

【采 收 加 工】夏、秋季采收，洗净，切段，晒干。

锈毛络石 *Trachelospermum dunnii* (Lévl.) Lévl.

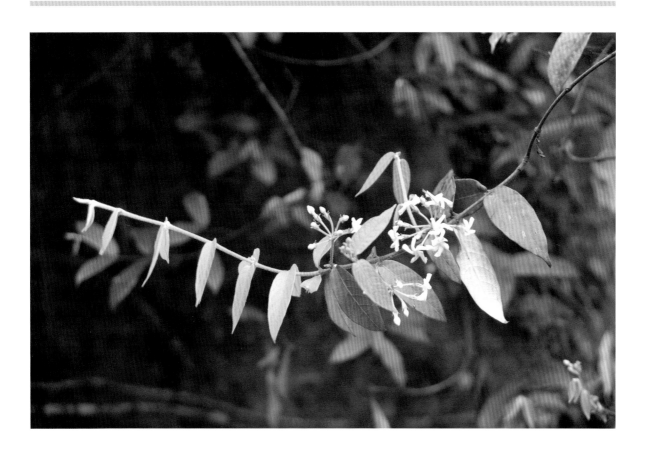

【别　　　　名】大黑骨头、橡胶藤（广西），六角藤（湖南）。

【形 态 特 征】粗壮木质藤本，长达15 m，幼嫩部分密被锈色柔毛，老时渐无毛。叶近革质，长圆
　　　　　　　　形至椭圆状披针形，端部渐尖，基部钝至略作心形，叶面无毛或仅中脉有柔毛，
　　　　　　　　叶背密被锈色柔毛；叶柄密被锈色柔毛。聚伞花序近伞形，顶生及腋生；花白色，
　　　　　　　　外面密被锈色柔毛；花蕾线形；花萼裂片长圆状披针形，略为展开，外面有锈色长
　　　　　　　　柔毛；雄蕊着生于花冠筒近基部；花盘裂片离生，与子房等长。花期3~8月，果期
　　　　　　　　7~12月。

【分布与生境】梵净山地区资源分布的代表区域：上月亮坝、核桃坪、芭蕉湾、中间沟等地。生于海拔700～1000 m的阔叶林、灌丛中。

【中　药　名】锈毛络石（叶芽）。

【功 效 主 治】活血散瘀。主治跌打损伤。

【采 收 加 工】春、夏季采收，鲜用。

【用 法 用 量】外用：适量，鲜品捣烂外敷。

萝藦科

乳突果 *Adelostemma gracillimum* (Wall. ex Wight) Hook. f.

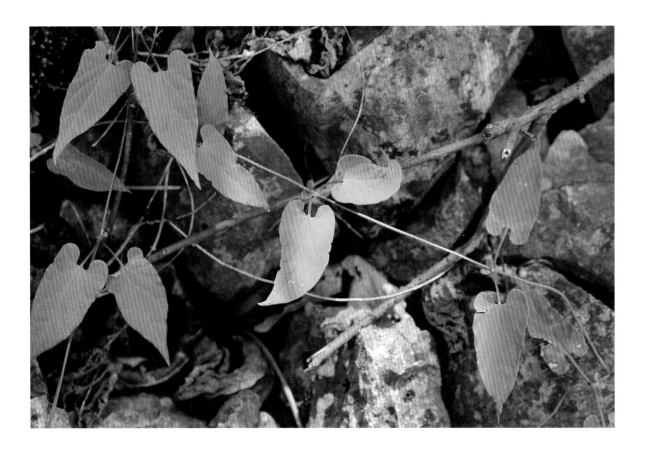

【形态特征】柔弱的缠绕藤本，除花外，全株无毛。叶膜质，心脏形；叶脉在叶面扁平，在叶背微凸起；叶柄柔细，具单列短柔毛，顶端上面具丛生小腺体；叶腋内有时具1对近圆形的小叶。伞房状聚伞花序腋生，比叶短；花序梗柔细；花萼外面被疏短柔毛，内面基部具5个腺体；花冠白色，钟状，裂片向右覆盖，张开时反卷；副花冠无或膜质5裂，着生于合蕊冠的中部，其裂片呈三角形；花药顶端具透明的膜质附属物，花粉块卵圆形，下垂；柱头棍棒状，顶端伸出花喉之外，2裂。蓇葖常单生，基部膨大，顶部渐尖，外果皮具乳头状突起。种子扁圆形，边缘膜质，顶端具白色绢质种毛。花期秋季，果期冬季。

【分布与生境】梵净山地区资源分布的代表区域：岑哨、烂泥坳、坝溪、岩门等地。生于海拔500～750 m的林缘、路旁灌丛中。

【中　药　名】乳突果（果实、根）。

【功效主治】清热解毒。主治疮疖肿毒，毒蛇咬伤。

【采收加工】秋季果实成熟时采收，晒干。

【用药经验】①食积饱胀：乳突果（根）研末，每次水吞3～5 g。②胃脘疼痛：乳突果（根）、青木香各10 g，水煎服。③消化不良：乳突果（根）、鱼鳅串根各10 g，水煎服。

长叶吊灯花 *Ceropegia longifolia* Wallich

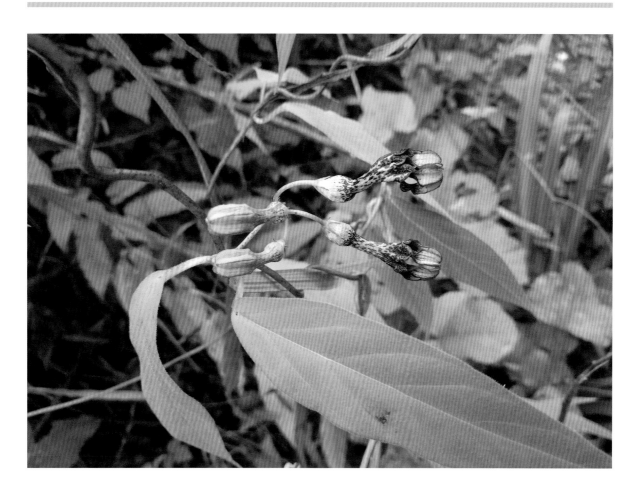

【别　　　名】蕤参（《贵州中草药名录》）。

【形态特征】根状茎肉质，细长丛生；茎柔细，缠绕，长约1 m。叶对生，膜质，线状披针形，顶端渐尖。花单生或2～7朵集生；花萼裂片线状披针形；花冠褐红色，裂片顶端黏合；副花冠2轮，外轮具10齿，内轮具5舌状片，比外轮长1倍；花粉块单独，直立。蓇葖狭披针形，长约10 cm，直径5 mm。花期7～8月，果期9月。

【分布与生境】梵净山地区资源分布的代表区域：金厂、青冈坪、艾家坝、江口县的太平平南等地。生于海拔850 m以下的山谷林缘、路旁。

【中　药　名】双剪菜（根）。

【功效主治】祛风除湿，补虚。主治脚气病，劳伤虚弱。

【采收加工】夏、秋季采收，洗净，晒干。

【用法用量】内服：煎汤，9 ~ 15 g。

【用药经验】①劳伤虚弱：双剪菜15 g，炖肉服。②脚气病：双剪菜、紫荆花各9 ~ 15 g，煨水服。

牛皮消 *Cynanchum auriculatum* Royle ex Wight

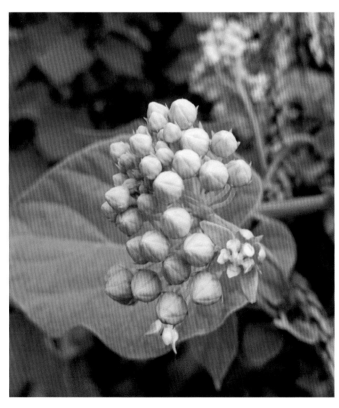
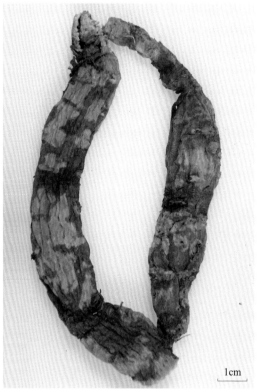

1cm

【别　　　名】隔山消（贵州、四川），飞来鹤（《植物名实图考》），耳叶牛皮消（《中国药用植物志》），牛皮冻（湖南）。

【形态特征】蔓性半灌木。宿根肥厚，呈块状。茎圆形，被微柔毛。叶对生，膜质，被微毛，宽卵形至卵状长圆形，顶端短渐尖，基部心形。聚伞花序伞房状，着花30朵；花萼裂片卵状长圆形；花冠白色，辐状，裂片反折，内面具疏柔毛；副花冠浅杯状，裂片椭圆形，肉质，钝头，在每裂片内面的中部有1个三角形的舌状鳞片；花粉块每室1个，下垂；柱头圆锥状，顶端2裂。蓇葖双生，披针形；种子卵状椭圆形；种毛白色绢质。花期6～9月，果期7～11月。

【分布与生境】梵净山地区资源分布的代表区域：漆树坪桥、鸡窝坨、蓝家寨、小垮、旧棚、黄泥沟、洼溪河等地。生于海拔500～1000 m的林缘、路旁。

【中　药　名】白首乌（块根）。

【功效主治】补肝肾，强筋骨，益精血，健脾消食，解毒疗疮。主治腰膝酸痛，阳痿遗精，头晕耳鸣，心悸失眠，食欲不振，小儿疳积，产后乳汁稀少，疮痈肿毒，毒蛇咬伤。

【采收加工】初春或秋季采挖，洗净，切片，晒干，鲜用时随采随用。

【用法用量】内服：煎汤，6～15 g，鲜品12～30 g。外用：适量，鲜品捣烂外敷。

【用药经验】①产后缺奶：白首乌、土党参、当归、无花果各15 g，落花生60 g，猪蹄1只，共煮熟后，吃猪蹄。②胃痛，年久未愈，肚胀食积：白首乌60 g，万年荞30 g，水煎服。③痢疾：白首乌50 g，水煎服，每日 1 剂。④急性胃肠炎：白首乌鲜品6～9 g，水煎服，每日3次。

朱砂藤 *Cynanchum officinale* (Hemsl.) Tsiang et Zhang

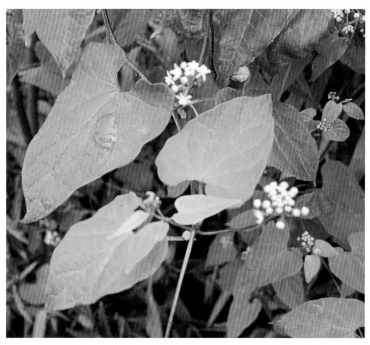
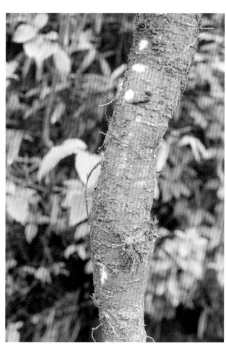

【别　　　名】隔山消（《贵州中草药名录》），托腰散（《四川常用中草药》），朱砂连、野红芋藤（《新华本草纲要》）。

【形 态 特 征】藤状灌木。主根圆柱状，单生或自顶部起二分叉，干后暗褐色；嫩茎具单列毛。叶对生，薄纸质，无毛或背面具微毛，卵形或卵状长圆形，向端部渐尖，基部耳形。聚伞花序腋生，着花约10朵；花萼裂片外面具微毛，花萼内面基部具腺体5枚；花冠淡绿色或白色；副花冠肉质，深5裂，裂片卵形，内面中部具1圆形的舌状片；花粉块每室1个，长圆形，下垂；子房无毛，柱头略为隆起，顶端2裂。蓇葖通常仅1枚发育，向端部渐尖，基部狭楔形。种子长圆状卵形，顶端略呈截形；种毛白色绢质。花期5~8月，果期7~10月。

【分布与生境】梵净山地区资源分布的代表区域：木耳坪、岩高坪、护国寺、三角岩、关门山、青龙洞等地。生于海拔1000~1700 m的林缘、疏林中、沟边灌丛中。

【中 　药 　名】朱砂藤（根）。

【功 效 主 治】祛风除湿，理气止痛。主治风湿痹痛，腰痛，胃脘痛，跌打损伤。

【采 收 加 工】秋、冬季采根，洗净，晒干。

【用 法 用 量】内服：煎汤，3~6 g。

华萝藦 *Metaplexis hemsleyana* Oliv.

【别　　　名】倒插花（《贵州中草药名录》），奶浆藤、奶浆草（《四川常用中草药》）。

【形 态 特 征】多年生草质藤本，长5 m，具乳汁。枝条具单列短柔毛，节上更密。叶膜质，卵状心形，顶端急尖，基部心形，叶耳圆形，展开，两面无毛，或叶背中脉上被微毛，老时脱落，叶面深绿色，叶背粉绿色。总状式聚伞花序腋生，着花6~16朵；总花梗被疏柔毛；花梗被疏柔毛；花白色，芳香；花蕾阔卵状，顶端钝或圆形；花萼裂片卵状披针形，急尖，与花冠等长；花冠近辐状，花冠筒短，裂片宽长圆形，顶端钝形，两面无毛；副花冠环状，着生于合蕊冠基部，5深裂，裂片兜状。蓇葖叉生，长圆形，外果皮粗糙被微毛。种子宽长圆形，有膜质边缘，顶端具白色绢质种毛。花期7~9月，果期9~12月。

【分布与生境】梵净山地区资源分布的代表区域：郭家沟、徐家沟等地。生于海拔500~700 m的山谷林缘、灌丛中。

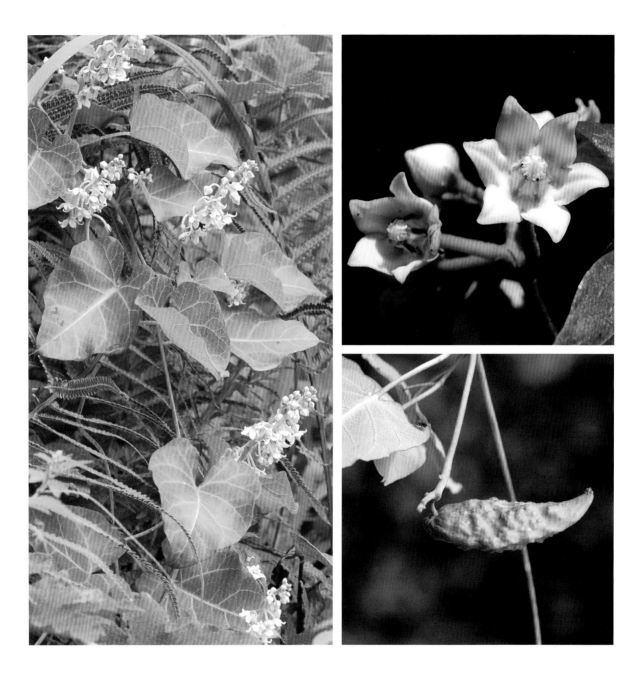

【中　药　名】华萝藦（全草）。

【功效主治】温肾益精。主治肾阳不足，畏寒肢冷，腰膝酸软，遗精阳痿，乳汁不足，宫冷
　　　　　　不孕。

【采收加工】夏、秋季采挖根茎及根，除去泥土，或采收全草，晒干。

【用法用量】内服：煎汤，15～30 g。

【用药经验】①肾虚腰痛：华萝藦30 g，水煎服。②产后缺乳：华萝藦30 g，鲜品加倍，与猪蹄
　　　　　　炖服，去药渣，汤肉同服。③蛇、蜈蚣咬伤：鲜华萝藦适量，捣烂敷患处。

萝 藦 *Metaplexis japonica* (Thunb.) Makino

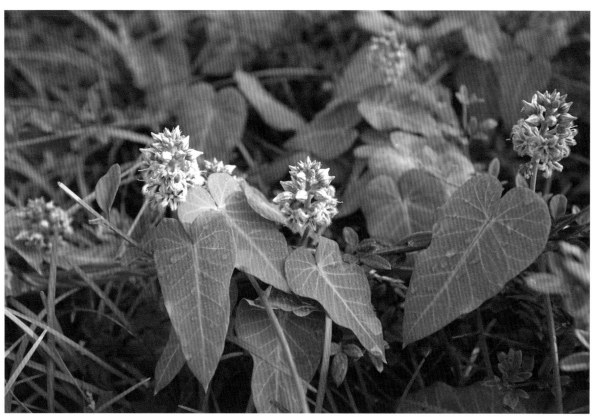

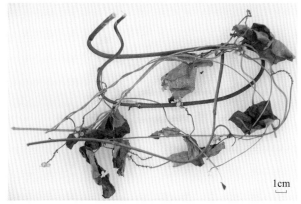

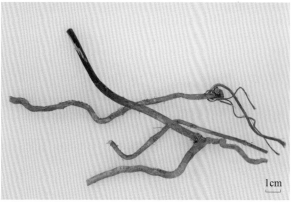

1cm

1cm

【别　　　名】芄兰（《诗经》），老婆筋（《河南中草药》），苦丸（《本草经集注》），过路
　　　　　　　黄（《救荒本草》），婆婆针袋儿（《袖珍方》）。

【形 态 特 征】多年生草质藤本，长达8 m，具乳汁。茎圆柱状，下部木质化，上部较柔韧，表面
　　　　　　　淡绿色。叶膜质，卵状心形，顶端短渐尖，基部心形，叶耳圆，两叶耳展开或紧
　　　　　　　接，叶面绿色，叶背粉绿色；侧脉每边10～12条，在叶背略明显；叶柄长，顶端具

丛生腺体。总状式聚伞花序腋生或腋外生，具长总花梗；花冠白色，有淡紫红色斑纹，近辐状，花冠筒短；雄蕊连生成圆锥状，并包围雌蕊在其中，花药顶端具白色膜片，花粉块卵圆形，下垂；子房无毛，柱头延伸成1长喙，顶端2裂。蓇葖叉生，纺锤形，平滑无毛，顶端急尖，基部膨大。种子扁平，卵圆形，有膜质边缘，褐色，顶端具白色绢质种毛。花期7～8月，果期9～12月。

【分布与生境】梵净山地区资源分布的代表区域：马潮河、马肚子沟、龙泉寺、小白岩等地。生于林边荒地、山脚、河边、路旁灌木丛中。

【中　药　名】萝藦（全草或根）。

【功效主治】补精益气，通乳，解毒。主治虚损劳伤，阳痿，遗精，白带异常，乳汁不足，丹毒，瘰疬，疔疮，蛇虫咬伤。

【采收加工】7～8月采收全草，鲜用或晒干；夏、秋季采挖根，洗净，晒干。

【用法用量】内服：煎汤，15～60 g。外用：鲜品适量，捣敷。

【用药经验】①乳汁不下：萝藦5～15 g，水煎服，炖肉服可用至30～60 g。②小儿疳积：萝藦30 g，木贼草15 g，研末，每次15 g，蒸鸡肝吃，3 d吃1次，连吃5次。③遗精，阳痿：萝藦（全草）50 g，淫羊藿根15 g，水煎服。

旋花科

打碗花 *Calystegia hederacea* Wall.

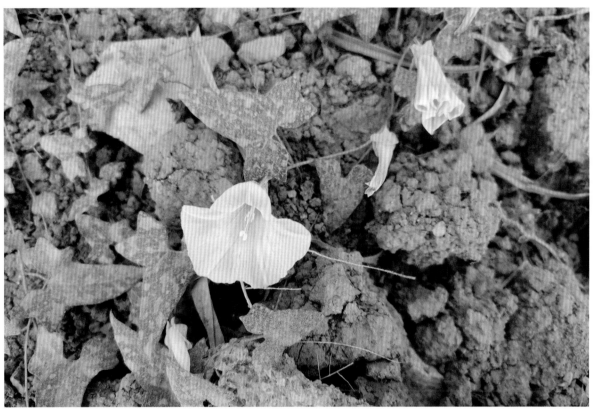

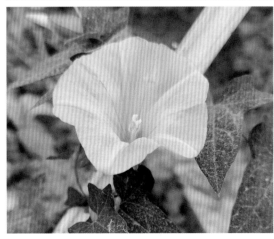
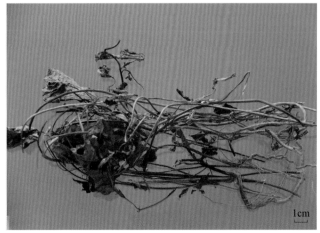

1cm

【别　　名】燕覆子（《植物名实图考》），盘肠参（《滇南本草》），南面根（《民间常用草药汇编》），狗耳苗（四川），老母猪草（云南）。

【形态特征】一年生草本，全体不被毛，植株通常矮小，高8~30 cm，常自基部分枝，具细长白色的根。茎细，平卧，有细棱。基部叶片长圆形，顶端圆，基部戟形，上部叶片3裂，中裂片长圆形或长圆状披针形，侧裂片近三角形，全缘或2~3裂，叶片基部心形或戟形。花腋生，1朵，花梗长于叶柄，有细棱；苞片宽卵形，顶端钝或锐尖至渐尖；萼片长圆形，顶端钝，具小短尖头，内萼片稍短；花冠淡紫色或淡红色，钟状，冠檐近截形或微裂；雄蕊近等长，花丝基部扩大，贴生花冠管基部，被小鳞毛；子房无毛，柱头2裂，裂片长圆形，扁平。蒴果卵球形。种子黑褐色，表面有小疣。

【分布与生境】梵净山地区资源分布的代表区域：观音阁、大河堰、泡木坝、长岗岭、罗家湾、盘溪等地。生于海拔500~1200 m的山谷林缘、路旁。

【中药名】面根藤（全草）。

【功效主治】健脾，利湿，调经。主治脾胃虚弱，消化不良，小儿吐乳，疳积，五淋，带下，月经不调。

【采收加工】夏、秋季采收，洗净，晒干或鲜用。

【用法用量】内服：煎汤，10~30 g。

【用药经验】①小儿脾弱气虚：面根藤根、鸡矢藤适量，做糕服。②肾虚耳聋：鲜面根藤根、响铃草各120 g，炖猪耳朵服。

菟丝子 *Cuscuta chinensis* Lam.

【别名】豆寄生（江苏及北方诸省），无根草（内蒙古、陕西、山西、河南、江苏），无根藤（江西、四川、贵州、云南），无娘藤（四川、贵州、云南）。

【形态特征】一年生寄生草本。茎缠绕，黄色，纤细，无叶。花序侧生，少花或多花簇生成小伞形或小团伞花序，近于无总花序梗；苞片及小苞片小，鳞片状；花梗稍粗壮；花萼杯状，中部以下联合，裂片三角状，顶端钝；花冠白色，壶形，裂片三角状卵形，顶端锐尖或钝，向外反折，宿存；雄蕊着生于花冠裂片弯缺微下处；鳞片长圆形，边缘长流苏状；子房近球形，花柱2，等长或不等长，柱头球形。蒴果球形，几乎全为宿存的花冠所包围，成熟时整齐周裂。种子2~49，淡褐色，卵形，表面粗糙。花期7~9月，果期8~10月。

【分布与生境】梵净山地区资源分布的代表区域：鱼坳、蓝家寨、黎家坝、苕湾、朝阳山、铧口尖、烂泥坳等地。生于海拔500~1000 m的林缘、路旁、灌丛中。

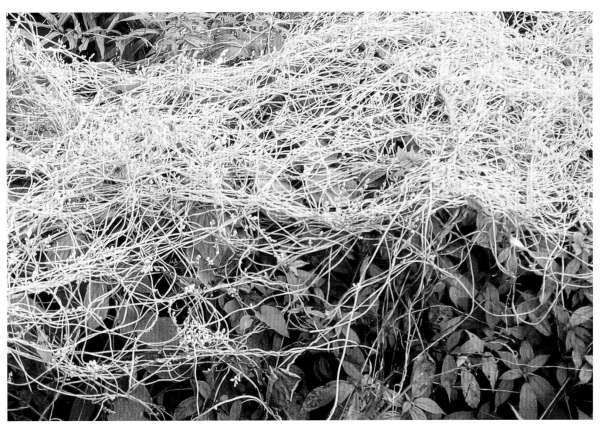

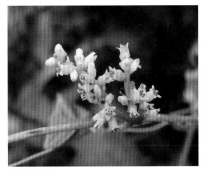 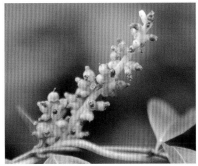 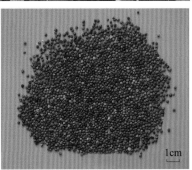

【中 药 名】菟丝（全草），菟丝子（种子）。

【功效主治】■菟丝 清热解毒，凉血止血，健脾利湿。主治痢疾，黄疸，吐血，衄血，便血，
血崩，淋浊，带下，疔疮，目赤肿痛，咽喉肿痛，痈疽肿毒，痱子。

■菟丝子 补肾益精，养肝明目，固胎止泄。主治腰膝酸痛，遗精，阳痿，早泄，
不育，消渴，淋浊，遗尿，目昏耳鸣，胎动不安，流产，泄泻。

【采收加工】■菟丝 秋季采收全草，晒干或鲜用。

■菟丝子 秋季果实成熟时采收植株，晒干，打下种子，除去杂质。

【用法用量】■菟丝 内服：煎汤，9~15 g；或研末。外用：适量，煎水洗；或捣敷；或捣汁
涂、滴患处。

■菟丝子 内服：煎汤，6~15 g；或入丸、散。外用：适量，炒研调敷。

【用药经验】①心气不足，肾经虚损：菟丝子五两，白茯苓三两，石莲子（去壳）二两，磨末，用酒煮糊为丸，如梧桐子大小，每次服30丸，空腹用盐汤服下。②小便赤浊，头晕：菟丝子、麦冬各适量，研末，炼蜜为丸，如梧桐子大小，用盐汤每次服70丸。③乳糜尿：菟丝15 g，马鞭草10 g，水煎服。④腰腿痛：菟丝子、商陆、续断各适量，炖猪脚或鸡服。

金灯藤 *Cuscuta japonica* Choisy

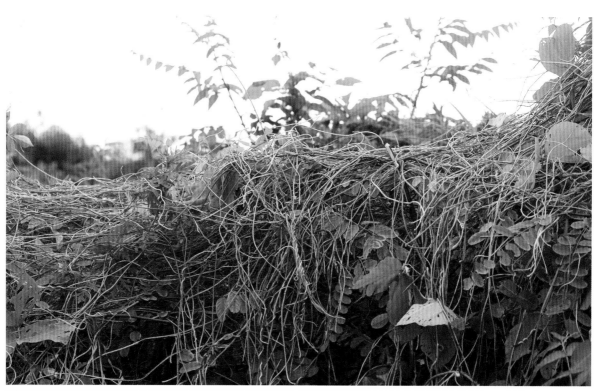

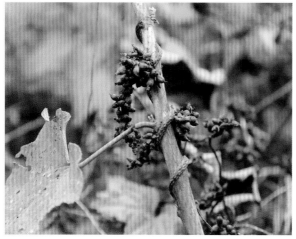
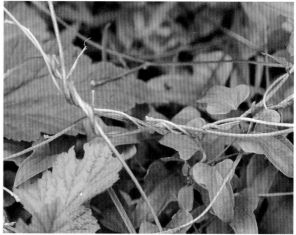

【别　　　名】日本菟丝子（《中国经济植物志》），天蓬草、无量藤（四川），红雾水藤（广西），大菟丝子（东北）。

【形 态 特 征】一年生寄生缠绕草本。茎较粗壮，黄色，肉质，常带紫红色瘤状斑点，无毛，多分枝，无叶。花无柄或几无柄，形成穗状花序，长达3 cm，基部常多分枝；苞片及小苞片鳞片状，卵圆形，顶端尖，全缘，沿背部增厚；花萼碗状，肉质，5裂几达基部，裂片卵圆形或近圆形，相等或不相等，顶端尖，背面常有紫红色瘤状突起；花冠钟状，淡红色或绿白色，顶端5浅裂，裂片卵状三角形，钝，直立或稍反折，长1.2～2.5 mm；雄蕊5，着生于花冠喉部裂片之间，花药卵圆形，黄色，花丝无或几无；鳞片5，长圆形，边缘流苏状，着生于花冠筒基部，伸长至冠筒中部或中部以上；子房球状，平滑，无毛，2室，花柱细长，合生为1，与子房等长或稍长，柱头2裂。蒴果卵圆形，近基部周裂。种子1～2个，光滑，褐色。花期8月，果期9月。

【分布与生境】梵净山地区资源分布的代表区域：护国寺、岩棚、野猪庙、马槽河、洼溪河、木耳坪、雀子坳等地。生于海拔600～1200 m的林缘、路旁、灌丛中。

【中　药　名】菟丝子（种子）。

【功 效 主 治】补肾益精，养肝明月，固胎止泄。主治腰膝酸痛，遗精，阳痿，早泄，不育，消渴，淋浊，遗尿，目昏耳鸣，胎动不安，流产，泄泻。

【采 收 加 工】9～10月收获，采收成熟果实，晒干，打出种子，簸去果壳、杂质。

【用 法 用 量】内服：煎汤，6～15 g；或入丸、散。外用：适量，炒研调敷。

【用 药 经 验】①脾肾两虚，大便溏泄：菟丝子、石莲子各 9 g，茯苓12 g，山药15 g，水煎服。
②关节炎：菟丝子6 g，鸡蛋壳9 g，牛骨粉15 g，研面，每服6 g，每日3次。

马蹄金 *Dichondra micrantha* Urban

【别　　　名】荷苞草、肉馄饨草、金锁匙（《本草纲目拾遗》引《百草镜》），小马蹄金（贵州、江苏、江西、广东、云南、四川）。

【形 态 特 征】多年生匍匐小草本。茎细长，被灰色短柔毛，节上生根。叶肾形至圆形，先端宽圆形或微缺，基部阔心形，叶面微被毛，背面被贴生短柔毛，全缘；具长的叶柄。花单生于叶腋，花柄短于叶柄，丝状；萼片倒卵状长圆形至匙形，背面及边缘被毛；花冠钟状，较短至稍长于花萼，黄色，深5裂，裂片长圆状披针形，无毛；雄蕊5，

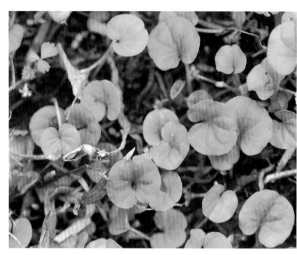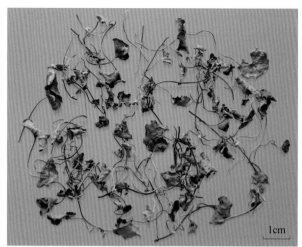

1cm

着生于花冠2裂片间弯缺处，花丝短，等长；子房被疏柔毛，2室，具4枚胚珠，花柱2，柱头头状。蒴果近球形，短于花萼，膜质。种子黄色至褐色，无毛。花期4月，果期7～8月。

【分布与生境】梵净山地区资源分布的代表区域：矿沟、黄家坝、岑上坡、二坝、磨槽湾、平所等地。生于海拔550～950 m的路旁、田边土埂。

【中 药 名】小金钱草（全草）。

【功 效 主 治】清热利湿，解毒消肿。主治肝炎，胆囊炎，痢疾，肾炎水肿，尿路感染，泌尿系统结石，扁桃体炎，跌打损伤。

【采 收 加 工】全年均可采，鲜用或洗净晒干。

【用 法 用 量】内服：煎汤，6～15 g，鲜品30～60 g。外用：适量，捣碎。

【用 药 经 验】①月经不调：小金钱草50 g，泡酒服。②蛇头疔：小金钱草一把，捣烂敷患处。③不孕：小金钱草（结子实的）15 g，切细，用鸡蛋2个蒸服。每月经后服2次，每日1次。④痞块：小金钱草、小血藤、见血飞各15 g，泡酒服。⑤黄疸：小金钱草50 g，橘叶、萱草各25 g，水煎服。

紫草科

柔弱斑种草
Bothriospermum zeylanicum (J. Jacquin) Druce

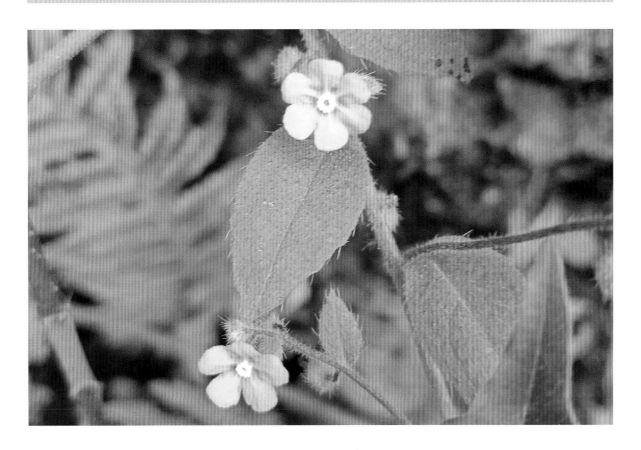

【别　　名】雀灵草（《贵州中草药名录》），小马耳朵（《民间常用草药汇编》），细叠子草（《中国高等植物图鉴》）。

【形态特征】一年生草本，高15～30 cm。茎细弱，丛生，直立或平卧，多分枝，被向上贴伏的糙伏毛。叶椭圆形或狭椭圆形，先端钝，具小尖，基部宽楔形，上下两面被向上贴伏的糙伏毛或短硬毛。花序柔弱，细长；苞片椭圆形或狭卵形，被伏毛或硬毛；花梗短，果期不增长或稍增长；花冠蓝色或淡蓝色，裂片圆形，喉部有5个梯形的附属物；花柱圆柱形，极短。小坚果肾形，腹面具纵椭圆形的环状凹陷。花、果期2～10月。

【分布与生境】梵净山地区资源分布的代表区域：马槽河、艾家坝、清水江、护国寺、中间沟、金厂等地。生于海拔500～1200 m的林缘、路旁、田边土埂。

【中　药　名】鬼点灯（全草）。

【功效主治】止咳，止血。主治咳嗽，吐血。

【采收加工】春、秋季采收，拣净，晒干。

【用法用量】内服：煎汤，9~12 g。止血，炒焦用。

倒提壶 *Cynoglossum amabile* Stapf et Drumm.

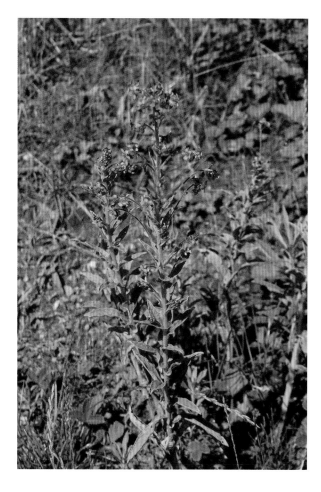

【别　　　名】小绿连草（《贵州中草药名录》），蓝狗屎花（《滇南本草》），蓝布裙（《四川通志》），附地菜（《植物名实图考》），大肥根（《云南中草药》）。

【形态特征】多年生草本，高15~60 cm。茎单一或数条丛生，密生贴伏短柔毛。基生叶具长柄，长圆状披针形或披针形，两面密生短柔毛；茎生叶长圆形或披针形，无柄，侧脉极明显。花序锐角分枝，分枝紧密，向上直伸，集为圆锥状，无苞片；果期稍增长；外面密生柔毛，裂片卵形或长圆形，先端尖；花冠通常蓝色，稀白色；花柱线状圆柱形，与花萼近等长或较短。小坚果卵形，背面微凹，密生锚状刺，边缘锚状刺基部联合，呈狭或宽的翅状边，腹面中部以上有三角形着生面。花、果期5~9月。

【分布与生境】梵净山地区资源分布的代表区域：老爷坡、雀子坳、铜矿厂、洼溪河、龙家坪等地。生于海拔850~1500 m的山坡草地、山地灌丛、干旱路边及针叶林缘。

【中 药 名】狗屎花（全草），狗屎花根（根）。

【功 效 主 治】■狗屎花　清肺化痰，散瘀止血，清热利湿。主治咳嗽，吐血，肝炎，痢疾，尿痛，白带异常，刀伤，骨折。

　　　　　　　■狗屎花根　清热，补虚，利湿。主治肝炎，痢疾，疟疾，虚劳咳喘，盗汗，疝气，水肿，崩漏，白带异常。

【采 收 加 工】■狗屎花　夏、秋季采收，洗净，鲜用或晒干。

　　　　　　　■狗屎花根　秋季挖根，洗净，鲜用或切片晒干。

【用 法 用 量】内服：煎汤，30～60 g。外用：适量，鲜品捣烂敷，或干品研末撒。

【用 药 经 验】①咳嗽失音：狗屎花，炖五花肉服。②吐血：狗屎花30～60 g，炖杀口肉服。③刀伤：鲜狗屎花捣烂涂。

盾果草 *Thyrocarpus sampsonii* Hance.

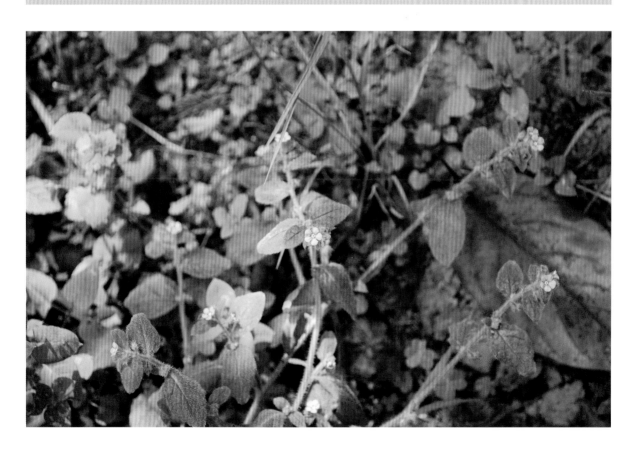

【别　　　　名】盾形草（《全国中草药汇编》），野生地、猫条干（《湖南药物志》），黑骨风、铺墙草（《广西药用植物名录》）。

【形态特征】一年生草本。茎1条至数条，直立或斜升，高20～45 cm，常自下部分枝，有开展的长硬毛和短糙毛。基生叶丛生，有短柄，匙形，全缘或有疏细锯齿，两面都有具基盘的长硬毛和短糙毛；茎生叶较小，无柄，狭长圆形或倒披针形。苞片狭卵形至披针形，花生苞腋或腋外；裂片狭椭圆形，背面和边缘有开展的长硬毛，腹面稍有短伏毛；花冠淡蓝色或白色，显著比花萼长，裂片近圆形，开展，喉部附属物线形，肥厚，有乳头突起，先端微缺；雄蕊5，着生于花冠筒中部，花药卵状长圆形。小坚果4，黑褐色，碗状突起的外层边缘色较淡，齿长约为碗高的一半，伸直，先端不膨大，内层碗状突起不向里收缩。花、果期5～7月。

【分布与生境】梵净山地区资源分布的代表区域：青冈坪、杨家场、黎家坝、金盏坪等地。生于海拔500～1000 m的林缘、路旁、田边土埂。

【中 药 名】盾果草（全草）。

【功效主治】清热解毒消肿。主治痈肿，疔疮，咽喉疼痛，泄泻，痢疾。

【采收加工】4～6月采收，鲜用或晒干。

【用法用量】内服：煎汤，9～15 g，鲜品30 g。外用：适量，鲜品捣烂敷。

【用药经验】①疔疮疖肿：鲜盾果草30 g，水煎服，每日1剂，药渣外敷患部；或用鲜盾果草捣烂外敷患部。②咽喉痛，口渴：鲜盾果草捣烂取汁，每次2匙，每日数次；或干品9 g，水煎服，亦可配铁马鞭、青木香等。③细菌性痢疾，肠炎：盾果草15 g，每日2次，煎服。

西南附地菜 *Trigonotis cavaleriei* (Lévl.) Hand.-Mazz.

【别　　　名】扫把菜（《贵州中草药名录》）。

【形态特征】多年生草本。根状茎长而粗，有多数细长的纤维状根；茎基被残存深褐色叶柄包围，稍呈"之"字形弯曲，有开展的长硬毛。基生叶数个，有长柄，花后枯萎，叶片宽卵形，先端急尖，基部圆形，叶缘具短毛，中脉在叶下面显著凸起，侧脉不明显；叶柄基部扩展成鞘状；茎上部叶较小，通常狭卵形，具短柄。花序无苞片，顶生或从茎上部叶腋抽出，有长总梗，通常二叉式分枝；花梗直立；花萼5浅裂，裂片宽卵形，先端钝，边缘有细缘毛，果期5条纵肋明显隆起；花药长圆形，伸达喉部。小坚果4，倒三棱锥状四面体形，成熟后深褐色，平滑具光泽，背面平坦，具3锐棱，腹面3个面近等大，无柄。花、果期5～8月。

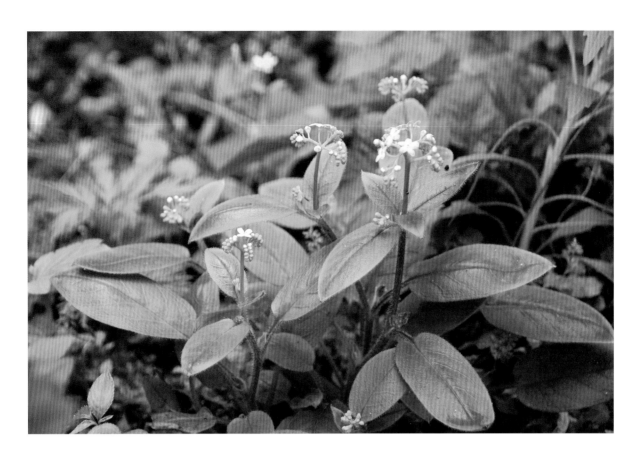

【分布与生境】梵净山地区资源分布的代表区域：金厂、转弯塘、密麻树、两岔河、长溪沟、大岩屋、标水岩等地。生于海拔850~1100 m的沟谷潮湿岩石上、山谷林中。

【中 药 名】附地菜（全草）。

【功 效 主 治】行气止痛，解毒消肿。主治胃痛吐酸，痢疾，热毒痈肿，手脚麻木。

【采 收 加 工】夏、秋季采收，鲜用或晒干。

【用 法 用 量】内服：煎汤，10~15 g。外用：捣敷。

【用 药 经 验】胃痛吐酸吐血：附地菜3~6 g，煎服；研粉冲服0.9~1.5 g。

附地菜 *Trigonotis peduncularis* (Trev.) Benth. ex Baker et Moore

【别　　　　名】鸡肠草（《名医别录》），鸡肠（《本草经集注》），地胡椒（《贵州草药》），伏地菜（《全国中草药汇编》）。

【形 态 特 征】一年生或二年生草本。茎通常多条丛生，密集，铺散，基部多分枝，被短糙伏毛。基生叶呈莲座状，有叶柄，叶片匙形，先端圆钝，两面被糙伏毛，茎上部叶长圆形

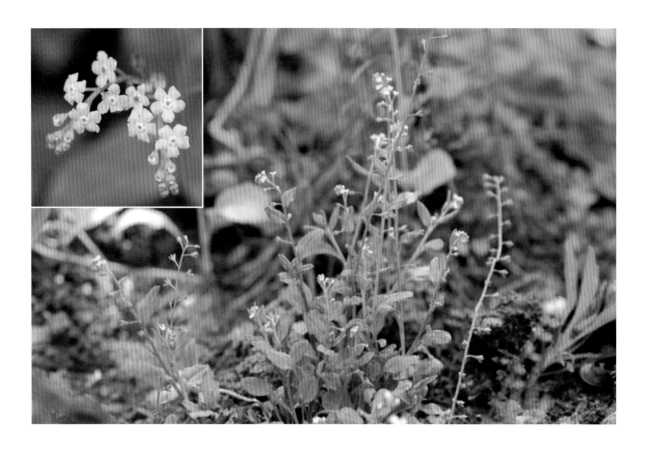

或椭圆形，无叶柄或具短柄。花序生于茎顶；花梗短，花后伸长，顶端与花萼连接部分变粗成棒状；花萼裂片卵形；花冠淡蓝色或粉色，筒部甚短，裂片平展，倒卵形，先端圆钝，喉部附属5，白色或带黄色；花药卵形，先端具短尖。小坚果4，斜三棱锥状四面体形，有短毛或平滑无毛，背面三角状卵形，具3锐棱，腹面的2个侧面近等大而基底面略小，凸起，具短柄，向一侧弯曲。早春开花，花期甚长。

【分布与生境】梵净山地区资源分布的代表区域：长岗岭、盘溪、烂泥坳、李家湾、团龙、护国寺、平所等地。生于海拔500～1200 m的路旁、田边土埂。

【中　药　名】附地菜（全草）。

【功效主治】行气止痛，解毒消肿。主治胃痛吐酸，痢疾，热毒痈肿，手脚麻木。

【采收加工】初夏采收，鲜用或晒干。

【用法用量】内服：煎汤，15～30 g，或研末服。外用：适量，捣敷；或研末擦。

【用药经验】①手脚麻木：附地菜60 g，泡酒服。②胸肋骨痛：附地菜30 g，水煎服。

马鞭草科

紫 珠 *Callicarpa bodinieri Lévl.*

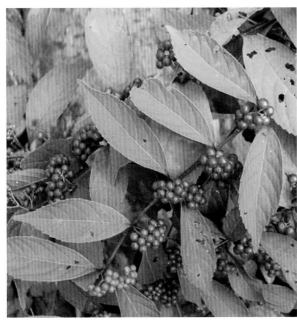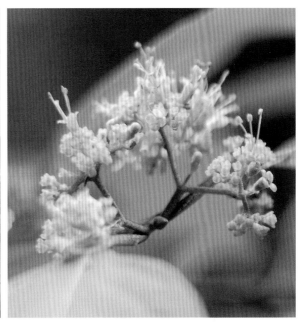

【别　　　名】白木姜（贵州），珍珠枫、漆大伯（四川），大叶鸦鹊饭（江西），爆竹紫（安徽）。

【形 态 特 征】灌木，高约2 m。小枝、叶柄和花序均被粗糠状星状毛。叶片卵状长椭圆形至椭圆形，顶端长渐尖至短尖，基部楔形，边缘有细锯齿，表面干后暗棕褐色，有短柔毛，背面灰棕色，密被星状柔毛，两面密生暗红色或红色细粒状腺点。聚伞花序；苞片细小，线形；花萼外被星状毛和暗红色腺点，萼齿钝三角形；花冠紫色，被星状柔毛和暗红色腺点；花药椭圆形，细小，药隔有暗红色腺点，药室纵裂；子房有毛。果实球形，熟时紫色，无毛。花期6~7月，果期8~11月。

【分布与生境】梵净山地区资源分布的代表区域：铜矿厂、蓝家寨、铧口尖、酒家店、穿洞沟、核桃湾、中灵寺等地。生于海拔600~1300 m的林缘、路旁、灌丛中。

【中 药 名】珍珠风（根、茎叶），珍珠风子（果实）。

【功 效 主 治】■珍珠风　散瘀止血，祛风除湿，消肿解毒。主治血瘀痛经，咯血，吐血，崩漏，尿血，风湿痹痛，跌打瘀肿，丹毒，烫伤，外伤出血等。

■珍珠风子　发表散寒。主治风寒感冒。

【采收加工】■珍珠风　夏、秋季采收，根切片，晒干或烘干。

　　　　　　■珍珠风子　秋季采收，除去杂质，晒干。

【用法用量】内服：煎汤，10～15 g；或浸酒服。外用：适量，捣烂敷患处；研末撒或调敷患处。

【用药经验】①消化道出血：珍珠风适量，水煎服。②创伤性出血：鲜珍珠风适量，用冷开水洗净，捣烂敷伤口；或用干珍珠风研末撒于患处，外用消毒纱布包扎。

老鸦糊 *Callicarpa giraldii* Hesse ex Rehd.

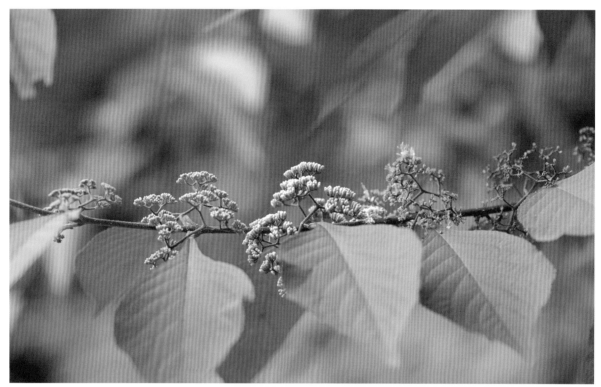

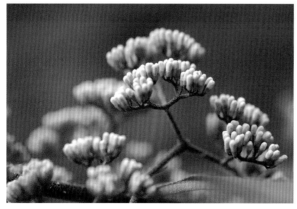

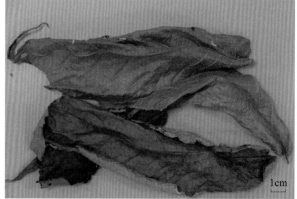

1cm

【别　　名】珍珠子（贵州），细米油珠、斑鸠站、小米团花（《云南中草药选》），紫珠（陕西）。

【形态特征】灌木，高1~5 m。小枝圆柱形，灰黄色，被星状毛。叶片纸质，宽椭圆形至披针状长圆形，顶端渐尖，基部楔形或下延成狭楔形，边缘有锯齿，表面黄绿色，背面淡绿色，侧脉8~10对，主脉、侧脉和细脉在叶背隆起，细脉近平行。聚伞花序；花萼钟状，疏被星状毛，老后常脱落，具黄色腺点，萼齿钝三角形；花冠紫色，稍有毛，具黄色腺点；花药卵圆形，药室纵裂；子房被毛。果实球形，初时疏被星状毛，熟时无毛，紫色。花期5~6月，果期7~11月。

【分布与生境】梵净山地区资源分布的代表区域：鱼坳、观音阁、大祠堂、六股坪、清水江、大水溪等地。生于海拔500~1100 m的山谷林缘、路旁、疏林中。

【中　药　名】紫珠（叶）。

【功效主治】收敛止血，清热解毒。主治咯血，呕血，牙龈出血，尿血，外伤出血，毒蛇咬伤，烧伤。

【采收加工】7~8月采收，鲜用或晒干。

【用法用量】内服：煎汤，10~15 g，鲜品30~60 g；或研末，1.5~3 g，每日1~3次。外用：适量，鲜品捣敷；或研末撒。

【用药经验】①肺结核咯血，胃、十二指肠溃疡出血：紫珠、白及各等量，共研细粉，每服6 g，每日3次。②胃溃疡出血：紫珠120 g，水煎服。③创伤出血：鲜紫珠，用冷开水洗净，捣匀后敷创口；或用干紫珠研末撒敷，外用消毒纱布包扎之。④扭伤肿痛：紫珠、鹅不食草各30 g，威灵仙15 g，水煎服，或加松节油共捣烂外敷患处。

藤紫珠 *Callicarpa integerrima* Champ. var. *chinensis* (P'ei) S. L. Chen.

【别　　名】裴氏紫珠（《植物分类学报》）。

【形态特征】藤本或蔓性灌木，长可达10 m。老枝棕褐色，圆柱形，无毛，幼枝、叶柄和花序梗被黄褐色星状毛和分枝茸毛。叶片宽椭圆形或宽卵形，顶端急尖至渐尖，基部宽楔形或浑圆，全缘，表面深绿色，初时有短硬毛和星状毛，稍粗糙，以后逐渐脱落，背面被黄褐色星状毛和细小黄色腺点，侧脉6~9对，主脉、侧脉和细脉在背面均隆起。聚伞花序，花柄无毛；苞片线形；花萼无毛，有细小黄色腺点，萼齿不明显或近截头状；花冠紫红色至蓝紫色；子房无毛。果实紫色。花期5~7月，果期8~11月。

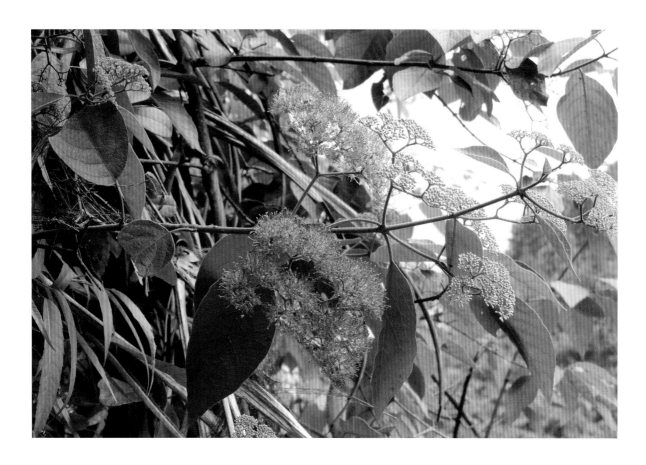

【分布与生境】梵净山地区资源分布的代表区域：二道拐、菌子客桥、马槽河等地。生于海拔
900 m以下的山谷疏林中。

【中 药 名】珍珠风（根及根茎或全草）。

【功 效 主 治】主治腹泻，感冒发热，风湿病。

【采 收 加 工】夏季采收，晒干或鲜用。

臭牡丹 *Clerodendrum bungei* Steud.

【别 名】臭枫根、大红袍（《植物名实图考》），矮桐子（四川），臭梧桐（江苏），臭八
宝（河北）。

【形 态 特 征】灌木，高1～2 m，植株有臭味；花序轴、叶柄密被褐色脱落性的柔毛。小枝近圆
形，皮孔显著。叶片纸质，宽卵形，顶端尖，基部宽楔形、截形，边缘具粗或细锯
齿，侧脉4～6对，表面散生短柔毛，背面疏生短柔毛和散生腺点，基部脉腋有数个
盘状腺体。伞房状聚伞花序顶生，密集；苞片叶状，披针形，早落或花时不落，早

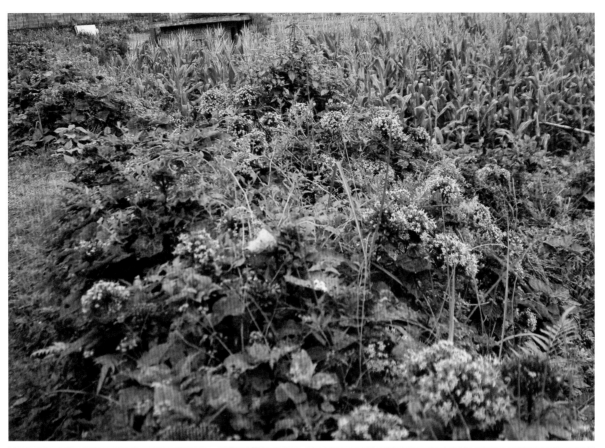

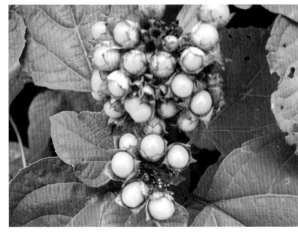
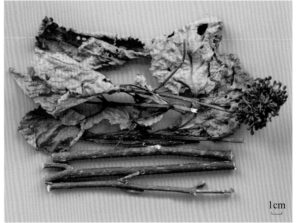

落后在花序梗上残留凸起的痕迹，小苞片披针形；花萼钟状，被短柔毛及少数盘状腺体，萼齿三角形或狭三角形；花冠淡红色，花冠管长2～3 cm，裂片倒卵形；雄蕊及花柱均突出花冠外；花柱短于、等于或稍长于雄蕊，柱头2裂，子房4室。核果近球形，成熟时蓝黑色。花、果期5～11月。

【分布与生境】梵净山地区资源分布的代表区域：黎家坝、大河边、张家坝、郭家沟、坝溪等地。生于海拔850 m以下的林缘、路旁、疏林中。

【中　药　名】臭牡丹（茎叶），臭牡丹根（根）。

【功 效 主 治】■臭牡丹　解毒消肿，祛风湿，降血压。主治痈疽，疔疮，发背，乳痈，痔疮，湿疹，丹毒，风湿痹痛，高血压。

　　　　　　　■臭牡丹根　行气健脾，祛风除湿，消肿解毒，降血压。主治食滞腹胀，虚咳，头晕，淋浊带下，痈疽肿毒。

【采 收 加 工】■臭牡丹　夏、秋季采收，鲜用或切段晒干。

　　　　　　　■臭牡丹根　夏、秋季采挖，洗净，切片，晒干。

【用 法 用 量】■臭牡丹　内服：煎汤，10～15 g，鲜品30～60 g；或捣汁；或入丸剂。外用：适量，煎水熏洗；或捣敷；或研末调敷。

　　　　　　　■臭牡丹根　内服：煎汤，15～30 g；或浸酒。外用：适量，煎水熏洗。

【用 药 经 验】①久病后体虚：臭牡丹20 g，土党参、蜀葵根各10 g，泡酒服。②黄疸性肝炎：臭牡丹根30 g，蛇莲、茵陈蒿各20 g，生姜10 g，水煎服。③水肿：臭牡丹根30 g，水煎服。④咳嗽：臭牡丹根、地骨皮各30 g，桑白皮15 g，水煎服。

大 青 *Clerodendrum cyrtophyllum* Turcz.

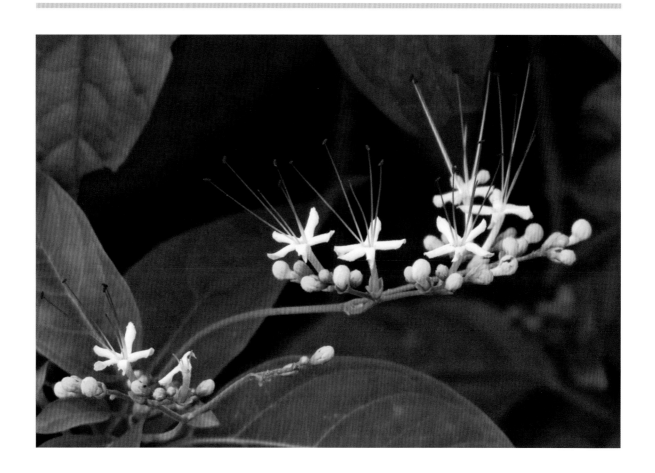

【别　　　名】大青叶（《新修本草》），臭大青（《安徽中草药》），路边青（湖南、广东、广
　　　　　　　西、云南），土地骨皮（浙江、福建），山靛青（江苏、浙江）。

【形态特征】灌木或小乔木，高1～10 m。幼枝被短柔毛，枝黄褐色，髓坚实；冬芽圆锥状，芽
　　　　　　　鳞褐色，被毛。叶片纸质，椭圆形、卵状椭圆形、长圆形或长圆状披针形，顶端渐
　　　　　　　尖或急尖，基部圆形或宽楔形，通常全缘，两面无毛或沿脉疏生短柔毛，背面常有
　　　　　　　腺点，侧脉6～10对。伞房状聚伞花序，生于枝顶或叶腋；花小，有橘香味；花萼
　　　　　　　杯状，外面被黄褐色短绒毛和不明显的腺点，顶端5裂，裂片三角状卵形；花冠白
　　　　　　　色，外面疏生细毛和腺点，花冠管细长，顶端5裂，裂片卵形；子房4室，每室1胚
　　　　　　　珠，常不完全发育，柱头2浅裂。果实球形或倒卵形，绿色，成熟时蓝紫色，为红
　　　　　　　色的宿存萼所托。花、果期6月至翌年2月。

【分布与生境】梵净山地区资源分布的代表区域：盘溪、两岔河、改板坪等地。生于海拔
　　　　　　　650～900 m的山谷疏林中、林缘。

【中　药　名】大青（茎叶），大青根（根）。

【功效主治】■大青　清热解毒，凉血止血。主治外感热病，热盛烦渴，咽喉肿痛，口疮，黄
　　　　　　　疸，热毒痢，急性肠炎，痈疽肿毒，血淋，外伤出血。
　　　　　　　■大青根　清热，凉血，解毒。主治流行性感冒，感冒高热，流行性乙型脑炎，流
　　　　　　　行性脑脊髓膜炎，腮腺炎，血热发斑，麻疹，肺炎。

【采收加工】■大青　夏、秋季采收，洗净，鲜用或切段晒干。
　　　　　　　■大青根　夏、秋季采挖，洗净，切片，晒干。

【用法用量】■大青　内服：煎汤，15～30 g，鲜品加倍。外用：适量，捣敷；或煎水洗。
　　　　　　　■大青根　内服：煎汤，10～15 g，鲜品30～60 g。

【用药经验】①流行性乙型脑炎，流行性脑脊髓膜炎，感冒发热，腮腺炎：大青15～30 g，海金
　　　　　　　沙根30 g，水煎服；或大青根60 g，水煎服。②预防流行性乙型脑炎、流行性脑脊
　　　　　　　髓膜炎：大青15 g，黄豆30 g，水煎服。③咽喉肿痛：大青30 g，海金沙、龙葵各
　　　　　　　15 g，水煎服。④急性黄疸性肝炎：大青、茵陈各15～30 g，栀子9 g，煎服。
　　　　　　　⑤感冒：鲜大青根30 g，连翘、板蓝根各9 g，甘草3 g，水煎。⑥高热头痛：大青根
　　　　　　　15～30 g，生石膏45～60 g，水煎服。

黄腺大青 *Clerodendrum luteopunctatum* P'ei et S. L. Chen

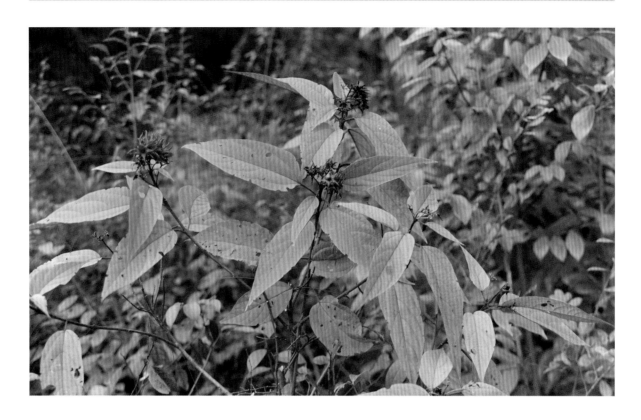

【形态特征】灌木，高2～4 m。幼枝及花序轴密被锈色短绒毛，小枝具椭圆形乳黄色皮孔。叶片纸质，长圆状披针形，顶端长渐尖或尾尖，基部宽楔形或圆形，偶有歪斜，两面疏被短柔毛，沿脉密，并密生黄色腺点，全缘，叶缘密生睫毛，侧脉4～7对，在背面凸起；叶柄密被短绒毛。聚伞花序组成伞房状，顶生；苞片与花萼呈紫色，披针形，顶端长渐尖，两面都被黄色腺点；花萼钟状，近膜质，两面都具腺点，顶端5深裂，裂片狭长三角形或披针形；花冠白色，顶端5裂，裂片长圆形；雄蕊4，稍伸出花冠；花柱与雄蕊近等长或稍短，柱头2裂，子房无毛。果实近球形，包藏于紫红色的花萼中。花、果期6～10月。

【分布与生境】梵净山地区资源分布的代表区域：三角岩、旧棚、庙沟、龙塘河、二道拐、密麻树、石杜岩等地。生于海拔800～1300 m的山谷疏林中。

【中药名】黄腺大青（根及根茎）。

【功效主治】祛风除湿。主治风湿疼痛，腰腿发麻。

【采收加工】夏、秋季采挖，洗净，切片，晒干。

海　通 *Clerodendrum mandarinorum* Diels

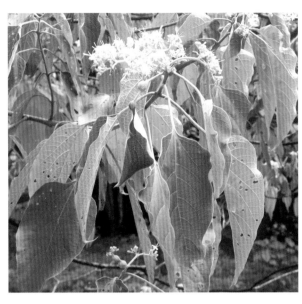
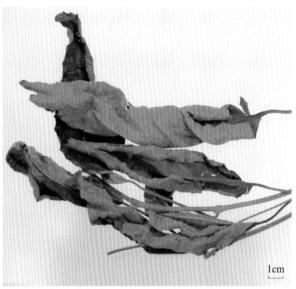

1cm

【别　　　名】铁枪桐（贵州），满大青（《云南植物志》），小花泡桐（云南），木常山（广西），鞋头树（湖南）。

【形 态 特 征】灌木或乔木，高2～20 m。幼枝略呈四棱形，密被黄褐色绒毛，髓具明显的黄色薄片状横隔。叶片近革质，卵状椭圆形、卵形、宽卵形至心形，顶端渐尖，基部截形、近心形或稍偏斜，表面绿色，被短柔毛，背面密被灰白色绒毛。伞房状聚伞花序顶生，分枝多，疏散，花序梗以至花柄都密被黄褐色绒毛；苞片易脱落，小苞片线形；花萼小，钟状，密被短柔毛和少数盘状腺体，萼齿尖细，钻形；花冠白色或偶为淡紫色，有香气，外被短柔毛，花冠管纤细，裂片长圆形；雄蕊及花柱伸出花冠外。核果近球形，幼时绿色，成熟后蓝黑色，干后果皮常皱成网状，宿存萼增大，红色，包果一半以上。花、果期7～12月。

【分布与生境】梵净山地区资源分布的代表区域：漆树坪、三角桩、三角岩、标水岩、汤家岩、石棉厂等地。生于海拔850～1400 m的疏林中、灌丛中。

【中 药 名】海通（枝叶）。

【功 效 主 治】祛风通络。主治半身不遂，脊髓灰质炎后遗症。

【采 收 加 工】夏、秋季采收，切段，晒干或鲜用。

【用 法 用 量】内服：煎汤，15～30 g，鲜品加倍。

海州常山 *Clerodendrum trichotomum* Thunb.

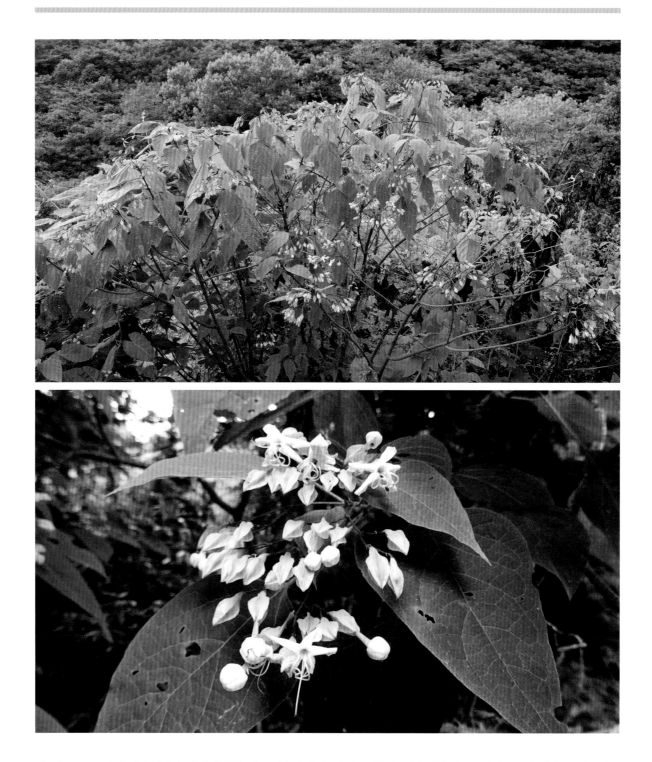

【别　　名】臭梧桐（《群芳谱》），楸叶常山（《现代实用中药》），臭桐柴（《浙江药用植物志》），泡火桐（四川），香楸（山东）。

【形态特征】灌木或小乔木，高1.5～10 m。幼枝、叶柄、花序轴等多少被黄褐色柔毛，老枝灰白色，具皮孔，髓白色，有淡黄色薄片状横隔。叶片纸质，卵状椭圆形，顶端渐尖，基部宽楔形至截形，表面深绿色，背面淡绿色，侧脉3～5对，全缘或有时边缘具波状齿。伞房状聚伞花序顶生或腋生，通常二歧分枝，疏散，末次分枝着花3朵；苞片叶状，椭圆形，早落；花萼蕾时绿白色，后紫红色，基部合生，中部略膨大，有5棱脊，顶端5深裂，裂片三角状披针形或卵形；花香，花冠白色或带粉红色，花冠管细，顶端5裂，裂片长椭圆形；雄蕊4，花丝与花柱同伸出花冠外；花柱较雄蕊短，柱头2裂。核果近球形，包藏于增大的宿存萼内，成熟时外果皮蓝紫色。花、果期6～11月。

【分布与生境】梵净山地区资源分布的代表区域：回香坪、岩高坪、架香沟、石柱岩、田家山、黑泥坨等地。生于海拔1200～1700 m的林缘、疏林中。

【中　药　名】臭梧桐（嫩枝及叶），臭梧桐花（花），臭梧桐根（根），臭梧桐子（果实或带宿萼的果实）。

【功效主治】■臭梧桐　祛风除湿，平肝降压，解毒杀虫。主治风湿痹痛，半身不遂，高血压，偏头痛，疟疾，湿疹。

■臭梧桐花　祛风，降压，止痢。主治风气头痛，高血压，痢疾。

■臭梧桐根　祛风止痛，行气消食。主治头风痛，风湿痹痛，食积气滞，脘腹胀满。

■臭梧桐子　祛风，止痛，平喘。主治风湿痹痛，牙痛，气喘。

【采收加工】■臭梧桐　6～10月采收，捆扎成束，晒干。

■臭梧桐花　6～7月采花，晾干。

■臭梧桐根　秋季采挖，洗净，切片，晒干或鲜用。

■臭梧桐子　9～10月果实成熟时采收，晒干或鲜用。

【用法用量】■臭梧桐　内服：煎汤，10～15 g，鲜品30～60 g；或浸酒；或入丸、散。外用：适量，煎水洗；或捣敷；或研末掺；或调敷。

■臭梧桐花　内服：煎汤，5～10 g；或研末；或浸酒。

■臭梧桐根　内服：煎汤，10～15 g；或捣汁冲酒。

■臭梧桐子　内服：煎汤，10～15 g。外用：适量，捣敷。

【用药经验】①高血压：臭梧桐（叶）、夏枯草、豨莶草、菊花各12 g，地龙、双钩、泽泻各9 g，水煎服；或臭梧桐花9 g，开水泡当茶饮。②风湿性关节炎，风湿痹痛：臭梧桐（叶）、防风、秦艽各12 g，独活、当归、木瓜、桂枝各9 g，水煎服。③湿疹或痱子发痒：臭梧桐适量，煎汤洗浴。④痢疾：臭梧桐花9 g，水煎服。⑤牙痛：臭梧桐子捣烂，和灰面、胡椒末共煎饼，贴在腮边。⑥筋骨痛：臭梧桐根15 g，三白草根、半枫荷各30 g，水煎服。

狐臭柴 *Premna puberula* Pamp.

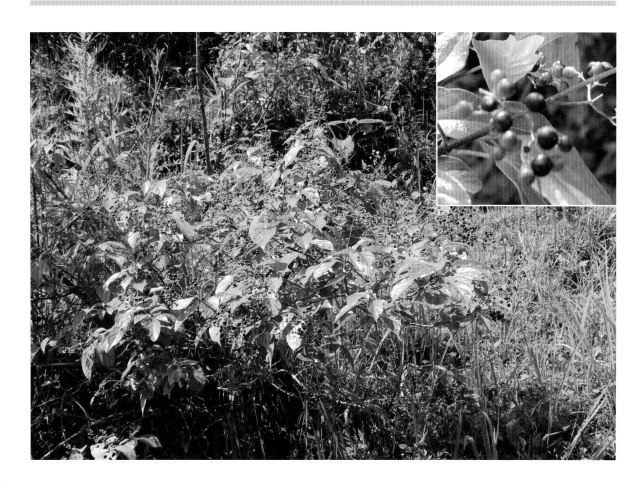

【别　　　名】斑鸠占、神仙豆腐柴、臭树、臭黄荆（贵州），长柄臭黄荆（《中国高等植物图鉴》），水白腊（四川）。

【形态特征】直立或攀缘灌木至小乔木，高1～3.5 m。幼枝被柔毛，老枝无毛，黄褐色至紫褐色。单叶对生；叶片纸质或坚纸质，长圆形，基部楔形，全缘或上部有波状深齿、锯齿或深裂，先端急尖至尾状尖，两面近无毛或疏生短柔毛。聚伞花序组成塔形圆锥花序，无毛至疏被柔毛，具披针形或线形苞片；花萼杯状，外面被短毛和黄色腺点，先端5裂，裂齿三角形，齿缘有纤毛；花冠淡黄色，有紫色或褐色条纹，4裂，二唇形，上唇1裂片，圆形，下唇3裂，外面密被腺点，喉部有数行较长的毛；雄蕊4，二强，伸出花冠外；子房圆形，先端有腺点。核果倒卵形，紫色至黑色，有瘤突，萼宿存。花、果期5～8月。

【分布与生境】梵净山地区资源分布的代表区域：鱼坳、二道拐、淘金河、关门山、观音阁、艾家坝等地。生于海拔700～1100 m的山谷林缘、疏林中、路旁。

【中　药　名】斑鸠占（根茎），斑鸠占叶（叶）。

【功 效 主 治】■斑鸠占　祛风湿，壮肾阳。主治风湿痹痛，肥大性脊椎炎，肩周炎，肾虚阳痿，月经延期。

■斑鸠占叶　清湿热，解毒，续筋接骨。主治水肿，毒疮，水火烫伤，筋伤骨折。

【采 收 加 工】■斑鸠占　夏、秋季采收，切片，晒干。

■斑鸠占叶　春、夏季采收，鲜用或晒干。

【用 法 用 量】■斑鸠占　内服：煎汤，10~30 g；或浸酒。

■斑鸠占叶　内服：煎汤，30~60 g。外用：适量，捣敷；或研末调敷。

【用 药 经 验】①风湿性关节炎：斑鸠占、大风藤根各60 g，泡酒服。②阳痿：斑鸠占60 g，淫羊藿根、花脸荞根各30 g，炖肉吃。③月经不调（经期推后）：斑鸠占、小血藤根各9 g，煨水服。④水肿：斑鸠占叶60 g，煮豆腐吃。⑤无名毒疮：斑鸠占叶1把，捣绒敷患处。

马鞭草 *Verbena officinalis* L.

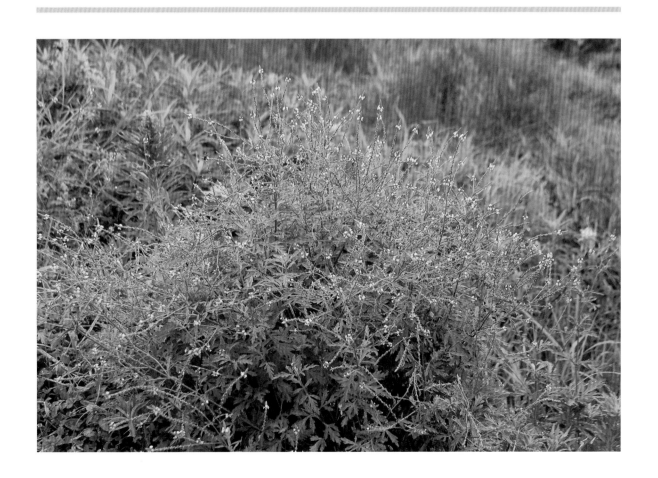

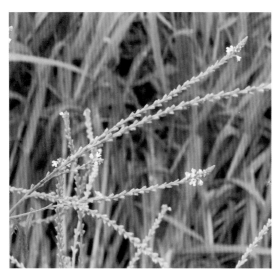
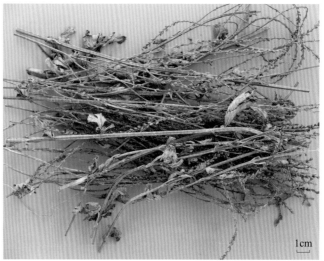

1cm

【别　　　名】马鞭稍（《滇南本草》），铁马鞭（华东、华南），马鞭子（云南），透骨草、兔子草（江苏）。

【形 态 特 征】多年生草本，高30~120 cm。茎四方形，近基部可为圆形，节和棱上有硬毛。叶片卵圆形至倒卵形或长圆状披针形，基生叶的边缘通常有粗锯齿和缺刻，茎生叶多数3深裂，裂片边缘有不整齐锯齿，两面均有硬毛，背面脉上尤多。穗状花序顶生和腋生，细弱，长达25 cm；花小，无柄，最初密集，结果时疏离；苞片稍短于花萼，具硬毛；花冠淡紫色至蓝色，外面有微毛，裂片5；雄蕊4，着生于花冠管的中部，花丝短；子房无毛。果实长圆形，外果皮薄，成熟时4瓣裂。花期6~8月，果期7~10月。

【分布与生境】梵净山地区内有分布。生于海拔950 m以下的林缘、路旁、田边土埂上。

【中　药　名】马鞭草（地上部分）。

【功 效 主 治】活血散瘀，解毒，利水，退黄，截疟。主治癥瘕积聚，痛经经闭，喉痹，痈肿，水肿，黄疸，疟疾。

【采 收 加 工】6~8月花开时采割，除去杂质，晒干。

【用 法 用 量】内服：煎汤，15~30 g，鲜品30~60 g；或入丸、散。外用：适量，捣敷；或煎水洗。

【用 药 经 验】①腹痛：马鞭草15 g，水煎服。②筋骨疼痛：马鞭草20 g，捣烂敷患处。③胃出血：马鞭草、仙鹤草、大乌泡各50 g，水煎当茶饮。④痔疮：马鞭草、仙鹤草、紫花地丁、夏枯草各20 g，水煎服。⑤疟疾：马鞭草、大青叶、十大功劳叶、芦根、麦冬、青蒿（黄花蒿）各适量，水煎服。

灰毛牡荆 *Vitex canescens* Kurz

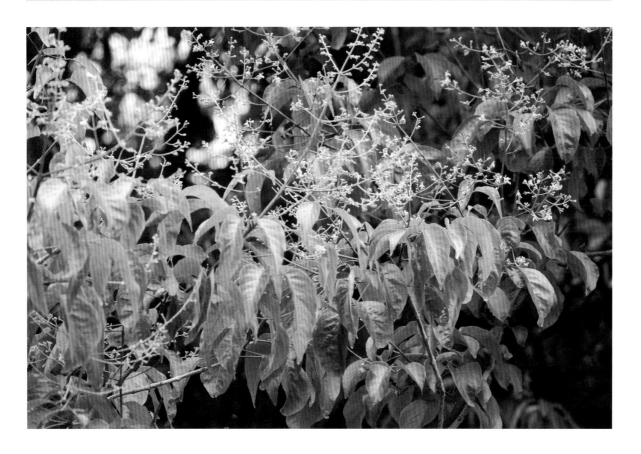

【别　　　名】灰牡荆（《海南植物志》），灰布荆（《云南植物志》）。

【形 态 特 征】乔木，高3~15 m。树皮黑褐色；小枝四棱形，密被灰黄色细柔毛。掌状复叶；小叶片卵形、椭圆形或椭圆状披针形，顶端渐尖或骤尖，基部宽楔形或近圆形，侧生的小叶基部常不对称，全缘，表面被短柔毛，背面密生灰黄色柔毛和黄色腺点，侧脉8~19对，在背面明显隆起。圆锥花序顶生，花序梗密生灰黄色细柔毛；苞片早落；花萼顶端有5小齿，外面密生柔毛和腺点，内面疏生细毛；花冠黄白色，外面密生细柔毛和腺点；雄蕊4，二强，着生于花冠管的喉部，花丝基部有毛；子房顶端有腺点。核果近球形或长圆状倒卵形，表面淡黄色或紫黑色，有光泽；宿存萼外有毛。花期4~5月，果期5~6月。

【分布与生境】梵净山地区资源分布的代表区域：坝溪、张家坝、郭家沟、江口县的木黄及太平平南、丰坝村山石闹等地。生于海拔300~1500 m的山谷疏林中、林缘。

【中 药 名】牡荆子（果实），牡荆叶（叶），牡荆茎（茎），牡荆根（根），牡荆沥（茎用火烤灼而流出的液汁）。

【功效主治】■牡荆子　化湿祛痰，止咳平喘，理气止痛。主治咳嗽气喘，胃痛，泄泻，痢疾，疝气痛，脚气肿胀，白带异常，白浊。

■牡荆叶　祛痰，止咳，平喘。主治咳嗽痰多。

■牡荆茎　祛风解表，消肿止痛。主治感冒，喉痹，牙痛，脚气病，疮肿，烧伤，风湿痹痛。

■牡荆根　祛风解表，除湿止痛。主治感冒头痛，疟疾，风湿痹痛。

■牡荆沥　除风热，化痰涎，通经络，行气血。主治中风口噤，痰热惊痫，头晕目眩，喉痹，热痢，火眼。

【采收加工】■牡荆子　秋季果实成熟时采收，用手搓下，洗净，晒干。

■牡荆叶　生长季节均可采收，鲜用或晒干。

■牡荆茎　夏、秋季采收，切段，晒干。

■牡荆根　秋后采收，洗净，切片，晒干。

■牡荆沥　夏、秋季采新鲜牡荆粗茎0.3 cm左右，两端架于砖上，其下以火烧之，茎汁从两端沥出，以器取之。

【用法用量】■牡荆子　内服：煎汤，6～9 g；或研末、酒浸。

■牡荆叶　内服：煎汤9～15 g，鲜品可用至30～60 g；或捣汁饮。外用：适量，捣敷；或煎水清洗。

■牡荆茎　内服：煎汤，10～15 g。外用：适量，煎水洗；或含漱。

■牡荆根　内服：煎汤，10～15 g。

■牡荆沥　内服：沸水冲，30～60 mL。外用：适量，涂敷；或点眼。

【用药经验】①寒咳，哮喘：牡荆子12 g，炒黄研末，每次6～9 g，每日3次，开水送服。②急性胃肠炎：牡荆鲜叶30～60 g，水煎服。

黄　荆

Vitex negundo L.

【别　　名】五指柑（《生草药性备要》），山黄荆、黄荆条（《本草纲目拾遗》），埔姜（《台湾树木志》）。

【形态特征】灌木或小乔木。小枝四棱形，密生灰白色绒毛。掌状复叶，小叶5，少有3；小叶片长圆状披针形至披针形，顶端渐尖，基部楔形，全缘或每边有少数粗锯齿，表面绿色，背面密生灰白色绒毛。聚伞花序排成圆锥花序式，顶生，花序梗密生灰白色绒

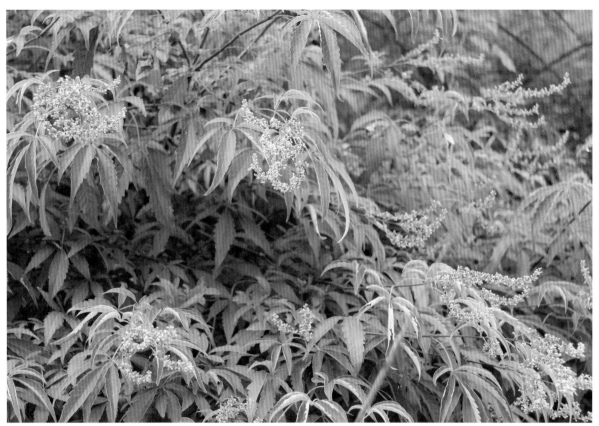

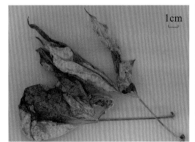 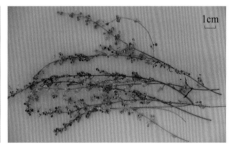 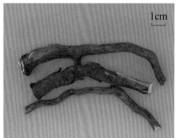

毛；花萼钟状，顶端有5裂齿，外有灰白色绒毛；花冠淡紫色，外有微柔毛，顶端5裂，二唇形；雄蕊伸出花冠管外；子房近无毛。核果近球形；宿存萼接近果实的长度。花期4～6月，果期7～10月。

【分布与生境】梵净山地区资源分布的代表区域：艾家坝、丁家坪、苔湾、黄泥坳、磨槽沟、转弯塘等地。生于海拔900 m以下的林缘、路旁、灌丛中。

【中 药 名】黄荆子（果实），黄荆叶（叶），黄荆枝（枝条），黄荆沥（茎用火烤而流出的液汁），黄荆根（根）。

【功效主治】■黄荆子 祛风解表，止咳平喘，理气消食止痛。主治伤风感冒，咳嗽，哮喘，胃痛吐酸，消化不良，食积泻痢，胆囊炎。

■黄荆叶 解表散热，化湿和中，杀虫止痒。主治感冒发热，伤暑吐泻，肠炎，疟疾，湿疹，癣。

■黄荆枝　祛风解表，消肿止痛。主治感冒发热，咳嗽，喉痹肿痛，风湿骨痛，牙痛，烫伤。

■黄荆沥　清热，化痰，定惊。主治肺热咳嗽，痰黏难咯，小儿惊风，痰壅气逆，惊厥抽搐。

■黄荆根　解表，止咳，祛风除湿，理气止痛。主治感冒，慢性支气管炎，风湿痹痛，胃痛，腹痛，痧气。

【采收加工】■黄荆子　8～9月采摘果实，晾晒干燥。

■黄荆叶　夏末开花时采叶，鲜用或堆叠踏实，使其发汗，倒出晒至半干，再堆叠踏实，待绿色变黑润，再晒至足干。

■黄荆枝　春、夏、秋季均可采收，切段，晒干。

■黄荆沥　夏、秋季取新鲜黄荆粗茎切段，一头放在火中烤，从另一头收取汁液。

■黄荆根　2月或8月采根，洗净，鲜用或切片晒干。

【用法用量】■黄荆子　内服：煎汤，5～10 g；或入丸、散。

■黄荆叶　内服：煎汤，15～30 g，鲜品30～60 g。外用：适量，煎水洗；或捣敷；或绞汁涂。

■黄荆枝　内服：煎汤，10～15 g，鲜品加倍。外用：适量，捣敷；或煅存性研末调敷。

■黄荆沥　内服：50～100 mL，小儿酌减。

■黄荆根　内服：煎汤，15～30 g。

【用药经验】①烂脚丫：黄荆叶适量，揉碎放脚丫患处。②各种痧症：黄荆叶适量，绞汁冲白糖内服。③疟疾：黄荆叶180 g，煎水取浓汁一碗半，发作前4 h、2 h各服一半。④哮喘：黄荆子6～15 g，研粉加白糖适量，每日2次，水冲服。

牡　荆

Vitex negundo L. var. *cannabifolia* (Sieb. et Zucc.) Hand.-Mazz.

【别　　名】蚊香草、午时草（福建），土柴胡、蚊子柴（江西），黄荆柴（浙江）。

【形态特征】落叶灌木或小乔木。小枝四棱形。叶对生，掌状复叶，小叶5，少有3；小叶片披针形或椭圆状披针形，顶端渐尖，基部楔形，边缘有粗锯齿，表面绿色，背面淡绿色，通常被柔毛。圆锥花序顶生；花冠淡紫色。果实近球形，黑色。花期6～7月，果期8～11月。

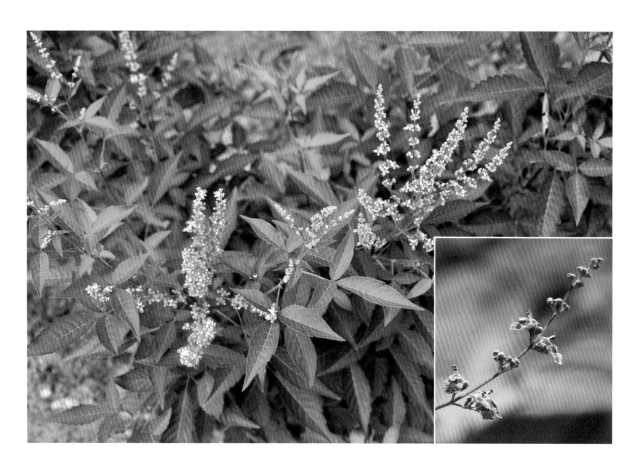

【分布与生境】梵净山地区资源分布的代表区域：芙蓉坝、艾家坝、丁家坪、茗湾、黄泥坳、磨槽沟等地。生于海拔900 m以下的林缘、路旁、灌丛中。

【中　药　名】牡荆子（果实），牡荆叶（叶），牡荆茎（茎），牡荆沥（茎用火烤而流出的液汁），牡荆根（根）。

【功效主治】■牡荆子　化湿祛痰，止咳平喘，理气止痛。主治咳嗽气喘，胃痛，泻痢，疝气痛，脚气肿胀，白带异常，白浊。

■牡荆叶　解表化湿，祛痰平喘，解毒。主治伤风感冒，咳嗽哮喘，胃痛，腹痛，暑湿泻痢，脚气肿胀，风疹瘙痒，脚癣。

■牡荆茎　祛风解表，消肿止痛。主治感冒，喉痹，牙痛，脚气病，疮肿，烧伤。

■牡荆沥　除风热，化痰涎，通经络，行气血。主治中风口噤，痰热惊痫，头晕目眩，喉痹，热痢，火眼。

■牡荆根　祛风解表，除湿止痛。主治感冒头痛，牙痛，疟疾，风湿痹痛。

【采收加工】■牡荆子　秋季果实成熟时采收，用手搓下，扬净，晒干。

■牡荆叶　生长季节均可采收，鲜用或晒干。

■牡荆茎　夏、秋季采收，切段，晒干。

■牡荆沥　夏、秋季采新鲜牡荆粗茎0.3 m左右，两端架于砖上，其下以火烧之，则茎液从两端沥出，以器取之。

■牡荆根　秋后采收，洗净，切片，晒干。

【用法用量】■牡荆子　内服：煎汤，6～9 g；或研末；或浸酒。

■牡荆叶　内服：煎汤，9～15 g，鲜品30～60 g；或捣汁饮。外用：适量，捣敷；或煎水熏洗。

■牡荆茎　内服：煎汤，10～15 g。外用：适量，煎水洗；或含漱。

■牡荆沥　内服：沸水冲，30～60 mL。外用：适量，涂敷；或滴眼。

■牡荆根　内服：煎汤，10～15 g。

【用药经验】①停乳奶涨：牡荆子12 g，研末，温开水加酒少许调服。②寒咳，哮喘：牡荆子12 g，炒黄研末，每次6～9 g，每日3次，开水送服。③哮喘：牡荆子15 g，地胆草、一枝黄花各9 g，水煎服。④风寒感冒：鲜牡荆叶24 g，或加鲜紫苏叶12 g，水煎服。⑤急性胃肠炎：鲜牡荆叶30～60 g，水煎服。⑥脚气肿胀：牡荆叶60 g，丝瓜络、紫苏、水菖蒲、艾叶各21 g，水煎洗。

荆　条　*Vitex negundo* L. var. *heterophylla* (Franch.) Rehd.

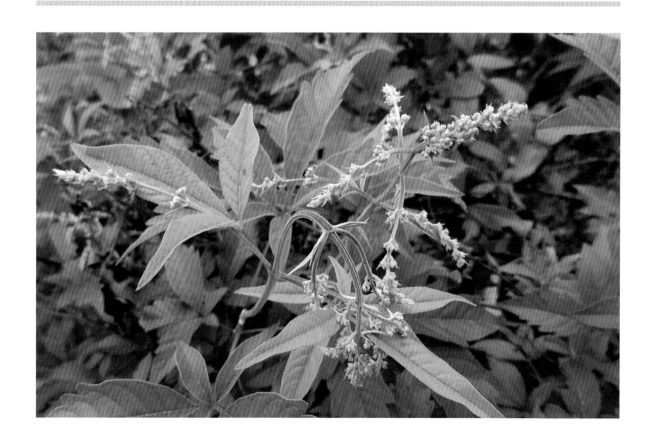

【别　　　名】荆棵、黄荆条（《中国植物志》）。

【形态特征】灌木或小乔木。小枝四棱形，密生灰白色绒毛。掌状复叶，小叶5，少有3；小叶片长圆状披针形至披针形，顶端渐尖，基部楔形，边缘有缺刻状锯齿，浅裂以至深裂，背面密被灰白色绒毛。聚伞花序排成圆锥花序式，顶生，花序梗密生灰白色绒毛；花萼钟状，顶端有5裂齿，外有灰白色绒毛；花冠淡紫色，外有微柔毛，顶端5裂，二唇形；雄蕊伸出花冠管外；子房近无毛。核果近球形；宿存萼接近果实的长度。花期4～6月，果期7～10月。

【分布与生境】梵净山地区资源分布的代表区域：坝溪、大河边、郭家沟等地。生于海拔700 m以下的林缘、路旁、灌丛中。

【中　药　名】黄荆根（根），黄荆沥（茎汁），黄荆叶（叶），黄荆子（果实），黄荆枝（枝条）。

【功效主治】■黄荆根　解表，止咳，祛风除湿，理气止痛。主治感冒，慢性支气管炎，风湿痹痛，痧气，胃痛。

■黄荆沥　清热，化痰，定惊。主治肺热咳嗽，痰黏难咯，小儿惊风。

■黄荆叶　解表散热，化湿和中，杀虫止痒。主治感冒发热，中暑，肠炎，痢疾，湿疹，疥癣，蛇虫咬伤。

■黄荆子　祛风解表，止咳平喘，理气止痛。主治伤风感冒，咳嗽，哮喘，消化不良，食积泻痢，疝气。

■黄荆枝　祛风解表，消肿止痛。主治感冒发热，咳嗽，喉痹肿痛，风湿骨痛，牙痛，烫伤。

【采收加工】■黄荆根　冬季采挖，洗净，鲜用或切片晒干。

■黄荆沥　夏、秋季取新鲜黄荆粗茎切段，每段长0.3～0.6 cm，一头放火中烤，从另一头收取汁液。

■黄荆叶　夏末开花时采收，鲜用或晒干。

■黄荆子　夏、秋季采收，晒干。

■黄荆枝　春、夏、秋季均可采收，切段，晒干。

【用法用量】■黄荆根　内服：煎汤，15～30 g，根皮用量酌减。

■黄荆沥　内服：50～100 mL，小儿酌减。

■黄荆叶　内服：煎汤，15～30 g，鲜品30～60 g。外用：适量，煎水洗；或捣敷；或绞汁涂。

■黄荆子　内服：煎汤，5～10 g；或入丸、散。

■黄荆枝　内服：煎汤，10～15 g，鲜品加倍。外用：适量，捣敷。

【用药经验】①流行性感冒：黄荆根、胜红蓟全草、马兰全草、一点红全草、鱼腥草全草、忍冬藤各15~30 g，水煎服。②关节炎：黄荆枝30 g，水煎服并外洗患处。③牙痛：黄荆枝、野花椒各10 g，水煎服。④哮喘：黄荆子6~15 g，研粉加白糖适量，每日2次，水冲服。⑤脚趾湿痒：鲜黄荆叶适量，捣汁涂搽或煎水洗。

唇形科

金疮小草
Ajuga decumbens Thunb.

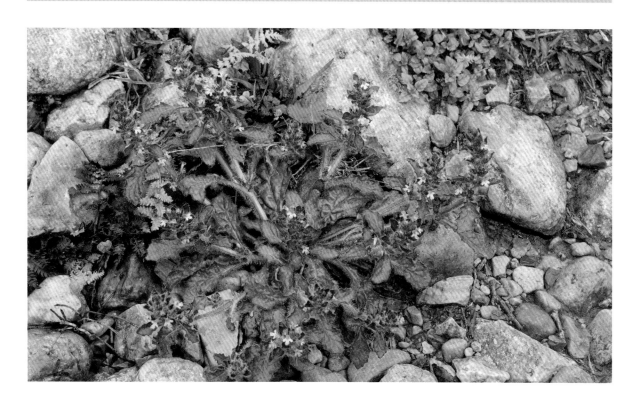

【别　　　名】青鱼胆草、青鱼胆、苦地胆、散血草（湖南）。

【形 态 特 征】一年生或二年生草本，平卧或上升。具匍匐茎，绿色，老茎有时呈紫绿色。基生叶较多，较茎生叶长而大，叶柄具狭翅，呈紫绿色或浅绿色；叶片薄纸质，匙形或倒卵状披针形，先端钝至圆形，基部渐狭，下延，边缘具不整齐的波状圆齿或几全缘，侧脉4~5对，斜上升。轮伞花序多花，位于下部的轮伞花序疏离，上部者密集；下部苞叶与茎叶同形，匙形，上部者呈苞片状，披针形；花梗短。花萼漏斗状。花冠淡蓝色或淡红紫色，筒状，挺直，基部略膨大，近基部有毛环，冠檐二唇形，上唇短，下唇宽大，3裂。雄蕊4，二强，伸出。花柱超出雄蕊。花盘环状，裂片不明显。小坚果倒卵状三棱形，背部具网状皱纹，腹部有果脐。花期3~7月，果期5~11月。

【分布与生境】梵净山地区资源分布的代表区域：观音阁、小黑湾、小塝、铧口尖、洼溪河等地。生于海拔500~1000 m的林缘、疏林中、田边土埂。

【中 药 名】白毛夏枯草（全草）。

【功 效 主 治】清热解毒，化痰止咳，凉血散血。主治咽喉肿痛，肺热咳嗽，肺痈，痢疾，目赤肿痛，跌打损伤，毒蛇咬伤。

【采 收 加 工】夏、秋季采收，除去杂质，鲜用或晒干。

【用 法 用 量】内服：煎汤，10～30 g，鲜品30～60 g；或捣汁。外用：适量，捣敷；或煎水洗。

【用 药 经 验】①肺痨咳嗽：白毛夏枯草10 g，岩白菜12 g，巴茅茶10 g，四轮草12 g，十大功劳9 g，山乌龟6 g，甘草3 g，水煎服。②眼赤起血丝不散：白毛夏枯草捣烂取汁，点眼角。③狗咬伤：鲜白毛夏枯草捣烂敷伤处。④腰痛：白毛夏枯草100 g，泡酒服。⑤肚皮痛：白毛夏枯草少许，捣绒，兑开水服。

紫背金盘 *Ajuga nipponensis* Makino

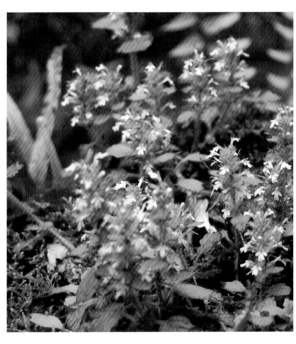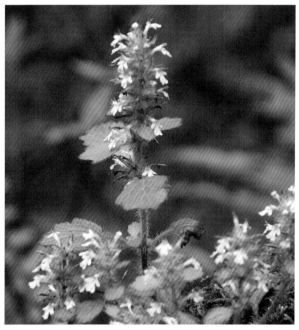

【别　　　名】九味草（《云南中草药选》），散血草（《全国中草药汇编》），散血丹、退血草（云南），见血青（江西）。

【形 态 特 征】一年生或二年生草本。茎通常直立，柔软，通常从基部分枝，高10～20 cm或以上，四棱形。基生叶无或少数；茎生叶均具柄，叶片纸质，阔椭圆形或卵状椭圆形，侧脉4～5对。轮伞花序多花，生于茎中部以上，向上渐密集组成顶生穗状花序；苞叶下部者与茎叶同形，向上渐变小成苞片状，卵形至阔披针形，绿色，全缘或具缺刻；花萼钟形，具10脉，萼齿5，狭三角形或三角形；花冠淡蓝色或蓝紫色，具深色条纹，筒状，冠檐二唇形，上唇短，直立，2裂或微缺，下唇伸长，3裂，中裂片扇形；雄蕊4，二强，伸出；花盘环状。小坚果卵状三棱形，背部具网状皱纹。花期在我国东部为4～6月，西南部为12月至翌年3月，果期前者为5～7月，后者为1～5月。

【分布与生境】梵净山地区资源分布的代表区域：洼溪河、黄家坝、小罗河沟、盘溪试验场、张家坝等地。生于海拔600～900 m的林缘、路旁、土边。

【中　药　名】紫背金盘草（全草或根）。

【功效主治】清热解毒，凉血散瘀，消肿止痛。主治肺热咳嗽，咳血，咽喉肿痛，乳痈，痔疮出血，跌打肿痛，外伤出血，水火烫伤，蛇毒咬伤。

【采收加工】春、夏季采收，洗净，晒干或鲜用。

【用法用量】内服：煎汤，15～30 g；根或研末。外用：适量，捣敷。

【用药经验】①肺炎，咽喉炎，痈疮肿毒：紫背金盘草、鱼腥草各30 g，水煎服。②单纯性阑尾炎：紫背金盘草、大血藤各30 g，金银花、紫花地丁、野菊花各15 g，南五味子根、延胡索各9 g，水煎服。

毛药花 *Bostrychanthera deflexa* Benth.

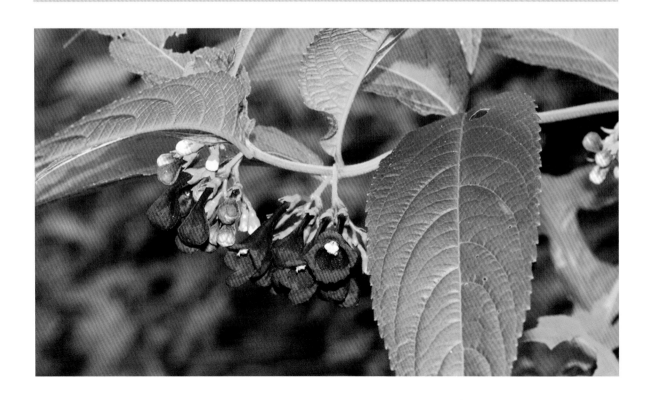

【别　　　名】垂花铃子香（《植物分类学报》）。

【形 态 特 征】草本，高0.5～1.5 m。茎坚硬，四棱形，具深槽。叶几无柄，长披针形，长8～22 cm，宽（0.8）1.5～5 cm，先端渐尖或尾状渐尖，基部渐狭成楔形或骤然收缩成近圆形至极浅的心形。聚伞花序具7～11花；总梗长6～12 mm，花后下倾；花干后通常变黑，具梗；萼齿5，短小，后面的1齿较其余的4齿为小；花冠淡紫红色，直伸，在中部以上扩展，檐近二唇形，上唇短，先端圆形，3裂，中裂片较大，宽卵圆形，侧裂片较小。成熟小坚果1枚，核果状，黑色，近球形，外果皮肉质而厚，干时角质。花期7～9月，果期9～11月。

【分布与生境】梵净山地区资源分布的代表区域：大河边、马槽河、鸡窝坨、护国寺等地。生于海拔500～1100 m的林中潮湿处。

【中　药　名】毛药花（全草）。

【功 效 主 治】解表。主治感冒。

【采 收 加 工】秋后采收，切段，晒干。

【用 法 用 量】外用：适量鲜品，捣敷。

【用 药 经 验】①火疗：鲜毛药花，捶绒敷患处。②狂犬咬伤：鲜毛药花半斤，切碎，炒至黄色，再加酒一斤半煮沸，成人尽酒量服完为止，其药渣擦伤口周围（勿擦伤口）。

益母草 *Leonurus japonicus* Houttuyn

【别　　　名】益母夏枯（《滇南本草》），益母蒿、坤草（北方各省），灯笼草、野麻（云南）。

【形 态 特 征】一年生或二年生草本。茎直立，通常高30～120 cm，钝四棱形，微具槽，多分枝。茎下部叶轮廓为卵形，掌状3裂，裂片呈长圆状菱形至卵圆形，裂片上再分裂，上面绿色，叶脉稍下陷，下面淡绿色，叶脉突出，叶柄纤细；茎中部叶轮廓为菱形，较小，通常分裂成3个或偶有多个长圆状线形的裂片；花序最上部的苞叶近于无柄。轮伞花序腋生，具8～15花，轮廓为圆球形，多数远离而组成长穗状花序；小苞片刺状；花梗无；花萼管状钟形，5脉，齿5；花冠粉红色至淡紫红色，冠檐二唇形；雄蕊4，平行，前对较长，花丝丝状；花盘平顶。小坚果长圆状三棱形，淡褐色，光滑。花期通常在6～9月，果期9～10月。

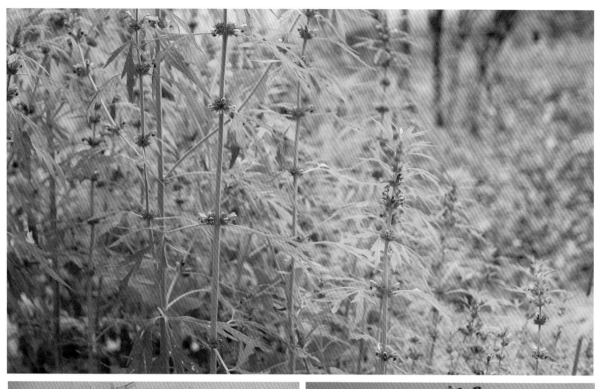

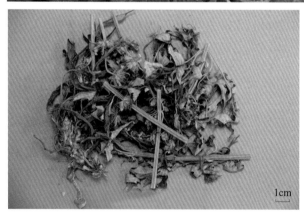
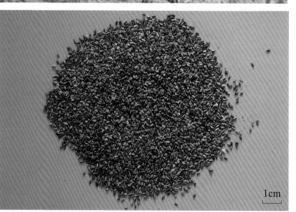

【分布与生境】梵净山地区资源分布的代表区域：隔山岭、大水溪、丰坝村胡家屯等地。生于海拔
　　　　　　 550～1100 m的路旁、田边土埂上。有栽培。

【中　药　名】益母草（地上部分），茺蔚子（果实），益母草花（花）。

【功效主治】■益母草　活血调经，利尿消肿，清热解毒。主治月经不调，痛经经闭，恶露不
　　　　　　 净，水肿尿少，疮疡肿毒。

　　　　　　 ■茺蔚子　活血调经，清肝明目。主治月经不调，经闭痛经，目赤翳障，头晕胀痛。

　　　　　　 ■益母草花　养血，活血，利水。主治贫血，疮疡肿毒，血滞闭经，痛经，产后瘀
　　　　　　 阻腹痛，恶露不下。

【采收加工】■益母草　鲜品春季幼苗期至初夏花前期采割；干品夏季茎叶茂盛、花未开或初开
　　　　　　 时采割，晒干或切段晒干。

■茺蔚子　秋季果实成熟时采割地上部分，晒干，打下果实，除去杂质。

■益母草花　夏季花初开时采收，除净杂质，晒干。

【用法用量】■益母草　内服：煎汤，9～30 g，鲜品12～40 g；或熬膏；或入丸、散。外用：适量，煎水洗；或鲜草捣敷。

■茺蔚子　内服：煎汤，5～10 g。

■益母草花　内服：煎汤，6～9 g。

【用药经验】①月经不调：益母草10 g，水煎服。②产后恶露不净：益母草、小血藤、干姜各10 g，水煎服。③痛经：益母草、五花血藤各15 g，水煎服。④闭经：益母草、五香血藤、五花血藤各10 g，油麻血藤15 g，水煎服。⑤水肿：益母草、土茯苓各15 g，臭草10 g，水煎服。

硬毛地笋　*Lycopus lucidus* Turcz. var. *hirtus* Regel

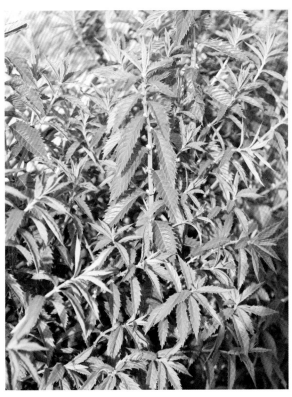
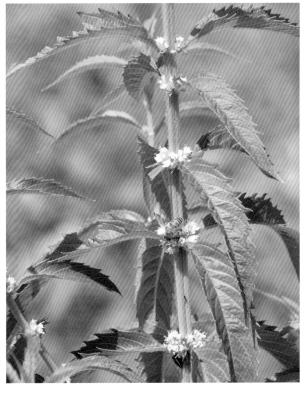

【别　　　名】地笋（《植物名实图考》），麻泽兰（贵州），银条菜（湖南），野麻花（内蒙古），洋参（湖北）。

【形态特征】多年生草本，高0.6～1.7 m。根状茎横走，具节，节上密集硬毛。叶披针形，暗绿色，上面密被细刚毛状硬毛，叶缘具缘毛，下面主要在肋及脉上被刚毛状硬毛，两端渐狭，边缘具锐齿。轮伞花序无梗，轮廓圆球形，多花密集，其下承以小苞片；小苞片卵圆形至披针形，先端刺尖，位于外方者超过花萼，具3脉，位于内方者，具1脉，边缘均具小纤毛；花萼钟形，两面无毛，外面具腺点，萼齿5，披针状三角形，具刺尖头，边缘具小缘毛；花冠白色，外面在冠檐上具腺点，内面在喉部具白色短柔毛，冠檐不明显二唇形，上唇近圆形，下唇3裂，中裂片较大；雄蕊仅前对能育，超出于花冠，先端略下弯；花盘平顶。小坚果倒卵圆状四边形，基部略狭。花期6～9月，果期8～11月。

【分布与生境】梵净山地区资源分布的代表区域：苏家坡、隔山岭、芙蓉坝等地。生于海拔700～1000 m的田边土埂。有栽培。

【中药名】泽兰（地上部分），泽兰叶（叶）。

【功效主治】活血化瘀，行水消肿，解毒消痈。主治月经不调，经闭，痛经，产后瘀血腹痛，水肿，身面浮肿，跌打损伤，痈肿疮毒。

【采收加工】夏、秋季采割，除去根茎及杂质，晒干，切段，生用。

【用法用量】内服：煎汤，6～12 g；或入丸、散。外用：适量，鲜品捣敷；或煎水熏洗。

【用药经验】①产后气血暴虚，未得安静，血随气上，迷乱心，故眼前生花；极甚者，令人闷绝不知人，口噤，神昏，气冷：泽兰叶、人参各0.3 g，荆芥穗50 g，川芎25 g，研末，温酒、热汤各半，加粉末5 g服之。②水肿：泽兰、积雪草各30 g，一点红25 g，水煎服。③产后阴翻：泽兰200 g，煎汤熏洗二三次，再入枯矾洗之。④疮肿初起及损伤瘀肿：泽兰捣敷。⑤一切乳痈初起：泽兰50 g，青皮15 g，白及25 g，橘叶30片，水煎半盏，加酒半樽，冲服立消。

龙头草　*Meehania henryi* (Hemsl.) Sun ex C. Y. Wu

【别名】鲤鱼草（《鄂西草药名录》）。

【形态特征】多年生草本，直立，高30～60 cm。茎四棱形。叶具长柄，柄长10 cm以下，向上渐变短或几无柄，腹面具槽；叶片纸质或近膜质，卵状心形、心形或卵形，先端渐尖，基部心形，边缘具波状锯齿或粗齿，脉隆起。花序腋生和顶生，为聚伞花序组

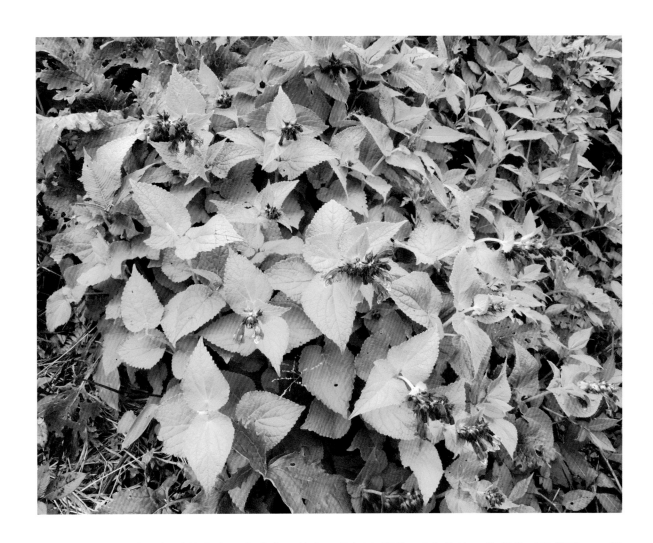

成的假总状花序；苞片小，具齿；花梗中部具1对小苞片；花萼花时狭管形，口部
微开张，具25脉，齿5，呈二唇形，上唇3齿，下唇2齿；花冠淡红紫色或淡紫色，
冠筒直立，管状。雄蕊4，二强；花柱细长，略长于雄蕊，微伸出花冠，先端2
裂。小坚果圆状长圆形，平滑，腹面微呈三棱形，基部具一小果脐。花期9月，
果期10月。

【分布与生境】梵净山地区资源分布的代表区域：铜矿厂、万宝岩、叫花洞、细沙河、白云寺、牛
头山等地。生于海拔850～2300 m的林缘、路旁、疏林中。

【中　药　名】龙头草（根或叶）。

【功效主治】补气血，祛风湿，消肿毒。主治劳伤气血亏虚，脘腹疼痛，风湿痹痛，咽喉肿痛，
痈肿疔毒，跌打损伤，蛇咬伤。

【采收加工】全年均可采收，鲜用或晒干。

【用法用量】内服：煎汤，3～9 g；或泡酒。外用：适量，捣敷。

薄 荷 *Mentha canadensis* Linnaeus

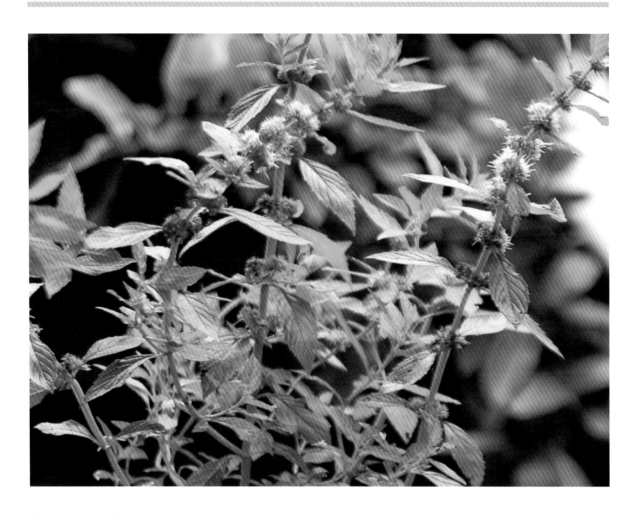

【别　　　名】夜息香（山东），见肿消（江苏），水薄荷（云南），土薄荷（四川）。

【形 态 特 征】多年生草本。茎直立，高30～60 cm，下部数节具纤细的须根及水平匍匐根状茎，
锐四棱形，具四槽，多分枝。叶片长圆状披针形、披针形、椭圆形或卵状披针
形，稀长圆形，先端锐尖，基部楔形至近圆形，边缘在基部以上疏生粗大的牙齿
状锯齿，侧脉5～6对；叶柄腹凹背凸。轮伞花序腋生，轮廓球形；花梗纤细；花
萼管状钟形，10脉，不明显，萼齿5，狭三角状钻形，先端长锐尖；花冠淡紫色，
冠檐4裂，上裂片先端2裂，较大，其余3裂片近等大，长圆形，先端钝；雄蕊4，前
对较长，均伸出于花冠之外；花柱略超出雄蕊，先端近相等2浅裂；花盘平顶。小
坚果卵珠形，黄褐色，具小腺窝。花期7～9月，果期10月。

【分布与生境】梵净山地区资源分布的代表区域：张家坝、天庆寺、苏家坝、坝溪等地。生于海拔
500～1000 m的路旁、沟边。有栽培。

【中　药　名】薄荷（地上部分）。

【功 效 主 治】疏散风热，清利头目，利咽，透疹，疏肝行气。主治风热感冒，风温初起，头痛，目赤，喉痹，口疮，风疹，麻疹，胸胁胀闷。

【采 收 加 工】夏、秋季茎叶茂盛或花开至三轮时，选晴天，分次采割，晒干或阴干。

【用 法 用 量】内服：煎汤，3～10 g，不可久煎，宜后下；或入丸、散。外用：适量，煎水洗；或捣汁涂敷。

【用 药 经 验】①风热表证：薄荷、鱼鳅串各10 g，水煎服。②咽喉肿痛：薄荷、冬凌草各10 g，水煎服。③头痛目赤：薄荷、菊花各10 g，水煎服。④皮肤瘙痒：薄荷、蛇倒退各10 g，水煎服。

留兰香 *Mentha spicata* L.

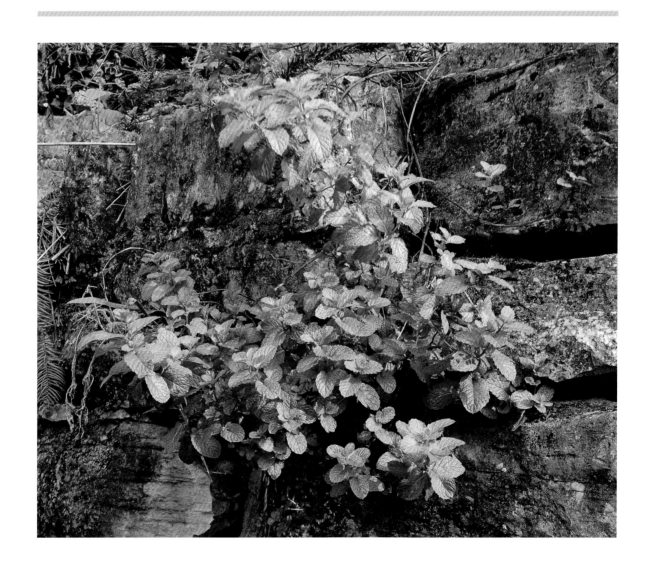

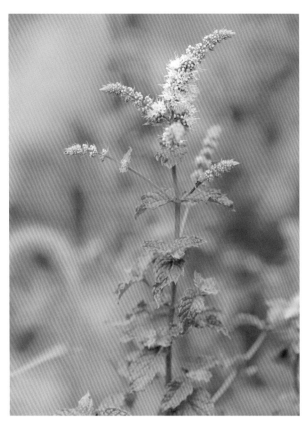
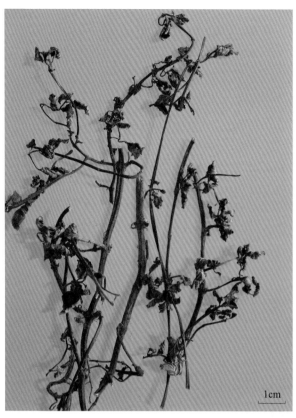

1cm

【别　　　名】血香菜（贵州毕节），狗肉香（贵州都匀、独山），土薄荷（贵州黎平），鱼香菜（贵州独山），香薄荷（广东）。

【形 态 特 征】多年生草本。茎直立，高40～130 cm，无毛或近于无毛，绿色，钝四棱形，具槽及条纹，不育枝仅贴地生。叶无柄或近于无柄，卵状长圆形或长圆状披针形，先端锐尖，基部宽楔形至近圆形，边缘具尖锐而不规则的锯齿，草质，上面绿色，下面灰绿色，侧脉6～7对，与中脉在上面多少凹陷，下面明显隆起且带白色。轮伞花序生于茎及分枝顶端，间断但向上密集的圆柱形穗状花序；花梗无毛；花萼钟形，内外面无毛，具腺点，5脉，不显著，萼齿5，三角状披针形；花冠淡紫色，两面无毛，冠檐具4裂片，裂片近等大，上裂片微凹；雄蕊4，伸出，近等长；花柱伸出花冠很多，先端相等2浅裂，裂片钻形；花盘平顶。花期7～9月。

【分布与生境】梵净山地区资源分布的代表区域：张家坝、团龙、大河边、艾家坝等地。生于海拔1000 m以下的宅院旁。常见栽培。

【中　药　名】留兰香（全草）。

【功 效 主 治】祛风散寒，止咳，消肿解毒。主治感冒咳嗽，胃痛，腹胀，神经性头痛；外用治跌打肿痛，眼结膜炎，小儿疮疖。

【采 收 加 工】7～9月采收，多为鲜用。

【用法用量】内服：煎汤，3～9g，鲜品15～30g。外用：适量，捣烂敷患处；或绞汁点眼。

【用药经验】①胃痛：留兰香、茴香根、橘皮、佛手柑、生姜各适量，水煎服。②风寒咳嗽：鲜留兰香15～30g，水煎服。③皲裂：鲜留兰香适量，捣烂敷患处。

小鱼仙草 *Mosla dianthera* (Buch.-Ham. ex Roxburgh) Maxim.

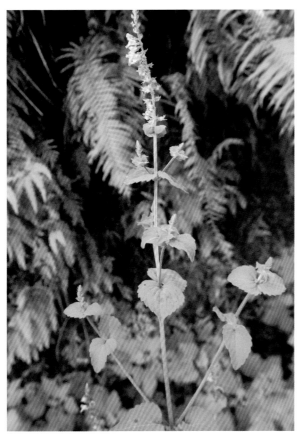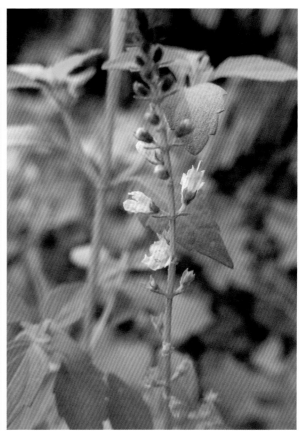

【别　　名】大叶香薷（《常用中草药配方》），山苏麻（《贵州草药》），四方草（《全国中草药汇编》），香花草（广东）。

【形态特征】一年生草本。茎高至1m，四棱形，具浅槽，近无毛，多分枝。叶卵状披针形或菱状披针形，有时卵形，先端渐尖或急尖，基部渐狭，无毛，散布凹陷腺点；叶柄腹凹背凸，腹面被微柔毛。总状花序生于主茎及分枝的顶部，通常多数，密花或疏花；苞片针状或线状披针形，先端渐尖，基部阔楔形，序轴近无毛；花萼钟形，二唇形，上唇3齿，卵状三角形，中齿较短，下唇2齿，披针形，与上唇近等长或微超过之，果时花萼增大，上唇反向上，下唇直伸；花冠淡紫色，冠檐二唇形，上唇微缺，下唇3裂，中裂片较大；雄蕊4；花柱先端相等2浅裂。小坚果灰褐色，近球形，具疏网纹。花、果期5～11月。

【分布与生境】梵净山地区资源分布的代表区域：龙洞河、三角岩、胜利坳、护国寺、九龙池、烂茶顶等地。生于海拔850～2200 m的林缘、路旁或水边。

【中　药　名】热痱草（全草）。

【功效主治】发表祛暑，利湿和中，消肿止血，散风止痒。主治风寒感冒，阴暑头痛，恶心，脘痛，白痢，水肿，痔血，疮疖，阴痒，湿疹，外伤出血，蛇虫咬伤。

【采收加工】夏、秋季采收，晒干或鲜用。

【用法用量】内服：煎汤，9～15 g。外用：适量，捣敷；或煎水洗。

【用药经验】①外感风寒：热痱草30 g，生姜9 g，水煎服。②感冒发热：干热痱草6～12 g，水煎服。③中暑头痛，恶心，汗不出：热痱草30 g，煨水服。④痢疾：热痱草、白糖各30 g，煨水服。⑤痔血：热痱草、侧柏叶（炒）各30 g，水煎服。⑥毒蛇咬伤：热痱草适量，泡酒内服。

牛　至　*Origanum vulgare* L.

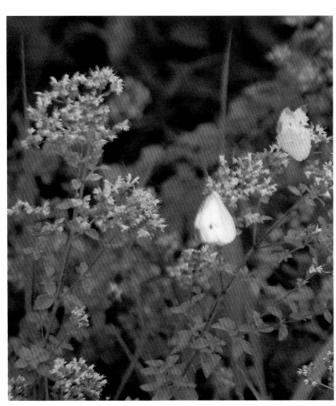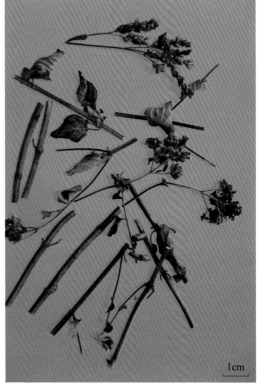

1cm

【别　　　名】土香薷（《贵州民间药物》），小叶薄荷（《植物名实图考》），满山香（云南），糯米条（江西），土茵陈（福建）。

【形 态 特 征】多年生草本或半灌木，芳香。根状茎斜生，节上具纤细的须根；茎直立或近基部伏地，略带紫色，四棱形，近基部常无叶。叶具柄，腹面具槽，背面近圆形，被柔毛，叶片卵圆形或长圆状卵圆形，先端钝或稍钝，基部宽楔形至近圆形或微心形，全缘或有远离的小锯齿，侧脉3~5对；苞叶大多无柄，常带紫色。花序呈伞房状圆锥花序，开张；苞片长圆状倒卵形至倒卵形或倒披针形，锐尖，绿色或带紫晕，具平行脉，全缘；花萼钟状，萼齿5，三角形，等大；花冠紫红色、淡红色至白色，管状钟形；雄蕊4，花药卵圆形；花盘平顶。小坚果卵圆形，先端圆，基部骤狭，微具棱，褐色，无毛。花期7~9月，果期10~12月。

【分布与生境】梵净山地区资源分布的代表区域：青冈坪、凉风坳、蓝家寨、桃树岭、坝梅寺、苏家坡等地。生于海拔500~1000 m的林缘、路旁。

【中　药　名】牛至（全草）。

【功 效 主 治】清暑解表，利水消肿。主治中暑，感冒，头痛身重，急性胃肠炎，腹痛吐泻，水肿。

【采 收 加 工】7~8月开花前割起地上部分，或将全草连根拔起，抖净泥土，鲜用或扎把晒干。

【用 法 用 量】内服：煎汤，9~15 g，大剂量用至15~30 g；或泡茶。外用：适量，煎水洗；或鲜品捣敷。

【用 药 经 验】①中暑发热头疼，烦渴出汗，腹痛水泻，小便短少，身体作困：牛至、扁豆（炒）、神曲、栀子（炒）各6 g，赤茯苓9 g，刺芥穗5 g，引用灯心草煎服。②气阻食滞：牛至12 g，土柴胡、走游草、土升麻、香樟根、茴香根各9 g，阎王刺12 g，水煎服，每日3次。③伤风发热、呕吐：牛至9 g，紫苏、枇杷叶各6 g，灯心草3 g，水煎服，每日3次。④皮肤湿热瘙痒：牛至（鲜草）250 g，煎水洗。⑤小儿麻疹：牛至（茎叶）6 g，红筷子6 g（已出疹者用3 g），紫苏9 g，芫荽、铁扫帚各6 g，水煎服。

小叶假糙苏 *Paraphlomis javanica* (Bl.) Prain var. *coronata* (Vaniot) C. Y. Wu & H. W. Li

【形 态 特 征】草本。茎单生，通常高约50 cm，有时高达1.5 m，钝四棱形，具槽，向基部无叶，上部具叶。叶椭圆形、椭圆状卵形或长圆状卵形，长3~9 cm，宽1.5~6 cm，先端锐尖或渐尖，基部圆形或近楔形，边缘疏生锯齿或有小尖突的圆齿，齿常不明显或极浅，肉质，上面绿色，下面淡绿色，侧脉5～6对，在上面不明显，下面稍隆起；叶柄扁平，上面略具槽，下面圆形。轮伞花序多花，轮廓为圆球形；小苞片钻形；花萼花时明显管状，口部骤然开张，果时膨大，革质，多少呈绿色，脉不明显，齿5，钻形或三角状钻形；花冠通常黄色或淡黄色，亦有近于白色的，冠檐二唇形，上唇长圆形，全缘，直伸，下唇3裂，中裂片较大；雄蕊4，前对较长。小坚果倒卵珠状三棱形，黑色。花期6～8月，果期8～12月。

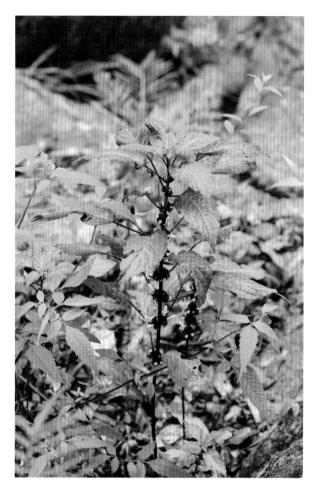

【分布与生境】梵净山地区资源分布的代表区域：鱼坳、观音阁、岩棚、银厂坪、黄泥沟、黄泥坳、石棉厂等地。生于海拔500～1100 m的林缘、山谷疏林中。

【中 药 名】金槐（根或全草）。

【功效主治】滋阴润燥，止咳，调经。主治感冒咳嗽，阴虚劳咳，月经不调等。

【采收加工】夏、秋季采收，洗净，晒干。

【用法用量】内服：煎汤，10～15 g；或蒸酒。

【用药经验】月经不调：金槐、倒触伞根各15 g，蒸酒服。

紫 苏 *Perilla frutescens* (L.) Britt.

【别　　名】水升麻（湖北），野藿麻（云南），聋耳麻（广东），香荽（广东），孜珠（四川）。

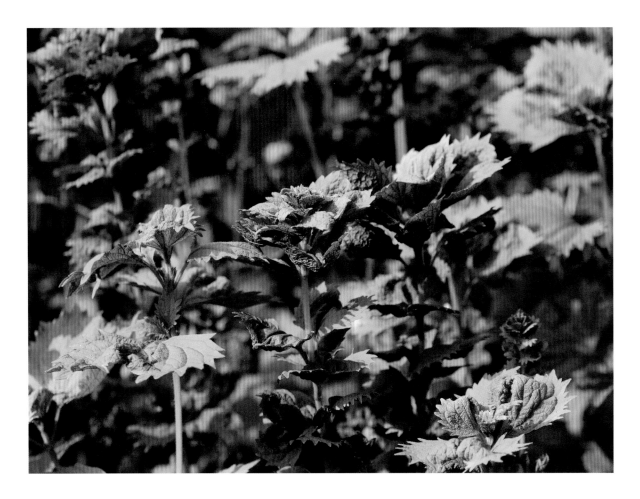

【形态特征】一年生直立草本。茎高0.3~2 m，绿色或紫色，钝四棱形，具四槽。叶阔卵形或圆形，长7~13 cm，宽4.5~10 cm，边缘在基部以上有粗锯齿，膜质或草质，两面绿色或紫色，或仅下面紫色；叶柄长3~5 cm，背腹扁平。轮伞花序2花，偏向一侧的顶生及腋生总状花序；苞片宽卵圆形或近圆形；花萼钟形，10脉，直伸，结果时平伸或下垂，基部一边肿胀，萼檐二唇形，上唇宽大，3齿，中齿较小，下唇比上唇稍长，2齿；花冠白色至紫红色，冠筒短，上唇微缺，下唇3裂，中裂片较大，侧裂片与上唇相近似；雄蕊4，几不伸出，前对稍长，离生；花盘前方呈指状膨大。小坚果近球形，灰褐色。花期8~11月，果期8~12月。

【分布与生境】梵净山地区资源分布的代表区域：丁家坪、小塝、马槽河、芙蓉坝等地。生于海拔900 m以下的地区。常有栽培。

【中 药 名】紫苏叶（叶），紫苏子（果实），紫苏梗（茎），苏头（根及根茎），紫苏苞（宿萼）。

【功效主治】■紫苏叶 解表散寒，行气和胃。主治风寒感冒，咳嗽呕恶，妊娠呕吐，食鱼蟹中毒。

■紫苏子　降气化痰，止咳平喘，润肠通便。主治痰壅气逆，咳嗽气喘，肠燥便秘。

■紫苏梗　理气宽中，止痛，安胎。主治胸膈痞闷，胃脘疼痛，嗳气呕吐，胎动不安。

■苏头　疏风散寒，降气祛痰，和中安胎。主治头晕，身痛，鼻塞流涕，咳逆上气，胸膈痰饮，腹痛腹泻，妊娠呕吐，胎动不安。

■紫苏苞　解表。主治血虚感冒。

【采收加工】■紫苏叶　夏季枝叶茂盛时采收，除去杂质，晒干。

■紫苏子　秋季果实成熟时采收，除去杂质，晒干。

■紫苏梗　秋季果实成熟后采割，除去杂质，晒干，或趁鲜切片，晒干。

■苏头　秋季采挖，切取根头，抖净泥沙，晒干。

■紫苏苞　秋季将成熟果实打下，留取宿存果萼，晒干。

【用法用量】■紫苏叶　内服：煎汤，5～10 g。外用：适量，捣敷；研末或煎水洗。

■紫苏子　内服：煎汤，3～10 g；或入丸、散。

■紫苏梗　内服：煎汤，5～10 g；或入散剂。

■苏头　内服：煎汤，6～12 g。外用：适量，煎水洗。

■紫苏苞　内服：煎汤，3～9 g。

【用药经验】①感冒头痛：紫苏叶20 g，生姜2片，葱头2个，水煎服。②腰痛：鲜紫苏全草30 g，鸭蛋或鸡蛋4个，煮汤，分3次服。③产后寒：紫苏叶、蹄叶橐吾、益母草、野烟根各15 g，水煎服。④月经不调：紫苏叶、益母草、大鹅儿肠、蹄叶橐吾、阎王刺根、小血藤、通打根、陈艾、车前子各9 g，煨成浓汁，加红糖适量服。⑤小儿麻疹：紫苏10～15 g，阎王刺根6 g，水煎服，每日3次。

野生紫苏 *Perilla frutescens* (L.) Britt. var. *purpurascens* (Hayata) H. W. Li

【别　　名】臭草、香丝菜（广西），苏麻（湖北），青叶紫苏（浙江），野猪疏（福建）。

【形态特征】一年生直立草本。茎高0.3～2 m，绿色或紫色，钝四棱形，具四槽，被疏短柔毛。叶阔卵形，先端短尖或突尖，基部圆形或阔楔形，边缘在基部以上有粗锯齿，膜质或草质；叶柄背腹扁平，密被长柔毛。轮伞花序2花，密被长柔毛、偏向一侧的顶生及腋生总状花序；苞片宽卵圆形或近圆形，先端具短尖，外被红褐

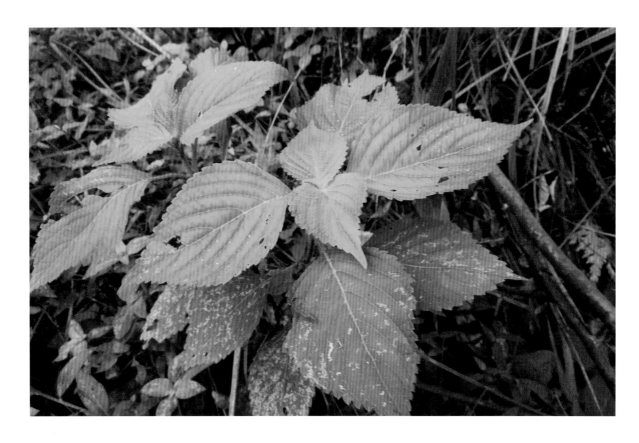

色腺点，无毛；花萼钟形，下部被长柔毛，夹有黄色腺点，结果时增大，平伸或下垂，基部一边肿胀，萼檐二唇形，上唇宽大，3齿，中齿较小，下唇比上唇稍长，2齿；花冠白色至紫红色，外面略被微柔毛，冠筒短，冠檐近二唇形，上唇微缺，下唇3裂；雄蕊4，离生，花丝扁平。小坚果较小，土黄色。花期8～11月，果期8～12月。

【分布与生境】梵净山地区资源分布的代表区域：天庆寺、护国寺、九龙池、白云寺等地。生于海拔1200～2000 m的林缘、路旁。有栽培。

【中　药　名】紫苏叶（叶），紫苏子（果实），紫苏梗（茎），紫苏苞（宿萼），苏头（根及根茎）。

【功效主治】■紫苏叶　解表散寒，行气和胃。主治风寒感冒，咳嗽呕恶，妊娠呕吐，食鱼蟹中毒。

■紫苏子　降气化痰，止咳平喘，润肠通便。主治痰壅气逆，咳嗽气喘，肠燥便秘。

■紫苏梗　理气宽中，止痛，安胎。主治胸膈痞闷，胃脘疼痛，嗳气呕吐，胎动不安。

■紫苏苞　解表。主治血虚感冒。

■苏头　疏风散寒，降气祛痰，和中安胎。主治头晕，身痛，鼻塞流涕，咳逆上气，胸膈痰饮，腹痛腹泻，妊娠呕吐，胎动不安。

【采收加工】■紫苏叶　南方7～8月，北方8～9月，枝叶茂盛时收割，摊在地上或悬于通风处阴干，干后将叶摘下即可。

　　　　　　■紫苏子　秋季果实成熟采收，除去杂质，晒干。

　　　　　　■紫苏梗　9～11月采收，割取地上部分，除去小枝、叶片、果实，晒干。

　　　　　　■紫苏苞　秋季将成熟果实打下，留取宿存果萼，晒干。

　　　　　　■苏头　秋季采收，将紫苏拔起，切取根头，抖净泥沙，晒干。

【用法用量】■紫苏叶　内服：煎汤，5～10 g。外用：适量，捣敷；研末或煎水洗。

　　　　　　■紫苏子　内服：煎汤，3～10 g；或入丸、散。

　　　　　　■紫苏梗　内服：煎汤，5～10 g；或入散剂。

　　　　　　■紫苏苞　内服：煎汤，3～9 g。

　　　　　　■苏头　内服：煎汤，6～12 g。外用：适量，煎水洗。

【用药经验】①水肿：紫苏梗24 g，大蒜根9 g，老姜皮、冬瓜皮各15 g，水煎服。②凉寒入肺，久咳不止：苏头250 g，炖猪心肺服。

糙　苏　*Phlomis umbrosa* Turcz.

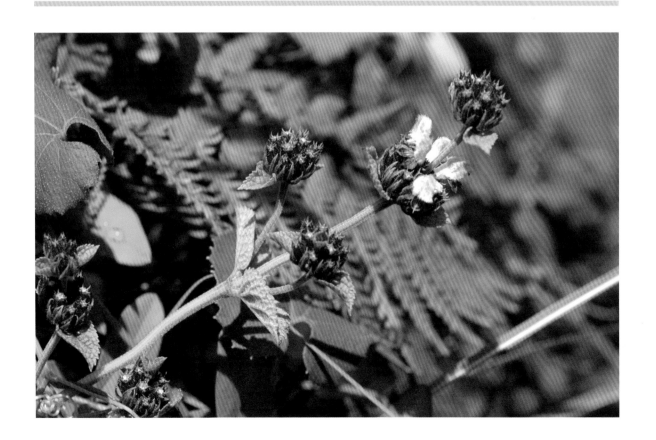

【别　　　名】常山（河北兴隆），白苤（北京昌平），山芝麻（辽宁旅顺），小兰花烟（山西宁武）。

【形 态 特 征】多年生草本。根粗厚，长至30 cm。茎高50～150 cm，多分枝，四棱形，疏被向下短硬毛，有时上部被星状短柔毛，常带紫红色。叶近圆形、圆卵形至卵状长圆形，上面橄榄绿色，疏被疏柔毛及星状疏柔毛，下面较淡，毛被同叶上面；苞叶通常为卵形，毛被同茎叶。轮伞花序通常4～8花，多数，生于主茎及分枝上；苞片线状钻形，常呈紫红色，被星状微柔毛、近无毛或边缘被具节缘毛；花萼管状；花冠通常粉红色，下唇常具红色斑点，冠檐二唇形，上唇外面被绢状柔毛，下唇外面除边缘无毛外密被绢状柔毛，3圆裂，中裂片较大；雄蕊内藏，花丝无毛。小坚果无毛。花期6～9月，果期9月。

【分布与生境】梵净山地区资源分布的代表区域：中灵寺、木耳坪、架香沟、牛风包、九龙池、牛头山、淘金河、燕子阡、叫花洞等地。生于海拔1500～2300 m的山谷疏林中。

【中　药　名】糙苏（根及全草）。

【功 效 主 治】祛风化痰，利湿除痹，祛痰，解毒消肿。主治感冒，咳嗽痰多，风湿痹痛，跌打损伤，疮痈肿毒。

【采 收 加 工】夏、秋季采收，洗净，晒干。

【用 法 用 量】内服：煎汤，3～10 g。

南方糙苏 *Phlomis umbrosa* Turcz. var. *australis* Hemsl.

【别　　　名】山甘草、土玄参（《新华本草纲要》），白升麻（云南富源），豨莶草（《云南药用植物名录》）。

【形 态 特 征】多年生草本，高达150 cm。茎多分枝，四棱形，具浅槽，疏被向下短硬毛，常带紫红色。叶对生，具长柄；叶片质薄，近圆形、圆卵形至卵状长圆形，边缘具圆齿状锯齿。轮伞花序，多数，生于主茎及分枝上；苞片草质，线状披针形，稍比萼短；花萼管状，外面被星状微柔毛，齿端具小刺尖，边缘被丛毛；花冠通常粉红色，下唇具红色斑点，冠檐二唇形；雄蕊4，内藏，无附属物。小坚果无毛。花期6～9月，果期8～9月。

【分布与生境】梵净山地区资源分布的代表区域：漆树坪、白云寺、金竹坪、牛头山、牛风包、淘金坳等地。生于海拔1200～2000 m的山谷林缘阴湿处、沟旁。

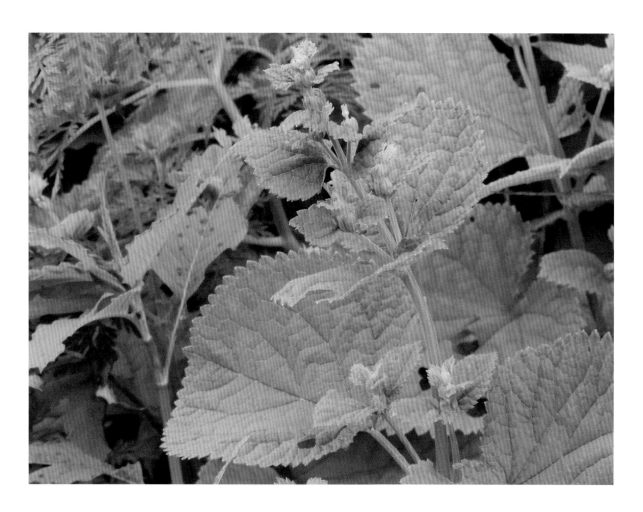

【中 药 名】牛王肺筋草（带根全草）。

【功 效 主 治】祛风止咳，活血通络，解毒消肿。主治感冒，咳嗽，风湿痹痛，腰膝无力，跌打瘀肿，疮痈肿毒。

【采 收 加 工】夏、秋季采收，洗净，鲜用或晒干备用。

【用 法 用 量】内服：煎汤，6~12g。外用：适量，捣敷。

【用 药 经 验】①肝肾不足，腰膝酸痛：牛王肺筋草、桑寄生、杜仲、狗脊、牛膝各12g，水煎服。②骨折筋伤：牛王肺筋草、当归、骨碎补各2g，红花3g，水煎服。

夏枯草 *Prunella vulgaris* L.

【别　　名】麦夏枯、铁线夏枯（《滇南本草》），古牛草（四川屏山），灯笼草（四川南川），牛低头（河南西峡、商城）。

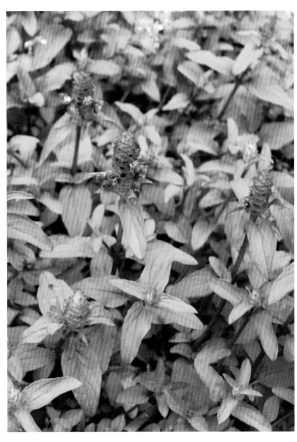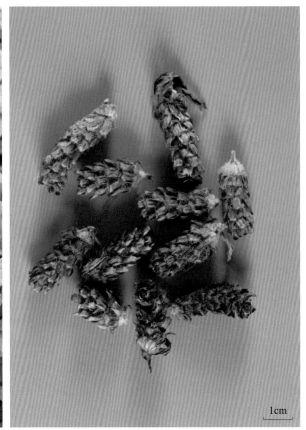

【形 态 特 征】多年生草木。根状茎匍匐；茎高20～30 cm，钝四棱形，紫红色。茎叶卵状长圆
形或卵圆形，草质，上面橄榄绿色，下面淡绿色，侧脉3～4对；花序下方的一对
苞叶似茎叶，近卵圆形。轮伞花序密集组成顶生穗状花序，每一轮伞花序下承以
苞片；苞片宽心形，脉纹放射状，膜质，浅紫色；花萼钟形、倒圆锥形，外面疏
生刚毛，二唇形，上唇扁平，宽大，近扁圆形，先端几截平，具3个不很明显的
短齿，下唇较狭，2深裂，边缘具缘毛；花冠紫色、蓝紫色或红紫色，冠檐二唇
形，上唇近圆形，下唇约为上唇的1/2，3裂；雄蕊4，彼此分离，花丝略扁平，花
药2室；花盘近平顶。小坚果黄褐色，长圆状卵珠形，微具沟纹。花期4～6月，
果期7～10月。

【分布与生境】梵净山地区资源分布的代表区域：护国寺、大河边、长岗岭等地。生于海拔950 m
以下的林缘、路旁、田边土埂。

【中 药 名】夏枯草（果穗）。

【功 效 主 治】清肝泻火，明目，散结消肿。主治目赤肿痛，目珠夜痛，头痛眩晕，瘰疬，瘿瘤，
乳痈，乳癖，乳房胀痛。

【采 收 加 工】5～6月，当花穗变成棕褐色时，选晴天，剪下花穗，晒干或鲜用。

【用法用量】内服：煎汤，6～15 g，大剂量可用至30 g；熬膏或入丸、散。外用：适量，煎水洗或捣敷。

【用药经验】①肝火上炎所致目赤：夏枯草15 g，水煎服。②目赤肿痛：夏枯草、鱼鳅串各10 g，水煎服。③乳痈：夏枯草、蒲公英各10 g，水煎服。④崩漏：夏枯草、檵木各10 g，水煎服。⑤头痛眩晕：夏枯草、蓝布正各10 g，水煎服。⑥痄腮：夏枯草10 g，水煎服。⑦瘰疬：夏枯草15 g，水煎服。

贵州鼠尾草 *Salvia cavaleriei Lévl.*

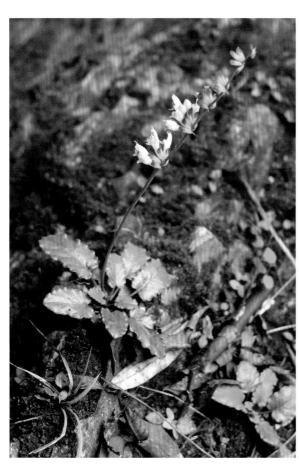
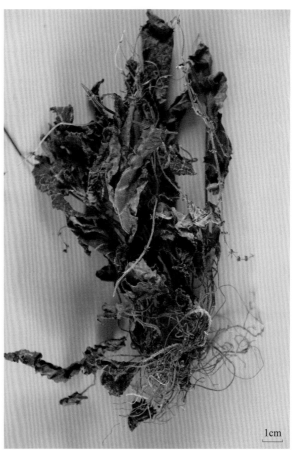

【别　　名】叶下红、红青菜（《贵州民间药物》）。

【形态特征】一年生草本。主根粗短，纤维状须根细长，多分枝。茎单一或基部多分枝，高12～32 cm，细瘦，四棱形，青紫色。叶形状不一，下部的叶为羽状复叶，较大，顶生小叶长卵圆形或披针形，先端钝或钝圆，基部楔形或圆形而偏斜，边缘有稀疏的钝锯齿，草质，侧生小叶1～3对，常较小，全缘或有钝锯齿。轮伞花序2～6花，疏离，组成顶生总状花序，或总状花序基部分枝而成总状圆锥花序；苞片披针形，无柄，全缘，带紫色，近无毛；花梗与花序轴略被微柔毛；花萼筒状，二唇形；花冠蓝紫色或紫色；能育雄蕊2，退化雄蕊短小；花柱微伸出花冠，先端不相等2裂，后裂片较短；花盘前方略膨大。小坚果长椭圆形，黑色，无毛。花期7～9月。

【分布与生境】 梵净山地区资源分布的代表区域：大岩屋、大洼溪、长溪沟、胜利坳、密麻树、两岔河、月亮坝等地。生于海拔800～1200 m的疏林中、路旁阴湿处。

【中 药 名】 血盆草（全草）。

【功效主治】 凉血止血，活血消肿，清热利湿。主治咳血，吐血，鼻血，崩漏，创伤出血，跌打伤痛，疮痈疖肿，湿热泻痢，带下。

【采收加工】 全年均可采收，洗净，鲜用或晒干。

【用法用量】 内服：煎汤，15～30 g。外用：适量，研末撒布伤口或加水捣敷。

【用药经验】 ①吐血：血盆草、粟寄生、藕节、朱砂莲各9 g，水煎服。或鲜血盆草15 g，鲜八爪金龙1.5 g，水煎服，分3次服完；或血盆草15 g，茅根、藕节、薯莨各9 g，水煎服。②鼻血：血盆草、玉米须各9 g，水煎服。③崩漏：血盆草15 g，朱砂莲9 g，拳参15 g，水煎服。④刀伤出血：血盆草（叶）捣烂，包敷患处；或血盆草（叶）烘干，研末撒伤口。⑤赤痢：血盆草、枣儿红各9 g，红糖30 g，加水2碗，煎汤1碗，饭前服用；或鲜血盆草30 g，用白糖炒后水煎服。

紫背贵州鼠尾草 *Salvia cavaleriei* Lévl. var. *erythrophylla* (Hemls.) E. Peter et Stib.

【形态特征】 一年生草本。主根粗短，纤维状须根细长，多分枝。茎单一或基部多分枝，高12～32 cm，细瘦，四棱形，青紫色。叶大多数基生，常为1～2对羽片的羽状复叶，稀为单叶，边缘具整齐的粗圆齿或圆齿状牙齿，下面紫色，两面被疏柔毛，稀近无毛，叶柄常比叶片短，常被开展疏柔毛。轮伞花序2～6花，疏离，组成顶生总状花序，或总状花序基部分枝而成总状圆锥花序；苞片披针形，无柄，全缘，带紫色，近无毛；花梗与花序轴略被微柔毛；花萼筒状，二唇形；花冠暗紫色或白色；能育雄蕊2，退化雄蕊短小；花柱微伸出花冠，先端不相等2裂，后裂片较短；花盘前方略膨大。小坚果长椭圆形，黑色，无毛。花期7～9月。

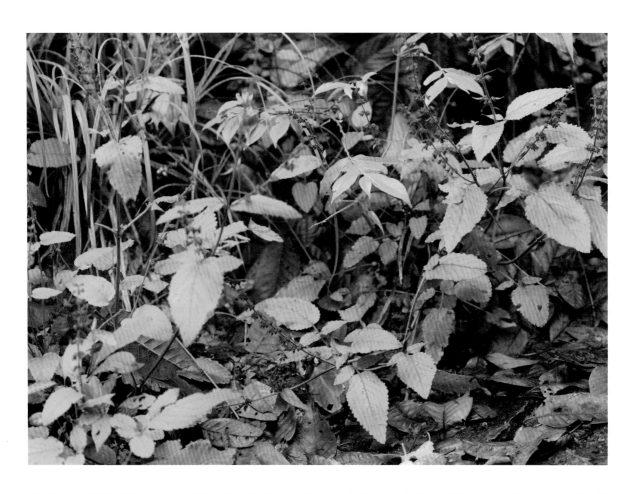

【分布与生境】梵净山地区资源分布的代表区域：蓝家寨、密麻树、黑巷子、牛头山、风香坪等地。生于海拔700~1900 m的树林中、路旁。

【中　药　名】紫背贵州鼠尾草（全草）。

【功效主治】清热，止血，散瘀，活血。主治咯血，吐血，湿热泻痢，跌打伤痛。

【采收加工】全年均可采收，洗净，鲜用或晒干。

血盆草 *Salvia cavaleriei* Lévl. var. *simplicifolia* Stib.

【别　　　名】反背红、朱砂草、叶下红（贵州、湖南），红青菜（贵州剑河）。

【形态特征】一年生草本。主根粗短，纤维状须根细长，多分枝。茎单一或基部多分枝，高12~32 cm，细瘦，四棱形，青紫色，下部无毛，上部略被微柔毛。叶全部基出或稀在茎最下部着生，通常为单叶，心状卵圆形或心状三角形，稀三出叶，侧生小叶小，叶长3.5~10 cm，宽约为长之一半，先端锐尖或钝，具圆齿，无毛或被疏柔

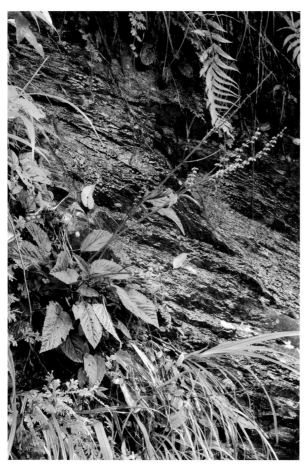
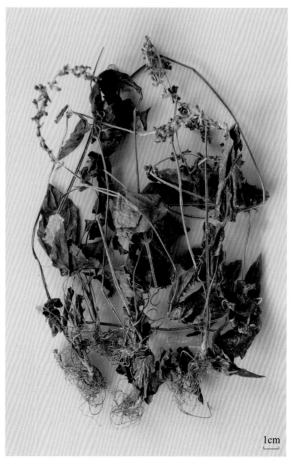

1cm

毛，叶柄常比叶片长，无毛或被开展疏柔毛。轮伞花序2～6花，疏离；花序被极细贴生疏柔毛，无腺毛；苞片披针形，先端锐尖，基部楔形，无柄，全缘；花梗与花序轴略被微柔毛；花萼筒状，外面无毛，内面上部被微硬伏毛；花冠紫色或紫红色，自基部向上渐宽大，冠檐二唇形；能育雄蕊2，伸出花冠上唇之外。花期7～9月。

【分布与生境】梵净山地区资源分布的代表区域：大黑湾、月亮坝、洞沟源、石棉厂等地。生于海拔700～1000 m的山谷疏林中。

【中　药　名】血盆草（全草）。

【功效主治】主治吐血，血崩，衄血，刀伤出血，血痢，产后寒等。

【采收加工】夏季采挖，晒干或鲜用。

【用法用量】内服：煎汤，25～50 g。外用：研末撒布伤口。

【用药经验】①吐血：鲜血盆草五钱，鲜八爪金龙五分，煎水服，分三次服完。②咳血：鲜血盆草一两，煎水服。③产后寒及血崩：鲜血盆草一两，煮甜酒服。

丹 参 *Salvia miltiorrhiza* Bunge

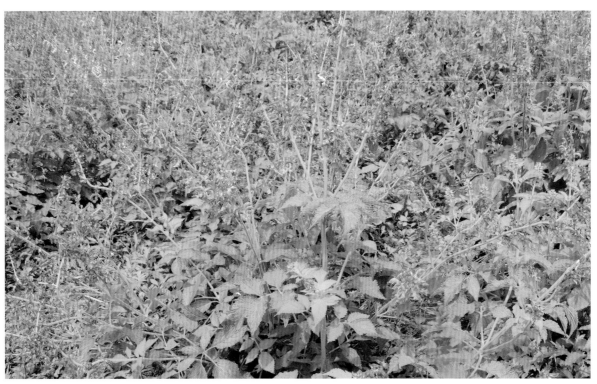

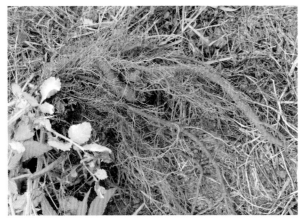

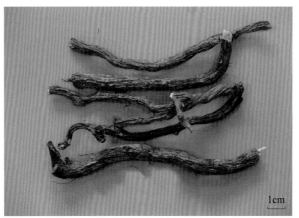

1cm

【别　　　名】郁蝉草（《神农本草经》），奔马草（《本草纲目》），血参根（东北），血参（湖北），夏丹参（江西）。

【形态特征】多年生直立草本。根肥厚，肉质，疏生支根。茎直立，高40～80 cm，四棱形，具槽，多分枝。叶常为奇数羽状复叶，小叶卵圆形或椭圆状卵圆形或宽披针形，先端锐尖或渐尖，基部圆形或偏斜，边缘具圆齿，草质。轮伞花序6花或多花，下部者疏离，上部者密集，组成长4.5～17 cm具长梗的顶生或腋生总状花序；苞片披针形，先端渐尖，基部楔形，全缘；花萼钟形，紫色，具缘毛；花冠紫蓝色，冠筒外伸，冠檐二唇形，上唇镰刀状，先端微缺，下唇短于上唇；能育雄蕊2，伸至上唇片，药室不育，顶端联合，退化雄蕊线形；花柱远外伸，先端不相等2裂，后裂片极短，前裂片线形；花盘前方稍膨大。小坚果黑色，椭圆形。花期4～8月，果期9～10月。

【分布与生境】梵净山地区资源分布的代表区域：民兴铺、河坝等地。生于海拔650 m以下的地区。有栽培。

【中　药　名】丹参（根及根茎）。

【功效主治】活血祛瘀，通经止痛，清心除烦，凉血消痈。主治胸痹心痛，腹胁疼痛，癥瘕积聚，热痹疼痛，心烦不眠，月经不调，痛经经闭，疮疡肿痛。

【采收加工】夏、秋季采挖，除去杂质，晒干。

【用法用量】内服：煎汤，5～15 g，大剂量可用至30 g。

【用药经验】①经血涩少，产后瘀血腹痛，闭经腹痛：丹参、益母草、香附各三钱，水煎服。
②腹中包块：丹参、三棱、莪术各三钱，皂角刺一钱，水煎服。

佛光草 *Salvia substolonifera* Stib.

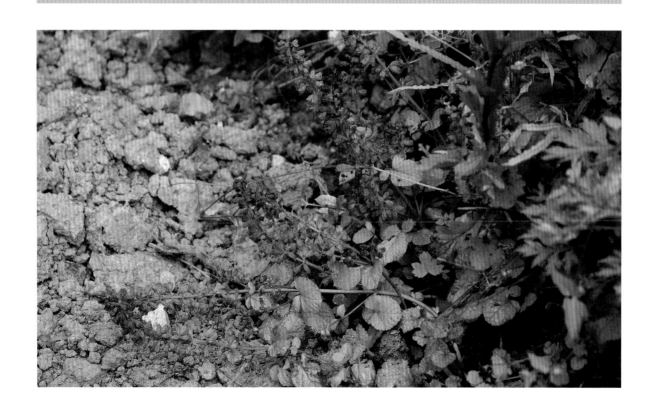

【别　　名】盐咳药、小退火草（《贵州草药》），走茎丹参、乌痧草（《广西药用植物名录》），小灯台草、小铜钱草（四川）。

【形态特征】一年生草本。根须状，簇生。茎少数，丛生，基部上升或匍匐，高10～40 cm，四棱形，被短柔毛或微柔毛。叶有根出及茎生，根出叶大多数为单叶，茎生叶为单叶或三出叶或3裂，单叶叶片卵圆形，先端圆形，基部截形或圆形，边缘具圆齿，膜质，小叶柄被微柔毛；叶柄扁平，被微柔毛。轮伞花序2～8花，在下部疏离上部稍密集组成长7～15 cm的顶生或腋生总状花序，有时顶生总状花序基部具2短分枝，因而组成三叉状的总状圆锥花序；苞片长卵圆形，先端渐尖或锐尖，基部楔形，全缘；花梗与花序轴密被微硬毛及具腺疏柔毛；花萼钟形，二唇形；花冠淡红或淡紫色，冠筒近外伸或稍外伸，钟形，基部筒状。小坚果卵圆形，淡褐色，腹面具棱。花期3～5月。

【分布与生境】梵净山地区资源分布的代表区域：下月亮坝、郭家沟等地。生于海拔700 m以下的土边、路旁、沟边。

【中　药　名】湖广草（全草）。

【功效主治】清肺化痰，益肾，调经，止血。主治肺热咳嗽，痰多气喘，吐血，肾虚腰酸，小便频数，带下，月经过多。

【采收加工】夏、秋季采收，晒干或鲜用。

【用法用量】内服：煎汤，3～15 g；或炖肉服。外用：适量，鲜品捣敷。

【用药经验】①劳伤咳嗽及喘咳：湖广草15 g，煨水服。②蛇头疔：湖广草、蛇泡草、虎山叶各等量，捣绒敷患处。

甘露子 *Stachys sieboldii* Miquel

【别　　名】地蚕、宝塔菜、螺蛳菜（《中国蔬菜栽培学》），地牯牛（贵州），地母、地蕊（四川）。

【形态特征】多年生草本，高30～120 cm。在茎基部数节上生有密集的须根及多数横走的根状茎。茎生叶卵圆形或长椭圆状卵圆形，长3～12 cm，宽1.5～6 cm，先端微锐尖或渐尖，基部平截至浅心形，叶柄长1～3 cm，被硬毛；苞叶向上渐变小，呈苞片状，通常反折（尤其栽培型）。轮伞花序通常6花，多数远离组成长5～15 cm顶生穗状

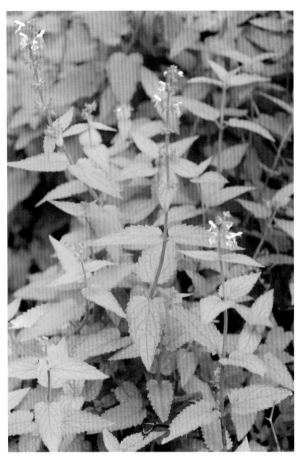
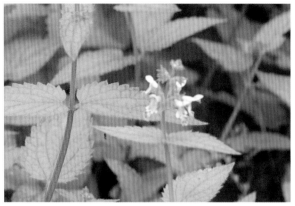
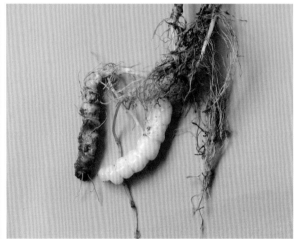

花序；花萼狭钟形；花冠粉红色至紫红色，下唇有紫斑，冠檐二唇形，上唇长圆形，内面无毛，下唇外面在中部疏被柔毛，内面无毛，3裂，中裂片较大，近圆形，侧裂片卵圆形，较短小；雄蕊4，前对较长，均上升至上唇片之下。小坚果卵珠形，直径约1.5 cm，黑褐色，具小瘤。花期7~8月，果期9月。

【分布与生境】梵净山地区资源分布的代表区域：盘溪、大河边、江口县凯里坡等。生于海拔750 m以下的林缘、田边土埂湿润处。

【中　药　名】草石蚕（块茎及全草）。

【功效主治】解表清肺，利湿解毒，补虚健脾。主治风热感冒，虚劳咳嗽，黄疸，淋证，疮毒肿痛，蛇虫咬伤。

【采收加工】春、秋季采收，挖取块茎，洗净，晒干。

【用法用量】内服：煎汤，10~25 g。外用：适量，捣烂敷患处。

【用药经验】①关节酸痛：草石蚕（全草）15 g，水、酒各半煎服。②跌打损伤：草石蚕（根）6 g，杜衡1.5 g，共用水酒送服。

茄　科

酸　浆　*Alkekengi officinarum* Moench

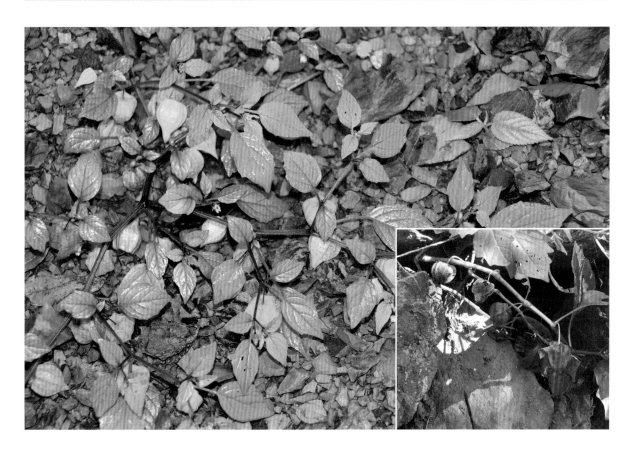

【别　　　名】野胡椒（《湖南药物志》），蓝花天仙子、野木瓜（《云南中草药选》），红娘子（《柳边纪略》），灯笼儿、挂金灯（《救荒本草》）。

【形态特征】多年生草本，基部常匍匐生根。茎高40～80 cm，基部略带木质。叶互生；叶片长卵形，先端渐尖，基部不对称狭楔形，下延至叶柄，全缘而波状，两面具柔毛，沿叶脉亦有短硬毛。花单生于叶腋，开花时直立，后来向下弯曲，密生柔毛而果时也不脱落；花萼阔钟状，密生柔毛，5裂，萼齿三角形，花后萼筒膨大，弯为橙红色，呈灯笼状包被浆果；花冠辐状，白色，5裂，裂片开展，阔而短，先端骤然狭包被浆果；花冠辐状，白色，5裂，裂片开展，阔而短，先端骤然狭窄成三角形尖头，外有短柔毛；雄蕊5，花药淡黄绿色；子房上位，卵球形，2室。浆果球状，橙红色，柔软多汁。种子肾形，淡黄色。花期5～9月，果期6～10月。

【分布与生境】梵净山地区资源分布的代表区域：鸡窝坨、坝溪、木黄等地。生于海拔850 m以下的林缘、田边土埂、村旁。

【中　药　名】酸浆（全草），酸浆根（根），挂金灯（带宿萼的果实）。

【功效主治】■酸浆　清热毒，利咽喉，通利二便。主治咽喉肿痛，肺热咳嗽，黄疸，痢疾，水肿，小便淋涩，大便不通，黄水疮，湿疹，丹毒。

■酸浆根　清热，利湿。主治黄疸，疟疾，疝气。

■挂金灯　清肺利咽，化痰利水。主治肺热痰咳，咽喉肿痛，骨蒸劳热，小便淋涩，天疮湿疹。

【采收加工】■酸浆　夏、秋季采收，鲜用或晒干。

■酸浆根　夏、秋季采挖，洗净，鲜用或晒干。

■挂金灯　秋季果实成熟，宿萼呈橘红色时采摘，晒干。

【用法用量】■酸浆　内服：煎汤，9～15 g；或捣汁，研末。外用：适量，煎水洗；研末调敷或捣敷。

■酸浆根　内服：煎汤，3～6 g，鲜品24～30 g。

■挂金灯　内服：煎汤，4.5～9 g；外用：适量，捣敷或煎水洗。

【用药经验】①黄疸，利小便：酸浆、茅草根、五谷根各15 g，水煎服。②水肿，小便不利：挂金灯12 g，车前草15 g，西瓜皮24 g，水煎服。③杨梅疮：酸浆不拘数量，水酌量煎数沸，候微温洗患处。

挂金灯　*Alkekengi officinarum* Moench var. *franchetii* (Mast.) R. J. Wang

【别　　　名】天泡（四川），锦灯笼（广东、陕西），泡泡草（江西），红姑娘（东北、河北）。

【形态特征】多年生草本，基部常匍匐生根。茎高40～80 cm，分枝稀疏或不分枝，茎较粗壮，茎节膨大。叶长卵形，顶端渐尖，基部不对称狭楔形、下延至叶柄，全缘而波状，叶仅叶缘有短毛。花梗近无毛，果时无毛；花萼阔钟状，除裂片密生毛外筒部毛被稀疏；花冠辐状，白色，裂片开展，阔而短，顶端骤然狭窄成三角形尖头；雄蕊及花柱均较花冠为短。果梗多少被宿存柔毛；果萼卵状，薄革质，网脉显著，有10纵肋，橙色，光滑无毛，顶端闭合，基部凹陷；浆果球状，橙红色，柔软多汁。种子

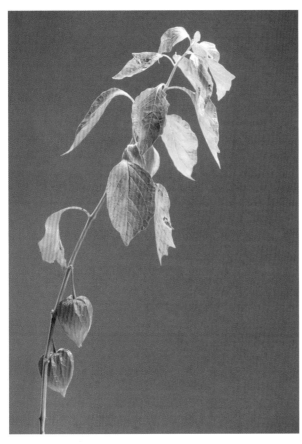
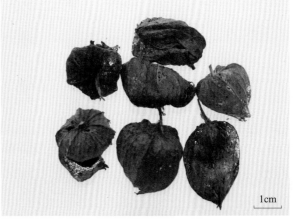
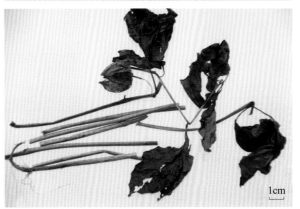

肾形，淡黄色。花期5～10月，果期6～11月。

【分布与生境】梵净山地区资源分布的代表区域：张家坝、大河边、芙蓉坝等地。生于海拔
500～850 m的村旁、路旁、田边土埂。

【中　药　名】酸浆（全草），挂金灯（带宿萼的果实），酸浆根（根）。

【功效主治】■酸浆　清热毒，利咽喉，通利二便。主治咽喉肿痛，肺热咳嗽，黄疸，痢疾，水
肿，小便淋涩，大便不通，黄水疮，湿疹，丹毒。

　　　　　　■挂金灯　清肺利咽，化痰利水。主治肺热痰咳，咽喉肿痛，骨蒸劳热，小便淋
涩，天疱湿疹。

　　　　　　■酸浆根　清热，利湿。主治黄疸，疟疾，疝气。

【采收加工】■酸浆　夏、秋季采收，鲜用或晒干。

　　　　　　■挂金灯　秋季果实成熟，宿萼呈橘红色时采摘，晒干。

　　　　　　■酸浆根　夏、秋季采挖，洗净，鲜用或晒干。

【用法用量】■酸浆　内服：煎汤，9～15 g；或捣汁、研末。外用：适量，煎水洗；研末调敷或
捣敷。

　　　　　　■挂金灯　内服：煎汤，4.5～9 g。外用：适量，捣敷或煎水洗。

■酸浆根　内服：煎汤，3～6 g，鲜品24～30 g。

【用药经验】①喉炎：挂金灯研末3 g，加冰片0.3 g，吹喉部。②尿（路）结石：挂金灯15 g，龙胆3 g，草药（红茯苓）9 g，香樟根3 g，生车前草15 g，煎水服。③天蛇头（指尖痛）：挂金灯套在指上患处。

曼陀罗 *Datura stramonium* L.

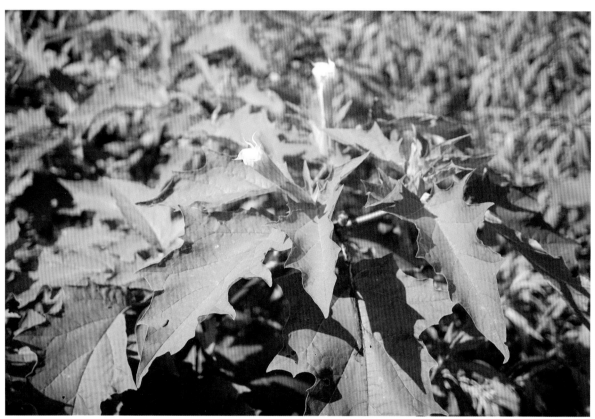

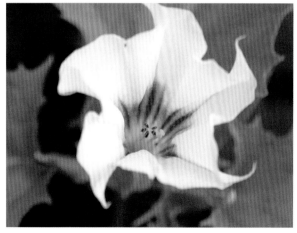

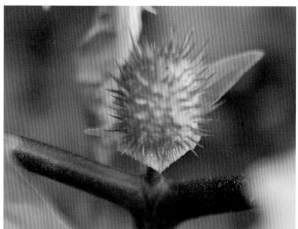

【别　　　名】枫茄花（上海），狗核桃（云南），万桃花（福建），洋金花（山东）。

【形 态 特 征】草本或半灌木状，高0.5～1.5 m，全体近于平滑。茎粗壮，圆柱状，淡绿色，下部木质化。叶广卵形，顶端渐尖，基部不对称楔形，边缘有不规则波状浅裂，裂片顶端急尖，有时亦有波状牙齿，侧脉每边3～5条，直达裂片顶端。花单生于枝杈间，直立，有短梗；花萼筒状，筒部有5棱角，两棱间稍向内陷，基部稍膨大，顶端紧围花冠筒，5浅裂，裂片三角形，花后自近基部断裂，宿存部分随果实而增大并向外反折；花冠漏斗状，下半部带绿色，上部白色，檐部5浅裂，裂片有短尖头；雄蕊不伸出花冠；子房密生柔针毛，花柱长约6 cm。蒴果直立生，卵状，表面生有坚硬针刺，成熟后淡黄色，规则4瓣裂。种子卵圆形，稍扁，黑色。花期6～10月，果期7～11月。

【分布与生境】梵净山地区资源分布的代表区域：苏家坡、护国寺等地。生于海拔850～1000 m的地区。

【中　药　名】曼陀罗（全草）。

【功 效 主 治】麻醉，平喘，止咳。主治支气管哮喘，慢性喘息性支气管炎，胃痛，风湿痛，损伤疼痛，手术麻醉。

【采 收 加 工】7～8月采收，鲜用，亦可晒干或烘干。

【用 法 用 量】内服：煎汤，0.3～0.5 g，宜入丸、散；如作卷烟分次燃吸，每日量不超过0.5 g。外用：适量，煎水洗；或研末调敷。内服宜慎，体弱者禁用。外感及痰热喘咳、青光眼、高血压、心脏病及肾功能不全者和孕妇禁用。本品有毒，用量过大易导致中毒，出现口干、皮肤潮红、瞳孔散大、心动过速、眩晕头痛、易燥、谵语、幻觉甚至昏迷，最后可因呼吸麻痹而死亡。

【用 药 经 验】①喘息：曼陀罗（叶）少许，作卷烟，吸其烟。②顽固性溃疡：曼陀罗（鲜叶），用银针密刺细孔，再用水或米汤冲泡，然后贴患处，日换两次。③皮肤痒起水疱：曼陀罗（鲜叶）适量，捣烂取汁抹患处。

枸　杞
Lycium chinense Miller

【别　　　名】枸杞菜（广东、广西、江西），红珠仔刺（福建），牛吉力（浙江），狗牙子（四川）。

【形 态 特 征】多分枝灌木，高0.5～1 m，栽培时可高达2 m。枝条细弱，弓状弯曲或俯垂，有纵条

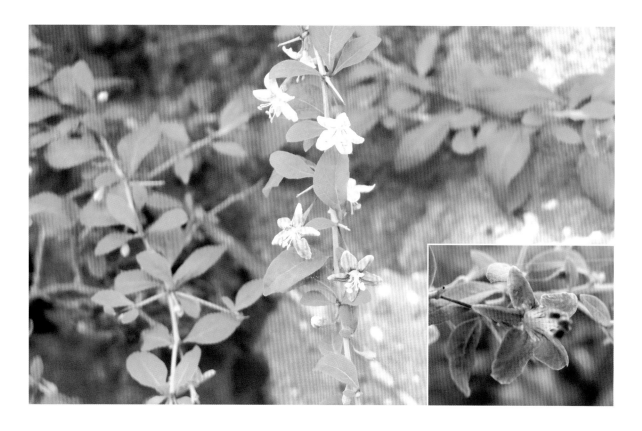

纹，生叶和花的棘刺较长，小枝顶端锐尖成棘刺状。叶纸质或栽培者质稍厚，单叶互生或2～4枚簇生，卵形、卵状菱形、长椭圆形、卵状披针形，栽培者较大。花在长枝上单生或双生于叶腋，在短枝上则同叶簇生。通常3中裂或4～5齿裂；花冠漏斗状，淡紫色，5深裂，裂片卵形；雄蕊较花冠稍短，或因花冠裂片外展而伸出花冠，花丝在近基部处密生一圈绒毛并交织成椭圆状的毛丛；花柱稍伸出雄蕊，上端弓弯，柱头绿色。浆果红色，卵状，栽培者可成长矩圆状或长椭圆状。种子扁肾脏形，黄色。花、果期6～11月。

【分布与生境】梵净山地区资源分布的代表区域：大河边、坝溪、张家坝等地。生于海拔500～900 m的山谷沟旁、路旁。

【中　药　名】枸杞子（果实），地骨皮（根皮），枸杞叶（茎叶）。

【功效主治】■枸杞子　滋补肝肾，益精明目。主治虚劳精亏，腰膝酸痛，眩晕耳鸣，阳痿遗精，内热消渴，血虚萎黄，目昏不明。

■地骨皮　凉血除蒸，清肺降火。主治阴虚潮热，骨蒸盗汗，肺热咳嗽，咯血，衄血，内热消渴。

■枸杞叶　补虚益精，清热明目。主治虚劳发热，烦渴，目赤昏痛，崩漏带下等。

【采收加工】■枸杞子　夏、秋季果实呈红色时采收，热风烘干，除去果梗，或晾至皮皱后，晒干，除去果梗。

■ 地骨皮 春初或秋后采挖根部，洗净，剥取根皮，晒干。

■ 枸杞叶 春季至初夏采摘，洗净，多鲜用。

【用法用量】■ 枸杞子 内服：煎汤，6～12 g；或入丸、散、膏、酒。

■ 地骨皮 内服：煎汤，9～15 g，大剂量可用15～30 g。

■ 枸杞叶 内服：煎汤，60～240 g；或煮食；或捣汁。外用：适量，煎水洗；或捣汁滴眼。

【用药经验】①虚热咳嗽：地骨皮10 g，水煎服。②跌打气血不通：枸杞叶（茎尖）15 g，煎鸡蛋服。③眼翳不明：枸杞子适量，加白糖、食盐少许，吞服。

假酸浆 *Nicandra physalodes* (L.) Gaertner

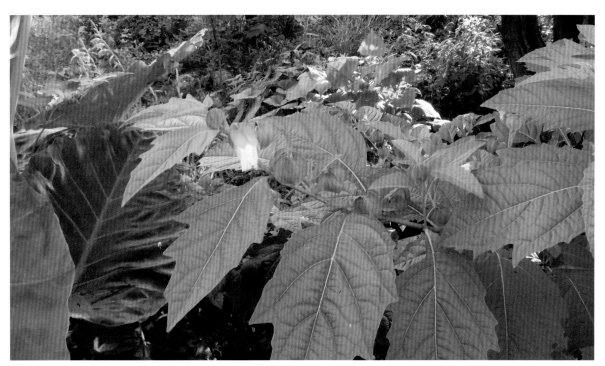

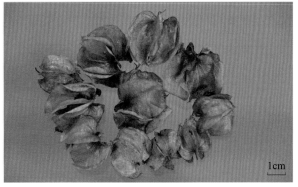

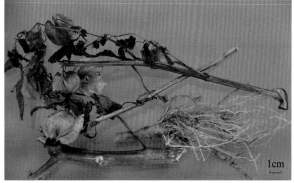

【别　　名】水晶凉粉（《贵州草药》），果铃（《贵州中草药名录》），冰粉（《云南中草药选》），苦菽（《广西药用植物名录》），天茄子（云南）。

【形态特征】茎直立，有棱条，无毛，高0.4～1.5 m，上部交互不等的二歧分枝。叶卵形或椭圆形，草质，顶端急尖或短渐尖，基部楔形，边缘有具圆缺的粗齿或浅裂，两面有稀疏毛；叶柄长为叶片长的1/4～1/3。花单生于枝腋而与叶对生，通常具较叶柄长的花梗，俯垂；花萼5深裂，裂片顶端尖锐，基部心脏状箭形，有2尖锐的耳片，果时包围果实；花冠钟状，浅蓝色，檐部有折襞，5浅裂。浆果球状，黄色。种子淡褐色。花期夏季，果期秋季。

【分布与生境】梵净山地区资源分布的代表区域：大河边、艾家坝、黄家坝、张家坝等地。生于海拔500～850 m的路旁、田边土埂上。

【中　药　名】假酸浆（全草、果实或花）。

【功效主治】清热解毒，利尿，镇静。主治感冒发热，鼻渊，热淋，痈肿疮疖，癫痫，狂犬病。

【采收加工】秋季采集全草，分出果实，分别洗净，鲜用或晒干备用；夏季或秋季采摘花，阴干。

【用法用量】内服：煎汤，全草或花3～9 g，鲜品15～30 g；果实1.5～3 g。

【用药经验】①发热：假酸浆9 g，煨水服。②鼻渊：假酸浆3～9 g，水煎服。③热淋：假酸浆（花）、车前子各9 g，煨水服。④疮痈肿痛，风湿性关节炎：假酸浆（果实）1.5～3 g，水煎服。

喀西茄
Solanum aculeatissimum Jacquin

【形态特征】直立草本至亚灌木，高1～2 m，最高达3 m，茎、枝、叶及花柄多混生黄白色具节的长硬毛，短硬毛，腺毛及淡黄色基部宽扁的直刺，刺长2～15 mm，宽1～5 mm，基部暗黄色。叶阔卵形，长6～12 cm，宽约与长相等，先端渐尖，基部戟形，5～7深裂，裂片边缘又作不规则的齿裂及浅裂；上面深绿色，毛被在叶脉处更密；下面淡绿色，除被有与上面相同的毛被外，还被有稀疏分散的星状毛；侧脉与裂片数相等，在上面平，在下面略凸出，其上分散着生基部宽扁的直刺，刺长5～15 mm；叶柄粗壮，长约为叶片之半。蝎尾状花序腋外生，短而少花，单生或2～4朵，花梗长约1 cm；花萼钟状，绿色，直径约1 cm，长约7 mm，5裂，裂片长圆状披针形，外面具细小的直刺及纤毛，边缘的纤毛更长而密；花冠筒淡黄色，隐于萼内；冠檐

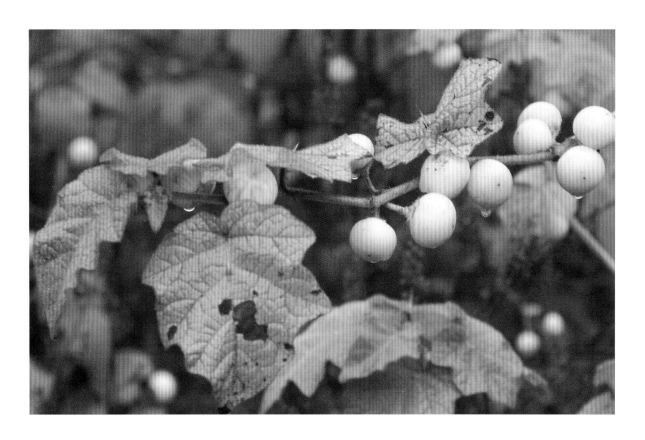

白色，5裂，裂片披针形，长约14 mm，宽约4 mm，具脉纹，开放时先端反折；花药在顶端延长，长约7 mm，顶孔向上；子房球形，被微绒毛，花柱纤细，长约8 mm，光滑，柱头截形。浆果球状，直径2～2.5 cm，初时绿白色，具绿色花纹，成熟时淡黄色，宿存萼上具纤毛及细直刺，后逐渐脱落。种子淡黄色，近倒卵形，扁平，直径约2.5 mm。花期3～8月，果期11～12月。

【分布与生境】梵净山地区资源分布的代表区域：苗匡、马肚子沟等地。生于山坡、田埂上或林中路旁。

【中　药　名】刺天茄（根或叶）。

【功效主治】解痉止痛，祛风除湿。主治胃、十二指肠溃疡，胆绞痛，肾绞痛，肠痉挛，震颤麻痹，风湿痹痛，腰腿痛，跌打损伤。

【采收加工】根挖出后，洗去泥沙，表皮晾干后趁天晴迅速切片，片厚1～2 cm，置于阳光下暴晒，或晒至3～4成干后烘烤。切忌新鲜切片直接烘烤，以防表面变黑影响质量。秋季采收叶，阴干或晒干。

【用法用量】内服：煎汤，0.6～0.9 g；或研末。外用：适量，研末酒调敷；或浸酒搽。

【用药经验】①胃癌，风湿痛，跌打损伤：刺天茄（根）0.9 g，水煎服；或研末开水冲服；也可撒在膏药上贴患处。②整复麻醉止痛：用刺天茄（根、叶）研末，酒调外敷患处，3～5 min即可骨折整复。

少花龙葵 *Solanum americanum* Miller

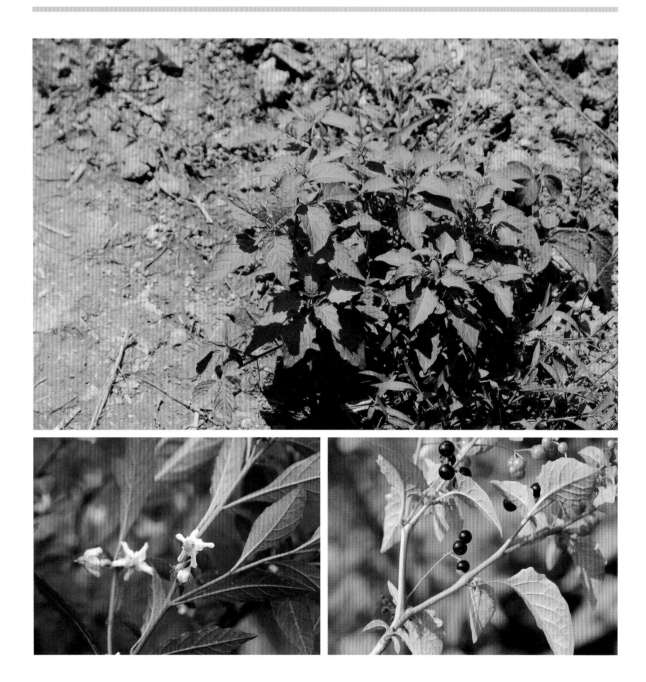

【别　　名】天茄菜（贵州），地泡子（湖南），野海椒（四川屏山、南川），灯龙草（湖北巴
　　　　　东），小果果（云南河口）。

【形态特征】草本。茎无毛或近于无毛，高约1 m。叶薄，卵形至卵状长圆形，先端渐尖，基部
　　　　　楔形下延至叶柄而成翅，叶缘近全缘、波状或有不规则的粗齿，两面均具疏柔毛，
　　　　　有时下面近于无毛；叶柄纤细，具疏柔毛。花序近伞形，腋外生，纤细，着生1~6

朵花；花萼绿色，5裂达中部，裂片卵形，先端钝，具缘毛；花冠白色，筒部隐于萼内，5裂，裂片卵状披针形；花丝极短，花药黄色，长圆形；子房近圆形，花柱纤细，中部以下具白色绒毛，柱头小，头状。浆果球状，幼时绿色，成熟后黑色。种子近卵形，两侧压扁。全年均开花结果。

【分布与生境】梵净山地区资源分布的代表区域：大河边、二坝、坝溪、张家坝、芙蓉坝等地。生于海拔500～850 m的村旁、路边。

【中 药 名】龙葵（全草），龙葵根（根），龙葵子（种子）。

【功效主治】■龙葵 清热解毒，活血消肿。主治疔疮，痈肿，丹毒，跌打损伤，慢性支气管炎，肾炎水肿。

■龙葵根 清热利湿，活血解毒。主治痢疾，淋浊，尿路结石，白带异常，风火牙痛，跌打损伤，痈疽肿毒。

■龙葵子 清热解毒，化痰止咳。主治咽喉肿痛，疔疮，咳嗽痰喘。

【采收加工】■龙葵 夏、秋季采收，鲜用或晒干。

■龙葵根 夏、秋季采挖，鲜用或晒干。

■龙葵子 秋季果实成熟时采收，鲜用或晒干。

【用法用量】■龙葵 内服：煎汤，15～30 g。外用：适量，捣敷或煎水洗。

■龙葵根 内服：煎汤，9～15 g，鲜品加倍。外用：适量捣敷或研末调敷。

■龙葵子 内服：煎汤，6～9 g；或浸酒。外用：适量，煎水含漱或捣敷。

【用药经验】①血崩不止：龙葵30 g，佛指甲15 g，水煎服。②泌尿系统结石：龙葵根9～15 g，加胡椒7粒（打碎），煮沸20～30 min后内服。

白 英 *Solanum lyratum* Thunberg

【别 名】山甜菜、蔓茄（《中国高等植物图鉴》），北风藤（四川南川），生毛鸡屎藤（广东云浮）。

【形态特征】草质藤本，长0.5～1 m，茎及小枝均密被具节长柔毛。叶互生，多数为琴形，基部常3～5深裂，裂片全缘，侧裂片愈近基部的愈小，端钝，中裂片较大，通常卵形，先端渐尖，两面均被白色发亮的长柔毛，中脉明显，侧脉在下面较清晰，通常每边5～7条；少数在小枝上部的为心脏形；叶柄被有与茎枝相同的毛被。聚伞花序顶生或腋外生，疏花，总花梗被具节的长柔毛，花梗无毛，顶端稍膨大，基部具关节；

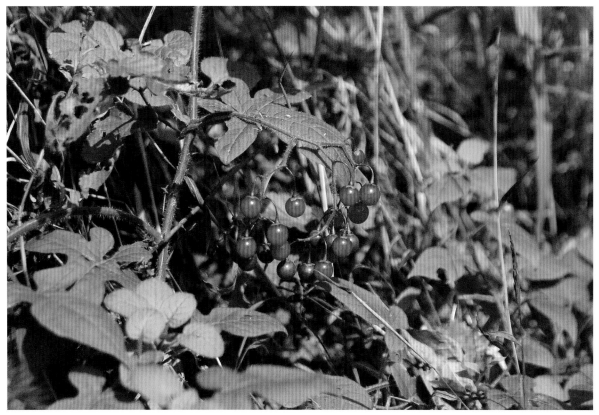

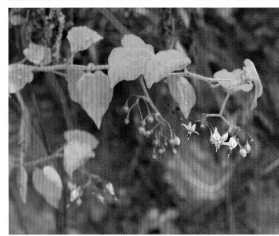

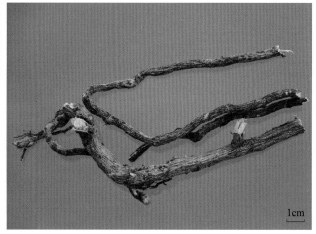

1cm

花萼环状，无毛，萼齿5枚，圆形，顶端具短尖头；花冠蓝紫色或白色，先端被微柔毛；花药长圆形，顶孔略向上；子房卵形，花柱丝状，柱头小，头状。浆果球状，成熟时红黑色。种子近盘状，扁平。花期6~10月，果期10~11月。

【分布与生境】梵净山地区资源分布的代表区域：丁家坪、王光寺、鸡窝坨、护国寺等地。生于海拔500~900 m的路旁、田边土埂上。

【中　药　名】白毛藤（全草），鬼目（果实），白毛藤根（根）。

【功效主治】■白毛藤　清热利湿，解毒消肿。主治湿热黄疸，胆囊炎，胆石症，肾炎水肿，风湿关节痛，妇女湿热带下，小儿高热惊搐等。

■鬼目　明目，止痛。主治眼花目赤，迎风流泪，翳障，牙痛。

■白毛藤根　清热解毒，消肿止痛。主治风火牙痛，头痛，瘰疬，痈肿，痔漏。

【采收加工】■白毛藤　夏、秋季采收全草，鲜用或晒干。

■鬼目　秋季果实成熟时采收。

■白毛藤根　夏、秋季采挖，洗净，鲜用或晒干。

【用法用量】■白毛藤　内服：煎汤，15～30 g，鲜品30～60 g；或浸酒。外用：适量，煎水洗、捣敷或涂汁。

■鬼目　内服：煎汤，6 g；或研末服。外用：适量，研末涂。

■白毛藤根　内服：煎汤，15～30 g。

【用药经验】①黄疸：白毛藤、小龙胆草、车前草各适量，水煎服。②膝关节疼痛：白毛藤、苍耳子、老鹤草各适量，煎白酒服。③肝癌：白毛藤、半枝莲、牵牛子、牛膝各适量，水煎服。④胆道蛔虫：白毛藤、截叶铁扫帚各适量，蒸小鸡服。

海桐叶白英 *Solanum pittosporifolium* Hemsley

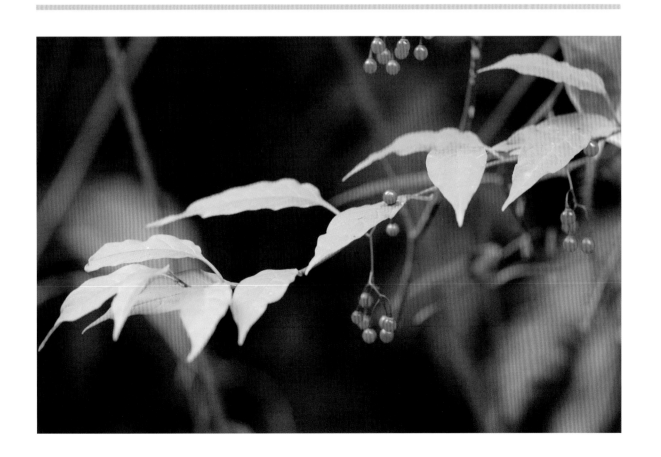

【形态特征】无刺蔓生灌木，长达1 m，植株光滑无毛。小枝纤细，具棱角。叶互生，披针形至卵圆状披针形，先端渐尖，基部圆或钝或楔形，有时稍偏斜，全缘，两面均光滑无毛，侧脉每边6~7条，在两面均较明显。聚伞花序腋外生，疏散；花萼小，浅杯状，先端5浅裂，萼齿钝圆；花冠白色，少数为紫色，花冠筒隐于萼内，冠檐基部具斑点，先端深5裂，裂片长圆状披针形，中具1脉，边缘被缘毛，开放时向外反折。浆果球状，成熟后红色。种子多数，扁平。花期6~8月，果期9~12月。

【分布与生境】梵净山地区资源分布的代表区域：鱼坳、大黑湾、长溪沟、龙塘河、清水江、黄泥坳等地。生于海拔750~1000 m的山谷疏林中、林缘。

【中　药　名】海桐叶白英（全草）。

【功效主治】清热解毒，散瘀消肿，祛风除湿。主治痢疾，咽喉肿痛，热淋，黄疸，目赤肿痛，跌打损伤，风湿痹痛，疔疮肿毒。

【采收加工】夏、秋季采收，洗净，晒干或鲜用。

【用法用量】内服：煎汤，50~100 g。外用：适量，鲜全草捣烂敷患处。

珊瑚豆 *Solanum pseudocapsicum* L. var. *diflorum* (Vellozo) Bitter

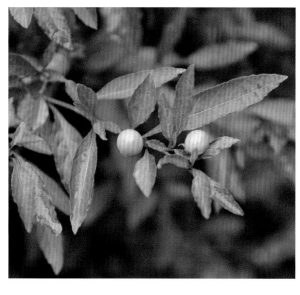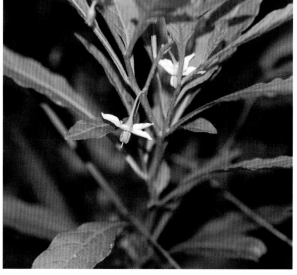

【别　　　名】海茄子（《四川常用中草药》），岩海椒、玉珊瑚（《贵州药用植物目录》），珊瑚子（《贵州中草药名录》），陈龙茄（《广西药用植物名录》）。

【形态特征】直立分枝小灌木，高0.3~1.5 m。叶双生，大小不相等，椭圆状披针形，长2~5 cm

或稍长，宽1~1.5 cm或稍宽，先端钝或短尖，基部楔形下延成短柄，边全缘或略作波状，中脉在下面凸起，侧脉每边4~7条，在下面明显。花序短，腋生，通常1~3朵，单生或成蝎尾状花序，总花梗短几近于无，花直径约1 cm；花萼绿色，5深裂，裂片卵状披针形，端钝；花冠白色，筒部隐于萼内，冠檐5深裂，裂片卵圆形，端尖或钝。浆果单生，球状，珊瑚红色或橘黄色，直径1~2 cm。种子扁平。花期4~7月，果熟期8~10月。

【分布与生境】梵净山地区资源分布的代表区域：苦竹坝、张家坝、芙蓉坝、大河南边等地。生于海拔500~900 m的田边、路旁、丛林中或水沟边。

【中 药 名】玉珊瑚根（根及根茎）。

【功 效 主 治】活血止痛。主治腰肌劳损，闪挫扭伤。

【采 收 加 工】夏、秋季采收，晒干。

【用 法 用 量】内服：煎汤，每日5~10 g。外用：适量，研末调敷。根有毒，内服不可过量。

【用 药 经 验】劳伤腰痛：玉珊瑚根30 g，泡酒250 g，每日服2次，每次15 g。

刺天茄 *Solanum violaceum* Ortega

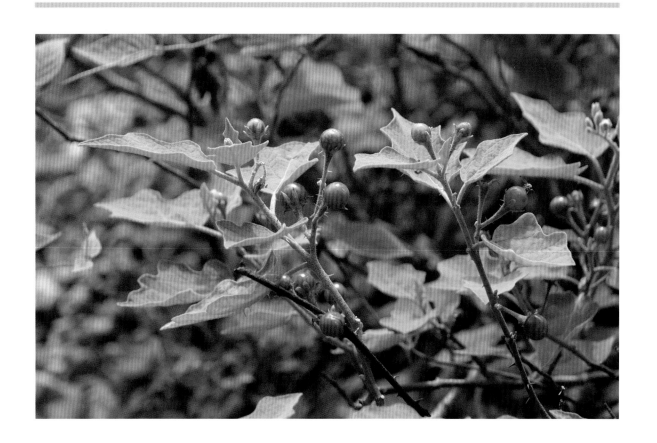

【别　　　名】苦果（云南），野海椒、颠茄（四川），钉茄（广西），鸡刺子（海南）。

【形 态 特 征】多枝灌木，通常高0.5～1.5 m，小枝、叶下面、叶柄、花序均密被星状绒毛。小枝褐色，密被淡黄色钩刺。叶卵形，先端钝，基部心形、截形或不相等，边缘5～7深裂或成波状浅圆裂；中脉及侧脉常在两面具有钻形皮刺。花梗密被星状绒毛及钻形细直刺；花蓝紫色，或少为白色；花萼杯状，裂片卵形；花冠辐状；花药黄色；子房长圆形，具棱，柱头截形。浆果球形，光亮，成熟时橙红色，宿存萼反卷。种子淡黄色，近盘状。全年开花结果。

【分布与生境】梵净山地区资源分布的代表区域：芭蕉湾、盘溪、小黑湾、苏家坡、大园子、烂茶坪、苕湾等地。生于海拔500～1200 m的路旁、林缘。

【中　药　名】金纽扣（根及全草或果实）。

【功 效 主 治】祛风，清热，解毒，止痛。主治头疼，鼻渊，牙痛，咽疼，淋巴结炎，胃痛，风湿关节痛，跌打损伤，疮痈肿毒。

【采 收 加 工】全年均可采，洗净，晒干或鲜用。

【用 法 用 量】内服：煎汤，9～15 g；或研末，1.5～3 g。外用：适量，捣敷。

【用 药 经 验】①牙痛：金纽扣（果实）研末，放于痛处。②消化不良，腹胀：金纽扣（鲜果）10个，稀饭送服。

玄参科

来江藤 *Brandisia hancei* Hook. f.

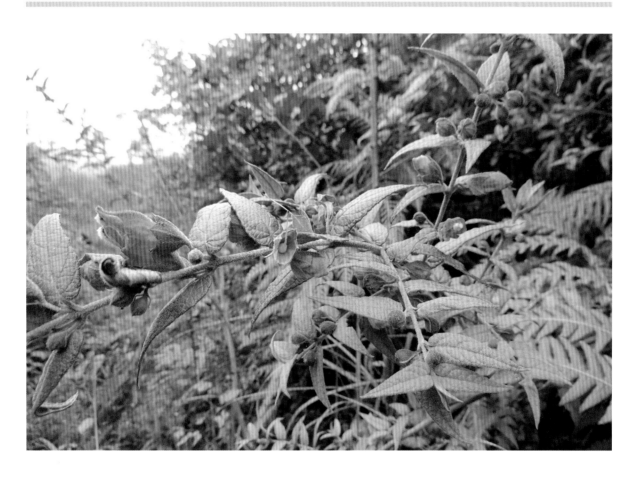

【别　　　名】蜂糖罐（《贵州民间药物》），猫花、蜂糖花（《四川中药志》），野连翘（《云南中草药选》），叶上花（《昆明民间常用草药》）。

【形 态 特 征】灌木，高2～3 m，全体密被锈黄色星状绒毛，枝及叶上面逐渐变无毛。叶片卵状披针形，顶端锐尖头，基部近心脏形，稀圆形，全缘，很少具锯齿；叶柄短，有锈色绒毛。花单生于叶腋，花梗长达1 cm，中上部有1对披针形小苞片，均有毛；花萼宽钟形，外面密生锈黄色星状绒毛，内面密生绢毛，具脉10条，5裂至1/3处，萼齿宽短，宽过于长或几相等，宽卵形至三角状卵形，顶端凸突或短锐头，齿间的缺刻底部尖锐；花冠橙红色，外面有星状绒毛，上唇宽大，2裂，裂片三角形，3裂，裂片舌状；雄蕊约与上唇等长；子房卵圆形，与花柱均被星状毛。蒴果卵圆形，略扁平，有短喙，具星状毛。花期11月至翌年2月，果期3～4月。

【分布与生境】梵净山地区资源分布的代表区域：盘溪试验场、艾家坝、长岗岭、烂泥坳、黄泥坳、大罗河、烂茶坪等地。生于海拔500～900 m的山谷林缘、灌丛中。

【中　药　名】来江藤（全株）。

【功效主治】祛风利湿，清热解毒。主治风湿筋骨痛，浮肿，痢疾，黄疸，吐血，骨髓炎，疮疖等。

【采收加工】全年均可采收，鲜用或切段晒干。

【用法用量】内服：煎汤，10～20 g；或泡酒。外用：鲜品适量，捣敷或煎水洗。

【用药经验】①风湿，一身浮肿：来江藤、白菖蒲、石菖蒲、艾各等分，煎水洗。②感冒发热：来江藤3～9 g，煎服。③劳伤咳嗽吐血：鲜来江藤（花）30 g，煎服。④黄疸性肝炎：来江藤（花）30 g，红糖为引，水煎服。

鞭打绣球 *Hemiphragma heterophyllum* Wall.

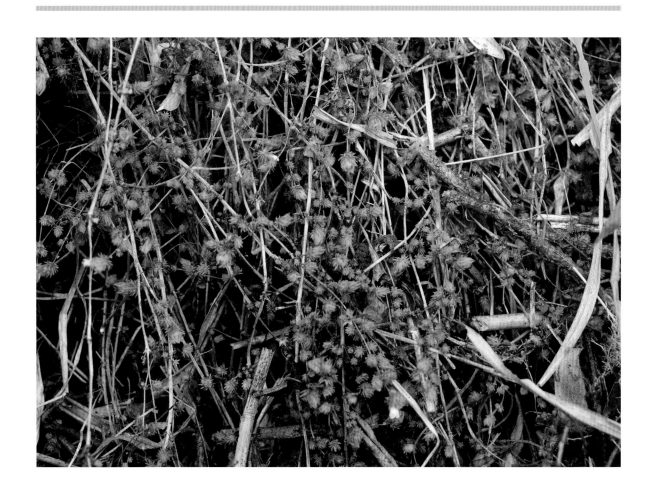

【别　　　名】红顶珠（《贵州草药》），连线草（《西藏常用中草药》），滚山珠、四季青、一串钱（《四川中药志》）。

【形 态 特 征】多年生铺散匍匐草本，全体被短柔毛。茎纤细，多分枝，节上生根，茎皮薄，老后易于破损剥落。叶2型；主茎上的叶对生，叶柄短，叶片圆形、心形至肾形，顶端钝或渐尖，基部截形、微心形或宽楔形，叶脉不明显；分枝上的叶簇生，稠密，针形，有时枝顶端的叶稍扩大为条状披针形。花单生于叶腋，近于无梗；花萼裂片5，近于相等，三角状狭披针形；花冠白色至玫瑰色，辐射对称，花冠裂片5，圆形至矩圆形，近于相等，大而开展，有时上有透明小点；雄蕊4，内藏；柱头小，不增大，钻状或二叉裂。果实卵球形，红色，近于肉质，有光泽。种子卵形，浅棕黄色，光滑。花期4~6月，果期6~8月。

【分布与生境】梵净山地区资源分布的代表区域：岩高坪、龙家坪、木耳坪、跑马场、万宝岩等地。生于海拔1200~2300 m的林缘、路旁、林中空旷处。

【中　药　名】鞭打绣球（全草）。

【功 效 主 治】祛风除湿，清热解毒，活血止痛。主治风湿痹痛，经闭腹痛，疮肿湿毒，咽痛，牙痛，跌打损伤，痢疾等。

【采 收 加 工】夏、秋季采收，鲜用或切段晒干。

【用 法 用 量】内服：煎汤，15~25 g。外用：煎汤含漱或捣敷。

【用 药 经 验】①小腹隐痛：鞭打绣球15 g，煨水服。②咳血：鞭打绣球50 g，煨水服。③风湿，跌打损伤，经闭，淋巴结结核，砂淋，疮疡：鞭打绣球15~50 g，水煎服。④风湿腰痛，破伤风：鞭打绣球25~50 g，泡酒服。⑤神经衰弱：鞭打绣球25~50 g，研末，蒸鸡蛋服。⑥经闭，月经不调：鞭打绣球15 g，白酒为引，煎服。

石龙尾 *Limnophila sessiliflora* (Vahl) Bl.

【别　　　名】菊藻（《中国高等植物图鉴》）。

【形 态 特 征】多年生两栖草本。茎细长，沉水部分无毛或几无毛；气生部分长6~40 cm，简单或多少分枝，被多细胞短柔毛，稀几无毛。沉水叶多裂，裂片细而扁平或毛发状，无毛；气生叶全部轮生，椭圆状披针形，具圆齿或开裂，无毛，密被腺点，有脉1~3条。花无梗或稀具梗，单生于气生茎和沉水茎的叶腋；小苞片无；花萼被多细胞短柔毛，在果实成熟时不具凸起的条纹，萼片卵形，长渐尖；花冠紫蓝色或粉红色。

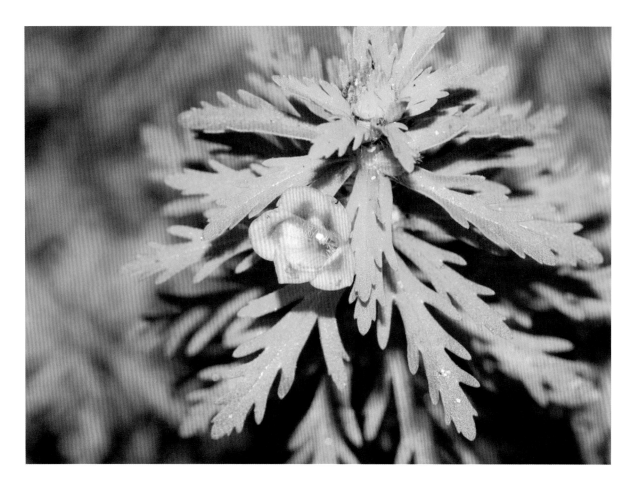

蒴果近于球形，两侧扁。花、果期7月至翌年1月。

【分布与生境】梵净山地区资源分布的代表区域：大烂沟、烂泥坳、大水溪、平所、老爷坡、上月亮坝等地。生于海拔700~1200 m的水田、沼泽或沟旁湿地。

【中　药　名】虱婆草（全草）。

【功效主治】消肿解毒，杀虫灭虱。主治烧烫伤，疮疖肿毒，头虱。

【采收加工】春、夏季采收，晒干或鲜用。

【用法用量】内服：煎汤，6~9 g。外用：适量，捣敷；或煎水洗。

【用药经验】①疮疖肿毒：虱婆草捣烂敷。②头虱：虱婆草煎水洗。

狭叶母草 *Lindernia micrantha* D. Don

【别　　　名】羊角桃、蛇舌草（《贵州草药》），田素香、田香蕉（《中草药手册》），目目箭（《全国中草药汇编》）。

【形态特征】一年生草本，少亚直立而几无分枝或更常极多分枝，下部弯曲上升；根须状而多；茎枝有条纹而无毛。叶几无柄；叶片条状披针形至披针形或条形，顶端渐尖而圆钝，基部楔形成极短的狭翅，全缘或有少数不整齐的细圆齿，脉自基部发出3～5条，中脉变宽，两侧的1～2条细，但显然直走基部，两面无毛。花单生于叶腋，有长梗，无毛，有条纹；萼齿5，仅基部联合，狭披针形，顶端圆钝或急尖，无毛；花冠紫

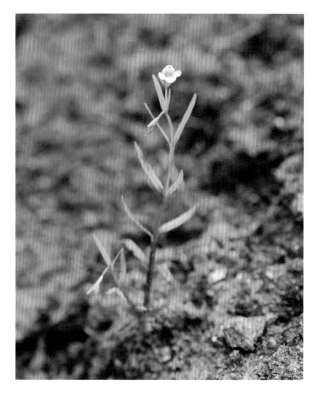

色、蓝紫色或白色，上唇2裂，卵形，圆头，下唇开展，3裂，仅略长于上唇；雄蕊4，全育；花柱宿存。蒴果条形，比宿存萼长约2倍。种子矩圆形，浅褐色，有蜂窝状孔纹。花期5～10月，果期7～11月。

【分布与生境】梵净山地区资源分布的代表区域：马槽河、坝溪、下月亮坝等地。生于海拔800 m以下的田边、沟旁、山谷草地阴湿处。

【中 药 名】羊角草（全草）。

【功效主治】清热利湿，解毒消肿。主治湿热黄疸，泄泻，痢疾，咽喉肿痛，跌打损伤。

【采收加工】夏、秋季采收，鲜用或切段晒干。

【用法用量】内服：煎汤，15～30 g；或研末。外用：鲜品适量，捣敷。

【用药经验】①黄疸：羊角草、大马蹄草各30 g，煨水服。②痢疾：羊角草30 g，铁打碗15 g，煨水服。③骨折：羊角草捣碎外敷。

宽叶母草 *Lindernia nummulariifolia* (D. Don) Wettstein

【别 名】小地扭、飞疗药（《贵州草药》），元叶母草、五角苓（《四川中药志》）。

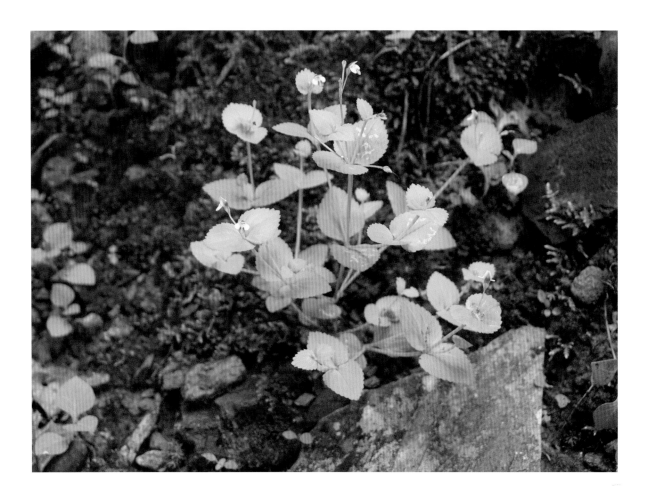

【形态特征】一年生草本，高1～15cm。根须状。茎直立，近四棱形。叶卵形至宽卵形或圆形，背面无毛或仅在中脉疏生毛，基部宽楔形至心形，边缘具浅圆齿或波状齿或渐尖齿，先端钝；脉自基部发出。花序顶生或腋生，近球形，少花；中心花无梗或有短梗；花萼裂片卵形至披针状卵形；花冠紫色，很少白色，下唇平展，3浅裂，上唇卵形。蒴果狭椭圆形，长约为宿存萼的2倍，先端渐尖。种子棕色。花期7～9月，果期8～11月。

【分布与生境】梵净山地区资源分布的代表区域：梵净山所处的松桃苗族自治县境内。生于海拔1100～1500 m的田边、沟旁、山谷草地阴湿处。

【中　药　名】小地扭（全草）。

【功效主治】清热解毒，凉血，散瘀消肿。主治呛咳出血，疔疮，蛇咬伤，狂犬病。

【采收加工】夏、秋季采收，鲜用或晒干。

【用法用量】内服：煎汤，9～15 g；或泡酒服。外用：鲜品适量，捣敷。

【用药经验】①呛咳出血：小地扭9～12 g，烧灰兑酒服。②疔疮，蛇咬伤：小地扭捣绒敷患处。③跌打损伤：小地扭60 g，酒泡服。

匍茎通泉草 *Mazus miquelii* Makino

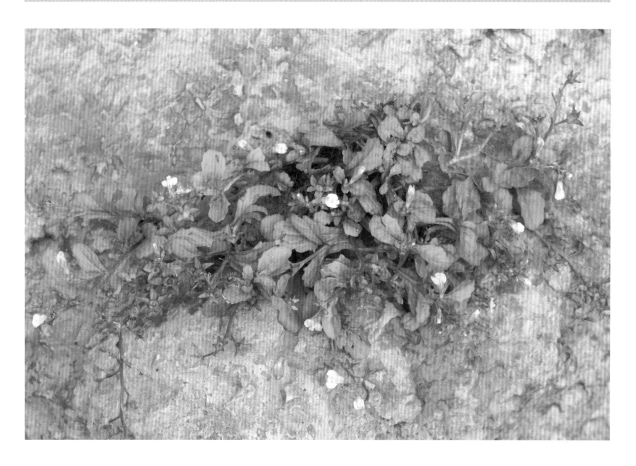

【形 态 特 征】多年生草本，无毛或少有疏柔毛。主根短，须根多数，簇生。茎有直立茎和匍匐茎，直立茎倾斜上升，匍匐茎花期发出，着地部分节上常生不定根，有时不发育。基生叶常多数成莲座状，倒卵状匙形，有长柄，边缘具粗锯齿，有时近基部缺刻状羽裂；茎生叶在直立茎上的多互生，在匍匐茎上的多对生，具短柄，近圆形，具疏锯齿。总状花序顶生，伸长，花稀疏；花冠紫色或白色而有紫斑，上唇短而直立，下唇中裂片较小，稍突出，倒卵圆形。蒴果圆球形，稍伸出于萼筒。花、果期2~8月。

【分布与生境】梵净山地区资源分布的代表区域：黄家坝、大河边等地。生于海拔500~750 m的路旁、田边土埂。

【中 药 名】匍茎通泉草（全草）。

【功 效 主 治】健胃，止痛，解毒。主治胃痛，消化不良，小儿疳积，痈肿疮毒等。

【采 收 加 工】夏、秋季采收，洗净，鲜用或切段晒干。

【用 法 用 量】内服：煎汤，9~15 g。外用：适量，捣烂敷患处。

岩白翠 *Mazus omeiensis* Li

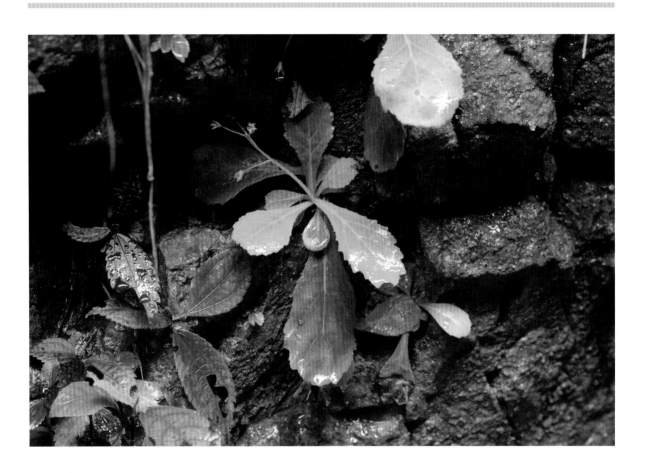

【别　　　名】匍茎通泉草（《中国高等植物图鉴》）。

【形态特征】多年生草本，高10～30 cm，粗壮，无毛或疏被多细胞白色柔毛。根状茎缩短；花茎常1支，草质，直立或上升，无叶，有纵沟纹。叶全部基生，莲座状，倒卵状匙形至匙形，厚纸质至近革质，顶端圆形或钝头，基部渐狭成有翅的柄，上面绿色有光泽，下面灰白色，侧脉不明显，边缘疏具粗圆齿，齿端具胼胝质短突尖，并常反卷。总状花序，花少而稀疏；苞片长披针形；花梗常被腺毛；花萼钟状，萼齿为萼筒一半长，卵状三角形；花冠淡蓝紫色，花冠筒上部近喉处显著偏向膨大，上唇直立，略比下唇短，顶端圆钝，下唇裂片顶端截头并叉状凹缺，有多数伸出之细脉而成的啮状细齿；子房无毛。蒴果卵圆形。花期4～7月，果期7～9月。

【分布与生境】梵净山地区资源分布的代表区域：大河边、铜矿厂、木耳坪等地。生于海拔500～1300 m的林缘、路旁草丛中。

【中　药　名】岩白翠（全草）。

【功效主治】散风解毒。主治热毒痈肿，头痛。

【采收加工】春、夏、秋季可采，洗净，晒干。

【用法用量】内服：煎汤。外用：鲜品适量，捣敷。

通泉草 *Mazus pumilus* (N. L. Burman) Steenis

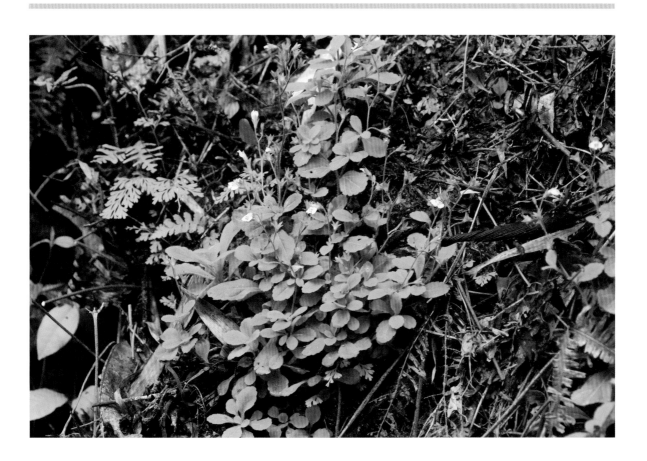

【别　　　　名】脓泡药（《贵州草药》），汤湿草（《全国中草药汇编》），五星草、倒地金钟（《福建药物志》），白花草（《广西药用植物名录》）。

【形态特征】一年生草本，高3～30 cm。主根伸长，垂直向下或短缩，须根纤细，多数，散生或簇生。本种在体态上变化幅度很大，茎1～5支或有时更多，直立，上升，着地部分节上常能长出不定根。基生叶少至多数，有时成莲座状，倒卵状匙形至卵状倒披针形，膜质至薄纸质，顶端全缘，基部楔形，下延成带翅的叶柄；茎生叶对生，少数。总状花序生于茎、枝顶端，常在近基部即生花，通常3～20朵，花稀疏；花梗上部的较短；花萼钟状，果期多少增大，萼片与萼筒近等长，卵形，端急尖，脉不明显；花冠白色，上唇裂片卵状三角形，下唇中裂片较小，稍突出，倒卵圆形。蒴果球形。种子小而多数，黄色。花、果期4～10月。

【分布与生境】梵净山地区资源分布的代表区域：中间沟、跑马场、岑哨、茗湾、刘家湾等地。生于海拔750～1200 m的荒地、路旁、沟边。

【中　药　名】绿兰花（全草）。

【功效主治】清热解毒，利湿通淋，健脾消积。主治热毒痈肿，脓疱疮，泌尿系统感染，腹水，黄疸，消化不良，小儿疳积等。

【采收加工】春、夏、秋季可采收，洗净，鲜用或晒干。

【用法用量】内服：煎汤，10～15 g。外用：鲜品适量，捣烂敷患处。

【用药经验】①脓疱疮：绿兰花适量，研末，调菜油搽患处。②乳痈：绿兰花、蒲公英各30 g，橘叶12 g，生甘草6 g，水煎服。③尿路感染：绿兰花、车前草各30 g，金银花15 g，瞿麦、萹蓄各12 g，水煎服。④消化不良，疳积：绿兰花、葎草各15 g，水煎服。

紫萼蝴蝶草 *Torenia violacea* (Azaola) Pennell

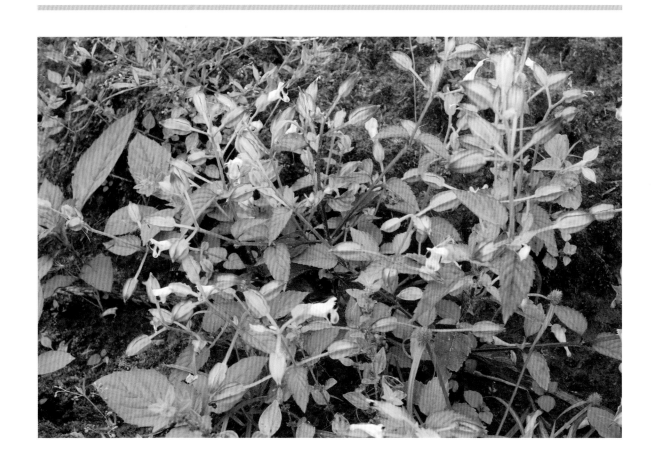

【别　　名】香椒草、金苯汁、马铃草、软骨田方草（《浙江药用植物志》），方形草（《广西药用植物名录》）。

【形态特征】直立或多少外倾，高8～35 cm，自近基部起分枝。叶片卵形或长卵形，先端渐尖，基部楔形或多少截形，向上逐渐变小，边缘具略带短尖的锯齿，两面疏被柔毛。花萼矩圆状纺锤形，具5翅，略带紫红色，基部圆形，翅几不延，顶部裂成5小齿；花冠淡黄色或白色，上唇多少直立，近于圆形；下唇3裂片彼此近于相等，各有1枚蓝紫色斑块，中裂片中央有1黄色斑块；花丝不具附属物。花、果期8～11月。

【分布与生境】梵净山地区资源分布的代表区域：黄家坝、老月亮坝、坝梅寺等地。生于海拔600～1000 m的林缘、田边土埂、路旁潮湿处。

【中 药 名】紫色翼萼（全草）。

【功效主治】消食化积，解暑，清肝。主治小儿疳积，中暑呕吐，腹泻，目赤肿痛。

【采收加工】夏、秋季采收，洗净，晒干。

【用法用量】内服：煎汤，10～15 g。

华中婆婆纳 *Veronica henryi* Yamazaki

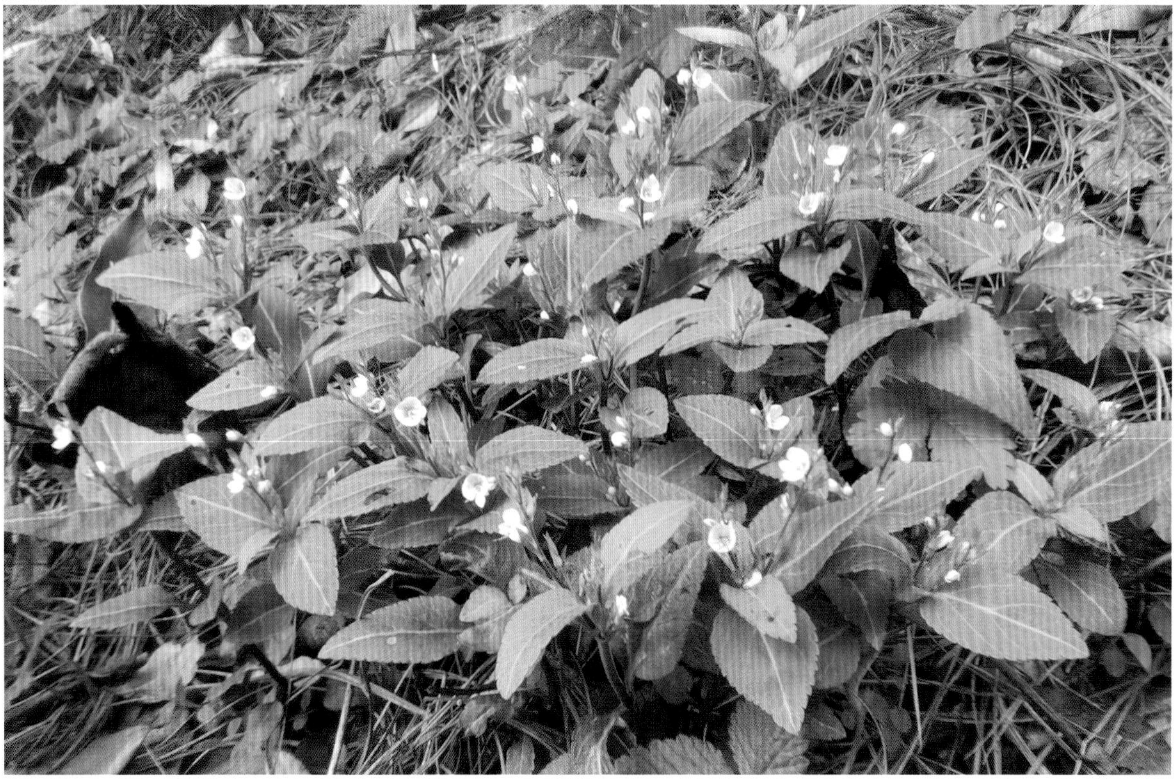

【形态特征】植株高8～25 cm。茎直立、上升或中下部匍匐，着地部分节外也生根，下部近无毛，上部被细柔毛，常红紫色。叶4～6对，在茎上均匀分布或上部较密，下部的叶具长近1 cm的叶柄，上部的叶具短柄，叶片薄纸质，卵形至长卵形，基部通常楔形，少钝，顶端常急尖，边缘齿尖向叶顶，两面无毛或仅上面被短柔毛或两面都有短柔毛。苞片条状披针形，无毛；花梗直；花萼裂片条状披针形，无毛，果期稍伸长；花冠白色或淡红色，具紫色条纹；雄蕊略短于花冠。蒴果折扇状菱形，基部成大于120°的角，有的几乎平截形，上缘疏生多细胞腺质硬睫毛。花期4～5月。

【分布与生境】梵净山地区资源分布的代表区域：铜矿区、马槽河、洼溪河、黄泥坳等地。生于海拔500～950 m的山谷林缘阴湿处。

【中　药　名】华中婆婆纳（全草）。

【功效主治】活血散瘀，通络。主治跌打损伤，筋骨酸痛，痛经，带下等。

【采收加工】春、夏季采收，鲜用或晒干。

【用法用量】外用：适量，研末敷伤口；或煎汤，漱口，每日数次。

疏花婆婆纳 *Veronica laxa* Benth.

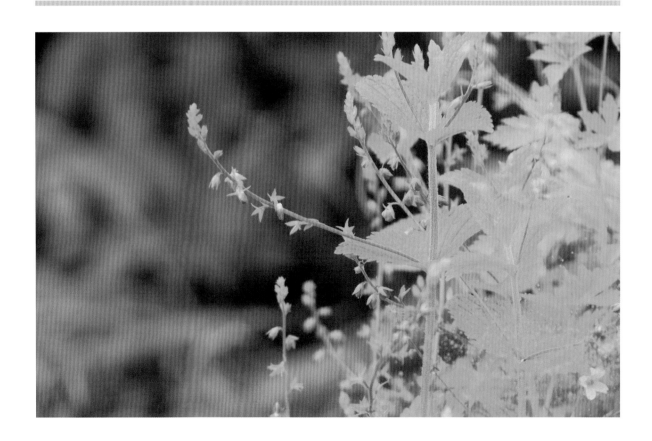

【形态特征】植株高50~80 cm，全体被白色多细胞柔毛。茎直立或上升，不分枝。叶无柄或具极短的叶柄，叶片卵形或卵状三角形，边缘具深刻的粗锯齿，多为重锯齿。总状花序单支或成对，侧生于茎中上部叶腋，长而花疏离；苞片宽条形或倒披针形；花梗比苞片短得多；花萼裂片条状长椭圆形；花冠辐状，紫色或蓝色，裂片圆形至菱状卵形；雄蕊与花冠近等长。蒴果倒心形，基部楔状浑圆，有多细胞睫毛。种子南瓜子形。花期6月。

【分布与生境】梵净山地区资源分布的代表区域：护国寺、棉絮岭、上牛塘、木耳坪、黑泥坨、锯齿山等地。生于海拔1100~2300 m的林缘、路旁。

【中 药 名】疏花婆婆纳（全草）。

【功效主治】清热解毒。主治外伤出血等。

【采收加工】夏、秋季采收，晒干或鲜用。

【用法用量】内服：煎汤，3~12 g。外用：捣敷。

阿拉伯婆婆纳 *Veronica persica* Poir.

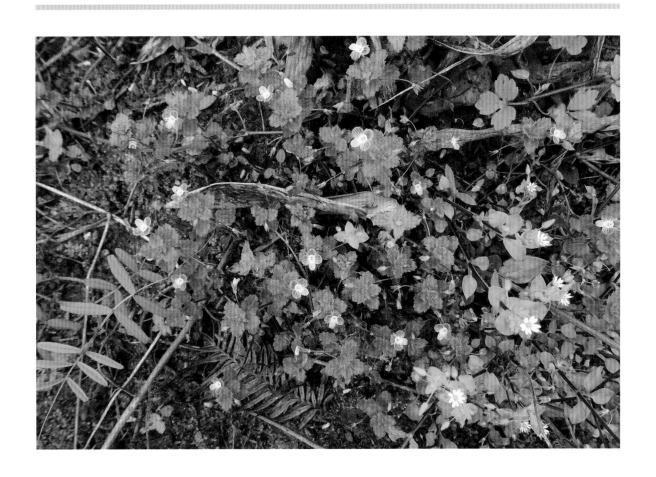

【别　　　名】肾子草（《贵州民间药物》），波斯婆婆纳（《江苏南部种子植物手册》）。

【形 态 特 征】铺散多分枝草本，高10～50 cm。茎密生两列多细胞柔毛。叶2～4对，具短柄，卵形或圆形，基部浅心形，平截或浑圆，边缘具钝齿，两面疏生柔毛。总状花序很长；苞片互生，与叶同形且几乎等大；花梗比苞片长，有的超过1倍；花萼裂片卵状披针形，有睫毛，三出脉；花冠蓝色、紫色或蓝紫色，裂片卵形至圆形，喉部疏被毛；雄蕊短于花冠。蒴果肾形，被腺毛，成熟后几乎无毛，网脉明显，凹口角度超过90°，裂片钝，宿存的花柱超出凹口。种子背面具深的横纹。花期3~5月。

【分布与生境】梵净山地区资源分布的代表区域：梵净山及其周边地区。生于海拔1200 m以下的路旁、田间土埂。

【中　药　名】肾子草（全草）。

【功 效 主 治】祛风除湿，壮腰，截疟。主治风湿痹痛，肾虚腰痛，久疟。

【采 收 加 工】夏季采收，鲜用或晒干。

【用 法 用 量】内服：9～15 g。外用：捣烂外敷。

【用 药 经 验】①久疟：肾子草30 g，臭常山3 g，煎水服。②风湿疼痛：肾子草30 g，煮酒温服。

婆婆纳 *Veronica polita* Fries

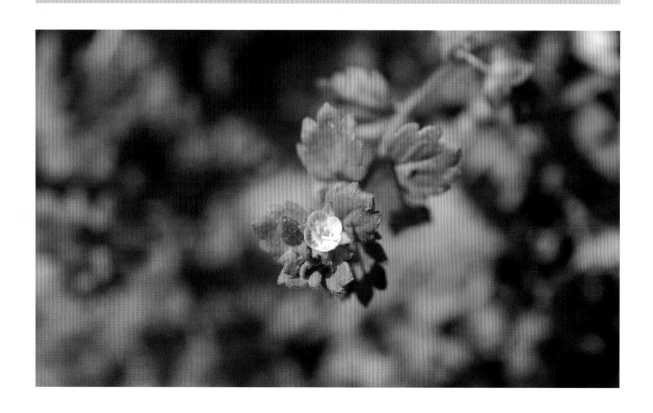

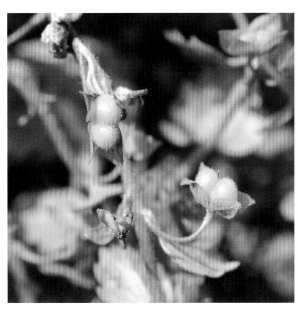
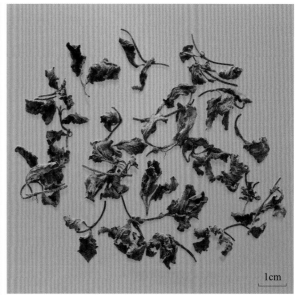

【别　　　名】双珠草（《本草纲目拾遗》），卵子草（《四川中药志》），石补钉（《湖南药物志》），脾寒草（上海）。

【形 态 特 征】铺散多分枝草本，多少被长柔毛，高10～25 cm。叶仅2～4对，具短柄，叶片心形至卵形，每边有2～4个深刻的钝齿，两面被白色长柔毛。总状花序很长；苞片叶状，下部的对生或全部互生；花梗比苞片略短；花萼裂片卵形，顶端急尖，果期稍增大，三出脉，疏被短硬毛；花冠淡紫色、蓝色、粉色或白色，裂片圆形至卵形；雄蕊比花冠短。蒴果近于肾形，密被腺毛，略短于花萼，裂片顶端圆，脉不明显，宿存的花柱与凹口齐或略过之。种子背面具横纹。花期3～10月。

【分布与生境】梵净山地区资源分布的代表区域：护国寺、青冈坪、岩上、大河边等地。生于海拔1200 m以下的路旁、田边土埂上。

【中　药　名】婆婆纳（全草）。

【功 效 主 治】补肾强腰，解毒消肿。主治肾虚腰痛，疝气，睾丸肿痛，白带异常，痈肿。

【采 收 加 工】3～4月采收，鲜用或晒干。

【用 法 用 量】内服：煎汤，15～30 g，鲜品60～90 g；或捣汁饮。

【用 药 经 验】①痈肿：婆婆纳、紫花地丁各30 g，水煎服，药渣捣烂外敷。②膀胱疝气，白带异常：婆婆纳、夜关门各30～60 g，用二道淘米水煎服。③睾丸肿：婆婆纳30 g，小茴香6 g，橘核12 g，荔枝核15 g，水煎服。④吐血：鲜婆婆纳60 g，水煎服；或捣烂绞汁，加红糖适量，开水冲服。

美穗草 *Veronicastrum brunonianum* (Benth.) Hong

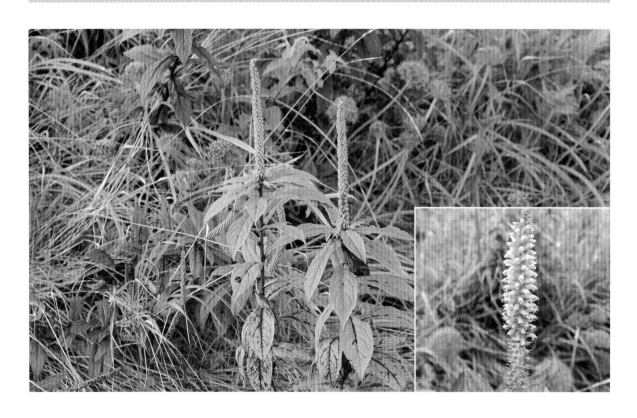

【别　　　名】黑升麻、高山四方麻（四川），叶下红、咳药、小寒药（《全国中草药汇编》）。

【形 态 特 征】根状茎长达10 cm；茎直立，如有分枝亦极少发育，高30～150 cm，圆柱形，有狭棱，中下部无毛，上部和花序轴密生多节的腺毛。叶长椭圆形，两面无毛，顶端渐尖至尾状渐尖，基部楔形且有时稍抱茎，边缘具钝。花序顶生，常单生，偶然茎上部分枝发育而花序复出，长尾状；花冠白色、黄白色、绿黄色至橙黄色，向前作30°角的弓曲，筒部内面上端被毛，上唇3个裂片的中央裂片卵圆形，伸直，两侧裂片直立，下唇条状披针形，反折；雄蕊多少伸出，花丝被毛。蒴果卵圆状。种子具棱角，有透明而网状的厚种皮。花期7～9月。

【分布与生境】梵净山地区资源分布的代表区域：万宝岩、凤凰山等地。生于海拔2200 m的竹灌丛中。

【中 药 名】美穗草（根茎）。

【功 效 主 治】清热解毒，化痰止咳。主治咳嗽痰黄，咽喉肿痛，赤白痢疾，小便淋沥，痈肿疮毒。

【采 收 加 工】秋季采挖，洗净，鲜用或晒干。

【用 法 用 量】内服：煎汤，10～15 g。外用：鲜品适量，捣敷。

细穗腹水草 *Veronicastrum stenostachyum* (Hemsl.) Yamazaki

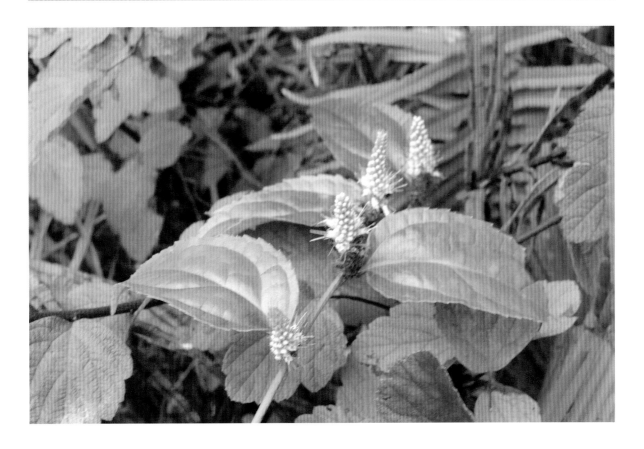

【别　　名】小钓鱼竿（《民间常用中草药汇编》），腹水草（《成都中草药》），箭毒消（《全国中草药汇编》），一串鱼、串鱼草（四川）。

【形态特征】根状茎短而横走；茎圆柱状，有条棱，多弓曲，顶端着地生根，少近直立而顶端生花序，无毛。叶互生，具短柄，叶片纸质至厚纸质，长卵形至披针形，顶端长渐尖，边缘为具突尖的细锯齿，下面无毛，上面仅主脉上有短毛，少全面具短毛。花序腋生，有时顶生于侧枝上，也有兼生于茎顶端的，花序轴多少被短毛；苞片和花萼裂片通常短于花冠，少有近等长的，多少有短睫毛；花冠白色、紫色或紫红色，裂片近于正三角形。蒴果卵状。种子小，具网纹。花期6～9月。

【分布与生境】梵净山地区资源分布的代表区域：观音阁、艾家坝等地。生于海拔600～800 m的林缘、路旁、灌丛中。

【中　药　名】美穗草（全草）。

【功效主治】清热解毒，行水，散瘀。主治痢疾，肝炎，水肿，因血吸虫病引起的腹水，跌打损伤，烫伤等。

【采 收 加 工】夏季采收，鲜用或晒干。

【用 法 用 量】内服：煎汤，10~15 g，鲜品30~60 g；或捣汁服。外用：鲜品适量，捣敷；或研粉调敷；或煎水洗。

【用 药 经 验】①腹水：美穗草50 g，煎水，分2次，食前空腹服。②臌胀：鲜美穗草15 g，水煎服。③子宫脱垂：美穗草40 g，野葡萄根35 g，猪小肚1个，炖老酒服。

紫葳科

凌 霄 *Campsis grandiflora* (Thunb.) Schum.

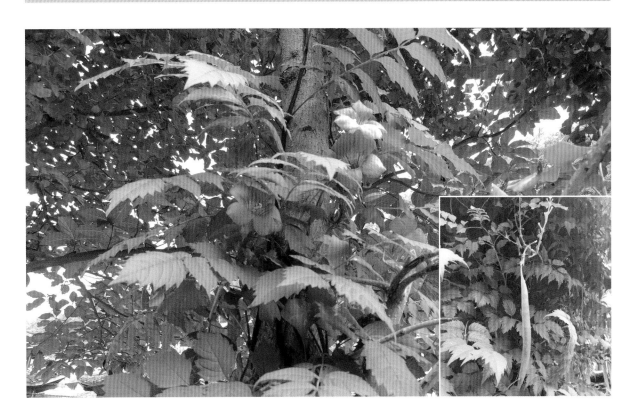

【别　　名】紫葳（《植物名实图考》），苕华（《神农本草经》），藤五加（贵州），堕胎花
（云南），白狗肠（广西）。

【形态特征】攀缘藤本。茎木质，表皮脱落，枯褐色，以气生根攀附于他物之上。叶对生，为
奇数羽状复叶；小叶7～9枚，卵形至卵状披针形，顶端尾状渐尖，基部阔楔形，两
侧不等大，侧脉6～7对，边缘有粗锯齿。顶生疏散的短圆锥花序；花萼钟状，分裂
至中部，裂片披针形；花冠内面鲜红色，外面橙黄色，裂片半圆形；雄蕊着生于花
冠筒近基部，花丝线形，细长，花药黄色；花柱线形，柱头扁平，2裂。蒴果顶端
钝。花期5～8月。

【分布与生境】梵净山地区资源分布的代表区域：坝梅寺、亚木沟、梵净山生态站等地。生于
海拔850 m以下的疏林中。

【中　药　名】凌霄花（花），凌霄茎叶（茎叶），凌霄根（根）。

【功效主治】 ■凌霄花　活血通经，凉血祛风。主治月经不调，经闭癥瘕，产后乳肿，风疹发红，皮肤瘙痒，痤疮。

　　　　　　 ■凌霄茎叶　清热，凉血，散瘀。主治血热生风，身痒，风疹，手脚酸软麻木，咽喉肿痛。

　　　　　　 ■凌霄根　凉血祛风，活血通络。主治血热生风，身痒，风疹，腰脚不遂，痛风，风湿痹痛，跌打损伤。

【采收加工】 ■凌霄花　夏、秋季花盛开时采摘，干燥。

　　　　　　 ■凌霄茎叶　夏、秋季采收，晒干。

　　　　　　 ■凌霄根　全年均可采，洗净，切片，鲜用或晒干。

【用法用量】 ■凌霄花　内服：煎汤，5~9 g；或入散剂。外用：适量，研末调涂；或煎水熏洗。

　　　　　　 ■凌霄茎叶　内服：煎汤，9~15 g。

　　　　　　 ■凌霄根　内服：煎汤，6~9 g，或入丸、散；或浸酒。外用：鲜品适量，捣敷。

【用药经验】 ①跌打损伤：凌霄根20 g，大血藤、小血藤、当归各15 g，木通、黑骨头、走马胎、红花各10 g，泡酒500 g，早、晚服。②接骨：凌霄根50 g，捣烂，酒炒，包骨折处。③月经不调：凌霄根、凌霄花各50 g，煎酒服。④小便热闭：凌霄根、水白菜各25 g，水煎服。⑤红崩：凌霄根适量，水煎服。

楸

Catalpa bungei C. A. Mey.

【别　　　名】楸树（《中国树木分类学》），木王（《埤雅》），金丝楸、梓桐（《中药大辞典》），水桐（《全国中草药汇编》）。

【形态特征】小乔木，高8~12 m。叶三角状卵形或卵状长圆形，顶端长渐尖，基部截形、阔楔形或心形，有时基部具有1~2牙齿，叶面深绿色，叶背无毛。顶生伞房状总状花序，有花2~12朵；花萼蕾时圆球形，2唇开裂，顶端有2尖齿；花冠淡红色，内面具有2黄色条纹及暗紫色斑点。蒴果线形。种子狭长椭圆形，两端生长毛。花期5~6月，果期6~10月。

【分布与生境】梵净山地区资源分布的代表区域：梵净山周边地区。生于海拔1000 m以下各地，公路边常见。

【中　药　名】楸木皮（根皮及树皮），楸叶（叶），楸木果（果实）。

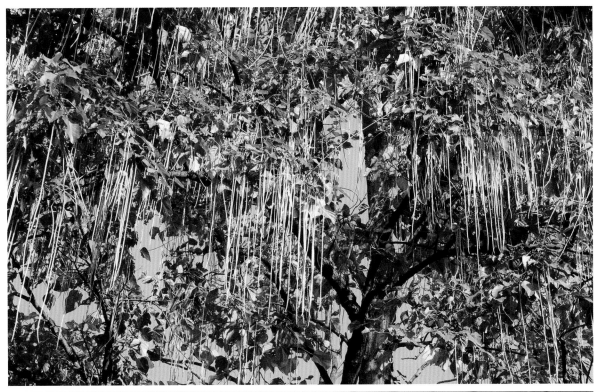

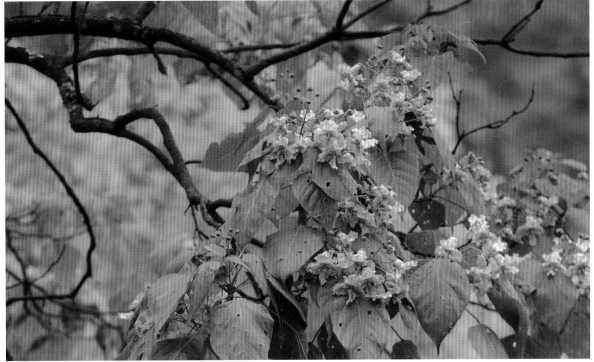

【功 效 主 治】■楸木皮　降逆气，解疮毒。主治吐逆，咳嗽，痈肿疮毒，痔漏。

　　　　　　　■楸叶　消肿拔脓，排脓生肌。主治肿疡，发背，瘰疬，白秃。

　　　　　　　■楸木果　清热解毒，利尿通淋。主治热淋，石淋，热毒疮疖。

【采 收 加 工】■楸木皮　全年均可采收，鲜用或晒干。

　　　　　　　■楸叶　春、夏季采摘，鲜用或晒干。

　　　　　　　■楸木果　秋季采摘，去果柄，拣净，晒干。

【用法用量】■楸木皮　内服：煎汤，3～9 g。外用：适量，捣敷或熬膏涂。

　　　　　　　■楸叶　外用：捣汁涂；或熬膏涂；或研末撒。

　　　　　　　■楸木果　内服：煎汤，30～60 g。

梓 *Catalpa ovata* G. Don.

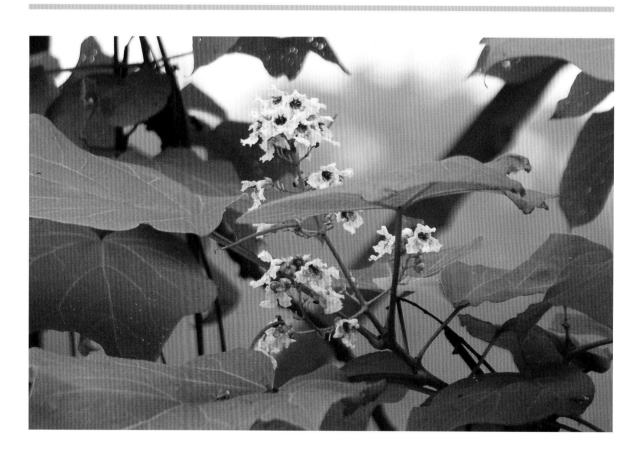

【别　　　名】花楸、水桐、河楸（《河南经济植物志》），臭梧桐（《东北植物检索表》），水桐楸（湖南衡山）。

【形态特征】乔木，高达15 m。树冠伞形，主干通直，嫩枝具稀疏柔毛。叶对生或近于对生，有时轮生，阔卵形，顶端渐尖，基部心形，全缘或浅波状，常3浅裂，叶片上面及下面均粗糙，微被柔毛或近于无毛，侧脉4～6对，基部掌状脉5～7条。顶生圆锥花序；花序梗微被疏毛；花萼蕾时圆球形，2唇开裂；花冠钟状，淡黄色，内面具2黄色条纹及紫色斑点；能育雄蕊2，花丝插生于花冠筒上，花药叉开，退化雄蕊3；子房上位，棒状，花柱丝形，柱头2裂。蒴果线形，下垂。种子长椭圆形，两端具有平展的长毛。花期5~6月，果期8~10月。

【分布与生境】梵净山地区资源分布的代表区域：梵净山周边地区。生于海拔1000 m以下的公路边或村旁。

【中 药 名】梓白皮（根皮或树皮的韧皮部），梓木（木材），梓实（果实），梓叶（叶）。

【功效主治】■梓白皮 清热利湿，降逆止吐，杀虫止痒。主治湿热黄疸，胃逆呕吐，疮疥，湿疹，皮肤瘙痒。

　　　　　　■梓木 催吐，止痛。主治霍乱不吐不泻，手足痛风。

　　　　　　■梓实 利水消肿。主治小便不利，浮肿，腹水。

　　　　　　■梓叶 清热解毒，杀虫止痒。主治小儿发热，疮疖，疥癣。

【采收加工】■梓白皮 全年均可采收，晒干。

　　　　　　■梓木 全年均可采收，切薄片，晒干。

　　　　　　■梓实 秋、冬间摘取成熟果实，晒干。

　　　　　　■梓叶 夏、秋季采摘，鲜用或晒干。

【用法用量】■梓白皮 内服：煎汤，5~9 g。外用：适量，研末调敷；或煎水浴。

　　　　　　■梓木 内服：煎汤，5~9 g。外用：适量，煎水熏蒸。

　　　　　　■梓实 内服：煎汤，9~15 g。

　　　　　　■梓叶 外用：适量，煎水洗；或煎水涂；或鲜品捣敷。

【用药经验】①急性肾炎：梓白皮（根皮）、冬瓜皮、赤小豆各15 g，水煎服。②疔，疖：梓白皮（根皮）、垂柳根各等量，研末，麻油调涂患处。③小儿头疮：梓白皮（树皮）30 g，煎水洗。④浮肿，慢性肾炎，尿蛋白：梓实15 g，水煎服。⑤肾炎水肿：梓实15 g，木通、车前各9 g，水煎服，日服2次。⑥晚期血吸虫病腹水：梓实5~10 g，水煎，分3次服，连服17~49 d。⑦肝硬化腹水：梓实适量，水煎服。

列当科

野 菰 *Aeginetia indica* L.

【别　　名】马口含珠、鸭脚板、烟斗花（广西），黄寄生（《云南药用植物名录》），蛇头子药（《湖南药物志》）。

【形态特征】一年生寄生草本，高15～50 cm。根肉质，具树状细小分枝。茎黄褐色或紫红色，不分枝。叶肉红色，卵状披针形。花常单生于茎端；花梗粗壮，直立，无毛，常具紫红色的条纹；花萼一侧裂开至近基部，紫红色，先端急尖，两面无毛；花冠带黏液，常与花萼同色，上部带紫色，凋谢后变绿黑色，不明显的二唇形，筒部宽，稍弯曲，顶端5浅裂，上唇裂片和 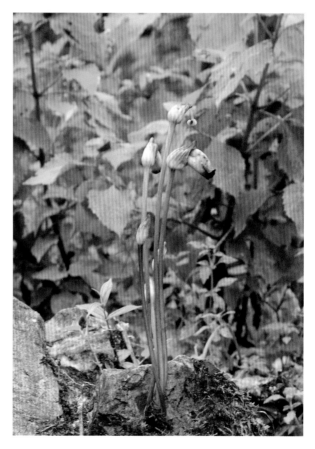 下唇的侧裂片较短，近圆形，全缘，下唇中间裂片稍大；雄蕊4枚，花药黄色，有黏液，成对黏合。蒴果圆锥状。种子多数，细小，椭圆形，黄色，种皮网状。花期4～8月，果期8～10月。

【分布与生境】梵净山地区资源分布的代表区域：矿沟、丁家坪、高桥等地。生于海拔500～700 m的林中潮湿处、路旁草丛中。

【中　药　名】野菰（肉质茎、花、全草）。

【功效主治】清热解毒。主治咽喉肿痛，咳嗽，小儿高热，尿路感染，骨髓炎，毒蛇咬伤，疔疮。

【采收加工】春、夏季采收，鲜用或晒干。

【用法用量】内服：煎汤，9～15 g，大剂量可用至30 g；或研末。外用：适量，捣敷；或捣汁
漱口。

【用药经验】①骨髓炎：野菰（根或花）捣烂外敷；或用甘草作引子，煎水内服。②毒蛇咬
伤：野菰（花）50 g，晒干，麝香0.372 g，蜈蚣7条，同浸于麻油内，用时以麻油
外搽。③疔疮：野菰（花），麻油少许，捣烂外敷。

假野菰 *Christisonia hookeri* Clarke

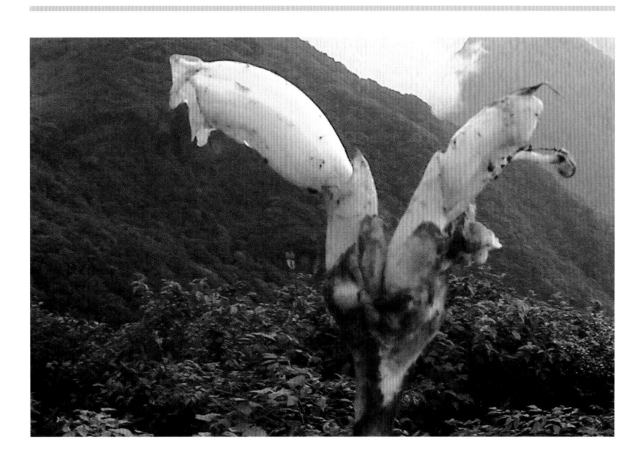

【别　　　名】竹花、竹子花（四川），花菰（《海南植物志》）。

【形态特征】全株高3～12 cm，常数株簇生，近无毛。茎极短，不分枝。叶少数，卵形。花常2
至数朵簇生于茎的顶端。苞片长圆形或卵形，近无梗或具极短的梗；花萼筒状，
长度有变异，干后近膜质或近革质，顶端常不整齐5浅裂，裂片三角形或披针形，
不等大，其中2枚较大，其余的较小，顶端急尖稀钝；花冠筒状，常白色，稀浅紫
色，顶端5裂，裂片近圆形，全缘；雄蕊4枚，内藏，花丝着生于筒的近基部，无毛
或基部疏被腺毛，花药黏合，上方的两枚雄蕊1室，发育，卵球形或椭圆体形。果

实卵形。种子小，多数。花期5~8月，果期8~9月。

【分布与生境】梵净山地区资源分布的代表区域：九龙池、烂茶顶、白云寺、回香坝等地。生于海拔1550~2100 m的林中潮湿处。

【中　药　名】石腊竹（全草）。

【功效主治】解毒，除湿。主治阴部疳疮。

【采收加工】夏、秋季采收，晒干。

【用法用量】内服：煎汤，6~15 g。外用：适量，煎水熏洗。

列　当

Orobanche coerulescens Steph.

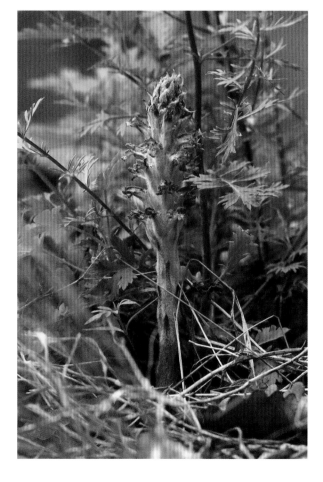

【别　　　名】草苁蓉（《新修本草》），栗当（《食医心镜》），花苁蓉（《日华子本草》），兔子拐杖（《东北药用植物志》），降魔杵、蒿枝七星（云南）。

【形态特征】二年生或多年生寄生草本，株高15~40 cm，全株密被蛛丝状长绵毛。茎直立，不分枝，具明显的条纹，基部常稍膨大。叶生于茎下部的较密集，上部的渐变稀疏，卵状披针形。花多数，排列成穗状花序，顶端钝圆；苞片与叶同形并近等大，先端尾状渐尖；花冠深蓝色，筒部在花丝着生处稍上方缢缩，口部稍扩大；上唇2浅裂，极少顶端微凹，下唇3裂，裂片近圆形，中间的较大，顶端钝圆，边缘具不规则小圆齿；雄蕊4枚，花丝着生于筒中部，基部略增粗，常被长柔毛。蒴果卵状长圆形，干后深褐色。种子多数，不规则椭圆形。花期4~7月，果期7~9月。

【分布与生境】梵净山地区资源分布的代表区域：漆树坪、铜矿厂、马槽河等地。生于海拔 700～1000 m的沟旁草丛中。

【中　药　名】列当（全草）。

【功 效 主 治】补肾壮阳，强筋骨，润肠。主治肾虚阳痿，遗精，宫冷不孕，小儿佝偻病，腰膝冷痛，筋骨软弱，肠燥便秘；外用治小儿肠炎。

【采 收 加 工】春、夏季采收，洗去泥沙、杂质，晒至七八成干，捆成小把，再晒至全干。

【用 法 用 量】内服：煎汤，3～9 g；或浸酒。外用：适量，煎水洗。

【用 药 经 验】①阳事不兴：列当二斤，捣筛毕，以酒一斗，浸经宿，遂性饮之。②肾寒腰痛：列当250 g，白酒1 kg，装坛内，炖30 min，每晚饭后服1盅。③肾虚阳痿，遗精：列当、肉苁蓉、枸杞子各9 g，水煎服。

苦苣苔科

川鄂粗筒苣苔 *Briggsia rosthornii* (Diels) Burtt

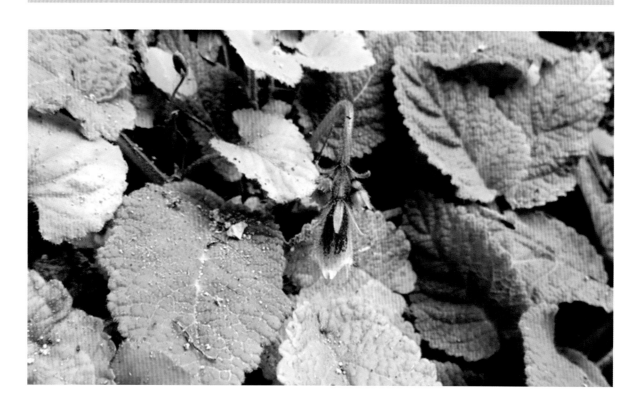

【形态特征】多年生草本。叶全部基生，最外层叶有长柄；叶片卵圆形至椭圆形，顶端钝，基部浅心形至宽楔形，边缘具粗圆齿，上面除叶脉外，被白色短柔毛，稀脉上被疏短柔毛，下面除叶片被短柔毛外，沿叶脉有锈色长柔毛；叶柄密被锈色长柔毛。聚伞花序，1~5条，每花序具1~4花；苞片2，线状披针形，外面被锈色长柔毛；花梗被锈色长柔毛和腺状柔毛；花萼5裂至近基部，裂片披针状长圆形，全缘，外面被锈色长柔毛，内面无毛，具3~5脉；花冠淡紫色，下方肿胀，外面被短柔毛，有深红色斑纹。蒴果线状长圆形。花期8~9月，果期9~10月。

【分布与生境】梵净山地区资源分布的代表区域：锯齿山、上牛塘、凤凰山、牛风包、鱼坳等地。生于海拔900~2000 m的湿润岩石上。

【中 药 名】川鄂粗筒苣苔（全草）。

【功效主治】止咳润肺，散瘀止痛。主治感冒咳嗽，肺热咳喘，肺痈，跌打损伤，刀伤等。

【采收加工】夏、秋季采收，洗净，鲜用或晒干。

羽裂唇柱苣苔 *Chirita pinnatifida* (Hand.-Mazz.) Burtt

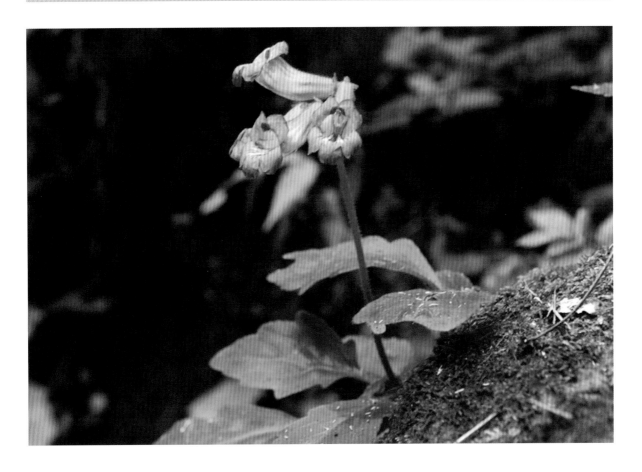

【形态特征】多年生草本。叶均基生；叶片草质，长圆形、披针形或狭卵形，顶端急尖或微钝，基部楔形或宽楔形，边缘不规则羽状浅裂，或有牙齿或呈波状，两面疏被短伏毛，侧脉每侧3~5条；叶柄扁，被柔毛。花序有1~4花；花梗密被柔毛及腺毛；花萼5裂至基部；裂片线状披针形，边缘每侧有1~2小齿，被短柔毛；花冠紫色，外面被短柔毛，内面只在上唇之下被柔毛。种子褐色或暗紫色，狭椭圆球形。花期5~9月，果期8~11月。

【分布与生境】梵净山地区资源分布的代表区域：梵净山江口县境内。生于海拔900~1300 m的山地林中岩石上。

【中　药　名】羽裂唇柱苣苔（全草）。

【功效主治】清热解毒，散瘀消肿。主治感冒，痢疾，黄疸，跌打损伤，疔疮肿毒。

【采收加工】全年均可采收，洗净，鲜用或晒干。

【用法用量】外用：鲜品捣敷。

珊瑚苣苔 *Corallodiscus cordatulus* (Craib) Burtt.

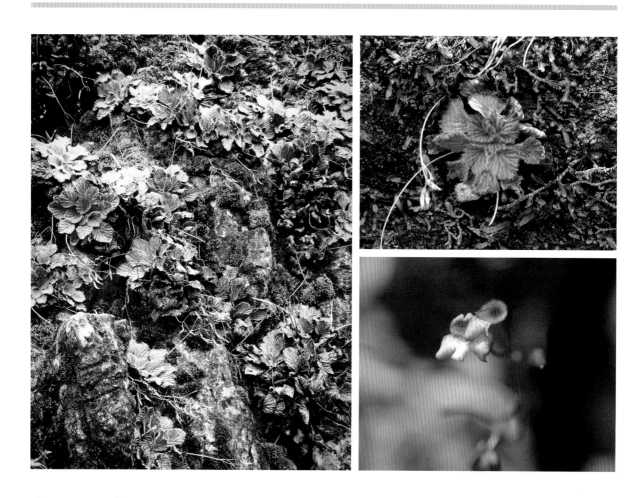

【形态特征】多年生草本。叶全部基生，莲座状，外层叶具柄；叶片革质，卵形，长圆形，边缘具细圆齿，上面平展，侧脉每边约4条，密被锈色绵毛；叶柄上面疏被淡褐色长柔毛，下面密被锈色绵毛。聚伞花序2~3次分枝；花萼5裂至近基部，裂片长圆形至长圆状披针形，外面疏被柔毛至无毛，具3脉；花冠筒状，淡紫色，内面下唇一侧具髯毛和斑纹，上唇2裂，裂片半圆形，下唇3裂，裂片宽卵形至卵形；雄蕊4，花丝线形，花药长圆形，药室汇合，基部极叉开。蒴果线形。花期4~10月，果期6~12月。

【分布与生境】梵净山地区资源分布的代表区域：梵净山周边的印江土家族苗族自治县、松桃苗族自治县等地。生于海拔700~2100 m的山坡背阴处的岩石上。

【中药名】虎耳还魂草（全草）。

【功效主治】健脾，化瘀，止血。主治小儿疳积，跌打损伤，刀伤出血。

【采收加工】夏、秋季采收，鲜用或晒干。

【用法用量】内服：煎汤，3~9 g；或浸酒服。外用：适量，捣敷。

【用药经验】①小儿疳积：虎耳还魂草（叶）3 g，胡椒5粒，蒸猪肉服。②跌打损伤：虎耳还魂草3~5 g，石吊兰、菊叶三七、吉祥草各9 g，水煎服，亦可外敷。

疏毛长蒴苣苔 *Didymocarpus stenanthos* Clarke var. *pilosellus* W. T. Wang

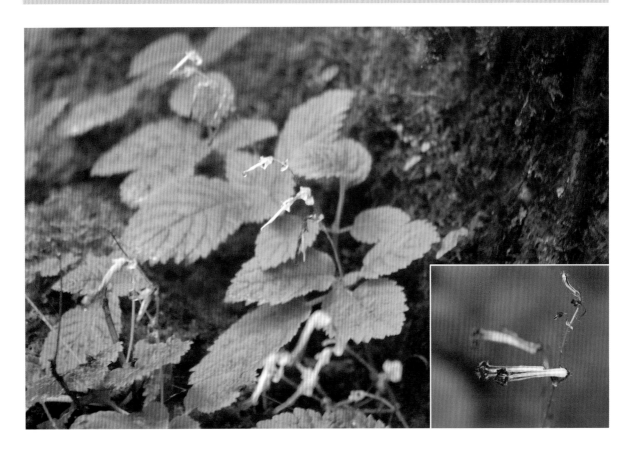

【形态特征】多年生草本。茎高5~20 cm，疏被短柔毛，有3~4对叶。茎顶2对叶常密集；叶片卵形、椭圆形或狭倒卵形，两侧稍不对称，顶端急尖，稀钝，基部斜楔形，边缘有钝或尖的小重牙齿或小牙齿，表面和下面脉上疏被短柔毛，两面常有橙黄色小腺点，侧脉每侧6~8条；叶柄疏被短柔毛。花序生于茎顶叶腋，2~4回分枝，有6至多数花，分枝疏被短腺毛；花序梗有短腺毛或近无毛；苞片及小苞片分生；花梗无毛；花萼紫色，钟状，无毛，上唇3浅裂，檐部近二唇形。蒴果无毛。种子褐色，纺锤形。花、果期8月。

【分布与生境】梵净山地区资源分布的代表区域：牛风包、锯齿山、上牛塘、炕药洞、鱼坳、万宝岩等地。生于海拔1600～2200 m的林中、林缘潮湿处岩石上。

【中　药　名】疏毛长蒴苣苔（全草）。

【功效主治】祛风除湿，活血化瘀。主治风湿痹痛，月经不调，闭经，跌打损伤等。

【采收加工】夏、秋季采收，鲜用或晒干。

【用法用量】内服：煎汤，10～15 g。

降龙草 *Hemiboea subcapitata* Clarke

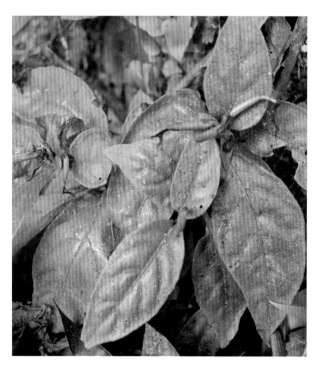 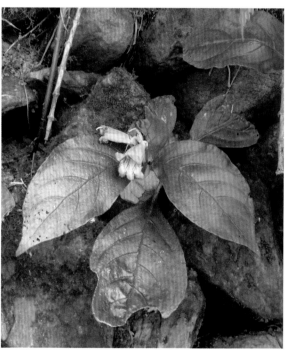

【别　　　名】半蒴苣苔（《中国高等植物图鉴》），石花（安徽），乌梗子（福建），牛耳朵菜（湖南），妈拐菜、大妈拐菜（广西）。

【形态特征】多年生草本。茎上升，高10～40 cm，具4～8节，不分枝，肉质，散生紫斑。叶对生；叶片椭圆形或倒卵状椭圆形，稍肉质，上面深绿色，背面淡绿色；侧脉每侧5～7条。聚伞花序假顶生，具3～10余花；总苞球形，淡绿色；花梗粗；萼片5，长圆状披针形；花冠白色，具紫色斑点。蒴果线状披针形。花期8～10月，果期10～12月。

【分布与生境】梵净山地区资源分布的代表区域：二道拐、鱼坳、盘溪、清水江、密麻树、淘金河等地。生于海拔700～1200 m的山谷林中阴湿处、沟旁岩石上。

【中　药　名】半蒴苣苔（全草）。

【功效主治】清热利湿，解毒消肿。主治湿热黄疸，咽喉肿痛，毒蛇咬伤，烧烫伤等。

【采收加工】夏、秋季采收，鲜用或晒干。

【用法用量】内服：煎汤，15～30 g。外用：适量，捣敷；或鲜品绞汁涂。

【用药经验】湿热黄疸：半蒴苣苔15 g，研末，拌红糖，晚餐前用热黄酒送服，每日1次。

吊石苣苔 *Lysionotus pauciflorus* Maxim.

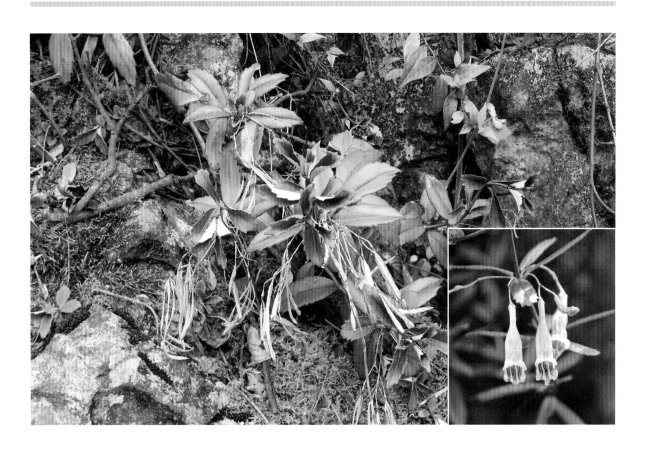

【别　　　名】千锤打（广西），岩泽兰（湖南），石豇豆（云南），竹勿刺（福建），石杨梅（浙江），石三七（陕西）。

【形态特征】小灌木。茎长7～30 cm，分枝或不分枝。叶3枚轮生，有时对生或数枚轮生；叶片革质，形状变化大，线形、线状倒披针形、狭长圆形或倒卵状长圆形，顶端急尖或钝，基部钝、宽楔形或近圆形。花序有1～5花；花序梗纤细；苞片披针状线形；

花梗无毛；花萼5裂达近基部，裂片狭三角形或线状三角形；花冠白色带淡紫色条纹或淡紫色，长3.5~4.8 cm，无毛，筒细漏斗状，长2.5~3.5 cm，口部直径1.2~1.5 cm；花盘杯状，有尖齿；雌蕊长2~3.4 cm，无毛。蒴果线形，长5.5~9 cm，无毛。种子纺锤形。花期6~12月，果期8月至翌年1月。

【分布与生境】梵净山地区资源分布的代表区域：二道拐、铜矿厂、二坝、艾家坝、清水江、牛尾河、龙塘等地。生于海拔500~1000 m的山谷林缘、溪旁的树上或岩石上。

【中　药　名】石吊兰（地上部分）。

【功效主治】化痰止咳，软坚散结。主治咳嗽痰多，瘰疬痰核。

【采收加工】夏、秋季叶茂盛时采割，除去杂质，晒干。

【用法用量】内服：煎汤，9~15 g。外用：适量，捣敷；或煎水外洗。

【用药经验】①风寒咳嗽：石吊兰15 g，前胡6 g，生姜3片，煎服。②热咳：石吊兰、青鱼胆草、岩白菜各15 g，水煎服。

狸藻科

黄花狸藻 *Utricularia aurea* Lour.

【别　　名】狸藻（《华东水生维管束植物》），黄花挖耳草（《台湾植物志》），水上一枝黄花（广西），金鱼茜（广东）。

【形态特征】水生草本。假根通常不存在，存在时轮生于花序梗的基部或近基部，扁平并多少膨大，具丝状分枝。匍匐枝圆柱形，具分枝。捕虫囊通常多数，侧生于叶器裂片上，斜卵球形，侧扁，具短梗。花序直立，无毛；花梗丝状，背腹扁，横断面呈椭圆形；花萼2裂达基部，裂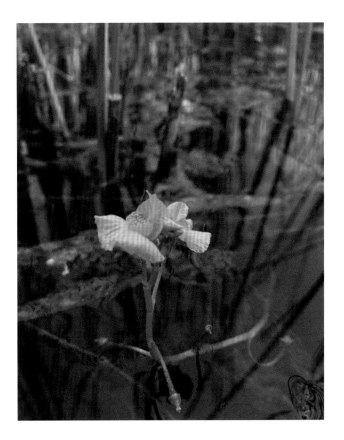片近相等，上唇稍长，卵形，稍肉质，顶端钝形，边缘内曲，果期明显增大，开展或反折；花冠黄色，外面无毛或疏生短柔毛；距近筒状，基部圆锥状，顶端钝形，较下唇短并与其平行；雄蕊无毛，花丝线形，上部扩大，药室汇合。蒴果球形，周裂。种子多数，压扁，角上具极狭的棱翅，淡褐色，无毛。花期6～11月，果期7～12月。

【分布与生境】梵净山地区资源分布的代表区域：大烂沟等地。生于海拔1200 m以下的沼泽、水塘或稻田中。

【中　药　名】黄花狸藻（全草）。

【功效主治】清热明目。主治目赤红肿。

【采收加工】全年均可采收，晒干。

爵床科

白接骨 *Asystasia neesiana* (Wall.) Nees

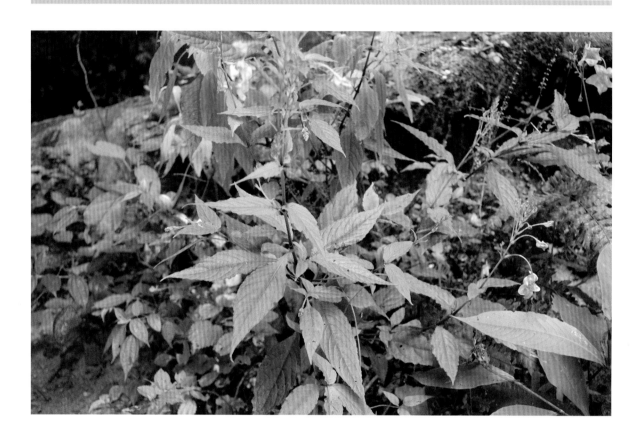

【别　　　名】尼氏拟马偕花（《台湾植物志》）。

【形 态 特 征】草本，具白色，富黏液，竹节形根状茎。茎高达1 m，略呈四棱形。叶卵形至椭圆状矩圆形，顶端尖至渐尖，边缘微波状至具浅齿，基部下延成柄，叶片纸质，侧脉6~7条，两面凸起，疏被微毛。总状花序或基部有分枝，顶生；花单生或对生；苞片2，微小；花萼裂片5，主花轴和花萼被有柄腺毛；花冠淡紫红色，漏斗状，外疏生腺毛，花冠筒细长，裂片5，略不等；雄蕊二强，着生于花冠喉部，2药室等高。蒴果上部具4粒种子，下部实心细长似柄。花期7~9月，果期10月至翌年1月。

【分布与生境】梵净山地区资源分布的代表区域：观音阁、洞沟源、龙塘河、长溪沟、大岩屋、清水江、乱石河等地。生于海拔600~1200 m的山谷林缘、林中阴湿处。

【中 药 名】白接骨（全草）。

【功 效 主 治】化瘀止血，续筋接骨，利尿消肿，清热解毒。主治吐血，便血，外伤出血，跌打瘀肿，扭伤骨折，风湿肿痛，腹水，疮疡溃烂，咽喉肿痛等。

【采 收 加 工】夏、秋季采收，晒干或鲜用。

【用 法 用 量】内服：煎汤，9~15 g，鲜品30~60 g；或捣烂绞汁；或研末。外用：适量，鲜品捣敷或研末撒。

【用 药 经 验】①外伤出血：白接骨（根茎或全草）捣烂外敷。②断指再植：鲜白接骨（全草）加食盐捣烂外敷，再包扎固定，每日换药1次。③扭伤：白接骨（根茎）、黄栀子、麦粉各等量，加食盐捣烂，包敷伤处；或白接骨（根）加蒴藋根等量，捣烂外敷，每日换1次。④腹水：鲜白接骨（根）30 g，水煎服。⑤风湿病，肢面浮肿：白接骨（全草）60 g，金银花30 g，木通9 g，水煎服。

爵 床 *Justicia procumbens* Linnaeus

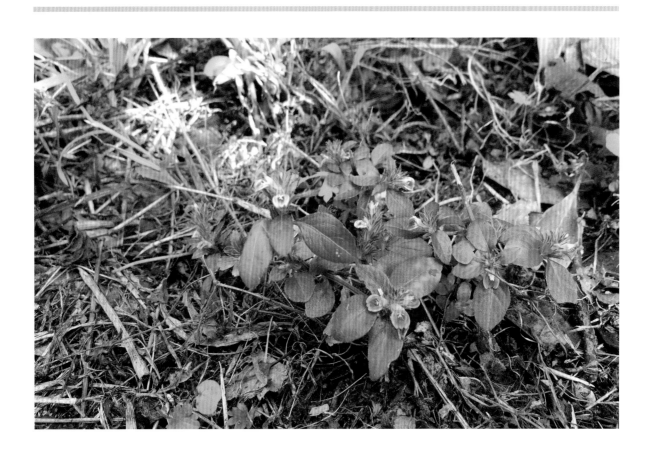

【别　　　名】爵卿（《吴普本草》），香苏（《名医别录》），赤眼老母草（《新修本草》），六方疳积草（《江西草药》），小青草（《百花镜》）。

【形态特征】草本。茎基部匍匐，通常有短硬毛，高20～50 cm。叶椭圆形至椭圆状长圆形，先端锐尖或钝，基部宽楔形或近圆形，两面常被短硬毛；叶柄短，被短硬毛。穗状花序顶生或生于上部叶腋；苞片1，小苞片2，均披针形，有缘毛；花萼裂片4，线形，约与苞片等长，有膜质边缘和缘毛；花冠粉红色，二唇形，下唇3浅裂；雄蕊2，药室不等高，下方1室有距。蒴果上部具4粒种子，下部实心似柄状。种子表面有瘤状皱纹。花、果期全年。

【分布与生境】梵净山地区资源分布的代表区域：平锁、团龙、坝溪、大河边等地。生于海拔1000 m以下的路旁、田边土埂上。

【中 药 名】爵床（全草）。

【功 效 主 治】清热解毒，活血止痛，利湿消积。主治感冒发热，咽喉肿痛，黄疸，疟疾，跌打肿痛，疳积，湿疹等。

【采 收 加 工】夏、秋季盛花期采收，晒干。

【用 法 用 量】内服：煎汤，10～15 g，鲜品30～60 g；或捣汁；或研末。外用：鲜品适量，捣敷；或煎水洗浴。

【用 药 经 验】①感冒发热，咳嗽，喉痛：爵床25～50 g，煎服。②疟疾：爵床50 g，煎汁，于疟疾发作前3～4 h服下。③钩端螺旋体病：爵床（鲜）400 g，捣烂，敷腓肠肌。④酒毒血痢，肠红：爵床、秦艽各15 g，陈皮、甘草各5 g，水煎服。⑤黄疸，劳疟发热，翳障初起：爵床25 g，煮豆腐食。

九头狮子草 *Peristrophe japonica* (Thunb.) Bremek.

【别　　　名】接骨草、土细辛（《植物名实图考》），尖惊药（《贵州民间草药》），九节篱（《湖南药物志》），狮子草（江西）。

【形 态 特 征】草本，高20～50 cm。叶卵状矩圆形，顶端渐尖或尾尖，基部钝或急尖。花序顶生或腋生于上部叶腋，每个聚伞花序下托以2枚总苞状苞片，卵形，几倒卵形，顶端急尖，基部宽楔形或平截，全缘，近无毛，羽脉明显，内有1至少数花；花萼裂片5，钻形；花冠粉红色至微紫色，外疏生短柔毛，二唇形，下唇3裂；雄蕊2，花丝细长，伸出，花药被长硬毛，2室叠生，一上一下，线形纵裂。蒴果疏生短柔毛，开裂时胎座不弹起，上部具4粒种子，下部实心。种子有小疣状突起。花期7月至翌年2月，果期7～10月。

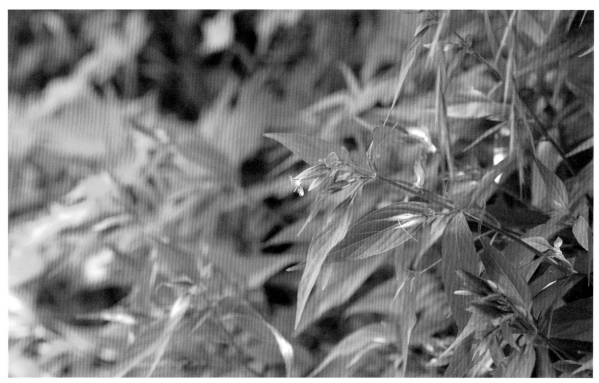

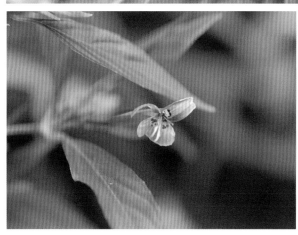

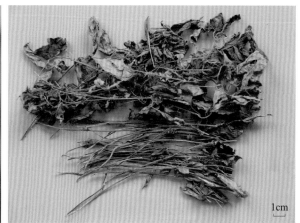

【分布与生境】梵净山地区资源分布的代表区域：朝阳口、铧口尖、马槽河、鸡窝坨、二坝等地。生于海拔500～950 m的林缘、路旁。

【中　药　名】九头狮子草（全草）。

【功效主治】发汗解表，清热解毒。主治感冒，咽喉肿痛，小儿高热；外用治痈疖毒肿，毒蛇咬伤。

【采收加工】夏、秋季采收，鲜用或晒干。

【用法用量】内服：煎汤，9～15 g；或绞汁饮。外用：适量，捣敷；研末调敷；或煎水熏洗。

【用药经验】①肺热咳嗽：鲜九头狮子草50 g，加冰糖适量，水煎服。②肺炎：鲜九头狮子草100～150 g，捣烂绞汁，调少许食盐服。

翅柄马蓝 *Strobilanthes atropurpurea* Nees

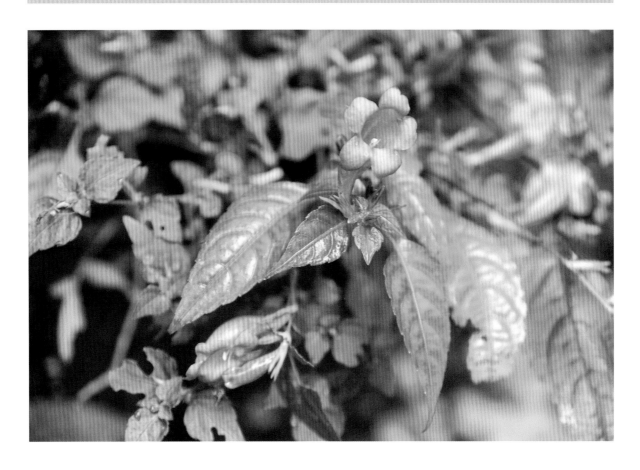

【别　　　名】薄萼马蓝（《湖北植物大全》）。

【形 态 特 征】多年生草本。具横走茎，节上生根，多分枝，茎纤细，四棱形，无毛或在棱上被微柔毛。叶卵圆形，先端长渐尖，基部楔形，渐狭，边缘具4~5个圆锯齿，上面略被微柔毛，钟乳体细条状，侧脉5~6对。穗状花序偏向一侧，通常呈"之"字形曲折，花单生或成对；苞片叶状，卵圆形或近心形，向上变小，具3脉或羽脉，小苞片线状长圆形，微小或无；花冠淡紫色，近于直伸，冠管圆柱形，与膨胀部分等长，冠檐裂片5，短小，圆形；花丝与花柱无毛。蒴果无毛，具4粒种子。种子卵圆形，被微柔毛。花期6~10月。

【分布与生境】梵净山地区资源分布的代表区域：小黑湾、长溪沟、旧棚、庙沟、大洼溪、架香沟、牛风包、万宝岩等地。生于海拔700~2300 m的林缘、路边阴湿处。

【中　药　名】对节叶（叶或根）。

【功 效 主 治】清热解毒，活血止痛。主治痈肿疮毒，劳伤疼痛。

【采 收 加 工】夏、秋季采收叶，洗净，鲜用；夏、秋季采挖根，洗净，切段，晒干。

【用 法 用 量】内服：煎汤，6～15 g；或泡酒。外用：鲜品适量，捣敷。

【用 药 经 验】①无名肿毒：对节叶（叶）捣绒外敷，亦可煨水服。②劳伤疼痛：对节叶（根）30 g，
刺五加15 g，泡酒服。

弯花马蓝 *Strobilanthes cyphantha* Diels

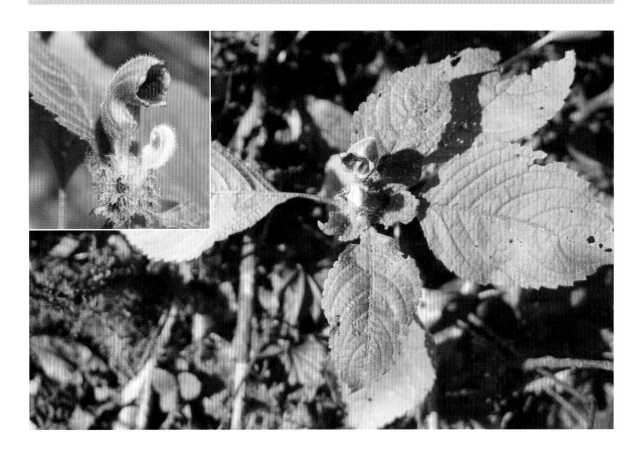

【别　　　　名】弯花紫云菜（《云南种子植物名录》）。

【形 态 特 征】半灌木。茎高45～60 cm，4棱。叶草质，具长2～5 cm草质的柄，两面密被糠秕状
的柔毛，干时淡黄绿色，卵形，基部在柄处近下延，顶端渐尖，具圆细锯齿。花序
生于长总花梗上部叶腋，密集成近头形；苞片和小苞片倒披针形或披针形，连同萼
特别在边缘被开展的淡白色长柔毛；花萼裂片几相等，线形；花冠蓝色，扩大，外
被微柔毛，冠管圆筒形，自基部极宽地一面膨胀，外面被多节长柔毛，冠檐作近直
角弯曲，冠檐裂片短；花丝与花柱被微毛；子房顶端具髯毛。花期7～10月，果期
11～12月。

【分布与生境】梵净山地区资源分布的代表区域：洼溪河、观音阁、黄泥坳、大岩屋、鱼泉沟等地。生于海拔550~1000 m的山谷疏林中、路旁。

【中 药 名】爵床（全草）。

【功 效 主 治】清热解毒，利尿消肿。主治感冒发热，疟疾，咽喉肿痛，小儿疳积，痢疾，肠炎，肝炎，肾炎，水肿，泌尿系统感染，乳糜尿；外用治痈疮疔肿，跌打损伤。

【采 收 加 工】夏、秋季采收，洗净，晒干。

【用 法 用 量】内服：煎汤，15~30 g。外用：适量，捣敷。

【用 药 经 验】①感冒发热，咳嗽，喉痛：爵床25~50 g，煎服。②疟疾：爵床50 g，煎汁，于疟疾发作前3~4 h服下。

透骨草科

透骨草 *Phryma leptostachya* L. subsp. *asiatica* (Hara) Kitamura

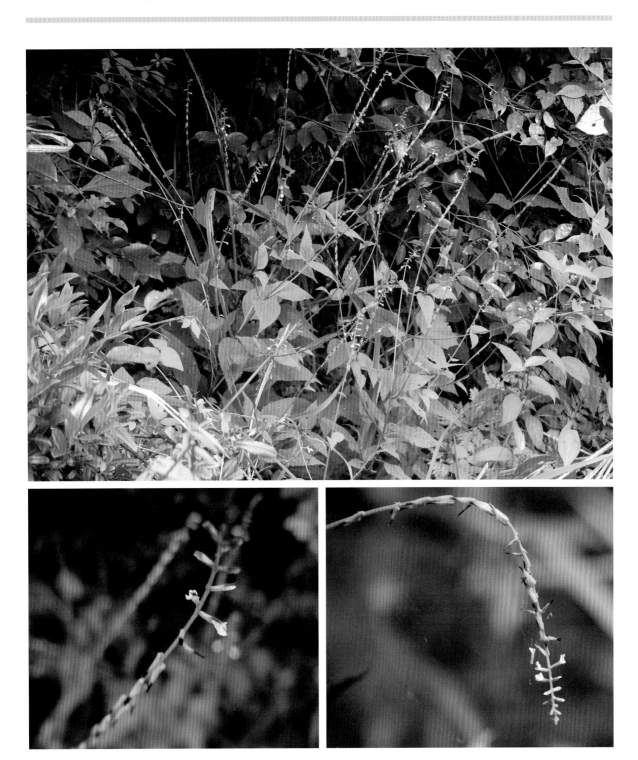

【别　　名】一扫光（湖南、贵州、云南），倒刺草（广西）。

【形 态 特 征】多年生草本，高10~100 cm。茎直立，四棱形。叶对生；叶片卵状长圆形、卵状披针形、卵状椭圆形、卵状三角形或宽卵形，草质。苞片钻形或线形；小苞片2，生于花梗基部，与苞片同形但较小；花通常多数，疏离，出自苞腋，在序轴上对生或于下部互生，具短梗，于蕾期直立，开放时斜展至平展，花后反折；花萼筒状，有5纵棱；雄蕊4，着生于冠筒内面基部上方；雌蕊无毛。瘦果狭椭圆形。种子1，基生，种皮薄膜质，与果皮合生。花期6~10月，果期8~12月。

【分布与生境】梵净山地区资源分布的代表区域：马槽河、洼溪河、清水江、小黑湾等地。生于海拔750~1000 m的山谷疏林中、林缘阴湿处。

【中　药　名】透骨草（全草）。

【功 效 主 治】祛风除湿，舒筋活血，止痛。主治风湿痹痛，筋骨拘挛，肿毒初起，阴囊湿疹，疮疡肿毒。

【采 收 加 工】夏、秋季割取全草，晒干。

【用 法 用 量】内服：9~15g，煎服；或入丸、散。外用：煎水熏洗。

【用 药 经 验】①疥疮，脓疱疮：透骨草捣碎加入适量硫黄、花椒，用茶油或猪油和匀，用布包好，在火上烘热，揉擦患处。②疮毒发热：透骨草15~30 g，水煎服。

车前科

车 前 *Plantago asiatica* L.

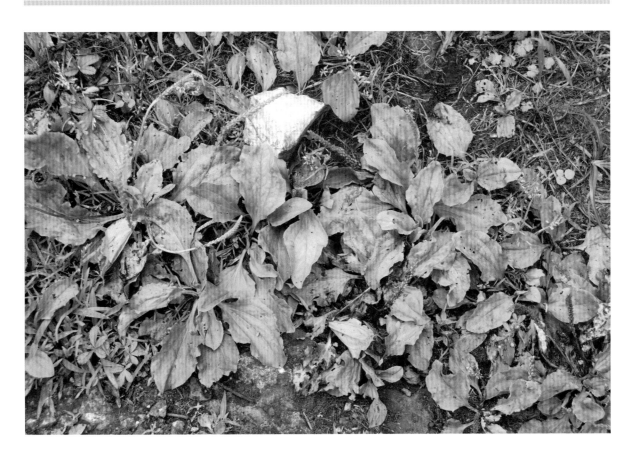

【别　　　名】车轮草（《救荒本草》），猪耳草（青海），牛耳朵草（江苏），车轱辘菜（东北），蛤蟆草（福建）。

【形 态 特 征】二年生或多年生草本。须根多数。根状茎短，稍粗。叶基生，呈莲座状；叶片薄纸质，宽卵形，先端钝圆至急尖，基部宽楔形；脉5～7条。花序梗有纵条纹；穗状花序细圆柱状；苞片狭卵状三角形或三角状披针形，长过于宽，龙骨突宽厚；花具短梗；花冠白色，冠筒与萼片约等长，裂片狭三角形，具明显的中脉，于花后反折。蒴果纺锤状卵形，于基部上方周裂。种子5～6，卵状椭圆形，具角，黑褐色，背腹面微隆起。花期4～8月，果期6～9月。

【分布与生境】梵净山地区资源分布的代表区域：岩高坪、万宝岩、张家坝等地。生于海拔500～2300 m的林缘、路旁、田边土埂上。

【中 药 名】车前草（全草），车前子（种子）。

【功效主治】■车前草 清热，利尿通淋，祛痰，凉血，解毒。主治热淋涩痛，水肿尿少，暑湿泄泻，痰热咳嗽，吐血衄血，痈肿疮毒。

■车前子 清热，利尿通淋，渗湿止泻，明目，祛痰。主治热淋涩痛，水肿胀满，暑湿泄泻，目赤肿痛，痰热咳嗽。

【采收加工】■车前草 夏季采挖，除去泥沙，晒干。

■车前子 夏、秋季种子成熟时采收果穗，晒干，搓出种子，除去杂质。

【用法用量】■车前草 内服：煎汤，15～30 g，鲜品30～60 g；或捣汁服。外用：适量，煎水洗；或捣烂敷；或绞汁涂。

■车前子 内服：煎汤，9～15 g，包煎；或入丸、散。外用：适量，煎水洗；或研末调敷。

【用药经验】①水肿：车前草30 g，水煎服。②尿血：车前草、小蓟各15 g，水煎服。③咽喉肿痛：车前草、金银花各10 g，水煎服。④带下：车前草15 g，蒲公英10 g，水煎服。⑤痈肿疮毒：车前草、金银花各15 g，龙葵10 g，水煎服。

大车前 *Plantago major* L.

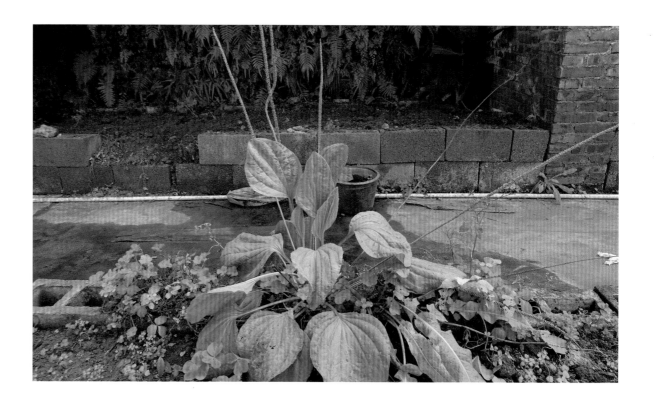

【别　　　名】钱贯草（广州），大猪耳朵草（新疆）。

【形 态 特 征】二年生或多年生草本。须根多数。根状茎粗短。叶基生，呈莲座状，平卧、斜展或直立；叶片草质、薄纸质，宽卵形，边缘波状、疏生不规则牙齿；叶柄基部鞘状。花序1至数个；花序梗直立或弓曲上升，有纵条纹；穗状花序细圆柱状，基部常间断；苞片宽卵状三角形，龙骨突宽厚；花无梗；萼片先端圆形，龙骨突不达顶端；花冠白色，裂片披针形至狭卵形，于花后反折；雄蕊着生于冠筒内面近基部，与花柱明显外伸，花药椭圆形，通常初为淡紫色，干后变淡褐色。蒴果近球形，于中部周裂。种子卵形，具角，黄褐色。花期6～8月，果期7～9月。

【分布与生境】梵净山地区资源分布的代表区域：观音阁、护国寺、棉絮岭等地。生于海拔600～1800 m的林缘、路旁、田边土埂上。

【中　药　名】车前草（全草），车前子（种子）。

【功 效 主 治】■车前草　清热，利尿通淋，祛痰，凉血，解毒。主治热淋涩痛，水肿尿少，暑湿泄泻，痰热咳嗽，吐血衄血，痈肿疮毒。

　　　　　　　■车前子　清热，利尿通淋，渗湿止泻，明目，祛痰。主治热淋涩痛，水肿胀满，暑湿泄泻，目赤肿痛，痰热咳嗽。

【采 收 加 工】■车前草　秋季采收，挖起全株，洗净泥沙，鲜用或晒干。

　　　　　　　■车前子　6～10月陆续剪下黄色成熟果穗，晒干，搓出种子，去掉杂质。

【用 法 用 量】■车前草　内服：煎汤，15～30 g，鲜品30～60 g；或捣汁服。外用：适量，煎水洗；或捣烂敷；或绞汁涂。

　　　　　　　■车前子　内服：煎汤，5～15 g，包煎；或入丸、散。外用：适量，煎水洗；或研末调敷。

【用 药 经 验】①水肿：车前草30 g，水煎服。②尿血：车前草、小蓟各15 g，水煎服。③咽喉肿痛：车前草、金银花各10 g，水煎服。④带下：车前草15 g，蒲公英10 g，水煎服。⑤痈肿疮毒：车前草、金银花各15 g，龙葵10 g，水煎服。

茜草科

水团花
Adina pilulifera (Lam.) Franch. ex Drake

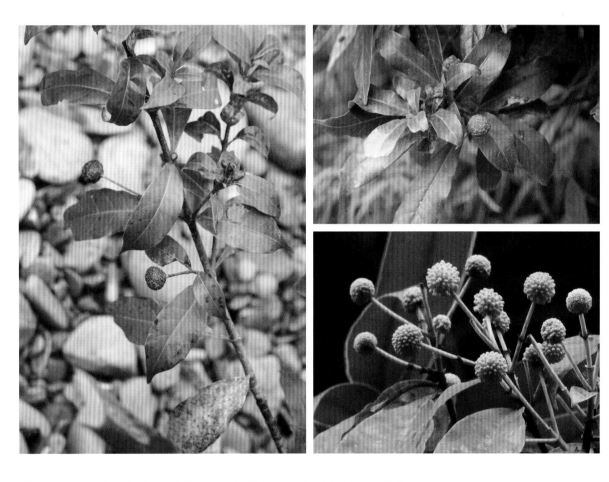

【别　　　名】水杨梅（《中国高等植物》），假马烟树（海南）。

【形态特征】常绿灌木至小乔木，高达5 m。顶芽不明显，由开展的托叶疏松包裹。叶对生，厚纸质，椭圆形至椭圆状披针形，或有时倒卵状长圆形，顶端短尖，基部钝，有时渐狭窄；侧脉6～12对，脉腋窝陷有稀疏的毛；叶柄无毛；托叶2裂，早落。头状花序明显腋生，极稀顶生，花序轴单生，不分枝；小苞片线形至线状棒形，无毛；总花梗中部以下有轮生小苞片5枚；花萼管基部有毛，萼裂片线状长圆形；花冠白色，窄漏斗状，花冠管被微柔毛，花冠裂片卵状长圆形；雄蕊5枚，花丝短，着生于花冠喉部；子房2室，每室有胚珠多数，花柱伸出，柱头小，球形。小蒴果楔形。种子长圆形，两端有狭翅。花期6～7月，果期7～12月。

【分布与生境】梵净山地区资源分布的代表区域：太平河、凯土河、坝溪等地。生于海拔700 m以下的山谷两旁。

【中　药　名】水团花（枝、叶或花、果实），水团花根（根或树皮）。

【功效主治】■水团花　清热利湿，消瘀定痛，止血生肌。主治痢疾，肠炎，湿热浮肿，痈肿疮毒，湿疹，烂脚，溃疡不敛，创伤出血。

■水团花根　清热利湿，行瘀消肿。主治感冒咳嗽，肝炎，腮腺炎，风湿关节痛，跌打损伤。

【采收加工】■水团花　全年均可采枝、叶，切碎；夏季采摘花、果实，洗净，鲜用或晒干。

■水团花根　全年均可采挖，鲜用或晒干。

【用法用量】■水团花　内服：煎汤，枝、叶15～30 g，花、果实10～15 g。外用：适量，枝、叶煎水洗；或捣敷。

■水团花根　内服：煎汤，15～30 g，鲜品30～60 g。外用：适量，捣敷。

【用药经验】①湿疹：水团花（叶）配杠板归，煎水洗。②跌打损伤：水团花（鲜叶），量不拘，捣敷患处。③感冒发热，上呼吸道感染，腮腺炎：水团花根（干根）15～30 g，或鲜根30～60 g，水煎服。④肺热咳嗽：水团花根（鲜根）、鲜鱼腥草各30 g，水煎服。

狗骨柴 *Diplospora dubia* (Lindl.) Masam.

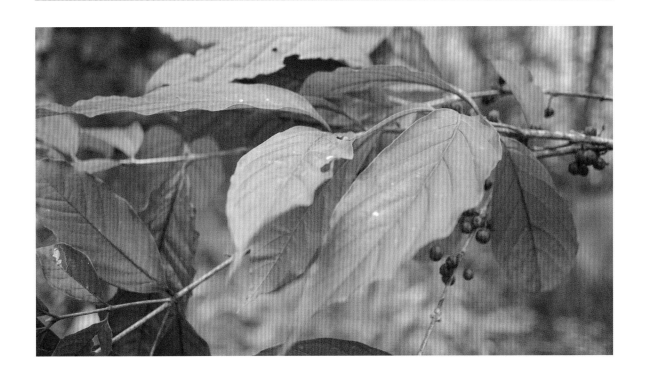

【别　　　名】青鹊树（《河南植物志》），狗骨子（《全国中草药汇编》），白鸡金、白秋铜盘（《浙江药用植物志》），三萼木（《中国中药资源志要》）。

【形 态 特 征】灌木或乔木，高1～12 m。叶革质，少为厚纸质，卵状长圆形、长圆形、椭圆形或披针形，顶端短渐尖、骤然渐尖，尖端常钝，基部楔形，有时两侧稍偏斜，两面无毛，干时常呈黄绿色而稍有光泽；侧脉纤细，在两面稍明显；托叶下部合生，顶端钻形，内面有白色柔毛。花腋生密集成束或组成具总花梗、稠密的聚伞花序；总花梗短，有短柔毛；花梗有短柔毛；萼檐稍扩大，顶部4裂，有短柔毛；花冠白色，花冠裂片长圆形，约与冠管等长，向外反卷。浆果近球形，有疏短柔毛或无毛，成熟时红色，顶部有萼檐残迹；果柄纤细，有短柔毛。种子近卵形，暗红色。花期4～8月，果期5月至翌年2月。

【分布与生境】梵净山地区资源分布的代表区域：三角桩、大黑湾、长溪沟、六股坪、密麻树等地。生于海拔650～1100 m的阔叶林中。

【中　药　名】狗骨柴（根）。

【功 效 主 治】清热解毒，消肿散结。主治瘰疬，痈疽，头疖，跌打肿痛。

【采 收 加 工】夏、秋季采挖，洗净，切片，晒干或鲜用。

【用 法 用 量】内服：煎汤，30～60 g。外用：适量，鲜品捣敷。

【用 药 经 验】颈淋巴结结核：狗骨柴60 g，水煎服。

香果树

Emmenopterys henryi Oliv.

【别　　　名】丁木（四川），大叶水桐子（浙江），小冬瓜（云南镇雄），茄子树（湖南沅陵），大猫舌（《浙江药用植物志》）。

【形 态 特 征】落叶大乔木，高达30 m。树皮灰褐色，鳞片状；小枝有皮孔，粗壮，扩展。叶纸质或革质，阔椭圆形、阔卵形或卵状椭圆形，顶端短尖或骤然渐尖，稀钝，基部短尖或阔楔形，全缘；侧脉5～9对，在下面凸起；叶柄无毛；托叶大，三角状卵形，早落。圆锥状聚伞花序顶生；花芳香；萼管裂片近圆形，具缘毛，脱落，变态的叶状萼裂片白色、淡红色或淡黄色，纸质或革质，匙状卵形，有纵平行脉数条；花冠漏斗形，白色，被黄白色绒毛，裂片近圆形。蒴果长圆状卵形，无毛，有纵细棱。种子多数，小而有阔翅。花期6～8月，果期8～11月。

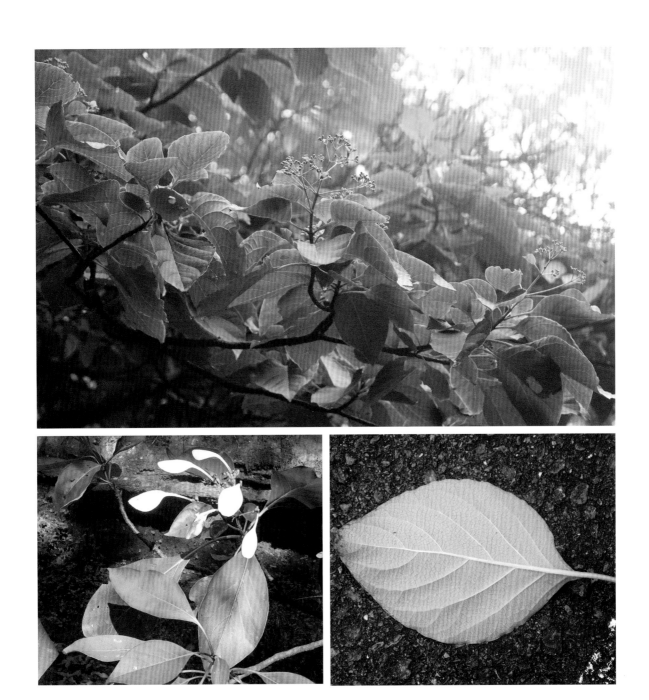

【分布与生境】梵净山地区资源分布的代表区域：张家坝、大水溪、龙门坳、六股坪、黑湾河口、门板坡等地。生于海拔550~1300 m的阔叶林中、路旁。

【中 药 名】香果树（根及树皮）。

【功 效 主 治】温中和胃，降逆止呕。主治反胃，呕吐，呃逆。

【采 收 加 工】全年均可采收，切片，晒干。

【用 法 用 量】内服：煎汤，6~15 g。

【用 药 经 验】反胃，呕吐：香果树（根或树皮）30 g，干笋4~5根，煨姜18 g，鱼腥草15 g，水煎，冲红糖服。

猪殃殃 *Galium aparine* Linn. var. *tenerum* (Gren. et Godr.) Rchb.

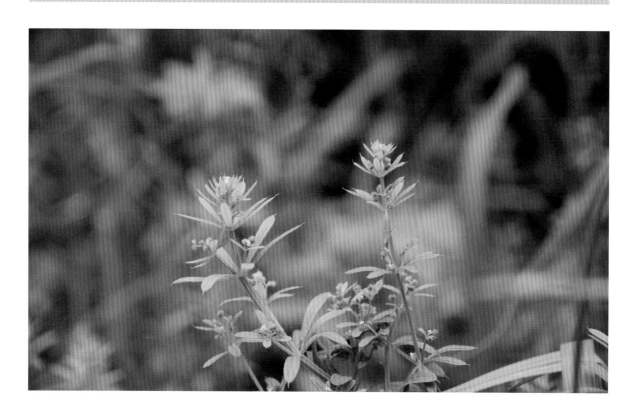

【别　　　名】拉拉藤（《植物名实图考》），小锯藤（《贵州民间方药集》），八仙草、锯子草（《滇南本草》），小茜草、小飞扬藤（《广西中药志》）。

【形 态 特 征】多枝、蔓生或攀缘状草本，通常高30～90 cm。茎有4棱角；棱上、叶缘、叶脉上均有倒生的小刺毛。叶纸质，带状倒披针形，顶端有针状凸尖头，基部渐狭，两面常有紧贴的刺状毛，常萎软状，干时常卷缩，1脉，近无柄。聚伞花序腋生，少至多花，花小，4数，有纤细的花梗；花萼被钩毛，萼檐近截平；花冠黄绿色，辐状，裂片长圆形，镊合状排列；子房被毛，花柱2裂至中部，柱头头状。果实干燥，肿胀，无毛，果柄直，长可达2.5 cm，较粗，每一果室有1颗平凸的种子。花期3～7月，果期4～11月。

【分布与生境】梵净山地区资源分布的代表区域：护国寺、天庆寺、坝梅寺、长岗岭、大面坡、大河边等地。生于海拔1200 m以下的田间、路旁。

【中　药　名】八仙草（全草）。

【功 效 主 治】清热解毒，利尿通淋，消肿止痛。主治痈疽肿毒，乳腺炎，阑尾炎，水肿，感冒发热，痢疾，尿路感染，尿血，牙龈出血，刀伤出血。

【采收加工】秋季采收，鲜用或晒干。

【用法用量】内服：煎汤，15～30 g；或捣汁饮。外用：适量，捣敷。

【用药经验】①乳癌溃烂：鲜品八仙草180 g，水煎服，每日1剂，连服7 d。另用鲜草捣烂取汁和猪油外敷患处，每日换3～6次。②风热感冒：八仙草60 g，大青叶15 g，水煎服，连服3～5 d。③跌打肿痛：八仙草（根）、脾草根各120 g，水酒各半煎服。④牙龈出血：八仙草50 g，山梅根20 g，水煎，分3～5次，每日1剂。⑤尿血，便血：八仙草、茅根各30 g，仙鹤草15 g，水煎服。

六叶葎 *Galium hoffmeisteri* (Klotzsch) Ehrendorfer & Schonbeck-Temesy ex R. R. Mill

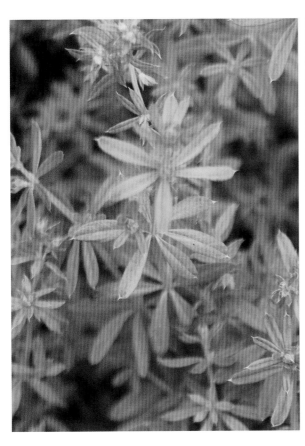
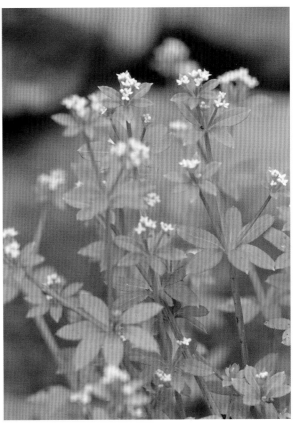

【形态特征】一年生草本，常直立，有时披散状，高10～60 cm，近基部分枝，有红色丝状的根。茎直立，柔弱，具4角棱，具疏短毛。叶片薄，纸质，生于茎中部以上的常6片轮生，生于茎下部的常4～5片轮生，长圆状倒卵形，顶端钝圆而具凸尖，基部渐狭，上面散生糙伏毛，常在近边缘处较密，下面有时亦散生糙伏毛，中脉上有或无倒向的刺，边缘有时有刺状毛，具1中脉，近无柄。聚伞花序顶生和生于上部叶腋，少花，常广歧式叉开；苞片常成对，披针形；花小；花冠白色或黄绿色，裂片卵形；雄蕊伸出；花柱顶部2裂。果爿近球形，单生或双生，密被钩毛。花期4～8月，果期5～9月。

【分布与生境】梵净山地区资源分布的代表区域：大河边、坝溪、张家坝、护国寺等地。生于海拔500～2300 m的阔叶林中、路旁。

【中　药　名】拉拉藤（全草）。

【功效主治】清热解毒，止痛，止血。主治痢疾，尿路感染，咳血等。

【采收加工】夏季采收，鲜用或晒干。

【用法用量】内服：煎汤，3～15 g。外用：适量，捣敷。

四叶葎 *Galium bungei* Steud.

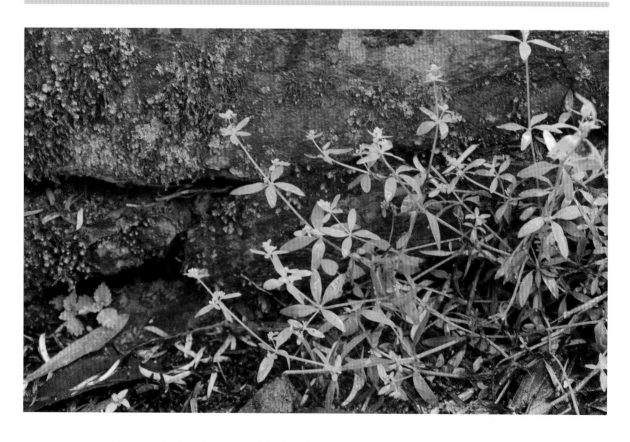

【别　　　名】笨拉拉藤（《广西药用植物名录》），四叶草（《江西草药》），四角金（《中药大辞典》），小锯子草（《抗癌中草药》），天良草（福建）。

【形态特征】多年生丛生直立草本，高5～50 cm，有红色丝状根。茎有4棱，不分枝或稍分枝，常无毛或节上有微毛。叶纸质，4片轮生，叶形变化较大，常在同一株内上部与下部的叶形均不同，卵状长圆形，顶端尖或稍钝，基部楔形，中脉和边缘常有刺状硬毛，有时两面亦有糙伏毛，1脉，近无柄。聚伞花序顶生和腋生，稍疏散，总花梗纤细，常三歧分枝，再形成圆锥状花序；花小；花梗纤细；花冠黄绿色，辐状，无毛，花冠裂片卵形。果实近球状，通常双生，有小疣点，稀无毛；果柄纤细，常比果实长。花期4～9月，果期5月至翌年1月。

【分布与生境】梵净山地区资源分布的代表区域：漆树坪、盘溪、徐家沟、护国寺等地。生于海拔1200 m以下的田边土埂、林缘、路旁。

【中 药 名】四叶草（全草）。

【功效主治】清热解毒，利尿消肿，止痛。主治尿路感染，痢疾，咳血，妇女赤白带下，疮痈肿毒，跌打损伤，毒蛇咬伤等。

【采收加工】夏季花期采收，鲜用或晒干。

【用法用量】内服：煎汤，15～30 g。外用：适量，鲜品捣敷。

【用药经验】①痢疾：鲜四叶草15～30 g，水煎服，红糖为引，每日1剂。②咳血：鲜四叶草6 g，洗净，捣烂，冷开水送服。③痈肿疔疖：鲜四叶草适量，加白酒少许，捣烂外敷。④蛇头疔：鲜四叶草适量，捣烂外敷。

栀 子 *Gardenia jasminoides* Ellis

【别 名】水横枝、黄果子（广东），黄叶下（福建），山黄枝（台湾）。

【形态特征】灌木，高0.3～3 m。枝圆柱形，灰色。叶对生，革质，少为3枚轮生，叶形多样，通常为长圆状披针形；侧脉8～15对；托叶膜质。花芳香，通常单朵生于枝顶；萼管倒圆锥形，有纵棱，萼檐管形，膨大，顶部5～8裂，通常6裂，宿存；花冠白色或乳黄色，高脚碟状，冠管狭圆筒形，顶部5～8裂，通常6裂，裂片广展，倒卵形或倒卵状长圆形；花丝极短，花药线形，伸出；花柱粗厚，柱头纺锤形，伸出，子房黄色，平滑。果实卵形，黄色，有翅状纵棱5～9条，顶部的宿存萼片，长达4 cm。种子多数，扁，近圆形而稍有棱角。花期3～7月，果期5月至翌年2月。

【分布与生境】梵净山地区资源分布的代表区域：大黑湾、黄泥坳、密麻树、洼溪河、清水江等地。生于海拔600～950 m的林缘、疏林中、沟旁。

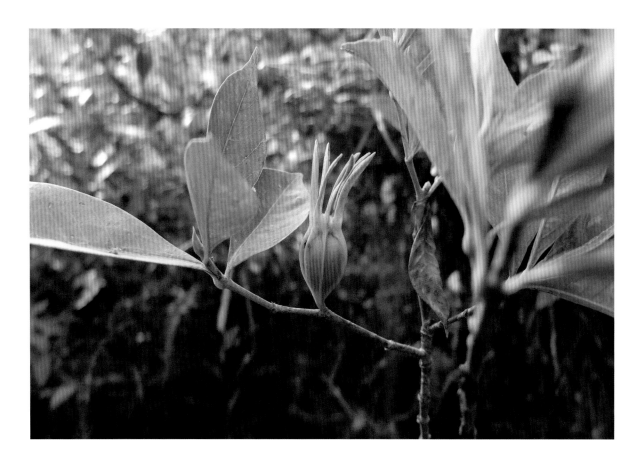

【中　药　名】栀子（果实），栀子花（花），栀子叶（叶），栀子根（根）。

【功 效 主 治】■栀子　泻火除烦，清热利尿，凉血解毒；外用消肿止痛。主治热病心烦，黄疸尿
赤，血淋涩痛，血热吐衄，目赤肿痛，火毒疮疡；外用治扭挫伤痛。

■栀子花　清肺止咳，凉血止血。主治肺热咳嗽，鼻衄。

■栀子叶　活血消肿，清热解毒。主治跌打损伤，疔毒，痔疮，下疳。

■栀子根　清热利湿，凉血止血。主治黄疸性肝炎，痢疾，胆囊炎，感冒高热，吐
血，尿路感染，肾炎水肿，跌打损伤等。

【采 收 加 工】■栀子　9~11月果实成熟呈红黄色时采收，除去果梗和杂质，蒸至上气或置沸水中
略烫，取出，干燥。

■栀子花　6~7月采摘，鲜用或晾干。

■栀子叶　春、夏季采收，晒干。

■栀子根　全年均可采，洗净，鲜用或切片晒干。

【用 法 用 量】■栀子　内服：煎汤，5~10 g；或入丸、散。外用：适量，研末掺或调敷。

■栀子花　内服：煎汤，6~10 g；或焙研吹鼻。

■栀子叶　内服：煎汤，3~9 g。外用：适量，捣敷；或煎水洗。

■栀子根　内服：煎汤，15~30 g。外用：适量，捣敷。

【用药经验】①黄疸：栀子10 g，水煎服。②湿热黄疸：栀子、鬼针草、茵陈蒿各10 g，水煎服。③淋证：栀子、车前草、川木通、石韦各10 g，水煎服。④吐血衄血：栀子、朱砂莲、白茅根各10 g，水煎服。⑤疮疡肿毒：栀子、黄连、黄芩、黄柏各10 g，水煎服。⑥黄疸性肝炎：栀子根15 g，水煎服。⑦感冒发热：栀子根15 g，鱼鳅串10 g，水煎服。⑧疮痈肿毒：栀子根、蒲公英、金银花各10 g，水煎服。

败酱耳草 *Hedyotis capituligera* Hance

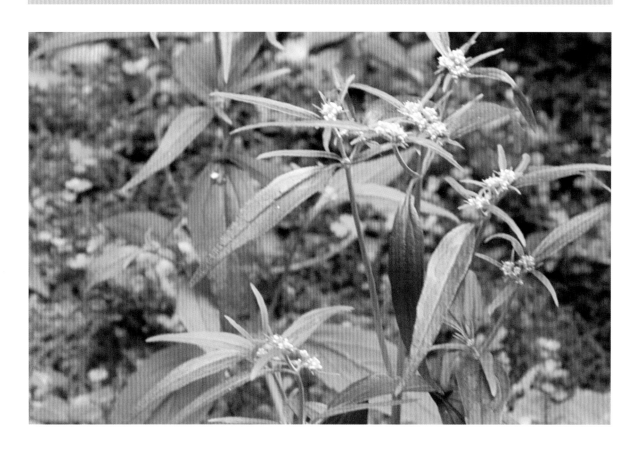

【形态特征】直立草本，高60~80 cm。茎近单生，下部圆柱形，上部微呈方柱形，疏被长柔毛。叶对生，具短柄，膜质，长圆状披针形，两端钝，边缘具小缘毛，上面散生微柔毛，下面除叶脉有短刚毛外，全部无毛；侧脉每边6条，极纤细，在叶片两面均明显，与中脉成锐角向上伸出。花4数，近无梗，数朵密集成小头状，然后再排成顶生的复聚伞花序，有长总花梗；花萼无毛，萼管球形，萼檐裂片小，角形；花冠白色，漏斗形，喉部被硬毛，花冠裂片钝；雄蕊和花柱均突出冠管外。蒴果扁圆形。花期7~8月。

【分布与生境】梵净山地区资源分布的代表区域：铜矿厂、岩高坪、护国寺、洼溪河等地。生于海拔750～1650 m的林缘、疏林中。

【中　药　名】败酱耳草（全草）。

【功效主治】清热散瘀，消炎接骨。主治肝炎，风湿骨痛，眼红肿；外用治无名肿毒，骨折，外伤出血。

【采收加工】野生者夏、秋季采挖，栽培者可在当年开花前采收，洗净，晒干。

【用法用量】内服：煎汤，10～15 g。外用：鲜品适量，捣敷患处。

伞房花耳草 *Hedyotis corymbosa* (L.) Lam.

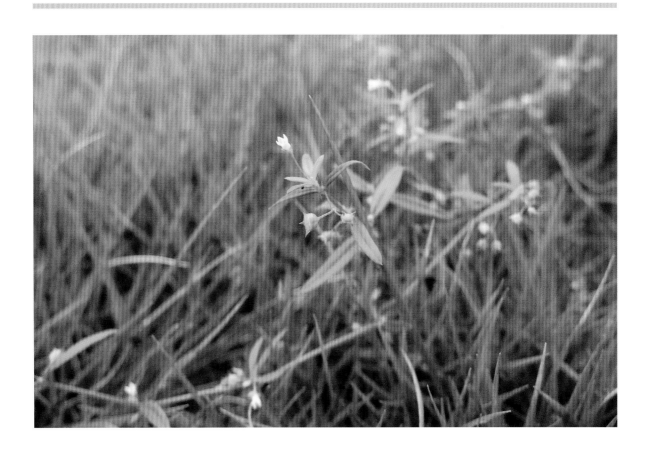

【别　　　名】水线草（《植物名实图考》），蛇舌草（浙江），鹅不食草（江西）。

【形态特征】一年生柔弱披散草本，高10～40 cm。茎和枝方柱形，棱上疏被短柔毛，分枝多，直立。叶对生，近无柄，膜质，线形，罕有狭披针形，顶端短尖，基部楔形，干时边缘背卷，两面略粗糙；中脉在上面下陷，在下面平坦；托叶膜质，鞘状，顶端有数条短刺。花序腋生，伞房花序式排列，罕有退化为单花，具纤细如丝的总花梗；

苞片微小，钻形；花4数，有纤细的花梗；萼管球形，被极稀疏柔毛，基部稍狭，萼檐裂片狭三角形，具缘毛；花冠白色，管形，喉部无毛，花冠裂片长圆形，短于冠管。蒴果膜质，球形，有不明显纵棱数条，顶部平，成熟时顶部室背开裂。种子有棱，种皮平滑，干后深褐色。花、果期几乎全年。

【分布与生境】梵净山地区资源分布的代表区域：梵净山周边的松桃苗族自治县境内。生于旷野、田边、路旁。

【中　药　名】伞房花耳草（全草）。

【功效主治】清热解毒，活血利尿，抗癌。主治风热感冒，疟疾，小便淋痛，咽喉痛，跌打损伤，疮痈肿毒，烫伤，恶性肿瘤等。

【采收加工】夏、秋季采收，鲜用或晒干。

【用法用量】内服：煎汤，10～20 g；或捣汁。外用：捣敷。

【用药经验】①烫伤：伞房花耳草煎水洗，一日数次。②疟疾：伞房花耳草、常山、马鞭草各6 g，煎服。③高热，癌肿，阑尾炎等：伞房花耳草30～60 g（鲜品加倍），水煎服。

广州蛇根草 *Ophiorrhiza cantonensis* Hance

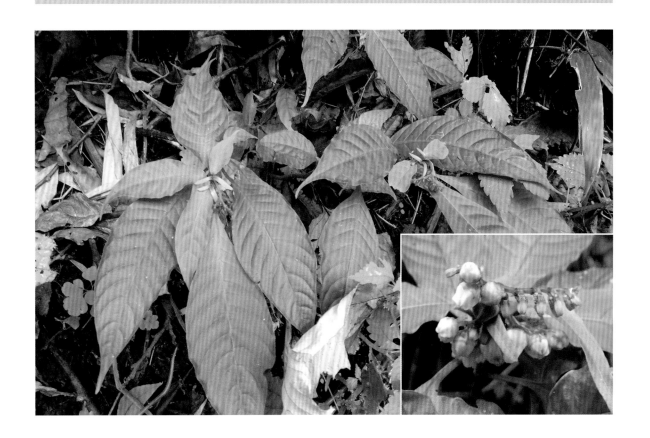

【别　　　名】紫金莲（贵州）。

【形 态 特 征】草本或亚灌木，高达1.2 m。茎基部匍地，节上生根，上部直立，通常仅花序和嫩枝被短柔毛，枝干后稍压扁，褐色或暗褐色，有时灰褐色。叶片纸质，通常长圆状椭圆形，顶端渐尖，基部楔形，很少近圆钝，全缘，干时上面灰褐色，下面淡绿色；叶柄压扁；托叶早落，未见。花序顶生，圆锥状或伞房状，通常极多花，疏松，总花梗和多个螺状的分枝均被极短的锈色或带红色的柔毛；花二型，花柱异长。花期冬、春季，果期春、夏季。

【分布与生境】梵净山地区资源分布的代表区域：金子沟、长溪沟、三角岩、洼溪河、乱石河、肖家河、淘金河、小黑湾等地。生于海拔600～1200 m的山谷沟旁、林缘阴湿处。

【中　药　名】朱砂草（根茎）。

【功 效 主 治】清热止咳，消肿止痛，安神。主治劳伤咳嗽，跌打肿痛，神经衰弱，月经不调，跌打损伤。

【采 收 加 工】秋季采挖，除去须根，洗净，鲜用或晒干。

【用 法 用 量】内服：煎汤，3～9g。外用：捣碎外敷。

【用 药 经 验】咳嗽，神经衰弱：朱砂草9 g，水煎服。

日本蛇根草

Ophiorrhiza japonica Bl.

【别　　　名】散血草（广西全州），猪菜（广东南昆山）。

【形 态 特 征】草本，高20～40 cm或过之。茎下部匍地生根，上部直立，近圆柱状，有二列柔毛。叶片纸质，椭圆状卵形，通常干时上面淡绿色，下面变红色，通常两面光滑无毛；中脉在上面近平坦，下面压扁，侧脉每边6～8条；叶柄压扁。花序顶生，有花多朵，总梗长通常1～2 cm，分枝通常短，螺状；花二型，花柱异长；长柱花：花梗常被短柔毛；小苞片披针状线形；花萼近无毛，萼管近陀螺状，有5棱，裂片三角形；花冠白色，外面无毛，裂片三角状卵形。蒴果近僧帽状。花期冬季，果期春、夏季。

【分布与生境】梵净山地区资源分布的代表区域：马槽河、二道拐、艾家坝、洼溪河、大河堰等地。生于海拔850 m以下的山谷林缘、溪边。

【中　药　名】蛇根草（全草）。

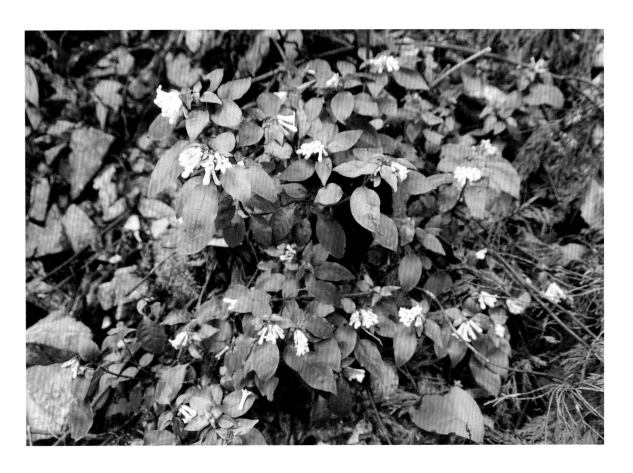

【功 效 主 治】祛痰止咳，活血调经。主治咳嗽，劳伤吐血，大便下血，妇女痛经，月经不调，筋
骨疼痛，扭挫伤。

【采 收 加 工】夏、秋季采收，鲜用或晒干。

【用 法 用 量】内服：煎汤，15～30 g。外用：适量，鲜品捣敷。

【用 药 经 验】①劳伤，咳嗽：蛇根草（根）150 g，泡酒服。②刀伤：蛇根草（叶）嚼绒敷伤处。
③气血不足，月经不调：蛇根草、大小血藤、四轮草（益母草）及臭牡丹各25 g，
煎水兑酒服。④骨折跌打：蛇根草、大九龙盘（赶山鞭）、小九龙盘（观音草）、
羊儿风各等量，捣绒加酒包伤处；并用以上各药25 g，加野荞根25 g，煎酒服，每日
3次。⑤大便下血：蛇根草15 g，水煎服。⑥月经不调：蛇根草10～15 g，水煎服。
⑦损伤：蛇根草15 g，水煎兑酒服。

鸡矢藤 *Paederia scandens* (Lour.) Merr.

【别　　　名】牛皮冻（《植物名实图考》），女青（《本草纲目》），解暑藤（福建）。

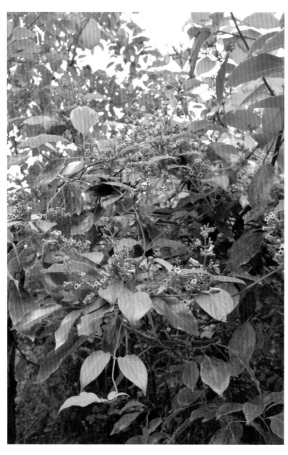
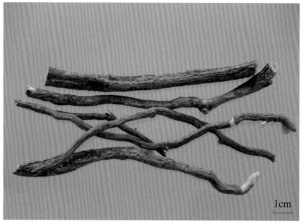
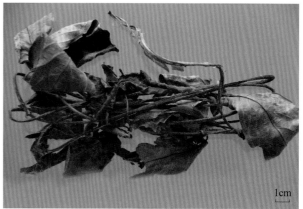

【形态特征】藤本。茎长3~5 m，无毛或近无毛。叶对生，纸质或近革质，卵状长圆形，顶端急尖，基部楔形，有时浅心形，两面近无毛，有时下面脉腋内有束毛；侧脉每边4~6条，纤细；叶柄无毛。圆锥花序式的聚伞花序腋生和顶生，扩展，分枝对生，末次分枝上着生的花常呈蝎尾状排列；小苞片披针形；花具短梗；萼管陀螺形，萼檐裂片5，裂片三角形；花冠浅紫色，外面被粉末状柔毛，里面被绒毛，顶部5裂，顶端急尖而直；花药背着，花丝长短不齐。果实球形，成熟时近黄色，有光泽，平滑，顶冠以宿存的萼檐裂片和花盘；小坚果无翅，浅黑色。花期5~10月，果期7~12月。

【分布与生境】梵净山地区资源分布的代表区域：中灵寺、清水江、大土、马槽河、四方岩、黑泥坨、磨槽湾、观音阁等地。生于海拔500~1700 m的林缘、路旁、灌丛中。

【中　药　名】鸡屎藤（根或全株）。

【功效主治】祛风除湿，健胃消食，补虚理气，活血消肿。主治风湿麻木，食积，小儿疳积，中暑，黄疸，气虚浮肿，湿疹，蛇虫咬伤等。

【采收加工】夏、秋季采收地上部分，秋季挖根，洗净，晒干。

【用法用量】内服：煎汤，10~15 g，大剂量30~60 g；或浸酒服。外用：适量，捣敷；或煎水洗。

【用 药 经 验】①胃炎：鸡屎藤10 g，水煎服。②小儿疳积：鸡屎藤10 g，水煎服。③接骨：鸡屎
藤、大黄、伸筋草、香附、川芎、豪猪刺、五加皮、接骨木、槲蕨、血三七、大
血藤、破骨损、岩马桑、红禾麻各适量，泡酒内服。④心窝痛：鸡屎藤适量，水煎
服。⑤小儿疳积：鸡屎藤适量，捣烂，加豆浆煮沸，每日服4次，连服1周。

毛鸡矢藤 *Paederia scandens* (Lour.) Merr. var. *tomentosa* (Bl.) Hand.-Mazz.

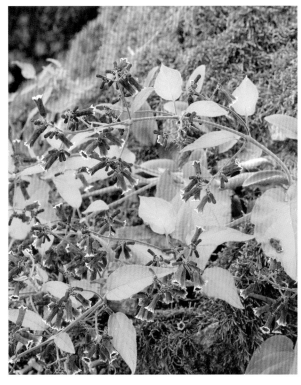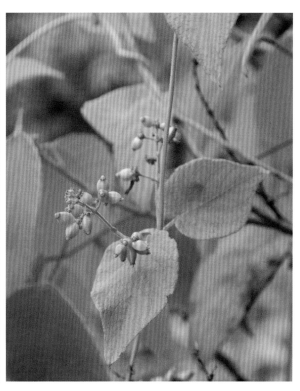

【别　　　　名】臭皮藤（《植物名实图考》），臭藤、青藤（《湖南药物志》），白鸡屎藤（《贵
州民间药物》），绒毛鸡矢藤（《贵州植物志》）。

【形 态 特 征】藤本。茎长3～5 m，无毛或近无毛；小枝被柔毛或绒毛。叶对生，纸质或近革质，
卵状长圆形，顶端急尖，基部楔形，有时浅心形，叶上面被柔毛，下面被小绒毛；
侧脉每边4～6条，纤细。圆锥花序式的聚伞花序腋生和顶生，扩展，分枝对生，末
次分枝上着生的花常呈蝎尾状排列，花序常被小柔毛；小苞片披针形；花具短梗；
萼管陀螺形，萼檐裂片5，裂片三角形；花冠浅紫色，花冠外面常有海绵状白毛，
里面被绒毛，顶部5裂；花药背着，花丝长短不齐。果实球形，成熟时近黄色，有光
泽，平滑，顶冠以宿存的萼檐裂片和花盘；小坚果无翅，浅黑色。花期夏、秋季。

【分布与生境】梵净山地区资源分布的代表区域：清水江、郭家沟、艾家坝、青冈坝等地。生于海拔600～900 m的林缘、路旁、灌丛中。

【中　药　名】毛鸡屎藤（根或全草）。

【功效主治】祛风除湿，清热解毒，理气化积，活血消肿。主治偏正头风，湿热黄疸，肝炎，痢疾，食积饱胀，跌打肿痛。

【采收加工】夏季采收全草，秋季挖根，洗净，晒干。

【用法用量】内服：煎汤，10～15 g。外用：适量，捣敷；或煎水洗。

【用药经验】①黄疸：毛鸡屎藤（根）60～90 g，黄豆半升，共研成浆，煮服。②肝炎：毛鸡屎藤、水苏麻、大小血藤、白薇各9～15 g，水煎服。③红白痢疾：毛鸡屎藤（叶）30 g，加红糖15 g，水煎服。④痞块腹胀：毛鸡屎藤（根）、石菖蒲、凌霄花根、通打根、刺老包根各9 g，捣绒，加酒炒热，外包患处。另用1剂水煎服。⑤毒虫咬伤：毛鸡屎藤捣烂，敷患处。

金剑草 *Rubia alata* Roxb.

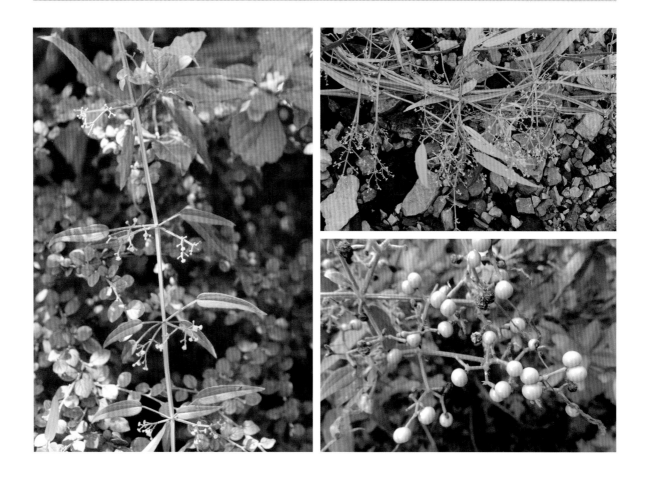

【别　　　名】红丝线（广东），老麻藤（陕西丹凤），四穗竹（广西龙州）。

【形态特征】草质攀缘藤本，长1～4 m。茎、枝干时灰色，有光泽，均有4棱。叶4片轮生，薄革质，披针状线形，边缘反卷，常有短小皮刺，两面均粗糙；基出脉3或5条，在上面凹入，在下面凸起，均有倒生小皮刺或侧生的1或2对上的皮刺不明显；叶柄均有倒生皮刺。花序腋生，通常比叶长，多回分枝的圆锥花序，花序轴和分枝均有明显的4棱，通常有小皮刺；花梗直，有4棱；小苞片卵形；萼管近球形，浅2裂；花冠稍肉质，白色，裂片5，卵状三角形，顶端尾状渐尖，里面和边缘均有密生微小乳凸状毛；雄蕊5，生冠管之中部，伸出，花药长圆形；花柱粗壮，顶端2裂，柱头球状。浆果成熟时黑色，球形。花期5～8月，果期8～11月。

【分布与生境】梵净山地区资源分布的代表区域：苗匡、亚木沟、马潮河等地。生于海拔1500 m以下（有时可达2000 m）的山坡林缘或灌丛中，亦见于村边和路边。

【中　药　名】金剑草（根及全草）。

【功效主治】祛风利湿，消食化积，止咳，止痛。主治风湿筋骨痛，跌打损伤，外伤性疼痛，肝胆、胃肠绞痛，黄疸性肝炎，肠炎，痢疾，消化不良，小儿疳积，肺结核咯血，支气管炎，放射反应引起的白细胞减少症，农药中毒；外用治皮炎，湿疹，疮疡肿毒。

【采收加工】秋季采挖，晒干。

茜　草　*Rubia cordifolia* L.

【别　　　名】八仙草（《本草纲目拾遗》），锯子草（《植物名实图考》），小女儿红（《中药大辞典》），涩拉秧（《中药志》），小血藤（《中药材品种论述》）。

【形态特征】草质攀缘藤木，长通常1.5～3.5 m。根状茎和其节上的须根均红色；茎数至多条，从根状茎的节上发出，细长，方柱形，有4棱，棱上生倒生皮刺，中部以上多分枝。叶通常4片轮生，纸质，长圆状披针形，顶端渐尖，有时钝尖，基部心形，边缘有齿状皮刺，两面粗糙，脉上有微小皮刺；基出脉3条，极少外侧有1对很小的基出脉；叶柄有倒生皮刺。聚伞花序腋生，多回分枝，有花10余朵至数十朵，花序和分枝均细瘦，有微小皮刺；花冠淡黄色，干时淡褐色，花冠裂片近卵形，微伸展，外面无毛。果实球形，成熟时橘黄色。花期8～9月，果期10～11月。

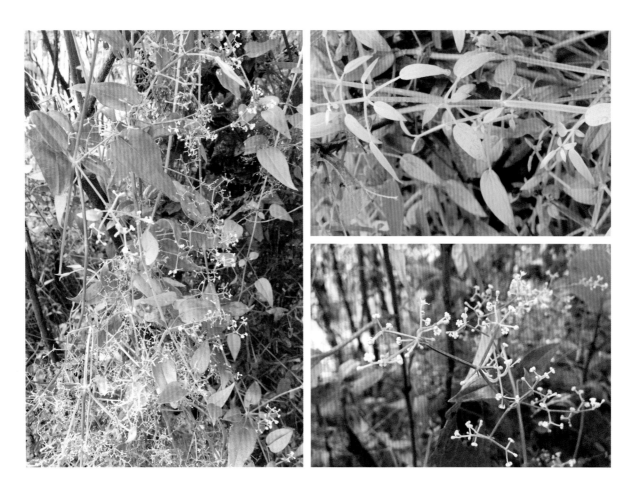

【分布与生境】梵净山地区资源分布的代表区域：观音阁、盘溪、黎家坝、中间沟、张家营盘、凉
风坳等地。生于海拔500～1000 m的山谷林缘、路旁、沟旁灌丛中。

【中　药　名】茜草（根和根茎），茜草藤（地上部分）。

【功效主治】■茜草　凉血，祛瘀，止血，通经。主治吐血，衄血，崩漏，外伤出血，瘀阻经
闭，关节痹痛，跌扑肿痛。

■茜草藤　活血，行瘀。主治吐血，血崩，跌打损伤，风痹，腰痛，痈毒，疔肿。

【采收加工】■茜草　春、秋季采挖，除去泥沙，干燥。

■茜草藤　夏、秋季采集，切段，鲜用或晒干。

【用法用量】■茜草　内服：煎汤，6～10 g；或入丸、散；或浸酒。

■茜草藤　内服：煎汤，9～15 g，鲜品30～60 g；或浸酒。外用：适量，煎水洗；
或捣敷。

【用药经验】①红崩：茜草鲜品30 g，仙桃草（蚊母草）15 g，水煎服。②红崩白带：茜草、泽
兰、马兰各适量，用淘米水煎服。③闭经：茜草、大血藤、益母草、徐长卿各适
量，水煎服。④跌打损伤：茜草、大血藤、八爪金龙（朱砂根）、草乌、四块瓦
（宽叶金粟兰）、地蜂子（三叶委陵菜）、蜘蛛香各适量，泡酒服。

大叶茜草 *Rabia schumanniana* Pritzel

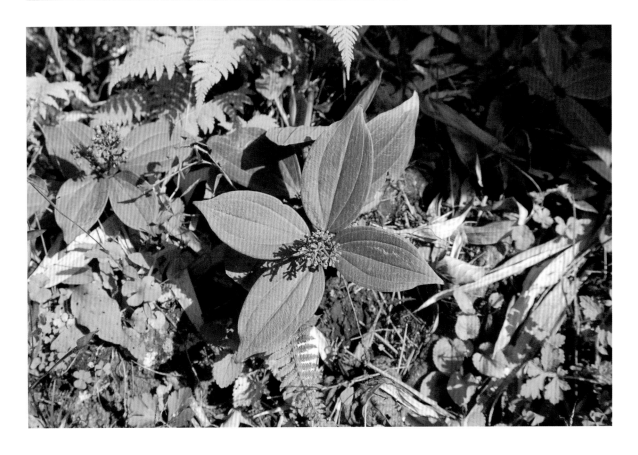

【别　　名】四能草（贵州石阡），女儿红（贵州），小红参（云南师宗），灯儿草（四川泸定）。

【形态特征】草本，通常近直立，高1 m左右，很少攀缘状。茎和分枝均有4直棱和直槽，平滑或有微小倒刺。叶4片轮生，厚纸质至革质，披针形，有时阔卵形，基部阔楔形，边稍反卷而粗糙，通常仅上面脉上生钩状短硬毛，粗糙；基出脉3条，如为5条则靠近叶缘的1对纤细而不明显，通常在上面凹陷，在下面凸起，网脉两面均不明显。聚伞花序多具分枝，排成圆锥花序，顶生和腋生，腋生的通常比叶稍短，顶生的较长，总花梗有直棱；花冠白色，干后常变褐色，裂片通常5，近卵形，顶端收缩，常内弯。浆果小，球状，黑色。花期5~7月，果期8~10月。

【分布与生境】梵净山地区资源分布的代表区域：鱼泉沟、牛风包、三角岩、关门山、三岔路、太子石、牛头山等地。生于海拔1200~2000 m的林中。

【中　药　名】大叶茜草（全草）。

【功效主治】祛瘀止血，活络通经。主治跌打损伤，风湿腿痛，外伤出血等。

【采收加工】夏、秋季采收，鲜用或晒干。

【用法用量】内服：煎汤，3~15 g。外用：适量，捣烂或研末敷患处。

六月雪 *Serissa japonica* (Thunb.) Thunb.

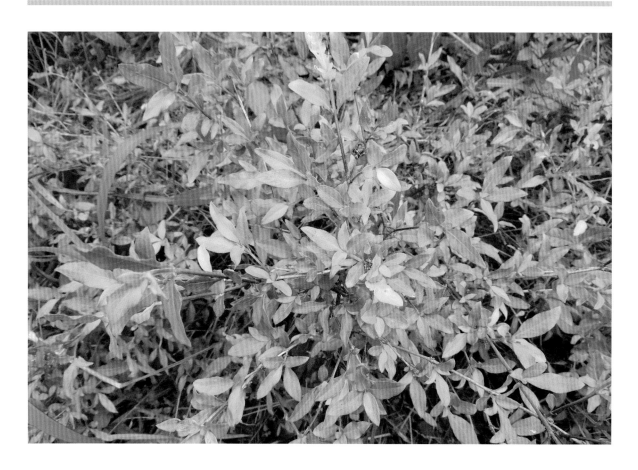

【别　　　名】白金条、千年矮（《贵州民间药物》），满天星（《阳春县志》），六月冷、曲节草（《岭南采药录》）。

【形态特征】小灌木，高60~90 cm，有臭气。叶革质，卵形至倒披针形，长6~22 mm，宽3~6 mm，顶端短尖至长尖，边全缘，无毛；叶柄短。花单生或数朵丛生于小枝顶部或腋生，有被毛、边缘浅波状的苞片；萼檐裂片细小，锥形，被毛；花冠淡红色或白色，长6~12 mm，裂片扩展，顶端3裂；雄蕊突出冠管喉部外；花柱长突出，柱头2，直，略分开。花期5~10月，果期6~11月。

【分布与生境】梵净山地区资源分布的代表区域：火烧岩、烂泥坳、二坝、岑哨、金盏坪、长岗岭等地。生于海拔1100 m以下的林缘、路旁及灌丛中。

【中　药　名】六月雪（叶及根）。

【功 效 主 治】清热解毒，祛风除湿。主治感冒，肾炎水肿，黄疸，痢疾，咽喉痛，腰腿疼痛，跌打损伤，痈疽肿毒等。

【采 收 加 工】春、夏季采收茎叶，秋季采挖根，洗净，切段，鲜用或晒干。

【用 法 用 量】内服：煎汤，15~25 g，鲜品50~100 g。外用：烧灰淋汁涂；或煎水洗；或捣敷。

【用 药 经 验】①肝炎：六月雪100 g，过路黄50 g，水煎服。②骨蒸劳热，小儿疳积：六月雪50~100 g，水煎服。③目赤肿痛：六月雪（茎叶）50~100 g，煎服，渣再煎熏洗。④咽喉炎：六月雪15~25 g，水煎，每日1剂，分2次服。

钩　藤　*Uncaria rhynchophylla* (Miq.) Miq. ex Havil.

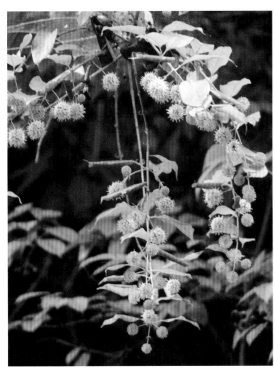
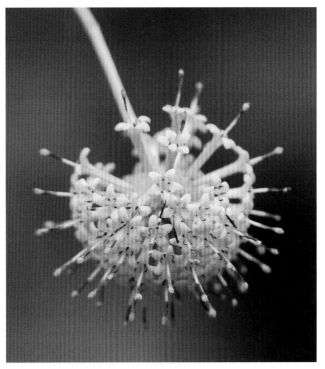

【形 态 特 征】藤本。嫩枝较纤细，方柱形或略有4棱角，无毛。叶纸质，椭圆形，两面均无毛，干时褐色，下面有时有白粉，顶端短尖，基部截形，有时稍下延；侧脉4~8对，脉腋窝陷有黏液毛；叶柄无毛；托叶狭三角形，深2裂达全长2/3，外面无毛，里面无毛或基部具黏液毛，裂片线形。头状花序，单生于叶腋，总花梗具一节，苞片微小，或呈单聚伞状排列，总花梗腋生；小苞片线形；花近无梗；花萼管疏被毛，萼裂片近三角形，疏被短柔毛，顶端锐尖；花冠管外面无毛，花冠裂片卵圆形，外面无毛，边缘有时有纤毛；花柱伸出冠喉外，柱头棒形。小蒴果被短柔毛，宿存萼裂片近三角形，星状辐射。花、果期5~12月。

【分布与生境】梵净山地区资源分布的代表区域：黄泥坳、清水江、艾家坝、六股坪等地。生于海拔700 m以下的山谷阔叶林。

【中　药　名】钩藤（带钩茎枝），钩藤根（根）。

【功效主治】■钩藤　息风定惊，清热平肝。主治肝风内动，惊痫抽搐，高热惊厥，感冒夹惊，小儿惊啼，妊娠子痫，头痛眩晕。

■钩藤根　舒筋活络，清热消肿。主治风湿性关节炎，半身不遂，癫症，水肿，坐骨神经痛，跌打损伤。

【采收加工】■钩藤　秋、冬季采收，去叶，切段，晒干。

■钩藤根　夏、秋季采收，洗净，切片，晒干。

【用法用量】■钩藤　内服：煎汤，6~30 g，不宜久煎；或入散剂。

■钩藤根　内服：煎汤，15~24 g，大剂量可用30~90 g。

【用药经验】①小儿惊风：钩藤15 g，水煎服。②阳亢头痛：钩藤、天麻各15 g，水煎服。③热极生风：钩藤15 g，夏枯草10 g，水煎服。④小儿夜啼：钩藤、天麻、蓝布正各6 g，水煎服。⑤高血压：钩藤、薄荷各6 g，水煎服。⑥歪嘴风：钩藤、僵蚕、蝙蝠各适量，烘干共研为末，用钩藤煎水冲服。

华钩藤
Uncaria sinensis (Oliv.) Havil.

【形态特征】藤本。嫩枝较纤细，方柱形或有4棱角，无毛。叶薄纸质，椭圆形，顶端渐尖，基部圆，两面均无毛；叶柄无毛；托叶阔三角形，有时顶端微缺，外面无毛，内面基部有腺毛。头状花序单生于叶腋，总花梗具一节，节上苞片微小，总花梗腋生；头状花序，花序轴有稠密短柔毛；小苞片线形或近匙形；花近无梗，花萼外面有苍白色毛，萼裂片线状长圆形，有短柔毛；花冠管无毛或有稀少微柔毛，花冠裂片外面有短柔毛；花柱伸出冠喉外，柱头棒状。小蒴果长8~10 mm，有短柔毛。花、果期6~10月。

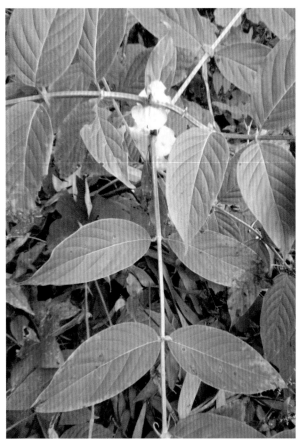
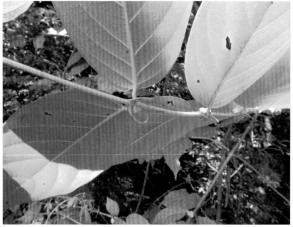
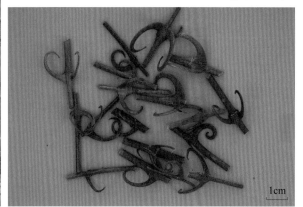

【分布与生境】梵净山地区资源分布的代表区域：清水江、护国寺、大黑湾、大岩屋、汤家岩、淘金河、长溪沟、庙沟等地。生于海拔800~1200 m的山谷阔叶林中、林缘、灌丛中。

【中　药　名】钩藤（带钩茎枝）。

【功 效 主 治】息风定惊，清热平肝。主治肝风内动，惊痫抽搐，高热惊厥，感冒夹惊，小儿惊啼，妊娠子痫，头痛眩晕。

【采 收 加 工】春、秋季采收带钩的嫩枝，剪去无钩的藤茎，晒干，或置锅内蒸后再晒干。

【用 法 用 量】内服：煎汤，6~30 g，不宜久煎；或入散剂。

【用 药 经 验】①眩晕：钩藤30 g，水煎服。②小儿惊风：钩藤、金银花、连翘各10 g，水煎服。③肝火上炎：钩藤、夏枯草各10 g，龙胆6 g，水煎服。

忍冬科

二翅六道木 *Abelia macrotera* (Graebn. et Buchw.) Rehd.

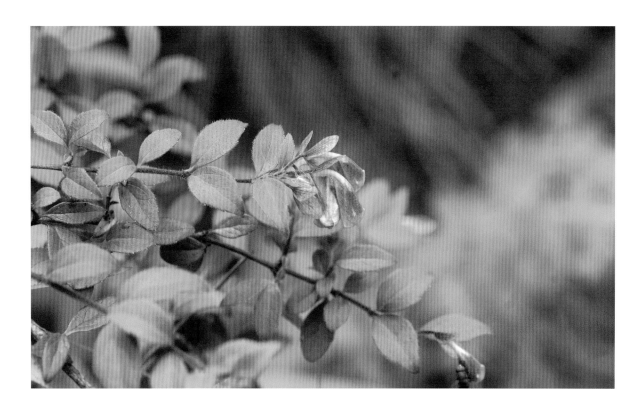

【形态特征】落叶灌木，高1～2 m。幼枝红褐色，光滑。叶卵形，顶端渐尖，基部钝圆，边缘具疏锯齿及睫毛，上面绿色，叶脉下陷，疏生短柔毛，下面灰绿色，中脉及侧脉基部密生白色柔毛。聚伞花序常由未伸展的带叶花枝所构成，含数朵花，生于小枝顶端或上部叶腋；花大；苞片红色，披针形；小苞片3枚，卵形，疏被长柔毛；萼筒被短柔毛，矩圆形，长为花冠筒的1/3；花冠浅紫红色，漏斗状，外面被短柔毛，内面喉部有长柔毛，裂片5，略呈二唇形，上唇2裂，下唇3裂，筒基部具浅囊；雄蕊4枚，二强，花丝着生于花冠筒中部；花柱与花冠筒等长，柱头头状。果实被短柔毛，冠以2枚宿存而略增大的萼裂片。花期4～6月，果期8～10月。

【分布与生境】梵净山地区资源分布的代表区域：铜矿厂、三角岩、石棉厂、清水江等地。生于海拔800～1200 m的沟边、路旁、灌丛中。

【中药名】二翅六道木（根），二翅六道木果（果实）。

【功 效 主 治】■二翅六道木 理气止痛，清热燥湿。主治牙痛，高热，目赤。

　　　　　　　■二翅六道木果 祛风湿，解热毒。主治风湿筋骨痛，痈疮红肿。

【采 收 加 工】秋季采收，鲜用或晒干。

【用 法 用 量】内服：煎汤，15~24 g。

小叶六道木 *Abelia parvifolia* Hemsl.

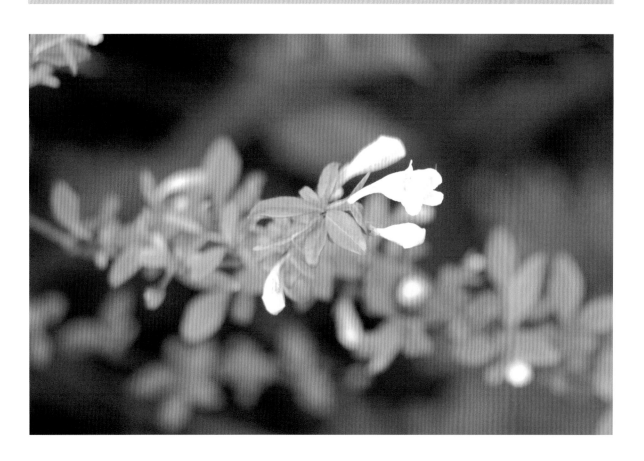

【别　　　　名】对月花（《贵州中草药名录》）。

【形 态 特 征】落叶灌木或小乔木，高1~4 m。枝纤细，多分枝，幼枝红褐色，被短柔毛，夹杂散生的糙硬毛和腺毛。叶有时3枚轮生，革质，卵形，顶端钝，基部圆，近全缘，边缘内卷，上面暗绿色，下面绿白色，两面疏被硬毛，下面中脉基部密生白色长柔毛；叶柄短。萼筒被短柔毛，萼檐2裂，极少3裂，裂片椭圆形；花冠粉红色，狭钟形，外被短柔毛及腺毛，基部具浅囊，花蕾时花冠弯曲，5裂，裂片圆齿形，整齐至稍不整齐，最上面一片面对浅囊。果实被短柔毛。花期4~5月，果熟期8~9月。

【分 布 与 生 境】梵净山地区资源分布的代表区域：郭家沟、艾家坝、金盏坪等地。生于海拔700 m
以下的山谷林缘、路旁、灌丛处。

【中　药　名】紫荆桠（茎、叶）。

【功 效 主 治】祛风，除湿，解毒。主治风湿痹痛，痈疽肿毒。

【采 收 加 工】夏、秋季采收，鲜用或晒干。

【用 法 用 量】内服：煎汤，15～24 g；或泡酒。外用：适量，研末调敷；或鲜品捣敷。

【用 药 经 验】①风湿筋骨痛：紫荆桠、八月瓜根、鸡血藤、桑寄生、石南藤、舒筋草、刺二甲各
15 g，白酒10 kg，泡7 d后，每次服15 g，每日3次。②痈疽肿毒：紫荆桠、紫花地
丁、齐头蒿、红牛膝各适量，研粉末，水调敷患处；或鲜品各等分，捣烂敷患处。

莛梗花 *Abelia uniflora* R. Brown

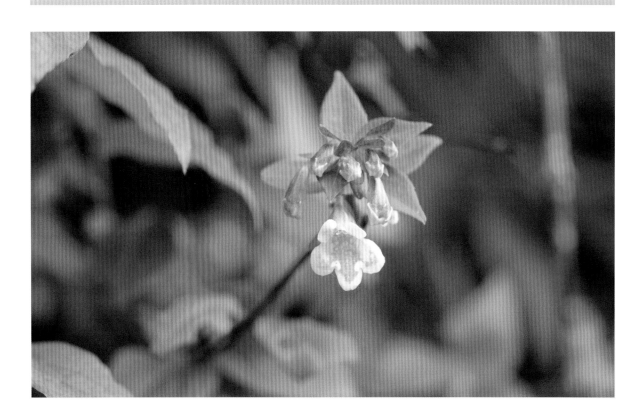

【别　　　名】寸花木、对月花（《精选草药彩色图谱》）。

【形 态 特 征】藤本。嫩枝较纤细，方柱形或有4棱角，无毛。叶薄纸质，椭圆形，顶端渐尖，基
部圆，两面均无毛；侧脉6～8对，脉腋窝陷有黏液毛；叶柄无毛；托叶阔三角形至
半圆形，有时顶端微缺，外面无毛，内面基部有腺毛。头状花序单生于叶腋，总花

梗具一节，节上苞片微小，或呈单聚伞状排列，总花梗腋生；头状花序不计花冠直径10～15 mm，花序轴有稠密短柔毛；小苞片线形；花近无梗；花萼外面有苍白色毛，萼裂片线状长圆形，有短柔毛；花冠有稀少微柔毛，花冠裂片外面有短柔毛。小蒴果有短柔毛。花期4～6月，果期8～10月。

【分布与生境】梵净山地区资源分布的代表区域：岩高坪、木耳坪、胜利呦、四方岩等地。生于海拔1200～1600 m的山谷、林缘、灌丛中。

【中　药　名】短枝六道木（根），短枝六道木果（果实）。

【功效主治】■短枝六道木　理气止痛，清热燥湿。主治牙痛，高热，火眼。

　　　　　　　■短枝六道木果　祛风湿，解热毒。主治风湿筋骨疼痛，痈疮红肿。

【采收加工】秋季采收，鲜用或晒干。

【用法用量】内服：煎汤，10～15 g。外用：捣烂外敷。

【用药经验】①外感高热：短枝六道木10 g，忍冬藤叶15 g，水煎服。②风湿疼痛：短枝六道木、水麻柳各10 g，水煎服又外洗。③疮痈肿毒：短枝六道木适量，捣烂外敷。

云南双盾木 *Dipelta yunnanensis* Franch.

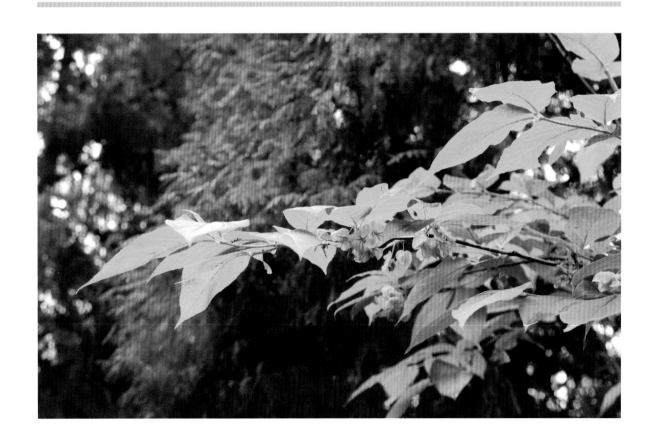

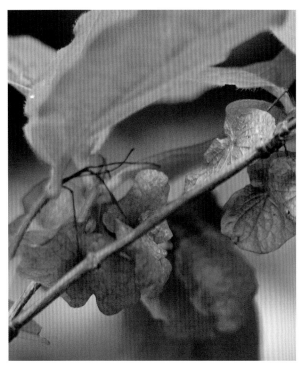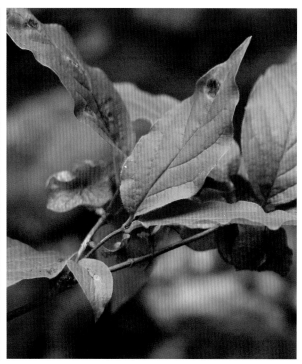

【别　　　名】云南双楯（《中国树木分类学》），垂枝双盾木（《全国中草药汇编》）。

【形态特征】落叶灌木，高达4 m。幼枝被柔毛；冬芽具3～4对鳞片。叶椭圆形至宽披针形，顶端渐尖，基部钝圆，全缘，上面疏生微柔毛，主脉下陷，下面沿脉被白色长柔毛，边缘具睫毛。伞房状聚伞花序生于短枝顶部叶腋；小苞片2对，一对较小，卵形，不等形，另一对较大，肾形；萼檐膜质，被柔毛，裂至2/3处，萼齿钻状条形，不等长；花冠白色，钟形，基部一侧有浅囊，二唇形，喉部具柔毛及黄色块状斑纹；花丝无毛；花柱较雄蕊长，不伸出。果实圆卵形，被柔毛，顶端狭长，2对宿存的小苞片明显增大，其中一对网脉明显，肾形，以其弯曲部分贴生于果实。种子扁，内面平，外面延生成脊。花期5～7月，果期7～11月。

【分布与生境】梵净山地区资源分布的代表区域：仙鹤坪、风香坪等地。生于海拔1100 m左右的林缘、灌丛中。

【中　药　名】鸡骨柴（根）。

【功效主治】发表透疹，解毒止痒。主治麻疹痘毒，湿热身痒，穿踝风。

【采收加工】夏、秋季采收，切段，晒干。

【用法用量】内服：煎汤，9～15 g。

【用药经验】①麻疹：鸡骨柴10 g，紫草、大青叶各6 g，水煎服。②皮肤瘙痒：鸡骨柴、蛇倒退、龙葵各10 g，水煎服。

淡红忍冬 *Lonicera acuminata* Wall.

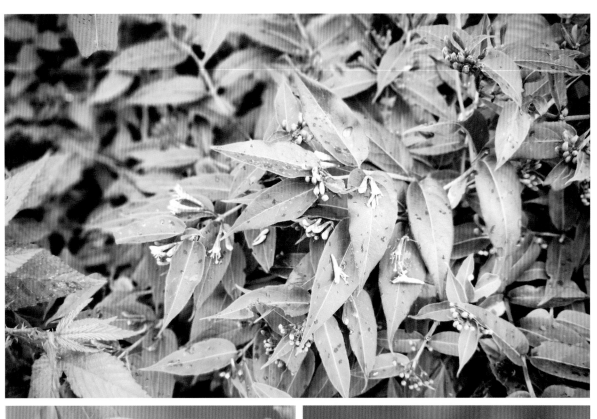

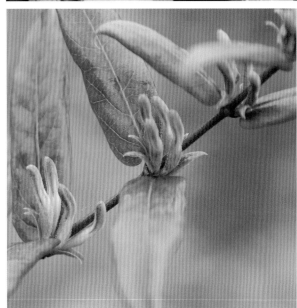 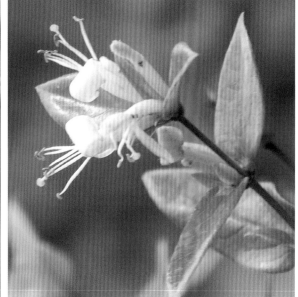

【别　　名】巴东忍冬（《中国高等植物图鉴》），肚子银花（四川）。

【形 态 特 征】落叶或半常绿藤本，幼枝、叶柄和总花梗均被疏或密、通常卷曲的棕黄色糙毛。叶薄革质，顶端长渐尖，基部圆至近心形，有时宽楔形。双花在小枝顶集合成近伞房状花序或单生于小枝上部叶腋；苞片钻形，小苞片宽卵形，顶端钝，有时微凹，有缘毛；萼筒椭圆形，边缘无毛；花冠黄白色而有红晕，漏斗状，上唇直立，裂片圆卵形，下唇反曲。果实蓝黑色，卵圆形。种子椭圆形，稍扁，有细凹点，两面中部各有1凸起的脊。花期5~7月，果期10~11月。

【分布与生境】梵净山地区资源分布的代表区域：万宝岩、烂茶顶、牛上塘、凤凰山等地。生于海拔1900~2300 m的林缘、疏林、灌丛中。

【中　药　名】淡红忍冬（花蕾）。

【功效主治】清热解毒，通络。主治暑热感冒，咽喉痛，风热咳喘，泄泻，疮疡肿毒等。

【采收加工】5~6月，在晴天清晨露水刚干时摘取花蕾，摊席上晾晒或阴干，并注意翻动，否则容易变黑。忌在烈日下暴晒。宜保存于干燥通风处，防止生虫、变色。

【用法用量】内服：煎汤，10~20 g；或入丸、散。外用：适量，捣敷。

蕊被忍冬 *Lonicera gynochlamydea* Hemsl.

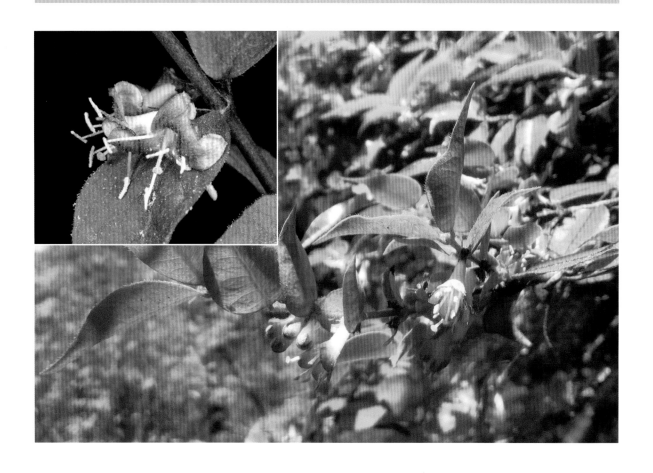

【形态特征】落叶灌木，高达3 m。幼枝、叶柄及叶中脉常带紫色，后变灰黄色；幼枝无毛。叶纸质，卵状披针形，长5～10 cm，顶端长渐尖，基部圆，两面中脉有毛，上面散生暗紫色腺，下面基部中脉两侧常具白色长柔毛，边缘有短糙毛。苞片钻形，长约等于或稍超过萼齿；杯状小苞包围2枚分离的萼筒，顶端为一由萼檐下延而成的帽边状突起所覆盖；萼齿小而钝，三角形，有睫毛；花冠白色带淡红色，内、外两面均有短糙毛，唇形，筒略短于唇瓣，基部具深囊；雄蕊稍伸出，花丝中部以下有毛；花柱比雄蕊短，全部有糙毛。果实紫红色。花期5月，果期8～9月。

【分布与生境】梵净山地区资源分布的代表区域：叫花洞、骄子岩、白云寺等地。生于海拔1800～2300 m的林缘、灌丛中。

【中　药　名】蕊被忍冬（花蕾）。

【功效主治】清热解毒。主治上呼吸道感染，乳腺炎，急性结膜炎，热痢，便血，肿毒。

【采收加工】5～6月，在晴天清晨露水刚干时摘取花蕾，鲜用、晒干或者阴干。

忍　冬　*Lonicera japonica* Thunb.

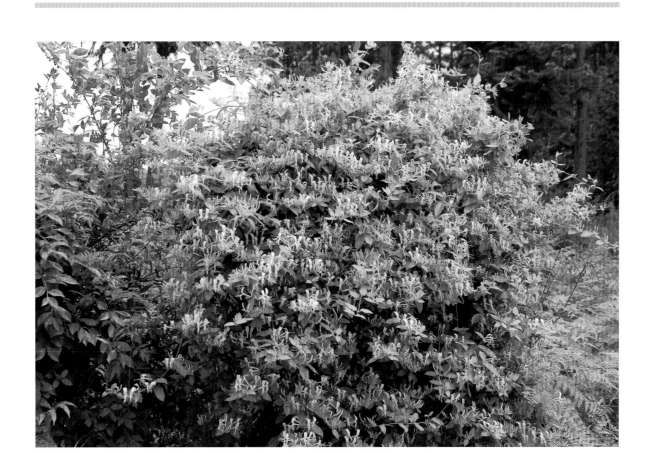

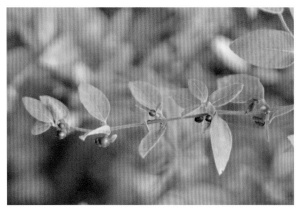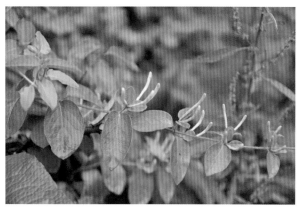

【别　　　名】金银花（《本草纲目》），老翁须（《常用中草药图谱》），金银藤（江西铅山、云南楚雄），银藤（浙江临海、江苏），二宝藤、右转藤（四川）。

【形 态 特 征】半常绿藤本。幼枝红褐色，密被黄褐色、开展的硬直糙毛、腺毛和短柔毛，下部常无毛。叶纸质，卵形，有时卵状披针形，稀圆卵形，顶端尖，基部圆，上面深绿色，下面淡绿色，小枝上部叶通常两面均密被短糙毛，下部叶常平滑无毛而下面多少带青灰色。总花梗通常单生于小枝上部叶腋；苞片大，叶状，卵形；小苞片顶端圆形；花冠白色，有时基部向阳面呈微红色，后变黄色，唇形，筒稍长于唇瓣，很少近等长，上唇裂片顶端钝形，下唇带状而反曲；雄蕊和花柱均高出花冠。果实圆形，熟时蓝黑色，有光泽。种子卵圆形，褐色，中部有1凸起的脊，两侧有浅的横沟纹。花期4～6月，果期10～11月。

【分布与生境】梵净山地区资源分布的代表区域：磨槽湾、标水岩、四方岩、雀子坳、郭家沟、大河堰、银厂坪等地。生于海拔600～1400 m的阔叶林中、路旁。

【中　药　名】金银花（花蕾或带初开的花），忍冬藤（茎枝）。

【功 效 主 治】■金银花　清热解毒，凉散风热。主治痈肿疔疮，喉痹，丹毒，热毒血痢，风热感冒，温病发热。

　　　　　　　■忍冬藤　清热解毒，疏风通络。主治温病发热，热毒血痢，痈肿疮疡，风湿热痹，关节红肿热痛。

【采 收 加 工】■金银花　夏季花蕾尚未开放，呈青白色时采收，晾晒或烘干。

　　　　　　　■忍冬藤　秋、冬季采收，捆成束，晒干。

【用 法 用 量】■金银花　内服：煎汤，10～20 g；或入丸、散。外用：适量，捣烂外敷。

　　　　　　　■忍冬藤　内服：煎汤，10～30 g；或入丸、散；或浸酒。外用：适量，煎水熏洗；或熬膏贴；或研末调敷；亦可用鲜品捣敷。

【用 药 经 验】①面风症：金银花、野烟（山梗菜）、火麻草各10 g，八角枫、生姜各5 g，水煎服。②痔疮：金银花、蜂蜜各适量，泡开水喝。③流行性感冒：忍冬藤、板蓝根、夏枯草各30 g，紫花地丁、土茯苓各20 g，马鞭草15 g，水煎服。④小儿发热：金银花、水蜈蚣、红旱莲、浮萍、生石膏各适量，水煎服。

蕊帽忍冬 *Lonicera ligustrina* Wall. var. *pileata* (Oliv.) Franch.

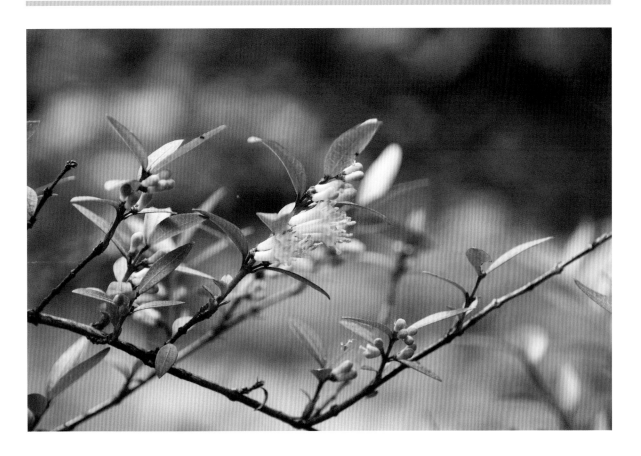

【形态特征】常绿或半常绿灌木，高达1.5 m。幼枝密生短糙毛，老枝浅灰色而无毛。叶革质，形状和大小变异很大，通常卵形至矩圆状披针形或菱状矩圆形，顶端钝，基部通常楔形，上面深绿色有光泽，中脉明显隆起，疏生短腺毛及少数微糙毛。总花梗极短；苞片叶质，钻形，杯状小苞包围2枚分离的萼筒，无毛，顶端为由萼檐下延而成的帽边状突起所覆盖；萼齿小而钝，卵形，边缘有短糙毛；花冠白色，漏斗状，外被短糙毛和红褐色短腺毛，稀可无毛，近整齐，基部具浅囊，裂片圆卵形。果实透明蓝紫色，圆形。种子卵圆形，淡黄褐色，平滑。花期4～6月，果熟期9～12月。

【分布与生境】梵净山地区资源分布的代表区域：大黑湾、洼溪河、龙塘河、黄泥沟等地。生于海拔800 m左右的林缘、疏林、灌丛中。

【中　药　名】蕊帽忍冬（花蕾）。

【功效主治】清热解毒，截疟。主治温病发热，疟疾等。

【采收加工】夏季花蕾未开放时采收，晾干或晒干。

大花忍冬 *Lonicera macrantha* (D. Don) Spreng.

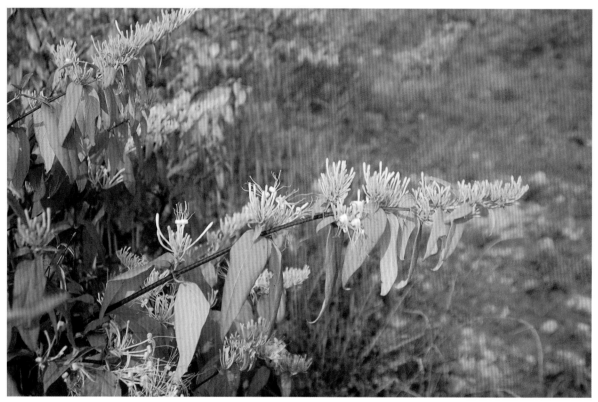

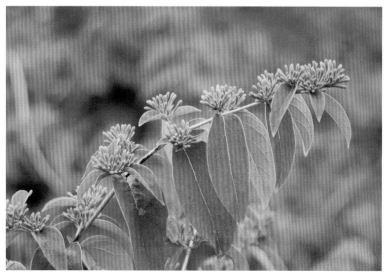
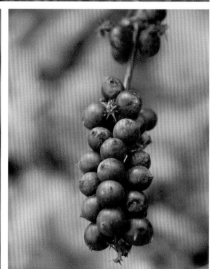

【别　　　名】拟大花忍冬（《中国高等植物图鉴》），大金银花（湖南新宁），左转藤（江西遂川）。

【形态特征】藤本。幼枝被开展的硬毛。叶卵状椭圆形至卵状矩圆形，稀披针形，长4~11 cm，顶端尖至渐尖，基部圆形至近心形，上面中脉上有小硬毛，边有睫毛，下面生毡毛和硬毛并杂有极少数橘红色腺毛。总花梗多个集生成伞房状；萼筒无毛，萼齿披针形，有小硬毛；花冠先白色后转黄色，有微香，外具小硬毛、微毛和腺毛，长4.5~7 cm，唇形，筒长为唇瓣的2~3倍，上唇具4裂片，下唇反卷；雄蕊5，与花柱均稍超过花冠。浆果球形，黑色。花期4~5月，果期7~8月。

【分布与生境】梵净山地区资源分布的代表区域：坝梅寺、大烂沟、詹家岭、垮山湾、鸡窝坨等地。生于海拔750~1300 m的疏林、灌丛中。

【中　药　名】山银花（花、花蕾）。

【功效主治】清热解毒，疏散风热。主治痈肿疔疮，喉痹，丹毒、热毒血痢，风热感冒，温病发热。

【采收加工】当花囊上部膨大尚未开放，呈青白色时采收，采后立即晾干或烘干。

【用法用量】内服：煎汤，6~15 g；或入丸、散。外用：适量，捣碎。

【用药经验】①暑热烦渴：山银花、菊花各10 g，水煎代茶饮服。②暴泻，痢疾：山银花20 g，莲子40 g，粳米适量，加水煮粥，加少许白糖，早餐食用。③疟腮肿痛：山银花藤叶、土大黄各20 g，水煎内服又外搽。

水红木 *Viburnum cylindricum* Buch.-Ham. ex D. Don

【别　　　名】羊脆骨、睡眠果（《昆明民间常用草药》），四季青（《云南植物志》），斑鸠柘、灰色树（湖北）。

【形态特征】常绿灌木或小乔木。枝带红色，散生小皮孔，小枝无毛或初时被簇状短毛。叶革质，椭圆形，顶端渐尖或急渐尖，基部渐狭至圆形，全缘，通常无毛，下面散生带红色或黄色微小腺点，近基部两侧各有1至数个腺体，侧脉3~18对，弧形；无毛或被簇状短毛。聚伞花序伞形式，连同萼和花冠有时被微细鳞腺，苞片和小苞片早落，花通常生于第三级辐射枝上；萼筒卵圆形，有微小腺点，萼齿极小而不显著；花冠白色或有红晕，钟状，有微细鳞腺，裂片圆卵形，直立。果实先红色后变蓝黑色，卵圆形；核卵圆形。花期6~7月，果期8~10月。

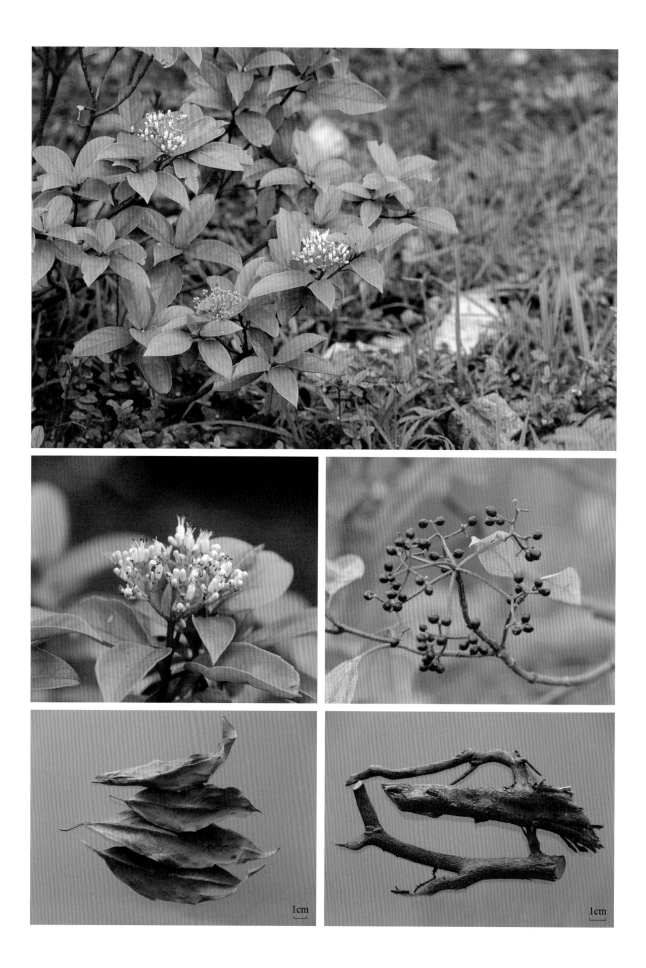

1cm

1cm

【分布与生境】梵净山地区资源分布的代表区域：清水江、黄泥坳、四方岩、苏麻堰、田家山、木耳坪、旧棚等地。生于海拔700 m以下的林缘、路旁疏林及灌丛中。

【中　药　名】水红木叶（叶），水红木花（花），水红木根（根）。

【功 效 主 治】■水红木叶　利湿解毒，活血。主治赤白痢疾，泄泻，疝气，痛经，跌打损伤，尿路感染，疮痈肿毒，皮癣，口腔炎，烫火伤。

　　　　　　　　■水红木花　润肺止咳。主治肺燥咳嗽。

　　　　　　　　■水红木根　疏风解表，清热解毒，活血。主治风热感冒，疔疮发热，产后伤风，跌打骨折。

【采 收 加 工】■水红木叶　全年均可采，鲜用或晒干。

　　　　　　　　■水红木花　夏季采摘，阴干。

　　　　　　　　■水红木根　全年均可采挖，洗净，鲜用或切段晒干。

【用 法 用 量】■水红木叶　内服：煎汤，15～30 g。外用：适量，鲜品捣敷；或干品研末调敷；或煎水外洗。

　　　　　　　　■水红木花　内服：煎汤，9～15 g；或泡酒。

　　　　　　　　■水红木根　内服：煎汤，15～30 g；或泡酒。

【用 药 经 验】①赤白痢疾：水红木叶30 g，水煎服；或水红木叶、三颗针、刺黄芩各9 g，木香6 g，水煎服。②赤白痢疾，急性肠胃炎，腹泻：水红木叶15～30 g，水煎服或生嚼服。③跌打损伤，痛经：水红木叶30 g，水煎或泡酒服。④烫火伤：水红木叶适量，研末，菜油调搽患处。

荚 蒾 *Viburnum dilatatum* Thunb.

【别　　　　名】酸汤杆（《贵州草药》），猪婆子藤、糯米树、糯米子、招果（《湖南药物志》）。

【形 态 特 征】落叶灌木，高1.5～3 m。当年生小枝连同芽、叶柄和花序均密被土黄色或黄绿色开展的小刚毛状粗毛及簇状短毛，老时毛可弯伏，毛基有小瘤状突起，二年生小枝暗紫褐色，被疏毛，有凸起的垫状物。叶纸质，宽倒卵形，顶端急尖，基部圆形，有时楔形，边缘有牙齿状锯齿，齿端突尖，上面被叉状或简单伏毛，下面被带黄色叉状或簇状毛，脉上毛尤密，脉腋集聚簇状毛，有带黄色的透亮腺点，虽脱落仍留有痕迹，近基部两侧有少数腺体，侧脉6～8对，直达齿端，上面凹陷，下面明显

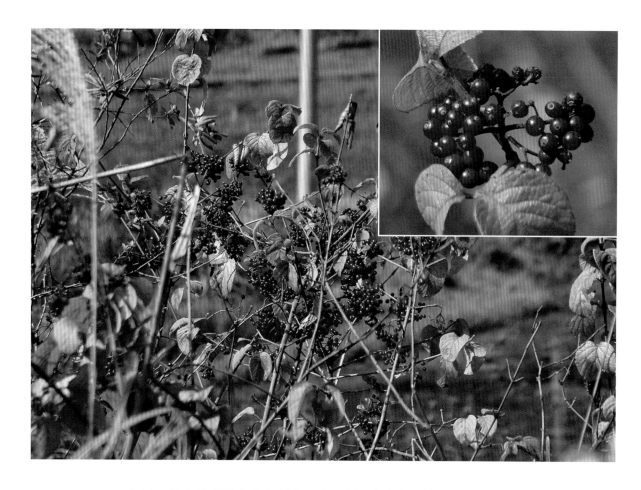

凸起。复伞形式聚伞花序稠密，生于具1对叶的短枝之顶。果实红色，椭圆状卵圆形；核扁，卵形，有3条浅腹沟和2条浅背沟。花期5～7月，果期9～11月。

【分布与生境】梵净山地区资源分布的代表区域：六股坪、蓝家寨、龙塘河、跑马场、蒋家河坪、乌坡岭、胜利坳等地。生于海拔600～1500 m的山谷沟旁、路旁灌丛或疏林中。

【中　药　名】荚蒾（茎、叶），荚蒾根（根）。

【功效主治】■荚蒾　疏风解表，清热解毒，活血。主治风热感冒，疔疮，产后伤风，跌打骨折。

　　　　　　■荚蒾根　祛瘀消肿，解毒。主治跌打损伤，牙痛，淋巴结炎。

【采收加工】■荚蒾　春、夏季采收，鲜用或切段晒干。

　　　　　　■荚蒾根　夏、秋季采挖，洗净，切片，晒干。

【用法用量】■荚蒾　内服：煎汤，9～30 g。外用：适量，鲜品捣敷；或煎水外洗。

　　　　　　■荚蒾根　内服：煎汤，15～30 g；或加酒煎。

【用药经验】①风热感冒：荚蒾15 g，煨水服。②疔疮发热：荚蒾30 g，煨水服。③外伤骨折：荚蒾、荨麻、水桐树根、糯米各适量，共捣烂，敷患处。④牙痛：荚蒾根、石榴根各15 g，水煎服。

宜昌荚蒾 *Viburnum erosum* Thunb.

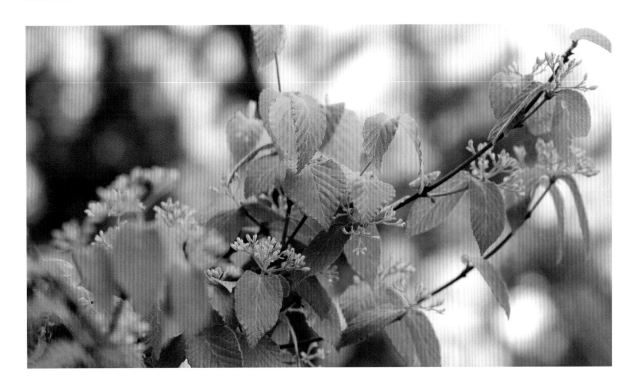

【别　　　名】野绣球（《植物名实图考》），糯米条子（湖北宜昌、陕西安康），羊屎子树（《云南植物志》）。

【形 态 特 征】落叶灌木。当年生小枝连同芽、叶柄和花序均密被簇状短毛和简单长柔毛，二年生小枝带灰紫褐色，无毛。叶纸质，形状变化很大，椭圆形，顶端渐尖，基部圆形，边缘有波状小尖齿，上面疏被叉状或簇状短伏毛，下面密被由簇状毛组成的绒毛，近基部两侧有少数腺体，直达齿端；叶柄被粗短毛，基部有2枚宿存、钻形小托叶。复伞形式聚伞花序生于具1对叶的侧生短枝之顶；萼筒筒状，被绒毛状簇状短毛，萼齿卵状三角形，顶钝，具缘毛；花冠白色，辐状，无毛或近无毛，裂片圆卵形。果实红色，宽卵圆形；核扁，具3条浅腹沟和2条浅背沟。花期4～5月，果期8～10月。

【分布与生境】梵净山地区资源分布的代表区域：小黑湾、汤家岩、凉水井、狮子头、十二湾、关门山、牛尾河等地。生于海拔750～1500 m的疏林中、林缘、路旁。

【中 药 名】宜昌荚蒾（根），宜昌荚蒾叶（叶）。

【功 效 主 治】■宜昌荚蒾　祛风，除湿。主治风湿痹痛。

　　　　　　　■宜昌荚蒾叶　解毒，祛湿，止痒。主治口腔炎，脚丫湿烂，湿疹。

【采收加工】■宜昌荚蒾　全年均可采挖，鲜用或切段、切片晒干。

　　　　　　■宜昌荚蒾叶　春、夏、秋季采收，鲜用。

【用法用量】■宜昌荚蒾　内服：煎汤，6~9 g。

　　　　　　■宜昌荚蒾叶　外用：适量，捣汁涂。

【用药经验】①口腔炎：鲜叶适量，加淘米水，捣烂取汁，洗口腔，一日3~4次；另以金银花、
　　　　　　茵陈各等量，焙干研粉，吹入口腔，一日2~4次。②风湿痹痛：宜昌荚蒾10 g，豨
　　　　　　莶草25 g，木防己40 g，水煎服。③脚湿痒：鲜叶捣汁，搽患处。

珍珠荚蒾 *Viburnum foetidum* Wall. var. *ceanothoides* (C. H. Wright) Hand.-Mazz.

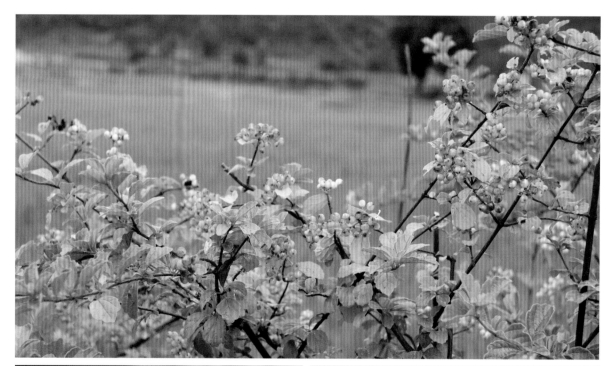

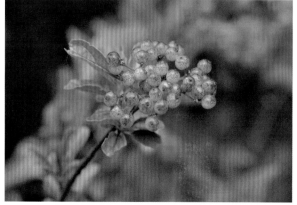

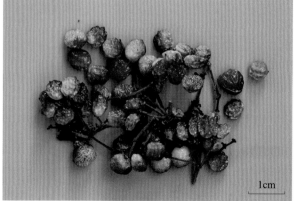

1cm

【别　　　名】珍珠花（《植物名实图考》）。

【形 态 特 征】植株直立或攀缘状。枝披散，侧生小枝较短。叶较密，倒卵状椭圆形至倒卵形，长
2~5 cm，顶端急尖或圆形，基部楔形，边缘中部以上具少数不规则、圆或钝的粗
牙齿或缺刻，很少近全缘，下面常散生棕色腺点，脉腋集聚簇状毛，侧脉2~3对。
总花梗长1~8 cm。花期4~6月，果期9~12月。

【分布与生境】梵净山地区资源分布的代表区域：马槽河、观音阁、艾家坝、小罗河沟、岑硝、雀
子坳、亚盘岭等地。生于海拔500~1000 m的林缘、路旁、灌丛中。

【中　药　名】山五味子（果实），山五味子根（根），山五味子叶（叶）。

【功 效 主 治】■山五味子　解表，清热，解毒，止咳。主治感冒，咳嗽，头痛，口疮，血热吐血。

　　　　　　　■山五味子根　解毒，止血，止泻。主治肠炎，痢疾，血崩，先兆流产，荨麻疹。

　　　　　　　■山五味子叶　消肿止痛，敛疮生肌。主治骨折，疖肿，跌打损伤，刀伤。

【采 收 加 工】■山五味子　秋季采收，晒干。

　　　　　　　■山五味子根　全年均可采挖（秋季采挖者质量较好），去须根，洗净，切片，晒干。

　　　　　　　■山五味子叶　春、夏季采收，鲜用或晒干。

【用 法 用 量】■山五味子　内服：煎汤，9~15 g；或研末。

　　　　　　　■山五味子根　内服：煎汤，9~15 g。

　　　　　　　■山五味子叶　外用：适量，捣敷。

【用 药 经 验】①热咳：蜂蜜融化后，将山五味子（适量研末）放入搅匀即服。②风热咳嗽：山
五味子叶（嫩叶尖）50 g，煨水服。③刀伤出血：山五味子叶（嫩叶尖），口嚼敷
伤口。

直角荚蒾 *Viburnum foetidum* Wall. var. *rectangulatum* (Graebn.) Rehd.

【形 态 特 征】植株直立或攀缘状。枝披散，侧生小枝甚长而呈蜿蜒状，常与主枝呈直角或近直
角开展。叶厚纸质至薄革质，卵形、菱状卵形、椭圆形至矩圆形或矩圆状披针形，
长3~10 cm，全缘或中部以上有少数不规则浅齿，下面偶有棕色小腺点，侧脉直达
齿端或近缘前互相网结，基部一对较长而常作离基三出脉状。总花梗通常极短或几
缺，很少长达2 cm；第一级辐射枝通常5条。花期5~7月，果期10~12月。

【分布与生境】梵净山地区资源分布的代表区域：铧口尖、密麻树、小塝、烂泥坳、大水溪、雀

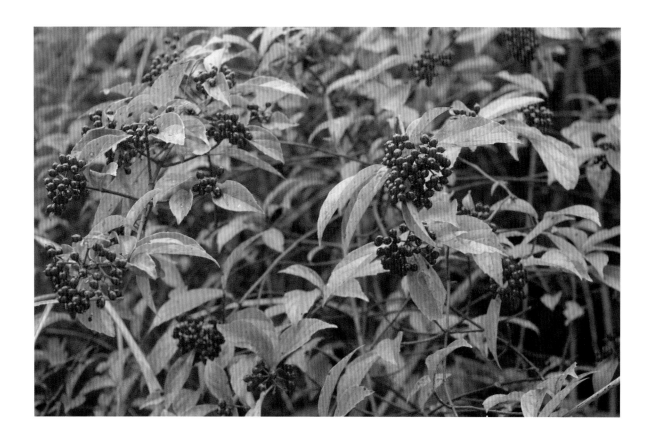

子坳、小罗河沟、鱼泉沟等地。生于海拔500～1200 m的山谷林缘、路旁、溪边、灌丛中。

【中 药 名】直角荚蒾（叶、嫩枝）。

【功效主治】清热解毒，利湿。主治感冒，痢疾，疮疖肿毒，湿疹等。

【采收加工】春、夏季采收，鲜用或晒干。

南方荚蒾 *Viburnum fordiae* Hance

【别 名】土五味（《贵州中草药名录》），火柴树（《广西本草选编》），酸汤泡（《湖南药物志》），火斋（《全国中草药汇编》），苦茶子（《福建药物志》）。

【形态特征】灌木或小乔木，高可达5 m。幼枝、芽、叶柄、花序、萼和花冠外面均被由暗黄色或黄褐色簇状毛组成的绒毛；枝灰褐色。叶纸质，宽卵形，初时被簇状或叉状毛，后仅脉上有毛，稍光亮，下面毛较密，无腺点，直达齿端，上面略凹陷，下面凸起；叶柄长5～15 mm，有时更短；无托叶。复伞形式聚伞花序顶生或生于具1对叶的侧生

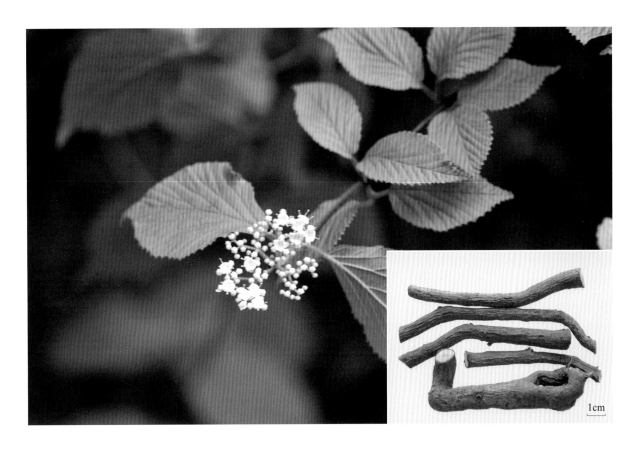

小枝之顶；萼筒倒圆锥形，萼齿钝三角形；花冠白色，辐状，裂片卵形，比筒长。果实红色，卵圆形；核扁，有2条腹沟和1条背沟。花期4~5月，果期10~11月。

【分布与生境】梵净山地区资源分布的代表区域：刘家纸厂、小黑湾、三角岩、四方岩、黄泥坳、岩高坪等地。生于海拔600~1500 m的林缘、路旁、灌丛中。

【中　药　名】南方荚蒾（根、茎、叶）。

【功效主治】疏风解表，活血散瘀，清热解毒。主治感冒，发热，月经不调，风湿痹痛，跌打骨伤，淋巴结炎，湿疹。

【采收加工】全年均可采根，洗净，切段或切片，晒干；夏、秋季采收茎、叶，鲜用或切段晒干。

【用法用量】内服：煎汤，6~15 g；或泡酒。外用：适量，捣敷；或煎水洗。

【用药经验】①外感风热：南方荚蒾（茎）30 g，紫苏15 g，虎杖根30 g，水灯心草、白牛胆、铁马鞭各15 g，水煎兑酒服。孕妇去铁马鞭。②小儿疳积：南方荚蒾（茎或叶）15~30 g，芡实3~15 g，水煎服。③湿疹：南方荚蒾（根、茎）30~60 g，水煎外洗。④风火牙痛，疮疖肿毒：南方荚蒾（茎）燃烧后，靠近铁刀面，使冷凝成油液，涂患处。⑤淋巴腺炎（丝虫病引起）：南方荚蒾、鲜满山红根各30 g，水煎服。⑥过敏性皮炎、疖：鲜南方荚蒾（叶）适量，水煎，温洗患处。

巴东荚蒾 *Viburnum henryi* Hemsl.

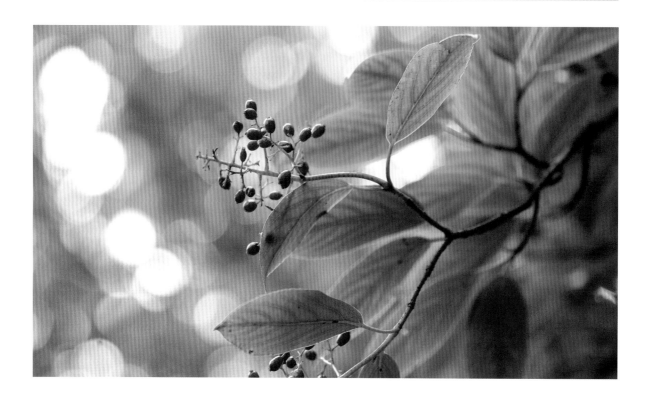

【形态特征】灌木或小乔木，常绿，高达7 m，全株无毛。当年生小枝带紫褐色，二年生小枝灰褐色。冬芽有1对外被黄色簇状毛的鳞片。叶亚革质，倒卵状矩圆形，顶端尖，基部楔形，边缘除自一叶片的中部或中部以下处全缘外有浅的锐锯齿，齿常具硬凸头，两面无毛或下面脉上散生少数簇状毛，侧脉5～7对。圆锥花序顶生，总花梗纤细；苞片和小苞片迟落，条状披针形，绿白色；花芳香，生于序轴的第二至第三级分枝上；萼筒筒状，萼檐波状；花冠白色，辐状，裂片卵圆形；雄蕊与花冠裂片等长，花药黄白色，矩圆形；花柱与萼齿几等长，柱头头状。果实红色，后变紫黑色，椭圆形；核稍扁，椭圆形，有1条深腹沟，背沟常不存。花期6月，果期8～9月。

【分布与生境】梵净山地区资源分布的代表区域：洼溪河、黄泥沟、铧口尖、蒋家河坪、凉水井、雀子坳、石柱岩等地。生于海拔550～1400 m的林缘、路旁、灌丛中。

【中　药　名】巴东荚蒾（枝、叶），巴东荚蒾根（根），巴东荚蒾果（果实）。

【功效主治】■巴东荚蒾　清热解毒，疏风解表。主治疔疮发热，风热感冒；外用治过敏性皮炎。

　　　　　　■巴东荚蒾根　祛瘀消肿。主治淋巴结炎，跌打损伤。

　　　　　　■巴东荚蒾果　主治破血，止痢消肿，蛊症，蛇毒。

【采 收 加 工】■巴东荚蒾　春、夏季采收，鲜用或晒干。

■巴东荚蒾根　全年均可采挖，洗净，切片，晒干。

■巴东荚蒾果　果实成熟后采收，晒干。

粉 团 *Viburnum plicatum* Thunb.

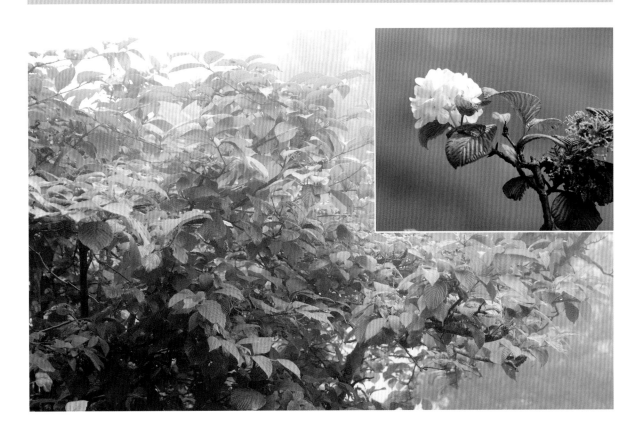

【别　　　　名】雪球荚蒾（《中国高等植物图鉴》）。

【形 态 特 征】落叶灌木，高达3 m。当年生小枝浅黄褐色，四角状，二年生小枝灰褐色或灰黑色，稍具棱角或否，散生圆形皮孔，老枝圆筒形，近水平状开展；冬芽有1对披针状三角形鳞片。叶纸质，宽卵形、圆状倒卵形或倒卵形，稀近圆形，顶端圆，基部圆形，很少微心形，边缘有不整齐三角状锯齿，笔直伸至齿端，上面常深凹陷，下面显著凸起，小脉横列，并行，紧密，呈明显的长方形格纹；叶柄被薄绒毛；无托叶。聚伞花序伞形式，球形，常生于具1对叶的短侧枝上，全部由大型的不孕花组成，总花梗稍有棱角，被黄褐色簇状毛；萼筒倒圆锥形，顶钝圆；花冠白色，辐状，裂片有时仅4枚，倒卵形，大小常不相等；雌、雄蕊均不发育。花期4～5月，果期8～9月。

【分布与生境】梵净山地区资源分布的代表区域：胜利坳、牛头山、汤家岩、关门山等地。生于海拔1200~1500 m的林缘、灌丛中。

【中　药　名】粉团雪球荚蒾（根、茎）。

【功效主治】清热解毒，健脾消积。主治疮毒，风热感冒，小儿疳积，消化不良等。

【采收加工】全年均可采收，切段，晒干。

【用法用量】内服：煎汤，3~9 g。外用：适量，烧存性研末调敷。

球核荚蒾 *Viburnum propinquum* Hemsl.

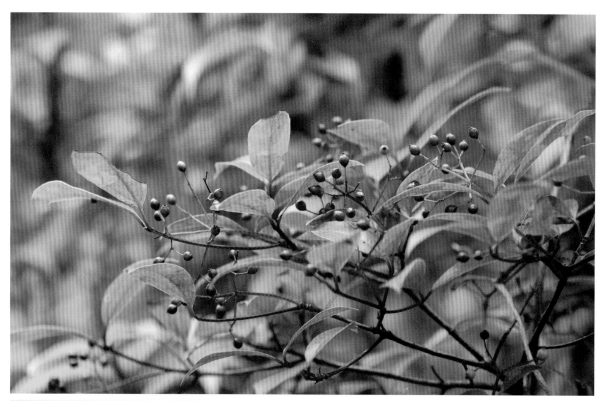

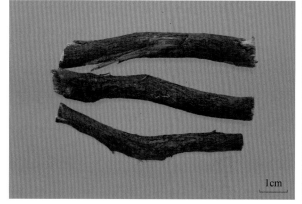

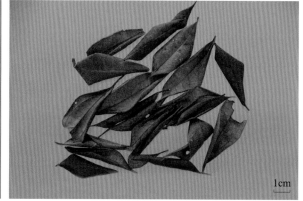

【别　　　名】兴山绣球（《中国树木分类学》），仙人茶（《浙江药用植物志》），鱼串子（《四川中药志》）。

【形 态 特 征】常绿灌木，高达2 m，全体无毛。当年生小枝红褐色，光亮，具凸起的小皮孔，二年生小枝变灰色。幼叶带紫色，成长后革质，卵形至卵状披针形，顶端渐尖，基部狭窄至近圆形，两侧稍不对称，边缘通常疏生浅锯齿，基部以上两侧各有1~2枚腺体，具离基三出脉，脉延伸至叶中部，近缘前互相网结，有时脉腋有集聚簇状毛，中脉和侧脉上面凹陷，下面凸起；叶柄纤细，长1~2 cm。聚伞花序，总花梗纤细，第一级辐射枝通常7条，花生于第三级辐射枝上，有细花梗；萼齿宽三角状卵形；花冠绿白色，辐状，内面基部被长毛，裂片宽卵形，顶端圆形。果实蓝黑色，有光泽，卵圆形；核有1条极细的浅腹沟或无沟。花期3~5月，果期5~10月。

【分布与生境】梵净山地区资源分布的代表区域：六股坪、郭家沟、金盏坪、艾家坝、栗子园等地。生于海拔700~1000 m的山谷林缘、路旁、沟边、灌丛中。

【中　药　名】六股筋（根或叶）。

【功 效 主 治】散瘀止血，接骨续筋。主治跌打损伤，外伤出血，骨折。

【采 收 加 工】春、夏季采收叶，全年均可采收根，均鲜用或晒干，根用时切段。

【用 法 用 量】外用：适量，研粉撒布或调敷；或鲜品捣烂敷。

【用 药 经 验】①骨折，跌打损伤，瘀血肿痛：六股筋适量，捣绒，用酒调敷患部。②创伤出血：六股筋适量，研细末，撒布患处。

茶荚蒾 *Viburnum setigerum* Hance

【别　　　名】汤饭子、跑路杆子、水荼子（《湖南药物志》），霜降子、虎柴子、刚毛荚蒾（《中药大辞典》）。

【形 态 特 征】落叶灌木，高达4 m。当年生小枝浅灰黄色，多少有棱角，二年生小枝灰色，灰褐色。叶卵状矩圆形，稀卵形，顶端渐尖，基部圆形，边缘基部除外疏生尖锯齿，下面仅中脉及侧脉被浅黄色贴生长纤毛，近基部两侧有少数腺体，侧脉6~8对，笔直而近并行，伸至齿端，上面略凹陷，下面显著凸起；叶柄有少数长伏毛。复伞形式聚伞花序无毛，有极小红褐色腺点，常弯垂，总花梗长1~3.5 cm，第一级辐射枝通常5条，花萼齿卵形，顶钝形；花冠白色，干后变茶褐色，辐状，无毛，裂片卵

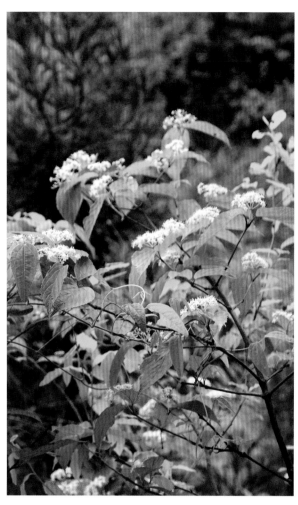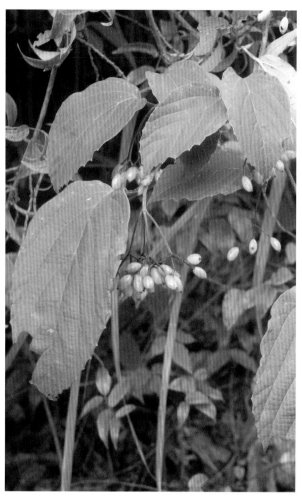

形。果实红色，卵圆形；核甚扁，卵圆形。花期4～5月，果期9～10月。

【分布与生境】梵净山地区资源分布的代表区域：郭家沟、芭蕉湾、长溪沟、鱼坳、岩棚、标水岩、青冈坪等地。生于海拔600～1400 m的林缘、路旁、灌丛中。

【中　药　名】鸡公柴（根），鸡公柴果（果实）。

【功效主治】■鸡公柴　清热利湿，活血止血。主治小便白浊，肺痈，吐血，热瘀经闭。

　　　　　　■鸡公柴果　健脾。主治消化不良，食欲不振。

【采收加工】■鸡公柴　秋后采挖，洗净，切片，晒干。

　　　　　　■鸡公柴果　秋季果实成熟时采收，晒干。

【用法用量】■鸡公柴　内服：煎汤，15～30 g。

　　　　　　■鸡公柴果　内服：煎汤，10～15 g。

【用药经验】①吐血：鸡公柴120 g，鸡蛋3枚，煮熟服。②脾胃虚弱，胃纳呆钝：鸡公柴果、山楂根、仙鹤草、六月雪各15 g，水煎服。

合轴荚蒾 *Viburnum sympodiale* Graebn.

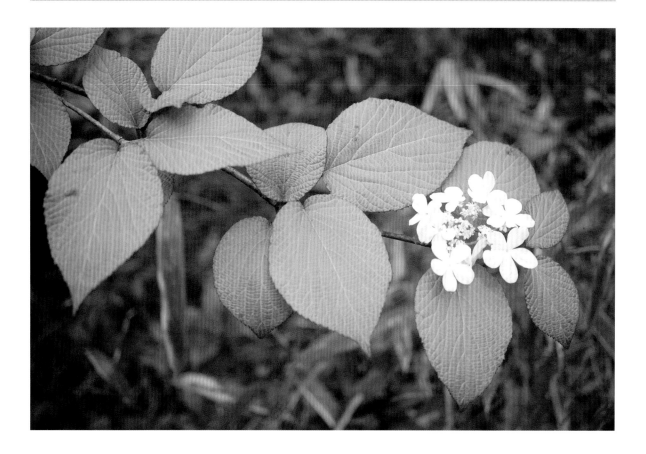

【形态特征】落叶灌木或小乔木，高可达10 m。幼枝、叶下面脉上、叶柄、花序及萼齿均被灰黄褐色鳞片状毛，二年生小枝红褐色，有时光亮，最后变灰褐色，无毛。叶纸质，卵形至椭圆状卵形，顶端渐尖，基部圆形，很少浅心形，边缘有不规则牙齿状尖锯齿，上面无毛，侧脉6~8对，上面稍凹陷，下面凸起，小脉横列，明显；托叶钻形，基部常贴生于叶柄，有时无托叶。聚伞花序，花开后几无毛，周围有大型、白色的不孕花，无总花梗；萼筒近圆球形，萼齿卵圆形；花冠白色，辐状，裂片卵形，长2倍于筒。果实红色，后变紫黑色，卵圆形；核稍扁，有1条浅背沟和1条深腹沟。花期4~5月，果期8~9月。

【分布与生境】梵净山地区资源分布的代表区域：岩高坪、龙家坪、白云寺、棉絮岭、骄子岩等地。生于海拔1400~2100 m的疏林中或灌丛中。

【中 药 名】合轴荚蒾（根及根茎）。

【功效主治】清热解毒，消积。主治肺痈，疮毒，消化不良。

【采收加工】全年均可采收，切段，晒干。

三叶荚蒾 *Viburnum ternatum* Rehd.

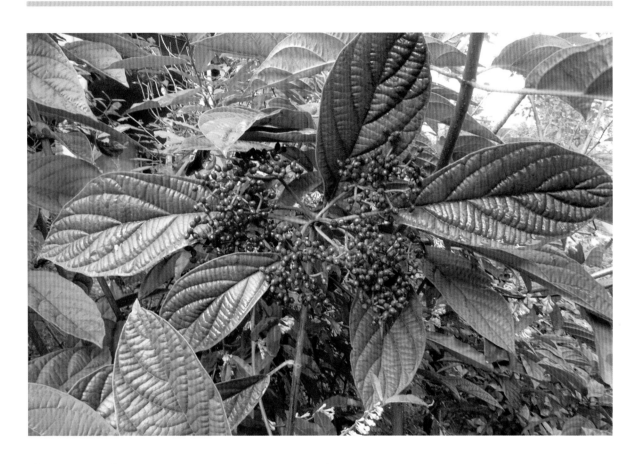

【别　　　名】三出叶荚蒾（《拉汉种子植物名称》）。

【形态特征】落叶灌木或小乔木，高可达6 m。当年生小枝茶褐色，近圆筒形，被带黄色簇状短伏毛，二年生小枝黑褐色。叶3枚轮生，在较细弱枝上对生，皮纸质，卵状椭圆形，有时倒卵状披针形，顶端尖，基部楔形，全缘，上面初时疏被叉状短伏毛，中脉毛较密，后变无毛，下面仅中脉及侧脉上被簇状、叉状或简单毛，基部中脉两侧常具圆形大腺斑，侧脉6~7对，弧形，下面明显凸起；叶柄纤细，被簇状短毛；托叶2，披针形，被短毛。果实红色，宽椭圆状矩圆形；核宽椭圆状矩圆形，灰白色，有1条腹沟和2条浅背沟。花期6~7月，果期9月。

【分布与生境】梵净山地区资源分布的代表区域：密麻树、洼溪河、青龙洞等地。生于海拔750~1100 m的山谷溪旁及灌丛中。

【中　药　名】三叶荚蒾（根及根茎）。

【功效主治】疏风解毒，清热解毒，活血。主治风热感冒，疔疮发热，产后伤风，跌打骨折。

烟管荚蒾 *Viburnum utile* Hemsl.

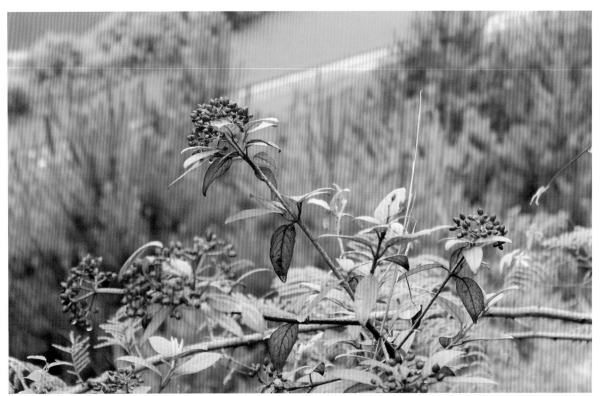

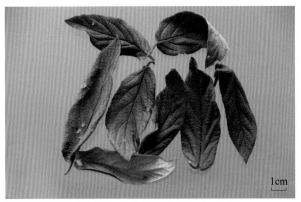

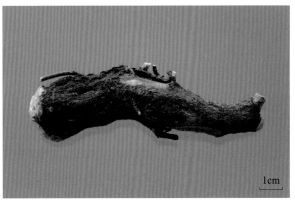

1cm

1cm

【别　　名】羊屎柴（《本草纲目》），灰猫条（《贵阳民间药草》），有用荚蒾（《拉汉种子植物名称》），黑汉条（湖北兴山）。

【形 态 特 征】常绿灌木，高达2 m；叶下面、叶柄和花序均被由灰白色或黄白色簇状毛组成的细绒毛。当年生小枝被带黄褐色或带灰白色绒毛，后变无毛，翌年变红褐色，散生小皮孔。叶革质，卵圆状矩圆形，全缘或很少有少数不明显疏浅齿，上面深绿色有光泽而无毛。聚伞花序；萼筒筒状，萼齿卵状三角形；花冠白色，花蕾时带淡红色，辐状，无毛，裂片圆卵形。果实红色，后变黑色，椭圆状矩圆形；核稍扁，椭圆形，有2条极浅背沟和3条腹沟。花期3~4月，果期8月。

【分布与生境】梵净山地区资源分布的代表区域：大土、黄泥坳、张家坝、青冈坪、磨槽湾、标水岩等地。生于海拔800~1400 m的山谷林缘、路旁、灌丛中。

【中　药　名】羊屎条根（根），羊屎条花（花），羊屎条叶（叶）。

【功效主治】■羊屎条根　利湿解毒，活血通络。主治痢疾，脱肛，痔疮下血，白带异常，风湿痹痛，跌打损伤，痈疽，湿疮。

■羊屎条花　解毒，和络。主治羊毛疔，跌打损伤。

■羊屎条叶　止血，接骨。主治外伤出血，骨折，预防流行性感冒。

【采收加工】■羊屎条根　全年均可采挖，洗净，切片，晒干。

■羊屎条花　夏、秋季采收，烘干。

■羊屎条叶　春、夏季采收，鲜用或晒干。

【用法用量】■羊屎条根　内服：煎汤，15~30 g；或泡酒。外用：适量，捣敷；或煎水洗。

■羊屎条花　外用：适量，研末捣敷。

■羊屎条叶　内服：煎汤，15~60 g。外用：适量，研末敷。

【用药经验】①热痢：羊屎条根30 g，大木姜子7粒，水煎服。②痔疮脱肛：羊屎条根60 g，猪大肠适量，炖熟食。③痔疮出血：羊屎条根30 g，水煎服。④跌打损伤，风湿痹痛：羊屎条根60 g，大血藤、威灵仙各30 g，泡酒服。⑤接骨：羊屎条叶、水冬瓜根皮、小种三七各适量，打末调苦浓茶外涂。⑥流行性感冒：羊屎条叶60 g，水煎服。

半边月
Weigela japonica Thunb. var. *sinica* (Rehd.) Bailey

【别　　　名】水马桑（《中国高等植物图鉴》），木绣球（《中国树木分类学》），杨栌（《新修本草》）。

【形态特征】灌叶灌木，高达6 m。叶长卵形或卵状椭圆形，稀倒卵形，具锯齿，上面疏生短柔毛，脉毛较密，下面浅绿色，密生柔毛；叶柄有柔毛。单花或具3花的聚伞花序生于短枝叶腋或顶端；萼齿线形，深达萼檐基部，被柔毛；花冠白色或淡红色，花后渐红色，漏斗状钟形，外面疏被柔毛或近无毛，冠筒基部窄筒形，中部以上骤扩

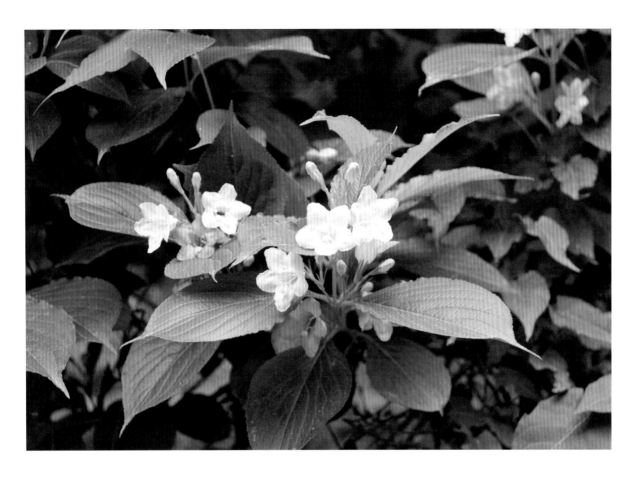

大，裂片开展，近整齐，无毛；花丝白色，花药黄褐色；柱头盘形，伸出花冠外。果实顶端有短柄状喙，疏生柔毛。种子具窄翅。花期4～5月，果期8～9月。

【分布与生境】梵净山地区资源分布的代表区域：白沙、漆树坪、三角岩等地。生于海拔750～1300 m的山谷林缘、疏林、灌丛中。

【中　药　名】水马桑（根）。

【功效主治】益气，健脾。主治气虚食少，消化不良。

【采收加工】秋、冬季采挖，洗净，切片，晒干。

【用法用量】内服：煎汤，9～15g；或炖鸡蛋或猪肉。

败酱科

墓头回 *Patrinia heterophylla* Bunge

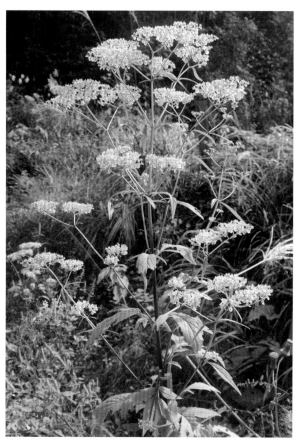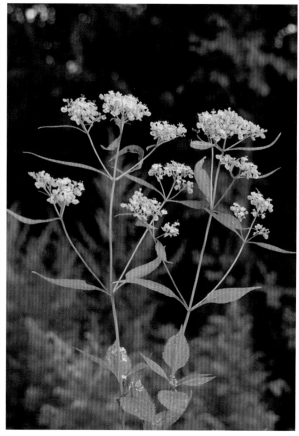

【别　　　名】地花菜、墓头灰（《救荒本草》），追风箭、脚汗草（《全国中草药汇编》），木头回、臭脚跟（河南）。

【形 态 特 征】多年生草本，高30～80 cm。根状茎较长，横走；茎直立。基生叶丛生，具长柄，叶片边缘圆齿状或具糙齿状缺刻，不分裂或羽状分裂至全裂，茎生叶对生，茎下部叶常2～3对羽状全裂，顶生裂片卵形或宽卵形，先端渐尖或长渐尖，中部叶常具1～2对侧裂片。花黄色，顶生伞房状聚伞花序，总花梗下苞叶常具1或2对（较少为3～4对）线形裂片，分枝下者不裂，线形，常与花序近等长或稍长；萼齿5，明显或不明显，圆波状、卵形；花冠钟形。瘦果长圆形或倒卵形，顶端平截；翅状果倒卵形，顶端钝圆。花期7～9月，果期8～10月。

【分布与生境】梵净山地区资源分布的代表区域：木耳坪、大河堰、张家堰、雀子坳、护国寺等地。生于海拔850～1500 m的林缘、路旁、沟边。

【中 药 名】墓头回（根）。

【功效主治】燥湿止带，收敛止血，清热解毒。主治赤白带下，崩漏，泄泻痢疾，黄疸，疟疾，肠痈，疮疡肿毒，跌打损伤，子宫颈癌，胃癌。

【采收加工】秋季采挖，除去茎叶，杂质，洗净，鲜用或晒干。

【用法用量】内服：煎汤，9～15 g。外用：适量，捣敷。

【用药经验】①赤痢：墓头回15 g，马齿苋30 g，水煎服。②疟疾：墓头回15～30 g，水煎，于疟疾发作前1 h服。③痛经：墓头回、香附、元胡各15 g，黄酒30 g，水煎服。

少蕊败酱 *Patrinia monandra* C. B. Clarke

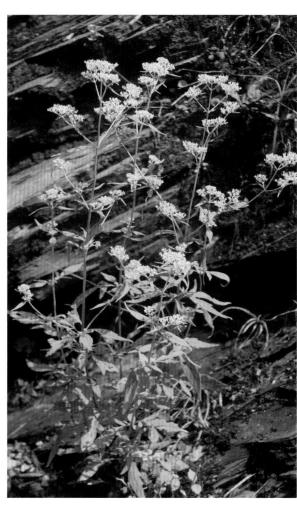
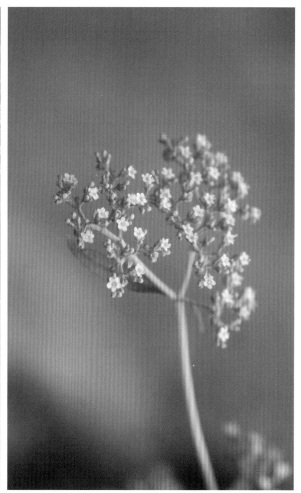

【别　　名】单蕊败酱（《中国高等植物图鉴》），介头草（四川峨眉山），黄凤仙（四川马尔康），山芥花（河北）。

【形态特征】二年生或多年生草本，高达150 cm。茎基部近木质，被灰白色粗毛，后渐脱落。单叶对生，长圆形，下部有1～2对侧生裂片，边缘具粗圆齿。聚伞圆锥花序顶生及腋生，花序梗密被长糙毛；总苞叶线状披针形或披针形，不分裂，顶端尾状渐尖，或有时羽状3～5裂，长达15 cm，顶生裂片卵状披针形；花小，花梗基部贴生1卵形、倒卵形或近圆形的小苞片；花萼小，5齿状；花冠漏斗形，淡黄色，或同一花序中有淡黄色和白色花，花冠裂片稍不等形，卵形、宽卵形或卵状长圆形。瘦果卵圆形。花期8～9月，果期9～10月。

【分布与生境】梵净山地区资源分布的代表区域：刘家湾、铜矿厂、棉絮岭、岩高坪、刘家纸厂、跑马场等地。生于海拔500～1800 m的路旁、林缘、灌丛中。

【中　药　名】少蕊败酱（全草）。

【功效主治】清热解毒，祛瘀排脓。主治肠痈，下痢，赤白带下，产后瘀滞腹痛，目赤肿痛。

【采收加工】野生者夏、秋季采挖，栽培者可在当年开花前采收，洗净，晒干。

【用法用量】内服：煎汤，10～15 g。外用：鲜品适量，捣敷患处。

败　酱　*Patrinia scabiosifolia* Link

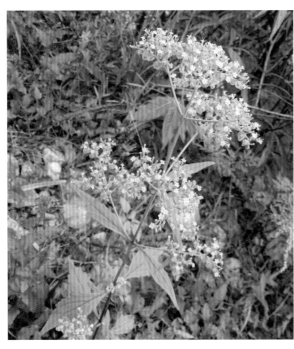
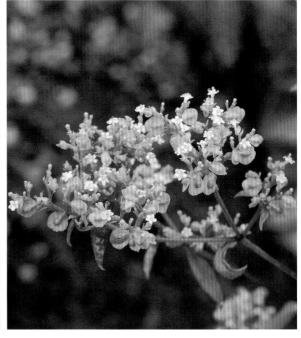

【别　　　名】黄花龙牙（《植物名实图考》），黄花苦菜（浙江），苦菜（江西、湖北），山芝麻（山东），麻鸡婆（江西）。

【形 态 特 征】多年生草本，高30～100 cm。根状茎横卧或斜生；茎直立，黄绿色至黄棕色。基生叶丛生，椭圆形，不分裂，上面暗绿色，背面淡绿色；茎生叶对生，宽卵形至披针形，常羽状深裂，顶生裂片卵形，上部叶渐变窄小，无柄。花序为聚伞花序组成的大型伞房花序，顶生；总苞线形，甚小；苞片小；花小；花冠钟形，黄色；雄蕊4，花丝不等长，花药长圆形；子房椭圆状长圆形，柱头盾状。瘦果长圆形，具3棱，2不育子室中央稍隆起成上粗下细的棒槌状，能育子室略扁平，内含1椭圆形、扁平种子。花期7～9月。

【分布与生境】梵净山地区资源分布的代表区域：雀子坳、青冈坪、桃树岭、郭家沟等地。生于海拔650～1100 m的林缘、路旁、灌丛中。

【中　药　名】败酱（全草）。

【功 效 主 治】清热解毒，排脓破瘀。主治肠痈，下痢，赤白带下，产后瘀滞腹痛，目赤肿痛，痈肿疥癣。

【采 收 加 工】夏、秋季采收，洗净，晒干。

【用 法 用 量】内服：煎汤，10～15 g。外用：鲜品适量，捣敷患处。

【用 药 经 验】①肠痈：败酱、大血藤各30 g，水煎服。②颈痈：败酱、蒲公英各30 g，水煎服。③痢疾：败酱、天青地白各15 g，水煎服。④无名肿痈：鲜败酱适量，捣烂敷患处。⑤目赤肿痛：败酱15 g，龙胆6 g，水煎服。

攀倒甑 *Patrinia villosa* (Thunb.) Juss.

【别　　　名】毛败酱（《台湾植物志》），败酱（《浙江药用植物志》），苦斋（江西遂川）。

【形 态 特 征】多年生草本，高50～100 cm。地下根状茎长而横走，偶在地表匍匐生长。基生叶丛生，叶片卵形，先端渐尖，边缘具粗钝齿，基部楔形下延，叶柄较叶片稍长；茎生叶对生，与基生叶同形。由聚伞花序组成顶生圆锥花序；花萼小，萼齿5，浅波状；花冠钟形，白色，5深裂；雄蕊4，伸出；子房下位，花柱较雄蕊稍短。瘦果倒卵形，与宿存增大苞片贴生；果苞倒卵形，顶端钝圆，微3裂，基部楔形，网脉明显，具主脉2条，极少有3条的，下面中部2主脉内有微糙毛。花期8～10月，果期9～11月。

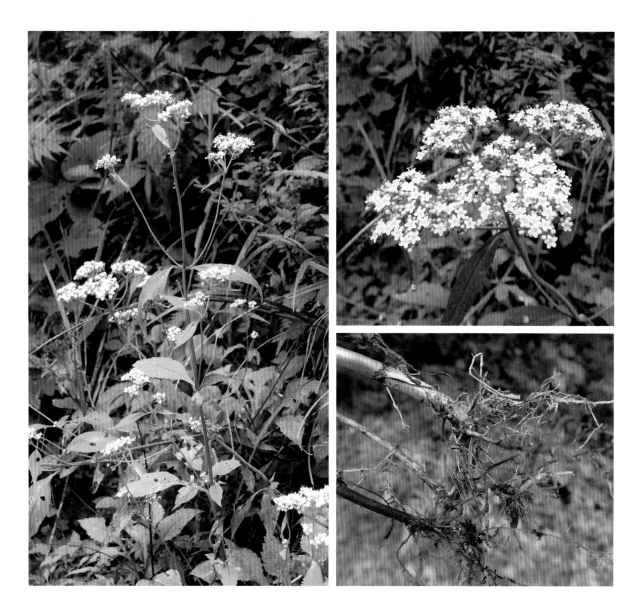

【分布与生境】梵净山地区资源分布的代表区域：青龙洞、二道拐、大岩屋、陈家湾、凉水井、长
溪沟、密麻树等地。生于海拔550～1100 m的山谷疏林中、林缘、路旁潮湿处。

【中　药　名】败酱（全草）。

【功效主治】清热解毒，排脓破瘀。主治肠痈，下痢，赤白带下，产后瘀滞腹痛，目赤肿痛，痈
肿疥癣。

【采收加工】野生者夏、秋季采挖，栽培者可在当年开花前采收，洗净，晒干。

【用法用量】内服：煎汤，10～15 g。外用：鲜品适量，捣敷患处。

【用药经验】①肠痈：败酱、大血藤各30 g，水煎服。②颈痈：败酱、蒲公英各30 g，水煎服。
③痢疾：败酱、天青地白各15 g，水煎服。④无名肿痛：鲜败酱适量，捣烂敷患
处。⑤目赤肿痛：败酱15 g，龙胆6 g，水煎服。

柔垂缬草 *Valeriana flaccidissima* Maxim.

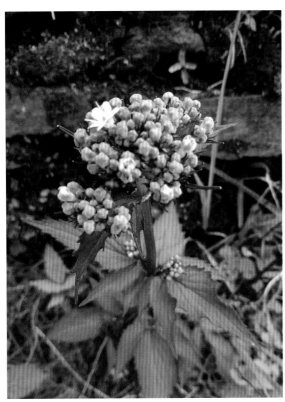
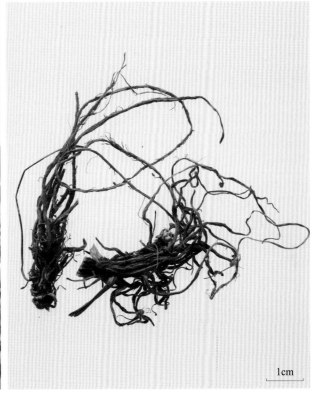

1cm

【别　　　名】蜘蛛香（《贵州民间药物》），水臭草、阿计欧（《贵州药用植物目录》），岩边香（《贵州中草药名录》）。

【形 态 特 征】细柔草本，高20～80 cm，植株稍多汁。根状茎细柱状，具明显的环节；匍枝细长具有柄的心形或卵形小叶。基生叶与匍枝叶同形，有时3裂，钝头，波状圆齿或全缘；茎生叶卵形，羽状全裂，裂片3～7枚，疏离，顶端裂片卵形，钝头，边缘具疏齿，侧裂片与顶裂片同形而依次渐小。花序顶生，或有时自上部叶腋出，伞房状聚伞花序，分枝细长，果期为甚；苞片和小苞片线形，最上部的小苞片等于或稍短于果长；花淡红色，花冠裂片长圆形，花冠裂片较花冠筒为短；雌雄蕊常伸出于花冠之外。瘦果线状卵形，光秃，有时被白色粗毛。花期4～6月，果期5～8月。

【分布与生境】梵净山地区资源分布的代表区域：架香沟、十二湾、淘金坳、白云寺、骄子岩、叫花洞、久龙池等地。生于海拔1500～2300 m的疏林中，林缘、路旁潮湿处。

【中　药　名】蛇头细辛（根及根茎）。

【功 效 主 治】祛风，散寒，除湿，消食。主治外感风寒，风湿痹痛，食积腹胀，消化不良。

【采 收 加 工】夏、秋季采挖，洗净，晒干或鲜用。

【用 法 用 量】内服：煎汤，9~15 g。

【用 药 经 验】①感冒风寒：蛇头细辛9~15 g，水煎服。②风湿痛：蛇头细辛、牛膝、木通各9 g，水煎服。③小儿白口疮：蛇头细辛适量，捣烂搽患处。

蜘蛛香 *Valeriana jatamansi* Jones

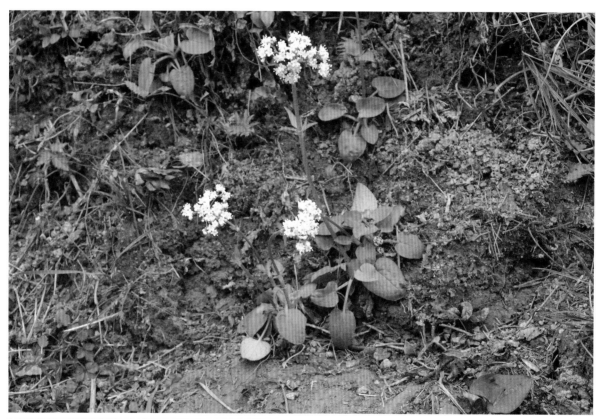

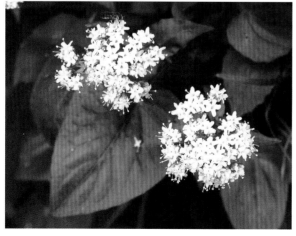

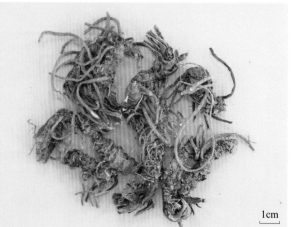

1cm

【别　　　名】马蹄香（《中国经济植物志》），大救驾（陕西、四川），老君须（陕西）。

【形 态 特 征】植株高20～70 cm。根状茎粗厚，块柱状，节密，有浓烈香味；茎1至数株丛生。基生叶发达，叶片心状圆形，边缘具疏浅波齿，被短毛；茎生叶不发达，每茎2对，有时3对，下部的心状圆形，近无柄，上部的常羽裂，无柄。花序为顶生的聚伞花序，苞片和小苞片长钻形，中肋明显，最上部的小苞片常与果实等长；花白色，杂性；雌花小，不育花药着生在极短的花丝上，位于花冠喉部；雌蕊伸长于花冠之外，柱头深3裂；两性花较大。瘦果长卵形，两面被毛。花期5～7月，果期6～9月。

【分布与生境】梵净山地区资源分布的代表区域：青冈坪、六股坪、烂泥坳、大土、雀子坳、芭蕉湾等地。生于海拔500～1200 m的疏林中、灌丛中、田边土埂。

【中　药　名】蜘蛛香（根茎）。

【功 效 主 治】理气止痛，消食止泻，祛风除湿，镇惊安神。主治脘腹胀痛，食积不化，腹泻痢疾，风湿痹痛，腰膝酸软，失眠。

【采 收 加 工】秋季采挖，除去泥沙，晒干。

【用 法 用 量】内服：煎汤，3～6 g。外用：适量，磨汁涂搽患处。

【用 药 经 验】①口腔炎：蜘蛛香15 g，研末，以开水调和，涂在溃疡面上。②男女痔疮：蜘蛛香适量，加菜油捣烂，布包搽患处。③胃痛：蜘蛛香、穿心莲各适量，水煎服。④马蹄惊：蜘蛛香、姜黄、橘皮、葱、鸡内金各适量，水煎服。⑤胃溃疡：蜘蛛香、积雪草、青藤香（马兜铃）、水三七（裂果薯）各15 g，水煎服。⑥上吐下泻：蜘蛛香15 g（鲜品加倍），水煎服。

缬 草
Valeriana officinalis L.

【别　　　名】欧缬草（《中国高等植物图鉴》），拔地麻、媳妇菜（《中国经济植物志》、东北各省），满坡香、五里香（湖南）。

【形 态 特 征】多年生高大草本，高可达100～150 cm。须根簇生。根状茎粗短呈头状；茎中空，有纵棱，被粗毛，尤以节部为多，老时毛少。匍枝叶、基出叶和基部叶在花期常凋萎；茎生叶卵形，羽状深裂，中央裂片与两侧裂片近同形同大小，但有时与第1对侧裂片合生成3裂状，裂片披针形，顶端渐窄，基部下延，有疏锯齿，两面及柄轴多少被毛。花序顶生，呈伞房状三出聚伞圆锥花序；小苞片中央纸质，两侧膜质，长椭圆状长圆形，边缘多少有粗缘毛；花冠淡紫红色或白色，花冠裂片椭圆形，

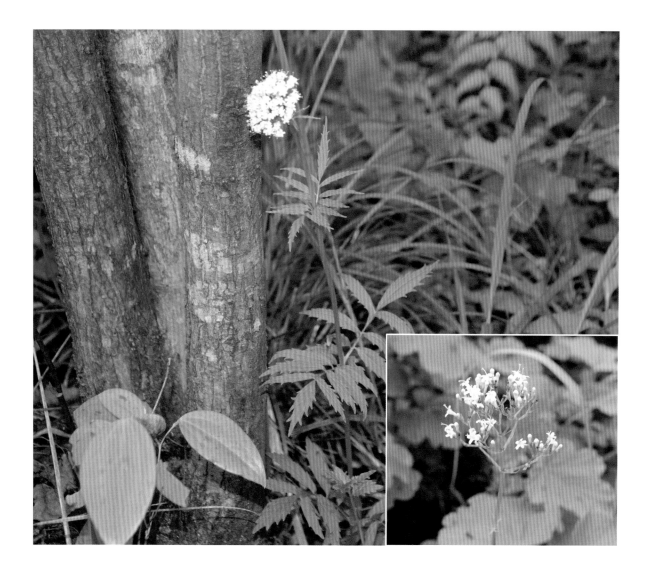

雌蕊、雄蕊约与花冠等长。瘦果长卵形，基部近平截，光秃或两面被毛。花期5～7月，果期6～10月。

【分布与生境】梵净山地区资源分布的代表区域：郭家沟、岑上坪、长岗岭、麻溪坳、青冈坪、苗王坡等地。生于海拔500～1200 m的林缘、疏林中、灌丛中。

【中　药　名】缬草（根及根茎）。

【功效主治】安心神，祛风湿，行气血，止痛。主治心神不安，心悸失眠，癫狂，风湿痹痛，脘腹胀痛，经闭，痛经，跌打损伤等。

【采收加工】9～10月采挖，去掉茎叶及泥土，晒干。

【用法用量】内服：煎汤，3～9 g，或研末；或浸酒。外用：适量，研末调敷。

【用药经验】①心悸失眠：缬草9 g，水煎服。②失眠：缬草、合欢皮各10 g，水煎服。③风湿痹痛：缬草9 g，青藤9 g，黑骨藤10 g，水煎服。④痛经：缬草9 g，五花血藤15 g，臭草15 g，水煎服。

宽叶缬草 *Valeriana officinalis* L. var. *latifolia* Miq.

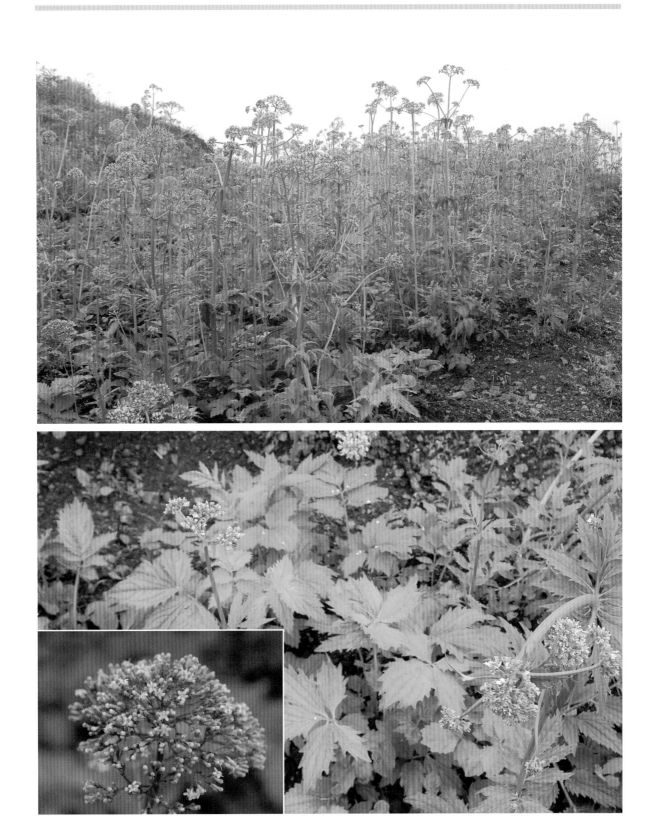

【别　　　名】缬草、欧缬草（《中国高等植物图鉴》），拔地麻、媳妇菜（《中国经济植物志》），香草（河北、甘肃），珍珠香、满山香（陕西）。

【形 态 特 征】多年生高大草本，高可达100～150 cm。须根簇生。根状茎粗短呈头状；茎中空，有纵棱，被粗毛，尤以节部为多，老时毛少。匍枝叶、基出叶和基部叶在花期常凋萎；茎生叶卵形至宽卵形，羽状深裂，裂片5～7枚；叶裂较宽，中裂较大，裂片为具锯齿的宽卵形，顶端渐窄，基部下延，两面及柄轴多少被毛。花序顶生，呈伞房状三出聚伞圆锥花序；小苞片中央纸质，两侧膜质，长椭圆状长圆形，先端芒状突尖，边缘多少有粗缘毛；花冠淡紫红色，花冠裂片椭圆形，雌蕊、雄蕊约与花冠等长。瘦果长卵形，基部近平截，光秃或两面被毛。花期5～7月，果期6～10月。

【分布与生境】梵净山地区资源分布的代表区域：木耳坪、雀子坳、四方岩、白云寺、炕药洞等地。生于海拔1200～2300 m的林缘、疏林中、灌丛中。

【中　药　名】缬草（根及根茎）。

【功 效 主 治】安神，理气，止痛。主治神经衰弱，失眠，癔症，癫痫，胃腹胀痛，腰腿痛，跌打损伤。

【采 收 加 工】9～10月采挖，去掉茎叶及泥土，晒干。

【用 法 用 量】内服：煎汤，3～9g，或研末；或浸酒。外用：适量，研末调敷。

【用 药 经 验】①神经衰弱：缬草、五味子各适量，水煎服或浸酒服。②腰痛：缬草3 g，研末服。

川续断科

川续断 *Dipsacus asper* Wallich ex Candolle

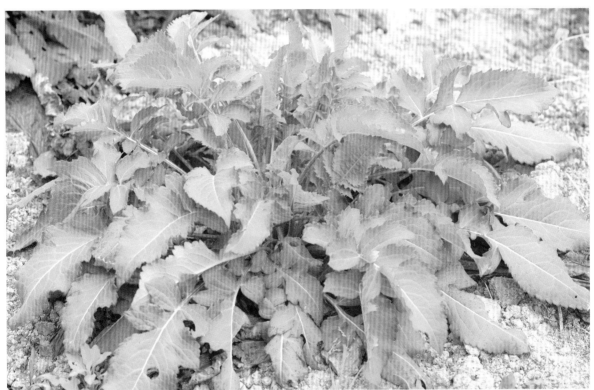

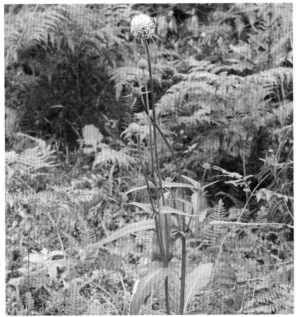

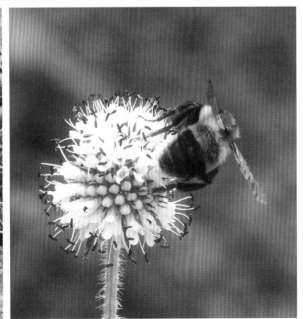

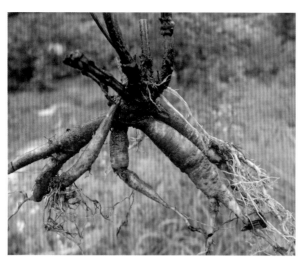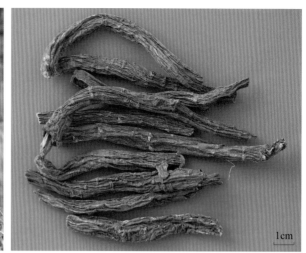

【别　　　名】和尚头、山萝卜（《全国中草药汇编》）。

【形 态 特 征】多年生草本。茎具棱，棱上疏生下弯粗硬刺。基生叶稀疏丛生，长15～25 cm，顶裂片卵形，侧裂片3～4对，多为倒卵形或匙形，上面被白色刺毛或乳头状刺毛，下面沿脉密被刺毛；叶柄长达25 cm；茎中下部叶为羽状深裂，中裂片披针形，具疏粗锯齿，侧裂片2～4对，披针形或长圆形，茎下部叶具长柄，向上叶柄渐短，茎上部叶披针形，不裂或基部3裂。头状花序，总花梗长达55 cm；总苞片5～7，披针形或线形，被硬毛；苞片倒卵形，被柔毛，先端两侧密生刺毛或稀疏刺毛，稀被毛；小总苞4棱，倒卵柱状，每侧面具2纵沟；花萼4棱，皿状，不裂或4裂，被毛；花冠淡黄色或白色，冠筒窄漏斗状，4裂，被柔毛；雄蕊明显超出花冠。瘦果长倒卵柱状，包于小总苞内，顶端外露。花期7～9月，果期9～11月。

【分布与生境】梵净山地区资源分布的代表区域：岩高坪、木耳坪、青冈坪、中灵寺、护国寺、铜矿厂、核桃湾、龙门坳等地。生于海拔1750 m以下的林缘、路旁或田埂上。

【中　药　名】续断（根）。

【功 效 主 治】补肝肾，强筋骨，续折伤，止崩漏。主治肝肾不足，腰膝酸软，风湿痹痛，跌扑损伤，筋伤骨折，崩漏，胎漏。

【采 收 加 工】秋季采挖，除去根头和须根，用微火烘至半干，堆置"发汗"至内部变绿色时，再烘干。

【用 法 用 量】内服：煎汤，6～15 g；或入丸、散。外用：鲜品适量，捣敷。

【用 药 经 验】①肾虚腰痛：续断、杜仲、淫羊藿各15 g，水煎服。②肾阳不足：续断30 g，淫羊藿20 g，水煎服。③胎动不安：续断15 g，菟丝子、桑寄生各10 g，水煎服。④风湿痹痛，关节屈伸不利：续断、桑寄生各20 g，铁筷子10 g，伸筋草15 g，水煎服。

日本续断 *Dipsacus japonicus* Miq.

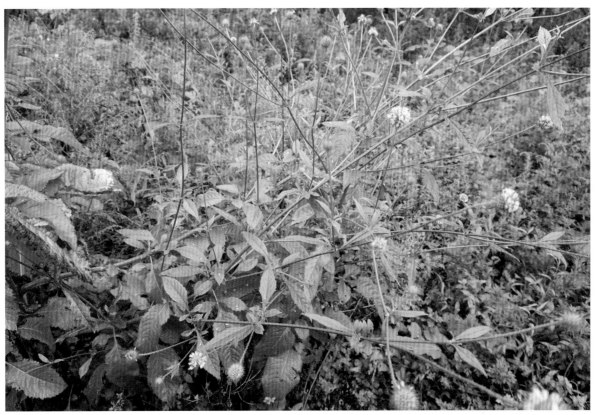

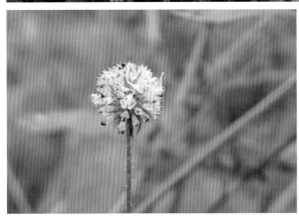

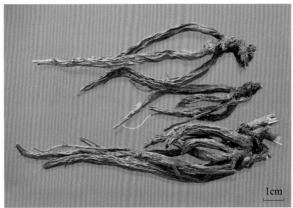

1cm

【别　　　名】龙豆（《神农本草经》），接骨（《名医别录》），巨胜子（浙江），假续断（湖北）。

【形态特征】多年生草本，高1 m以上。主根长圆锥状，黄褐色。茎中空，向上分枝，具4～6棱，棱上具钩刺。基生叶具长柄，叶片长椭圆形，分裂或不裂；茎生叶对生，叶片椭圆状卵形至长椭圆形，先端渐尖，基部楔形，顶端裂片最大，两侧裂片较小，裂片基部下延成窄翅，边缘具粗齿，有时全为单叶对生，正面被白色短毛，叶柄和叶背脉上均具疏的钩刺和刺毛。头状花序顶生，圆球形；总苞片线形，具白色刺毛；花萼盘状，4裂，被白色柔毛；花冠管基部细管明显外被白色柔毛。瘦果长圆楔形。花期8~9月，果期9~11月。

【分布与生境】梵净山地区资源分布的代表区域：护国寺、铜矿厂、洼溪河、麻溪坳等地。生于海拔600~1500 m的林缘、路旁、田边土埂。

【中　药　名】日本续断（根）。

【功效主治】补肝肾，调血脉，敛疮止痛，接骨。主治腰背酸痛，足膝无力，风湿痛，带下，崩漏，痈疽疮肿，损筋折骨等。

【采收加工】秋季采挖，洗净，晒干或烘干。

【用法用量】内服：煎汤，6~15 g；或入丸、散。外用：适量，研粉撒患处。

【用药经验】胃癌：续断9~15 g，水煎服。忌酸辣食物。

葫芦科

绞股蓝 *Gynostemma pentaphyllum* (Thunb.) Makino

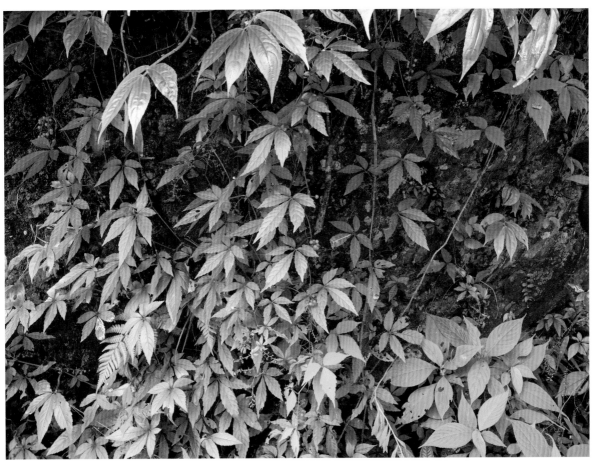

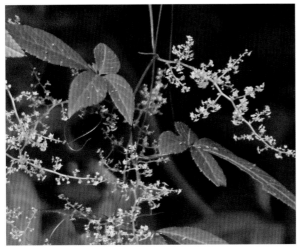

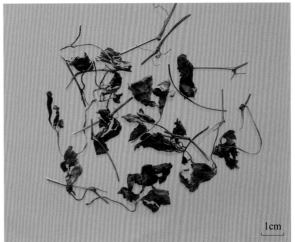

【别　　　名】七叶胆（《中草药通讯》），小苦药、公罗锅底、落地生、遍地生根（《中药大辞典》）。

【形态特征】草质攀缘植物。茎细弱，具分枝，具纵棱及槽，无毛或疏被短柔毛。叶膜质或纸质，鸟足状，具3～9小叶，通常5～7小叶，叶柄被短柔毛或无毛；小叶片卵状长圆形。花雌雄异株。雄花圆锥花序，花序轴纤细；花梗丝状；花冠淡绿色，5深裂，裂片卵状披针形。雌花圆锥花序远较雄花之短小，花萼及花冠似雄花；具短小的退化雄蕊5枚。果实肉质不裂，球形，成熟后黑色，光滑无毛，内含倒垂种子2粒。种子卵状心形，灰褐色，顶端钝，基部心形，压扁，两面具乳突状突起。花期3～11月，果期4～12月。

【分布与生境】梵净山地区资源分布的代表区域：铜矿厂、火烧岩、青龙洞、盘溪、芭蕉湾等地。生于海拔500～950 m的山谷林缘、路旁或沟边。

【中　药　名】绞股蓝（全草）。

【功效主治】清热，补虚，解毒。主治体虚乏力，虚劳失精，白细胞减少症，高脂血症，慢性肠胃炎等。

【采收加工】夏、秋季采收，洗净，晒干。

【用法用量】内服：煎汤，15～30 g；研末，每次3～6 g；或泡茶。外用：适量，捣烂涂擦。

【用药经验】①慢性支气管炎：绞股蓝晒干研粉，每次3～6 g，每日3次。②劳伤虚损，遗精：绞股蓝15～30 g，水煎服，每日1剂。

全缘栝楼 *Trichosanthes pilosa* Loureiro

【别　　　名】佛顶珠（《昆明民间常用草药》），野王瓜（《云南药用植物名录》）。

【形态特征】茎细弱，具纵棱及槽，被短柔毛。叶纸质，卵状心形至近圆心形，不分裂或具3齿裂或3～5中裂至深裂，先端渐尖，基部深心形，边缘具疏细齿或具波状齿，分裂之中间裂片卵形、长圆形，侧裂片较小，两侧不等，上面深绿色，被短柔毛及疏短硬毛，背面淡绿色，密被短茸毛；叶柄具纵条纹，密被短柔毛。花雌雄异株；雄花组成总状花序，或有单花与之并生。果实卵圆形，幼时绿色，具条纹，熟时橙红色，平滑无毛，基部钝圆或尖，顶端渐尖，具喙。种子轮廓三角形，淡黄褐色，3室，两侧室小，中央环带宽而隆起。花期5～9月，果期9～12月。

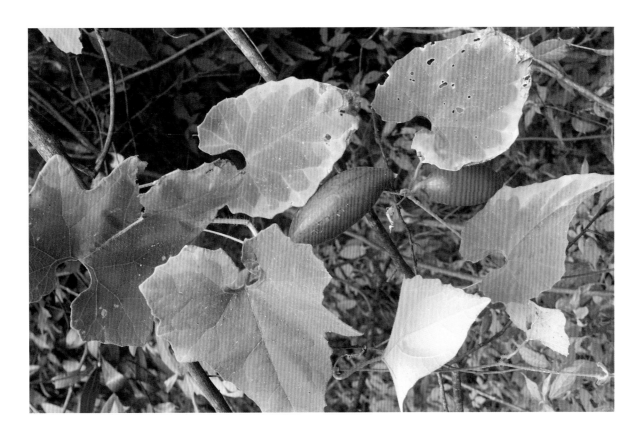

【分布与生境】梵净山地区资源分布的代表区域：二道拐等地。生于海拔700 m左右的路旁。

【中 药 名】实葫芦（果实），实葫芦根（根）。

【功 效 主 治】■实葫芦　止咳，化痰，润肠，散结。主治肺热咳嗽，便秘，乳痈。

　　　　　　　■实葫芦根　散瘀消肿，清热解毒。主治跌打损伤，骨折，疮疖肿毒，肾囊肿大。

【采 收 加 工】■实葫芦　秋后果熟时采收，晒干。

　　　　　　　■实葫芦根　秋后采挖，洗净，鲜用或切片晒干。

【用 法 用 量】■实葫芦　内服：煎汤，10～15 g。

　　　　　　　■实葫芦根　内服：煎汤，9～15 g。外用：鲜品适量，捣敷。

【用 药 经 验】①跌打损伤，骨折：实葫芦根冲烂外包患处。②大疮，大毒，肾囊发炎肿大：实葫芦根捣绒，加酒少许，外敷患处。

中华栝楼 *Trichosanthes rosthornii* Harms

【别　　　名】野苦瓜（《贵州民间方药集》），杜瓜、大肚瓜（《浙江中药手册》），药瓜（《四川中药志》），大圆瓜（山东）。

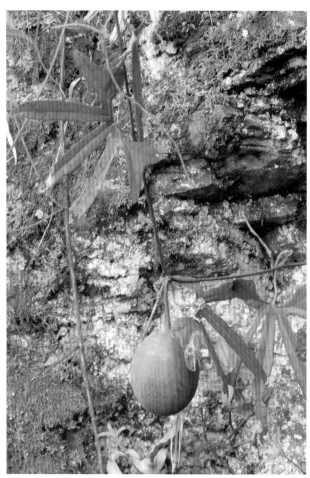
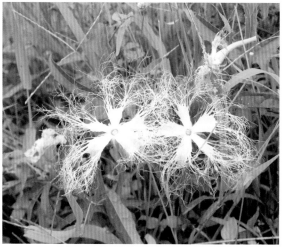
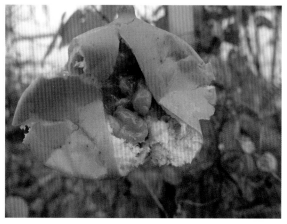

【形态特征】攀缘藤本。块根条状，肥厚，具横瘤状突起。茎具纵棱及槽。叶片纸质，轮廓阔卵形，3~7深裂，裂片线状披针形，叶基心形，掌状脉5~7条，侧脉弧曲，网结，细脉网状。卷须二至三歧。花雌雄异株。雄花或单生，或为总状花序，或两者并生；花萼筒狭喇叭形，裂片线形；花冠白色，裂片倒卵形，顶端具丝状长流苏。雌花单生；花萼筒圆筒形，裂片和花冠同雄花。果实球形，成熟时果皮及果瓤均橙黄色。种子卵状椭圆形，扁平，褐色，距边缘稍远处具一圈明显的棱线。花期6~8月，果期8~10月。

【分布与生境】梵净山地区资源分布的代表区域：黑湾河口、余家沟口、马槽河、洼溪河、密麻树、核桃湾等地。生于海拔600~1100 m的山谷林缘、灌丛中。

【中 药 名】瓜蒌（果实），瓜蒌皮（果皮），瓜蒌子（种子），天花粉（块根）。

【功效主治】■瓜蒌　清热涤痰，宽胸散结，润燥滑肠。主治肺热咳嗽，痰浊黄稠，胸痹心痛，结胸痞满，乳痈，肺痈，肠痈，大便秘结。

　　　　　■瓜蒌皮　清热化痰，利气宽胸。主治痰热咳嗽，胸闷胁痛。

　　　　　■瓜蒌子　润肺化痰，滑肠通便。主治燥咳痰黏，肠燥便秘。

■天花粉 清热泻火，生津止渴，消肿排脓。主治热病烦渴，肺热燥咳，内热消渴，疮疡肿毒。

【采收加工】■瓜蒌 秋季果实成熟时，连果梗剪下，置通风处阴干。

■瓜蒌皮 秋季采摘成熟果实，剖开，除去果瓤及种子，阴干。

■瓜蒌子 秋季采摘成熟果实，剖开，取出种子，洗净，晒干。

■天花粉 秋、冬季采挖，洗净，除去外皮，切段或纵剖成瓣，干燥。

【用法用量】■瓜蒌 内服：煎汤，9~20 g；或入丸、散。外用：适量，调敷。

■瓜蒌皮 内服：煎汤，9~12 g；或入散剂。外用：适量，烧存性研末撒调敷。

■瓜蒌子 内服：煎汤，9~15 g；或入丸、散。外用：适量，研末撒调敷。

■天花粉 内服：煎汤，9~15 g；或入丸、散。外用：适量，研末撒布或调敷。

【用药经验】①咳嗽：瓜蒌皮10 g（用蜂蜜炒），枇杷叶25 g，水煎服。②痈：瓜蒌1个，乳香0.6 g，用酒煎服。③浮肿：瓜蒌皮、木瓜、木通、车前草、薏苡仁、升麻各适量，水煎服。

钮子瓜 *Zehneria bodinieri* (H. Léveillé) W. J. de Wilde & Duyfjes

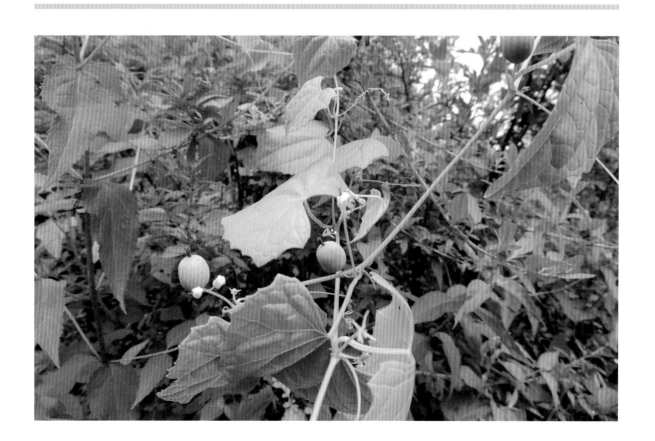

【别　　　　名】土瓜、野黄瓜、老鼠拉冬瓜（《湖南药物志》），红果果、钮子果（云南）。

【形 态 特 征】草质藤本。茎、枝细弱，伸长，有沟纹，多分枝。叶柄细；叶片膜质，宽卵形或稀三角状卵形，上面深绿色，粗糙，背面苍绿色，边缘有小齿或深波状锯齿，不分裂或有时3~5浅裂，脉掌状；卷须丝状，单一。雌雄同株。雄花：常3~9朵生于总梗顶端，呈近头状或伞房状花序，花序梗纤细；雄花梗开展，极短；花萼筒宽钟状，裂片狭三角形；花冠白色，裂片卵形或卵状长圆形，先端近急尖。雌花：单生，稀几朵生于总梗顶端或极稀雌雄同序；子房卵形。果梗细；果实球状，浆果状。种子卵状长圆形，扁压，平滑，边缘稍拱起。花期4~8月，果期8~11月。

【分布与生境】梵净山地区资源分布的代表区域：黑湾口、小黑湾、青龙洞、大岩屋、洼溪河等地。生于海拔600~1100 m的山谷灌丛或路旁灌丛中。

【中　药　名】钮子瓜（全草或根）。

【功 效 主 治】清热，镇痉，解毒，通淋。主治发热，惊厥，头痛，咽喉肿痛，疮疡肿毒，淋证。

【采 收 加 工】夏、秋季采收，洗净，鲜用或晒干。

【用 法 用 量】内服：煎汤，10~15 g。外用：适量，鲜品捣敷。

【用 药 经 验】①小儿高热（原因不明）：钮子瓜（全草）、葛根各12 g，谷精草、淡竹叶、麦冬各9 g，大渴大汗加石膏15~30 g（心力弱者忌用），水煎服。②小儿高热抽筋：钮子瓜（小块根）1~3个，用二次淘米水磨末服。

马㼎儿 *Zehneria japonica* (Thunbery) H. Y. Liu

【别　　　　名】老鼠拉冬瓜（《生草药性备要》），野苦瓜、扣子草（《植物名实图考》），玉钮子（《贵州草药》）。

【形 态 特 征】草质藤本。茎、枝细弱，伸长，有沟纹，多分枝。叶柄细；叶片膜质，宽卵形或稀三角状卵形，上面深绿色，粗糙，背面苍绿色，先端急尖，基部弯缺半圆形，稀近截平，边缘有小齿，不分裂或有时3~5浅裂，脉掌状；卷须丝状，单一。雌雄同株。雄花：花萼筒宽钟状，裂片狭三角形；花冠白色，裂片卵形，先端近急尖；雄蕊3枚，插生在花萼筒基部。雌花：单生，稀几朵生于总梗顶端或极稀雌雄同序；子房卵形。果梗纤细；果实球状，浆果状。种子卵状长圆形，扁压，平滑，边缘稍拱起。花期4~7月，果期7~10月。

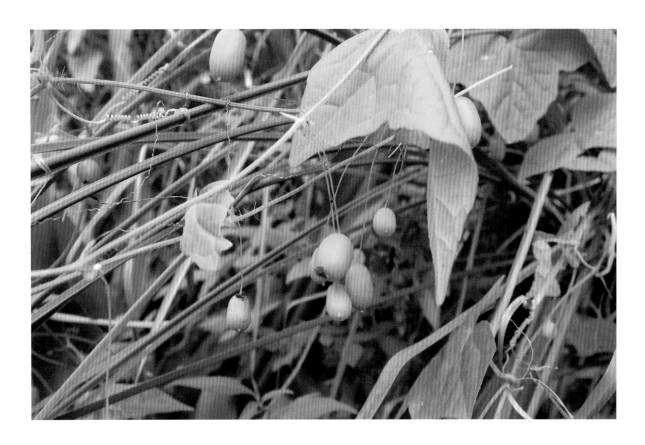

【分布与生境】梵净山地区资源分布的代表区域：郭家沟、中灵寺等地。生于海拔900~1400 m的
　　　　　　　路旁、沟边灌丛中。

【中　药　名】马㼎儿（块根、全草）。

【功 效 主 治】清热解毒，消肿散结，化痰利尿。主治咽喉肿痛，结膜炎，疮疡肿毒，淋巴结结
　　　　　　　核，睾丸炎，皮肤湿疹。

【采 收 加 工】夏季采叶，秋季挖根，除去泥及细根，洗净，切厚片，茎叶切碎，鲜用或晒干。

【用 法 用 量】内服：煎汤，15~30 g。外用：适量，鲜根、叶捣烂敷；或煎水洗。

【用 药 经 验】①红斑狼疮：马㼎儿（块根）15~18 g，用水大半碗，煎沸片刻，每日服1~2次。
　　　　　　　②尿路感染，尿路结石，小儿疳积：马㼎儿（块根）15~30 g，水煎服。③多发
　　　　　　　性脓肿：马㼎儿、地耳草各等量，捣烂敷患处。④蜂窝组织炎：鲜马㼎儿（全
　　　　　　　草）、鲜旱莲草、鲜积雪草、鲜龙葵各适量，捣烂敷患处。

桔梗科

丝裂沙参 *Adenophora capillaris* Hemsl.

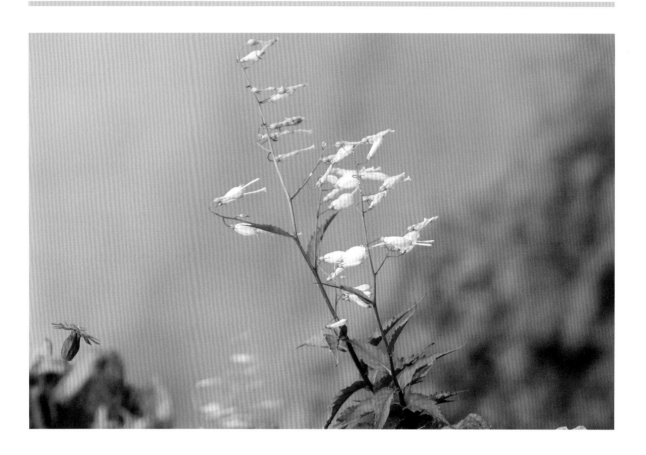

【别　　　名】泡参（广东、贵州）、毛鸡腿（贵州）。

【形 态 特 征】茎单生，高50~100 cm，无毛。茎生叶常为卵形，顶端渐尖，全缘或有锯齿，无毛。花序具长分枝，常组成大而疏散的圆锥花序，少为狭圆锥花序，更少仅数朵花集成假总状花序，花序梗和花梗常纤细如丝；花萼筒部球状，少为卵状，裂片毛发状，下部有时有1至数个瘤状小齿，偶尔叉状分枝，伸展开或反折；花冠细，近于筒状或筒状钟形，白色、淡蓝色或淡紫色，裂片狭三角形；花盘细筒状，常无毛。蒴果多为球状，极少为卵状。

【分布与生境】梵净山地区资源分布的代表区域：剪刀峡、牛风包、牛头山、骄子岩、三交界、锯齿山、叫花洞、炕药洞等地。生于海拔1400～2300 m的林缘、疏林中或岩石上。

【中 药 名】泡参（根）。

【功效主治】清热养阴，润肺止咳。主治阴虚久咳，肺热咳嗽，百日咳等。

【采收加工】秋季采挖，洗净，趁鲜刮去外皮，切片，晒干。

【用法用量】内服：煎汤，15～25 g，鲜品50～150 g；或入丸、散。

【用药经验】①疔疮肿毒：用生泡参捣汁内服；外用药渣敷疮。②脸上黑疱：用泡参、肉桂各30 g，研细，每服一茶匙，醋汤送下。

中华沙参 *Adenophora sinensis* A. DC.

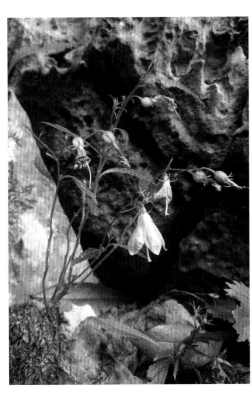 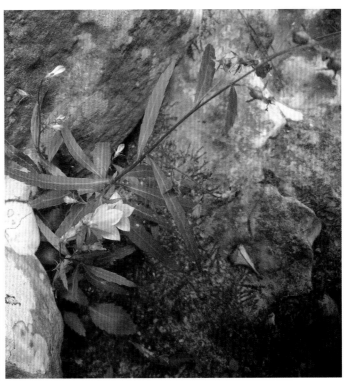

【形态特征】茎单生或数支发自1条茎基上，不分枝，高20～100 cm，无毛或疏生糙毛。基生叶卵圆形，基部圆钝，并向叶柄下延；茎生叶互生，叶片长椭圆形，基部楔形，顶端钝至渐尖，边缘具尖，两面无毛。花序常有纤细的分枝，组成狭圆锥花序；花梗纤细；花萼通常无毛，少数疏生粒状毛，常球状，少为球状倒卵形，裂片条状披针形；花冠钟状，紫色；花盘短筒状。蒴果椭圆状球形。种子椭圆状，棕黄色，有1条狭翅状棱。花、果期8～10月。

【分布与生境】梵净山地区资源分布的代表区域：丁家坪、蓝家寨、岑哨、烂泥坳、詹家岭、鸡窝坨等地。生于海拔500～950 m的林缘、路旁、灌丛中。

【中 药 名】丝裂沙参（根及根茎）。

【功 效 主 治】肺虚久咳。主治慢性支气管炎。

【采 收 加 工】播种后2～3年采收，秋季挖取根部，除去茎叶及须根，洗净泥土，趁鲜用竹片刮去外皮，切片，晒干。

【用 法 用 量】内服：煎汤，10～15 g，鲜品15～30 g；或入丸、散。

聚叶沙参 *Adenophora wilsonii* Nannf.

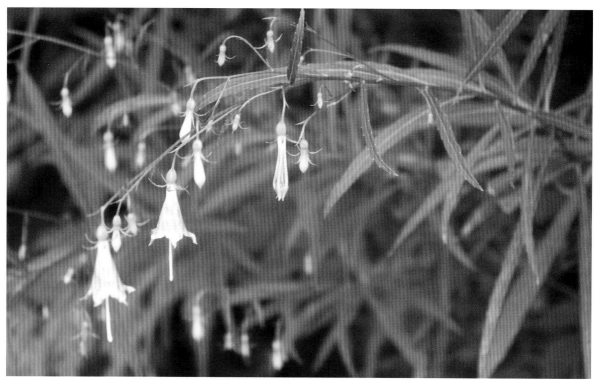

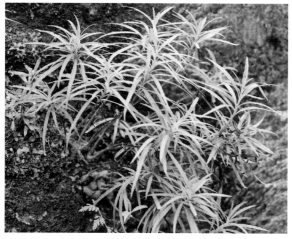

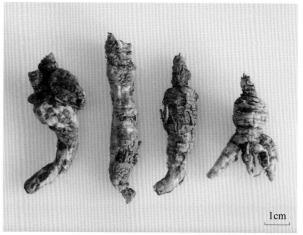

1cm

【形态特征】茎直立，常2至数支发自1条茎基上，不分枝，无毛，花期下部已无叶，而中部聚生许多叶。叶条状椭圆形或披针形，基部长楔状，下延成短柄，厚纸质，边缘具锯齿，齿尖向叶顶，两面无毛。花序圆锥状，花序分枝长或短；花梗短；花萼无毛，筒部倒卵状，少为球状倒卵形，裂片钻形；花冠漏斗状钟形，紫色，裂片卵状三角形，占花冠全长1/3；花盘环状，无毛。蒴果球状椭圆形。花期8～10月，果期9～10月。

【分布与生境】梵净山地区资源分布的代表区域：盘溪河、马槽河等地。生于海拔550～850 m的河边岩石中。

【中　药　名】沙参（根）。

【功效主治】养阴清热，润肺化痰，益胃生津。主治阴虚久咳，劳咳痰血，燥咳痰少，虚热喉痹，津伤口渴。

【采收加工】秋季采挖，除去茎叶及须根，洗净，趁鲜用竹片刮去外皮，切片，晒干。

【用法用量】内服：煎汤，10～15 g，鲜品15～30 g；或入丸、散。

【用药经验】①虚火牙痛：沙参15～60 g，煮鸡蛋服。②产后无乳：沙参12 g，煮猪肉食。③产后关节痛：沙参30 g，酒炒蚕豆45 g，红糖酌量，炖服。

金钱豹 *Campanumoea javanica* Bl.

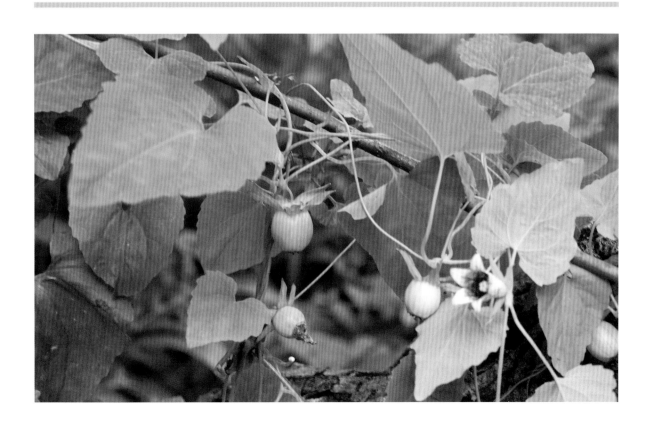

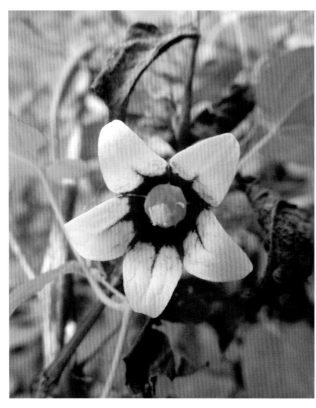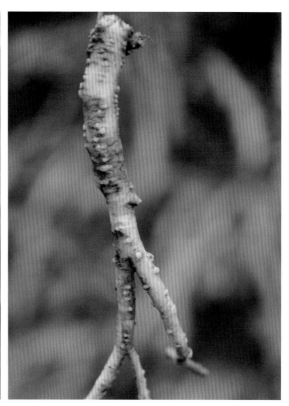

【别　　　名】土党参、野党参果、算盘果、土人参（《中国植物志》）。

【形 态 特 征】草质缠绕藤本，具乳汁，具胡萝卜状根。茎无毛，多分枝。叶对生，极少互生，具长柄，叶片心形或心状卵形，边缘有浅锯齿，极少全缘，无毛或有时背面疏生长毛。花单朵生于叶腋，各部无毛，花萼与子房分离，5裂至近基部，裂片卵状披针形或披针形；花冠上位，白色或黄绿色，内面紫色，钟状，裂至中部；雄蕊5枚。浆果黑紫色，紫红色，球状。种子不规则，常为短柱状，表面有网状纹饰。花、果期5~11月。

【分布与生境】梵净山地区资源分布的代表区域：盘溪、两岔河、丁家坪、二道拐、大土等地。生于海拔500~1000 m的林缘、路旁、疏林中。

【中　药　名】土党参（根）。

【功 效 主 治】补中益气，润肺生津。主治气虚乏力，脾虚腹泻，肺虚咳嗽，小儿疳积，乳汁稀少等。

【采 收 加 工】以秋、冬季采集为好，采后不要立即水洗，以免折断，待根内缩水变软后再洗净蒸熟，晒干。

【用 法 用 量】内服：煎汤，15~50 g。

【用 药 经 验】①脾胃虚弱，倦怠：土党参15~60 g，水煎服。②虚劳：土党参60 g，糯米300 g，水煎服。

羊 乳 *Codonopsis lanceolata* (Sieb. et Zucc.) Trautv.

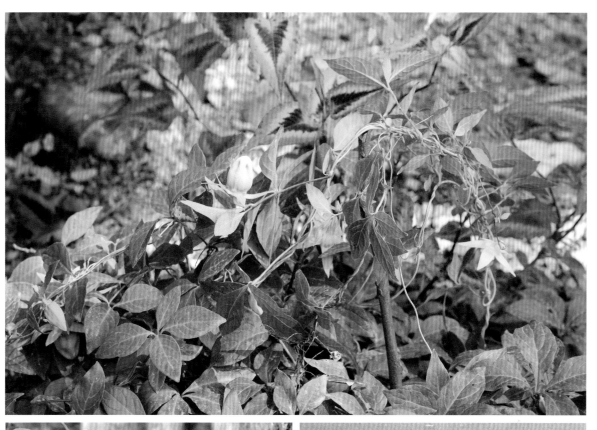

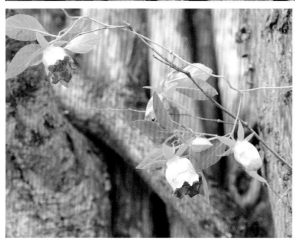
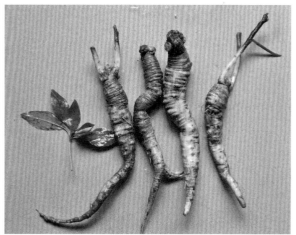

【别　　　名】轮叶党参、羊奶参、四叶参、山海螺（《中国植物志》）。

【形 态 特 征】植株全体光滑无毛或茎叶偶疏生柔毛。根常肥大呈纺锤状而有少数细小侧根，表面
　　　　　　　灰黄色，近上部有稀疏环纹，下部疏生横长皮孔。茎基略近于圆锥状，表面有多数
　　　　　　　瘤状茎痕；茎缠绕，常有多数短细分枝，黄绿色而微带紫色。叶在主茎上的互生，

披针形，细小；叶柄短小，叶片菱状卵形，顶端尖或钝，基部渐狭，通常全缘，上面绿色，下面灰绿色，叶脉明显。花单生；花萼贴生至子房中部，筒部半球状，裂片弯缺尖狭；花冠阔钟状，浅裂，裂片三角状，反卷，黄绿色或乳白色内有紫色斑。蒴果下部半球状，上部有喙。种子多数，卵形，有翼，细小，棕色。花、果期7~8月。

【分布与生境】梵净山地区资源分布的代表区域：岩高坪、龙家坪、木耳坪、旧棚等地。生于海拔1400~1700 m的林缘、路旁、灌丛中。

【中　药　名】山海螺（根）。

【功效主治】益气养阴，解毒消肿，排脓，通乳。主治病后体虚，肺脓肿，痈疖疮疡，乳腺炎，乳汁不足等。

【采收加工】春、秋季采挖，除去须根，纵切，晒干，或蒸后切片，晒干。

【用法用量】内服：煎汤，25~100 g。

【用药经验】①病后气血虚弱：山海螺、熟地各15 g，煎服。 ②咳嗽吐痰：山海螺60 g，桔梗、木贼草各9 g，水煎服。

管花党参 *Codonopsis tubulosa* Kom.

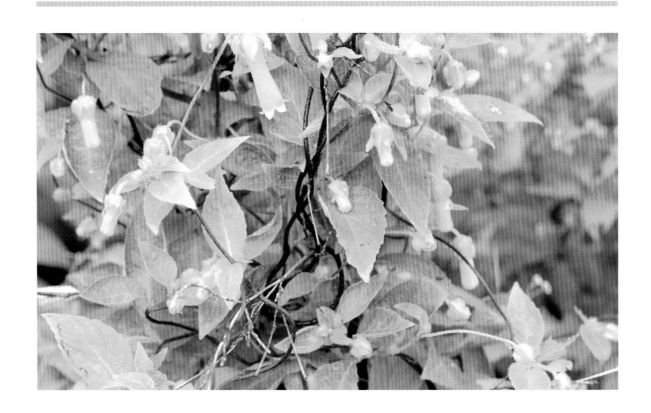

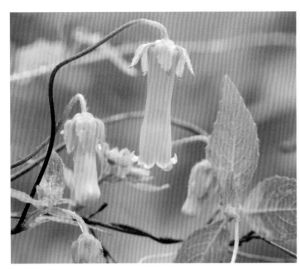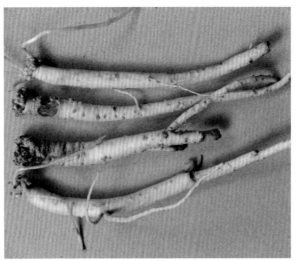

【别　　　名】防风党参、狮头参、中灵草（《本草从新》）。

【形 态 特 征】根不分枝或中部以下略有分枝，表面灰黄色，上部有稀疏环纹，下部则疏生横长
　　　　　　　皮孔。茎不缠绕，蔓生，主茎明显，有分枝，不育或顶端着花，淡绿色，近无毛。
　　　　　　　叶对生或趋于互生；叶柄极短，被柔毛；叶片卵形，顶端急尖，叶基楔形，边缘具
　　　　　　　浅波状锯齿，上面绿色，疏生短柔毛，下面灰绿色，通常被短柔毛。花顶生，花梗
　　　　　　　短，被柔毛；花萼贴生至子房中部，筒部半球状，密被长柔毛，裂片阔卵形，顶端
　　　　　　　钝，边缘有波状疏齿，内侧无毛，外侧疏生柔毛；花冠管状，黄绿色，近于光滑
　　　　　　　无毛，浅裂，裂片三角形，顶端尖。蒴果下部半球状，上部圆锥状。种子卵状，无
　　　　　　　翼，细小，棕黄色，光滑无毛。花、果期7～10月。

【分布与生境】梵净山地区资源分布的代表区域：岩高坪、龙家坪、牛风包、九龙池、金顶、骄子
　　　　　　　岩等地。生于海拔1500～2200 m的林缘、疏林中。

【中　药　名】党参（根）。

【功 效 主 治】健脾益肺，养血生津。主治脾肺气虚，食少倦怠，咳嗽虚喘，气血不足，面色萎
　　　　　　　黄，心悸气短，津伤口渴，内热消渴。

【采 收 加 工】秋季采挖，除去地上部分，洗净泥土，晒至半干，用手或木板搓揉，使皮部与木质
　　　　　　　部贴紧，饱满柔软，然后再晒再搓，反复3～4次，最后晒干即成。

【用 法 用 量】内服：煎汤，6～15 g；或熬膏；或入丸、散。生津、养血宜生用；补脾益肺宜炙用。

【用 药 经 验】①小儿自汗：每日用党参30 g，黄芪20 g，水煎成50 mL，分3次服，1岁以内减半。
　　　　　　　②小儿口疮：党参30 g，黄柏15 g，共为细末，吹撒患处。

轮钟草 *Cyclocodon lancifolius* (Roxburgh) Kurz

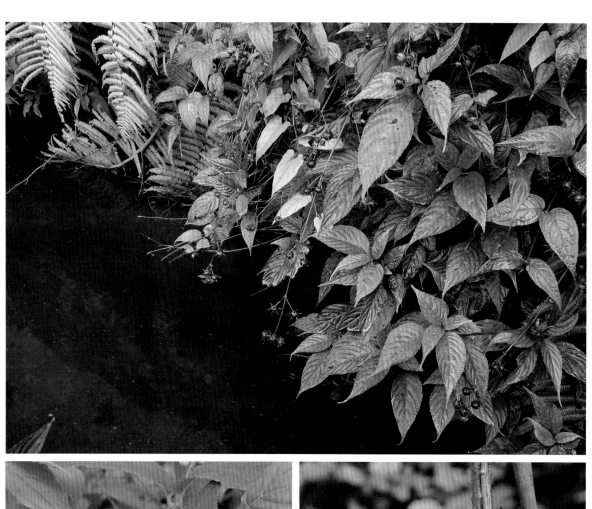

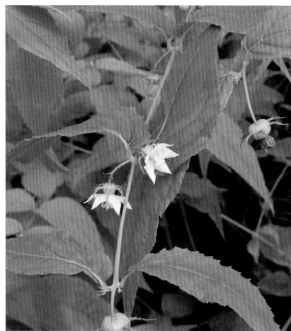
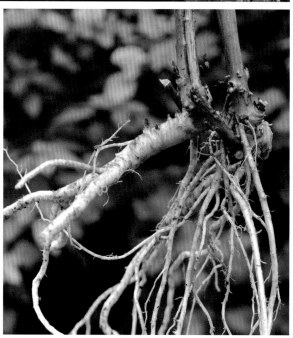

【别　　　名】蜘蛛果（《贵州草药》），山荸荠（《全国中草药汇编》）。

【形 态 特 征】多年生或一年生草本，直立或蔓性，基部木质化，通常全体无毛。茎高达3 m，中空；分枝多，平展或下垂。叶对生，偶有3枚轮生的，具短柄；叶片卵形或卵状披针形至披针形，边缘具细尖齿、锯齿或圆齿，先端渐尖。花通常单朵顶生兼腋生，有时3朵组成聚伞花序，花梗或花序梗长1～10 cm，花梗中上部或在花基部有1对丝状小苞片；花萼仅贴生至子房下部，裂片4～7枚，相互间远离，丝状或条形，边缘有分枝状细长齿；花冠白色或淡红色，管状钟形，长约1 cm，5～6裂至中部，裂片卵形至卵状三角形；雄蕊5～6枚；花柱有或无毛。浆果球状，熟时紫黑色。花、果期7～11月。

【分布与生境】梵净山地区资源分布的代表区域：铜矿厂、二道拐、朝阳山、盘溪背子岩、坝梅寺等地。生于海拔950 m以下的林缘、路旁或沟旁。

【中 　药 　名】红果参（根）。

【功 效 主 治】补虚益气，祛痰止痛。主治劳倦气虚乏力，跌打损伤，肠绞痛。

【采 收 加 工】夏、秋季采挖，洗净，鲜用或晒干。

【用 法 用 量】内服：煎汤，15～30 g；或泡酒服。外用：适量，捣敷。

【用 药 经 验】①跌打损伤：红果参15～30 g，九节莲15 g，捣绒敷伤处。②肠绞痛：红果参15 g，泡酒500 g，每次服药酒3 g。③气虚：红果参30 g，炖肉食；或研末3 g，盐开水送服。

半边莲 *Lobelia chinensis* Lour.

【别　　　名】半边花（《浙江民间草药》），小莲花草、吹血草（《湖南药物志》），蛇豚草（《上海常用中草药》），长虫草（河南）。

【形 态 特 征】多年生草本，高6～30 cm。茎细长，匍匐或直立，绿色，无毛，多节，匍匐茎节部生细小不定根，分支直立。叶互生，无柄或近无柄，绿色；叶片条形或狭披针形，长8～20 cm，宽2～5 cm，平滑无毛，叶缘具疏锯齿。花单生于叶腋；花萼绿色，上部5裂，裂片线形，下部呈圆筒状；花浅绿色，下部筒状，一侧裂开，上部5裂，裂片倒披针形，偏向一方，花冠喉部裂片连接处于绿色的小凸起物，花冠筒内壁密生柔毛；雄蕊5枚，花丝上部与花药合并，下半部分离；雌蕊1枚，子房下位，花柱细长，柱头2裂。蒴果倒圆锥形，基部锐尖。种子细小。花、果期5～10月。

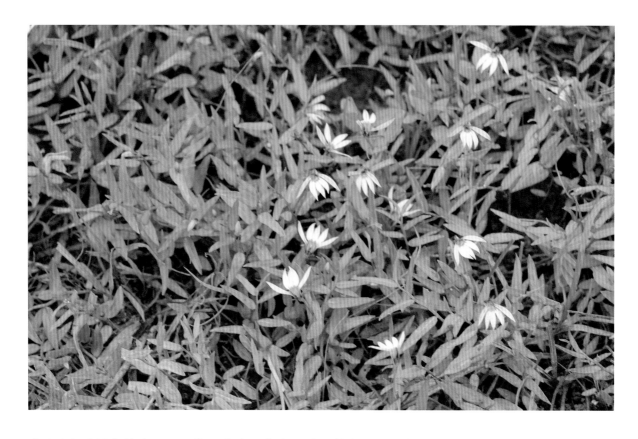

【分布与生境】梵净山地区资源分布的代表区域：苏家坡、团龙、冷家坝、铜矿厂、张家坝、金厂、艾家坝等地。生于海拔900 m以下的路边沟旁、田边、空旷潮湿的荒地上。

【中 药 名】半边莲（带根全草）。

【功效主治】清热解毒，利尿消肿。主治痈肿疔疮，蛇虫咬伤，臌胀水肿，湿热黄疸，湿疹湿疮。

【采收加工】栽种后可连续收获多年，夏、秋季生长茂盛时，选晴天，带根拔起，洗净，晒干，或鲜用，随采随用。

【用法用量】内服：煎汤，15～20 g；或捣汁。外用：适量，捣敷；或捣汁调涂。

【用药经验】臌胀水肿：半边莲、腹水草各30 g，水煎服。

铜锤玉带草 *Lobelia nummularia* Lam.

【别 名】翳子草（《贵阳民间药草》），扣子草、马莲草（《广西药用植物名录》），铜锤草（《云南中草药选》），三脚丁（《福建药物志》）。

【形态特征】多年生草本。茎匍匐，长12～55 cm，具长柔毛，很少无毛，不分枝或在基部有分

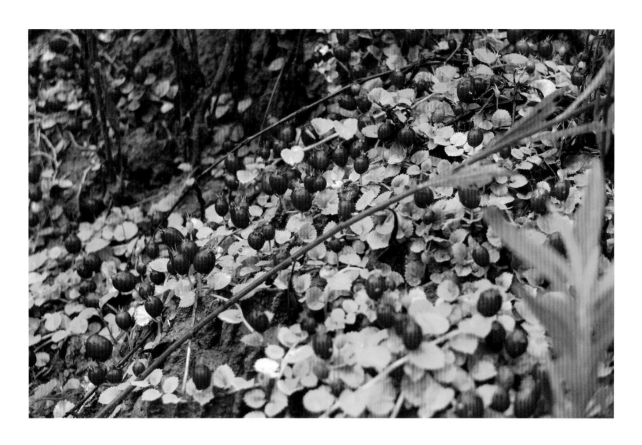

枝，节上生根。叶互生，叶柄被微柔毛；叶片圆形、肾形或卵形，两面无毛或被微柔毛，基部斜心形或截形，边缘有锯齿或具圆齿，先端锐尖、钝或圆形。花单生于叶腋；花梗无毛；花萼狭椭圆形或瓶形，无毛或具长柔毛，花萼裂片条状三角形，边缘具2或3对小齿；花冠紫红色、浅紫色、粉红色、绿色或黄白色，花冠筒无毛或很少具缘毛，里面具长柔毛，檐部二唇形，上唇2裂片条状披针形，下唇3裂片披针形。浆果紫红色，椭圆形或球状。全年可开花结果。

【分布与生境】梵净山地区资源分布的代表区域：大罗河、田家山、甘沟坳、小黑湾、马槽河、艾家坝、坝梅寺、龙门坳、盘溪等地。生于海拔1200 m以下的路旁、林缘、沟谷旁的潮湿处。

【中 药 名】铜锤玉带草（全草）。

【功 效 主 治】祛风除湿，活血，解毒。主治风湿疼痛，跌打损伤，月经不调，目赤肿痛，乳痈，无名肿毒。

【采 收 加 工】夏季采收，洗净，鲜用或晒干。

【用 法 用 量】内服：煎汤，9~15 g；或研末吞服，每次0.9~1.2 g；或浸酒。外用：适量，捣敷。

【用 药 经 验】①风湿痹痛：铜锤玉带草、三角咪各10 g，水煎服。②肺痈：铜锤玉带草、败酱草各10 g，鱼腥草15 g，水煎服。

菊 科

宽叶下田菊 *Adenostemma lavenia* (L.) O. Kuntze var. *latifolium* (D. Don) Hand. -Mazz.

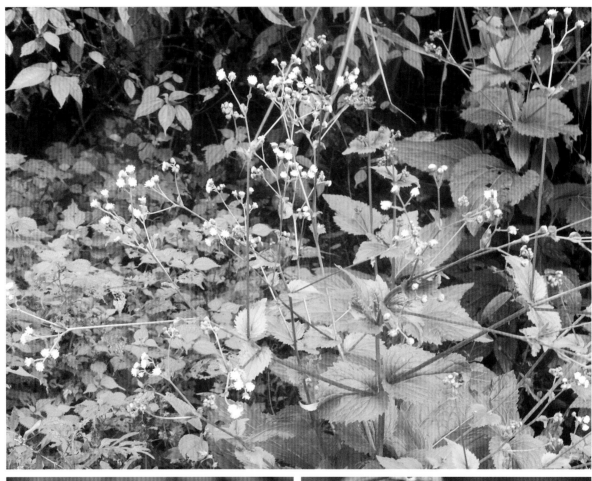

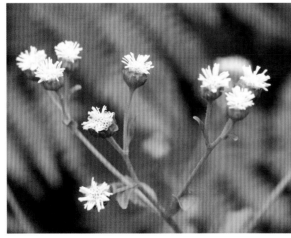
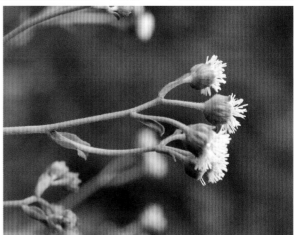

【形 态 特 征】一年生草本。高30～100 cm。茎直立，单生，通常自上部叉状分枝，被白色短柔毛，下部或中部以下光滑无毛，全株有稀疏的叶。叶卵形或宽卵形，基部心形或浑圆，边缘有缺刻状或犬齿锯齿或重锯齿，锯齿尖或钝，叶两面有稀疏的短柔毛或脱毛，通常沿脉有较密的毛；上部和下部的叶渐小，有短叶柄。头状花序小，少数稀，多数在假轴分枝顶端排列成松散伞房状或伞房圆锥状花序；花序分枝粗壮，花序梗长0.8～3 cm，被灰白色或锈色短柔毛；总苞半球形，总苞片2层，近等长，狭长椭圆形，质地薄，膜质，绿色，顶端钝，外面被白色稀疏长柔毛，基部的毛较密；花冠下部被黏质腺毛，上部扩大，有5齿，被柔毛。瘦果倒披针形，顶端钝，基部收窄，被腺点，熟时黑褐色；冠毛约4枚，棒状，基部结合成环状，顶端有棕黄色的黏质的腺体分泌物。花、果期8～10月。

【分布与生境】梵净山地区资源分布的代表区域：鱼坳、魔芋山坳、木耳坪、肖家河等地。生于海拔650～1200 m的林下空旷处、沟边、林缘及路旁。

【中　药　名】风气草（全草）。

【功 效 主 治】清热解毒，祛风除湿。主治肺热咳嗽，咽喉肿痛，风湿热痹，乳痈，毒蛇咬伤。

【采 收 加 工】夏、秋季采收，洗净，晒干。

【用 法 用 量】内服：适量，煎汤。外用：适量，鲜品捣烂敷患处。

藿香蓟 *Ageratum conyzoides* L.

【别　　　　名】咸虾花、臭炉草（《广西植物志》）。

【形 态 特 征】一年生草本，高50～100 cm。无明显主根。茎粗壮，不分枝或自基部或自中部以上分枝，全部茎枝淡红色，被白色尘状短柔毛或上部被稠密开展的长绒毛。叶对生，有时上部互生，常有腋生的不发育的叶芽，全部叶基部钝或宽楔形，基出脉3条或不明显五出脉，边缘圆锯齿，有长1～3 cm的叶柄，两面被白色稀疏的短柔毛且有黄色腺点，上面沿脉处及叶下面的毛稍多，有时下面近无毛，上部叶的叶柄或腋生幼枝及腋生枝上的小叶的叶柄被白色稠密开展的长柔毛。头状花序4～18个在茎顶排成通常紧密的伞房状花序；花序直径1.5～3 cm，少有排成松散伞房花序式的；花梗长0.5～1.5 cm，被尘球短柔毛；总苞钟状或半球形，总苞片2层，长圆形或披针状长圆形，外面无毛，边缘撕裂；花冠淡紫色。瘦果黑褐色，5棱，有白色稀疏细

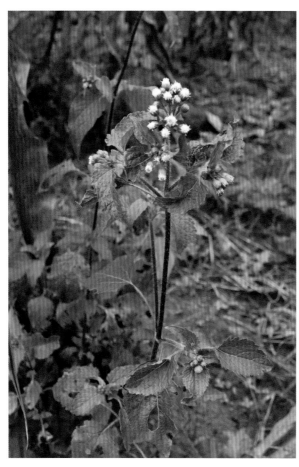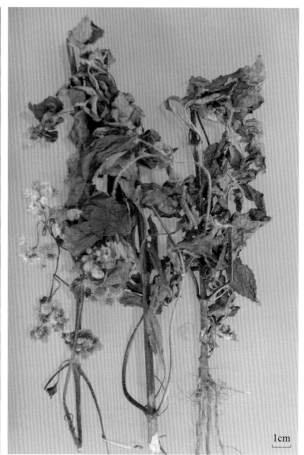

柔毛；冠毛膜片5或6个，长圆形。全年可开花结果。

【分布与生境】梵净山地区资源分布的代表区域：天庆寺、垮山湾、平所、刘家湾、坝梅寺、洼溪河、郭家沟、杨家场等地。生于海拔2500 m以下的林缘、路边、田边、荒地等。

【中　药　名】胜红蓟（全草）。

【功效主治】祛风清热，止痛止血。主治感冒发热，咽喉肿痛，口舌生疮，咯血衄血，崩漏，脘腹疼痛，风湿痹痛，跌打损伤，外伤出血，疮疖。

【采收加工】夏、秋季采收，除去根部，鲜用或切段晒干。

【用法用量】内服：煎汤，15~30 g，鲜品加倍；或研末；或鲜品捣汁。外用：适量，捣敷；或研末吹喉；或调敷。

【用药经验】①喉症（包括白喉）：胜红蓟（鲜叶）30~60 g，洗净，绞汁，调冰糖服，日服3次。或取鲜叶晒干，研为末，作吹喉散。②鼻衄：胜红蓟（鲜叶）搓烂塞鼻。③肺结核咳嗽痰中带血：胜红蓟、矮茶风、麦冬、叶上珠（青荚叶）各15 g，水煎服。④崩漏，鹅口疮，疗疮红肿：胜红蓟10~15 g，水煎服。

长穗兔儿风 *Ainsliaea henryi* Diels

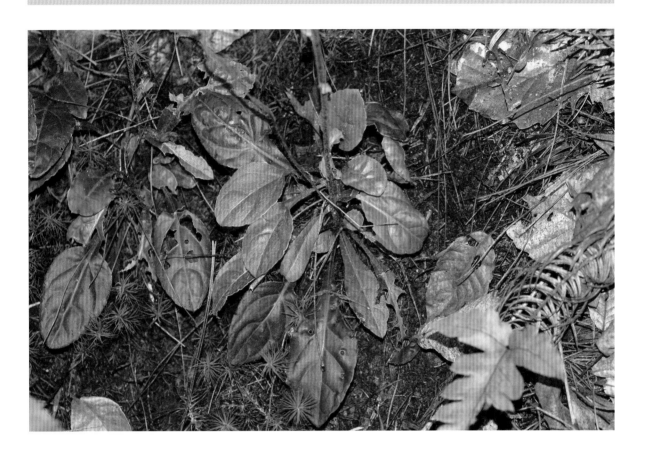

【别　　名】滇桂兔耳风（《中国高等植物图鉴》）。

【形态特征】多年生草本，高10～80 cm。根纤细，绕节丛生，长5～20 cm。根状茎粗短或伸长而微弯曲；茎直立，不分枝，常呈暗紫色。叶基生，长卵形或长圆形，长3～8 cm，宽2～3 cm，顶端钝短尖，基部楔状长渐狭成翅柄，上面绿色，下面淡绿色或有时带淡紫色；中脉在上面平坦，在下面增宽而稍凸起，侧脉通常3对，无明显网脉；叶柄长2～5 cm；茎生叶极少而小，苞片状，卵形，长8～25 cm。头状花序含花3朵，常2～3聚集成小聚伞花序，于茎顶复作长的穗状花序排列；总苞圆筒形，总苞片约5层，顶端具长尖头，外层卵形，中层卵状披针形，最内层线形；花全部两性，闭花受精的花冠圆筒形，隐藏于冠毛之中。瘦果圆柱形，有粗纵棱；冠毛污白色至污黄色，羽毛状。花期6月至翌年3月。

【分布与生境】梵净山地区资源分布的代表区域：狮子头、大尖峰、长坂坡、棉絮岭、青龙洞等地。生于海拔700～2070 m的坡地或林下沟边。

【中 药 名】二郎剑（全草）。

【功效主治】散瘀清热，止咳平喘。主治跌打损伤，血瘀肿痛，肺热咳嗽，哮喘，毒蛇咬伤等。

【采收加工】夏、秋季采收，鲜用或切段晒干。

【用法用量】内服：煎汤，6～15 g。外用：适量，捣烂敷患处。

【用药经验】①跌打损伤：二郎剑适量，捣烂外敷。②毒蛇咬伤：二郎剑、一支箭、鬼针草、半边莲、青藤香各12 g，水煎服；亦可捣烂外敷伤口。

云南兔儿风 *Ainsliaea yunnanensis* Franch.

【形态特征】多年生草本，高20~70 cm。根近肉质，粗壮，簇生。根状茎圆柱形，直伸或弯曲，根颈密被绵毛；茎直立，单一，不分枝，花葶状，高2～6 cm，多少被绵毛。叶基生，密集，呈莲座状，大小极不等，叶片近革质，卵形、卵状披针形或披针形，顶端短尖，基部圆或截平，有时沿叶柄短下延，两侧常不等，边缘有胼胝体状细齿，上面被具疣状基部的糙毛，但在花期多数毛脱落而仅存粗糙的疣状突起，下面被糙伏状长柔毛，常于脉上较密。花淡红色，全部两性；花冠长16～18 mm，花冠管向上略增大；花药外露，顶端圆，基部的尾挺直；花柱分枝略伸出于药筒之外，内侧略扁。瘦果近纺锤形，无明显纵棱，密被白色长柔毛；冠毛黄白色，羽毛状，基部联合。花期9月至翌年1月。

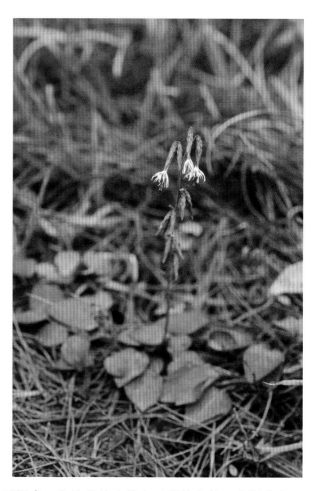

【分布与生境】梵净山地区资源分布的代表区域：上牛塘、炕药洞、骄子岩等地。生于海拔
　　　　　　　1700～2500 m的林下、林缘或山坡草地上。

【中 药 名】燕麦灵（全草）。

【功 效 主 治】祛风湿，舒筋骨，消积，驱虫。主治风湿关节痛，跌打损伤，骨折，消化不良，疳
　　　　　　　积，虫积。

【采 收 加 工】夏、秋季采挖，鲜用或切段晒干。

【用 法 用 量】内服：煎汤，10～15 g；或浸酒；或研末。外用：适量，捣敷。

【用 药 经 验】①风湿骨痛，跌打损伤，牙痛：燕麦灵9～15 g，煎服或泡酒60 g分服。②小儿疳
　　　　　　　积：燕麦灵9～30 g，炖肉或煮红糖服。③蛔虫：燕麦灵1.5 g，研末，开水送服。④狂
　　　　　　　犬咬伤：燕麦灵9～15 g，煎服；或外用鲜品捣烂敷患处。

黄腺香青 *Anaphalis aureopunctata* Lingelsheim et Borza

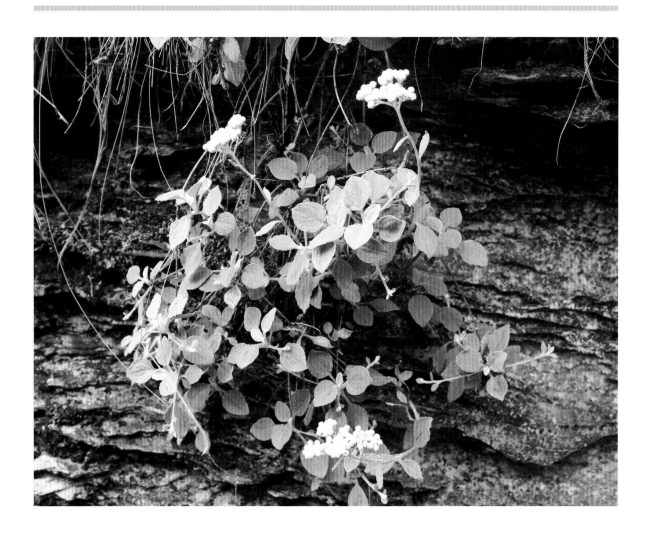

【形态特征】茎高50~100 cm。叶长圆状或线状披针形，长4~9 cm，宽0.7~1.2 cm，有时达2.5 cm，基部抱茎，顶端渐尖，上面被灰白色蛛丝状棉毛，下面被黄褐色或红褐色厚棉毛，有在下面凸起的三出脉或五出脉。花期7~9月，果期9~10月。

【分布与生境】梵净山地区资源分布的代表区域：新金顶、老金顶等地。生于海拔500~2400 m的灌丛、草地、山坡和溪岸。

【中 药 名】大叶白头翁（全草）。

【功效主治】清热泻火，燥湿，驱虫。主治吐血，胃火牙痛，湿热泻痢，蛔虫病，乳痈，瘰疬，臁疮。

【采收加工】夏、秋季采收。

【用法用量】内服：煎汤，3~15 g。外用：捣敷。

【用药经验】①痢疾：大叶白头翁、野棉花根各9g，煎水服。②刀伤：大叶白头翁适量，晒干研末，敷伤处。

珠光香青 *Anaphalis margaritacea* (L.) Benth. et Hook. f.

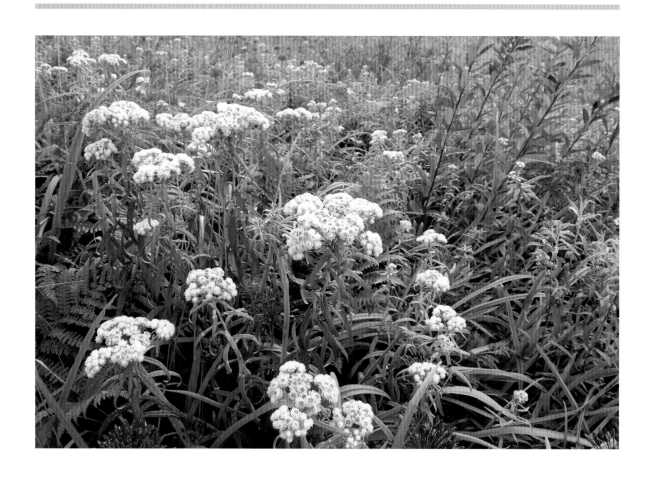

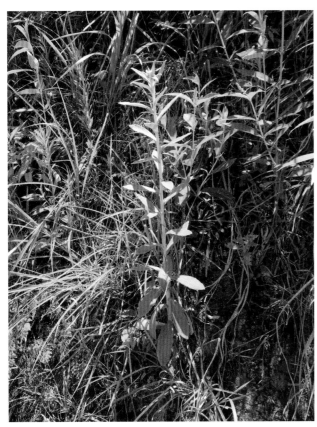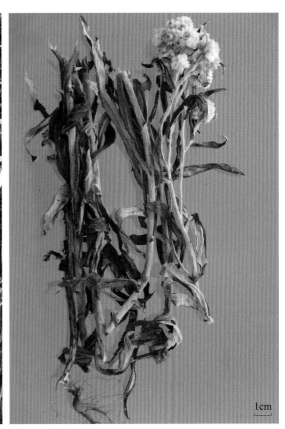

1cm

【别　　　名】山萩（《中国植物图鉴》）。

【形 态 特 征】根状茎横走或斜升，木质，有具褐色鳞片的短匍枝；茎直立或斜升，单生或少数
　　　　　　　丛生，高30～60 cm，稀达100 cm，常粗壮不分枝，下部木质。下部叶在花期常枯
　　　　　　　萎，顶端钝；中部叶开展，线形或线状披针形，基部稍狭或急狭，顶端渐尖，有
　　　　　　　小尖头，上部叶渐小，有长尖头，全部叶稍革质，有单脉或三至五出脉。头状花序
　　　　　　　多数，在茎和枝端排列成复伞房状。总苞宽钟状或半球状；总苞片5～7层，基部多
　　　　　　　少褐色，上部白色，外层卵圆形，内层卵圆至长椭圆形，顶端圆形或稍尖，最内
　　　　　　　层线状倒披针形，有长达全长3/4的爪部；花托蜂窝状；雌株头状花序外围有多层
　　　　　　　雌花，中央有3～20雄花；雄株头状花全部为雄花或外围有极少数雌花；冠毛较花冠稍
　　　　　　　长，在雌花细丝状，在雄花上部较粗厚，有细锯齿。瘦果长椭圆形，有小腺点。
　　　　　　　花、果期7～11月。

【分布与生境】梵净山地区资源分布的代表区域：中灵寺、棉絮岭、天庆寺、回香坪、木耳坪、田
　　　　　　　家山、上牛塘、骄子岩等地。生于海拔850～2000 m的林缘、灌丛中、路旁。

【中　药　名】大叶白头翁（全草）。

【功 效 主 治】清热泻火，燥湿，驱虫。主治吐血，胃火牙痛，湿热泻痢，蛔虫病，乳痈，瘰
　　　　　　　疬等。

【采收加工】夏季花苞初放时连根挖起，洗净，鲜用或晒干。

【用法用量】内服：煎汤，10～30 g。外用：适量，捣敷；或研末调敷。

【用药经验】①痢疾：大叶白头翁、野棉花根各9 g，煎水服。②蛔虫病：大叶白头翁3 g（1～3岁用量），煎水服，每日服2次，餐前服。如虫未下，隔2 d后再服，以虫下为度。③刀伤：大叶白头翁适量，晒干，研末，敷患处。

牛 蒡 *Arctium lappa* L.

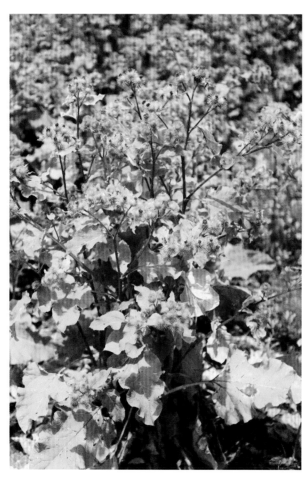
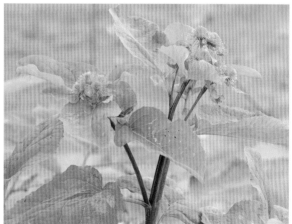
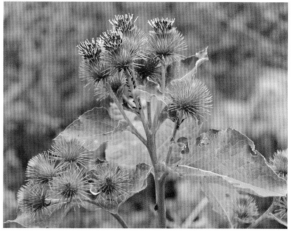

【别　　名】恶实（《名医别录》），大力子（《卫生易简方》），大牛子（山西），牛子（陕西、山东）。

【形态特征】二年生草本，具粗大的肉质直根，有分枝支根。茎直立，高达2 m，粗壮，通常带紫红色或淡紫红色，有多数高起的条棱，分枝斜升，多数，全部茎枝被稀疏的乳突状短毛及长蛛丝毛并混杂以棕黄色的小腺点。基生叶宽卵形，边缘稀疏的浅波状凹齿或齿尖，基部心形，有长达32 cm的叶柄，上面绿色，下面灰白色或淡绿色；茎生叶与基生叶同形或近同形，具等样的及等量的毛被，接花序下部的叶小，基部平截或浅心形。头状花序多数或少数在茎枝顶端排成疏松的伞房花序或圆锥状伞房花序，花序梗粗壮；总苞卵形或卵球形，直径1.5~2 cm；总苞片多层，多数；全部苞片近等长，长约1.5 cm，顶端有软骨质钩刺；小花紫红色，花冠长1.4 cm。瘦果倒长卵形或偏斜倒长卵形，浅褐色，有多数细脉纹，有深褐色的色斑或无色斑。花、果期6~9月。

【分布与生境】梵净山地区资源分布的代表区域：大黑湾、马槽河、艾家坝、郭家沟、丁家坪、清水江等地。生于海拔750~2500 m的山坡、山谷、林缘、林中、灌木丛中、河边潮湿地、村庄路旁或荒地。

【中　药　名】牛蒡子（果实），牛蒡茎叶（茎叶），牛蒡根（根）。

【功效主治】■牛蒡子　疏散风热，宣肺透疹，解毒利咽。主治风热感冒，咳嗽痰多，麻疹，风疹，咽喉肿痛，痄腮丹毒，痈肿疮毒。

■牛蒡茎叶　清热除烦，消肿止痛。主治风热头痛，心烦口干，咽喉肿痛，小便涩少，痈肿，疮疖，皮肤风痒，白屑风。

■牛蒡根　散风热，消肿毒。主治风热感冒，头痛，咳嗽，热毒面肿，咽喉肿痛，牙龈肿痛，风湿痹痛。

【采收加工】■牛蒡子　7~8月果实呈灰褐色时，分批采摘，堆积2~3 d，暴晒，脱粒，扬净，再晒至全干。

■牛蒡茎叶　6~9月采收，晒干或鲜用。

■牛蒡根　10月间采挖2年以上的根，洗净，晒干。

【用法用量】■牛蒡子　内服：煎汤，5~10 g；或入散剂。外用：适量，煎水含漱。

■牛蒡茎叶　内服：煎汤，10~15 g，鲜品加倍；或捣汁。外用：适量，鲜品捣敷；或绞汁；或熬膏涂。

■牛蒡根　内服：煎汤，6~15 g；或捣汁；或研末；或浸酒。外用：适量，捣敷；或熬膏涂；或煎水洗。

【用药经验】①风壅痰涎多，咽膈不利：牛蒡子（微炒）、荆芥穗各50 g，炙甘草25 g，并为末，食后夜卧，汤点10 g服，当缓取效。②皮肤风热，遍身瘾疹：牛蒡子、浮萍等分，以薄荷汤调下50 g，日二服。③诸疮及金疮：用牛蒡茎叶贴之。④急性乳腺炎：牛蒡茎叶9 g（鲜品30 g），水煎当茶。⑤热攻心，烦躁恍惚：牛蒡根捣汁一升，食后分为三服。⑥小儿咽肿：牛蒡根捣汁，细咽之。

黄花蒿 *Artemisia annua* L.

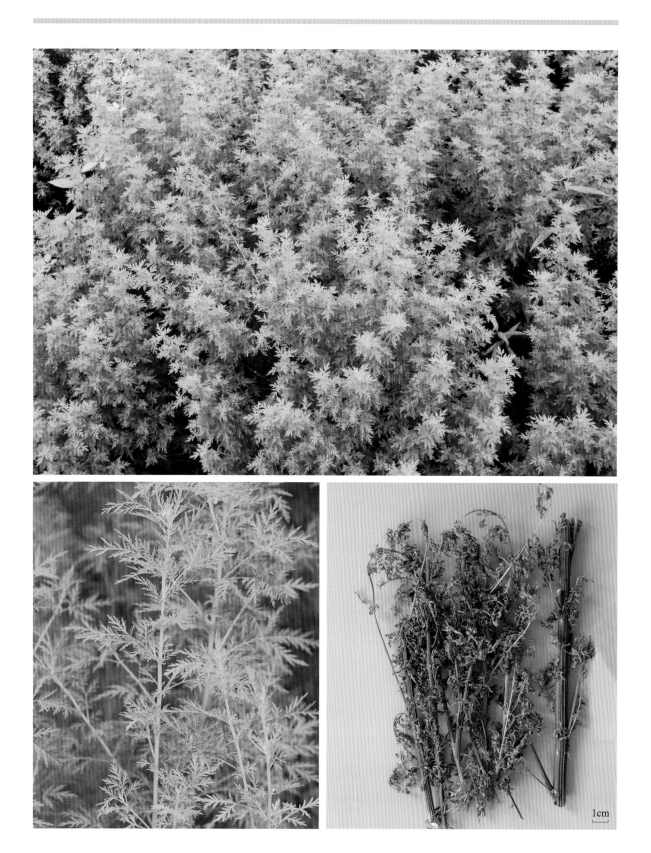

1cm

【别　　名】草蒿、青蒿（《神农本草经》），臭蒿（《日华子本草》），苘蒿（山西），野苘蒿（江苏）。

【形态特征】一年生草本，植株有浓烈的挥发性香气。根单生，狭纺锤形。茎单生，有纵棱。叶纸质；茎下部叶宽卵形或三角状卵形，长3～7 cm，宽2～6 cm，绿色，三（至四）回栉齿状羽状深裂，每侧有裂片5～10枚，裂片长椭圆状卵形，再次分裂，小裂片边缘具多枚栉齿状三角形或长三角形的深裂齿，叶柄长1～2 cm，基部有半抱茎的假托叶；中部叶二（至三）回栉齿状的羽状深裂，具短柄；上部叶与苞片叶一（至二）回栉齿状羽状深裂，近无柄。头状花序球形，有短梗，基部有线形的小苞叶，在分枝上排成总状或复总状花序，并在茎上组成开展、尖塔形的圆锥花序；外层总苞片长卵形或狭长椭圆形，中层、内层总苞片宽卵形或卵形，花序托凸起，半球形；花深黄色，雌花花冠狭管状，花柱线形，伸出花冠外；两性花10～30朵，花冠管状，花药线形。瘦果小，椭圆状卵形，略扁。花、果期8～10月。

【分布与生境】梵净山地区各地均有分布。生于海拔2500 m以下的路旁、荒地、山坡、林缘、草原、干河谷等。

【中　药　名】青蒿（全草），青蒿根（根），青蒿子（果实）。

【功效主治】■青蒿　清热解暑，除蒸，截疟。主治暑邪发热，阴虚发热，夜热早凉，骨蒸劳热，疟疾寒热，湿热黄疸。

■青蒿根　主治劳热骨蒸，关节酸痛，大便下血。

■青蒿子　清热明目，杀虫。主治劳热骨蒸，痢疾，恶疮，疥癣，风疹。

【采收加工】■青蒿　花蕾期采收，切碎，晒干。

■青蒿根　秋、冬季采挖，洗净，切段，晒干。

■青蒿子　秋季果实成熟时，采取果枝，打下果实，晒干。

【用法用量】■青蒿　内服：煎汤，6～15 g，治疟疾可用20～40 g，不宜久煎；鲜品用量加倍，水浸绞汁饮；或入丸、散。外用：适量，研末调敷；或鲜品捣敷；或煎水洗。

■青蒿根　内服：煎汤，3～15 g。

■青蒿子　内服：煎汤，3～6 g；或研末。外用：适量，煎水洗。

【用药经验】①虚劳：青蒿10 g，淫羊藿20 g，桑白皮、栀子各15 g，水煎服。②泄泻：青蒿、枫香树叶、松针各适量，水煎服。③小儿发热：青蒿适量，口嚼碎，敷肚脐。④黄疸：青蒿、马鞭草、栀子、满天星、六月雪各适量，水煎服。

马 兰 *Aster indicus* L.

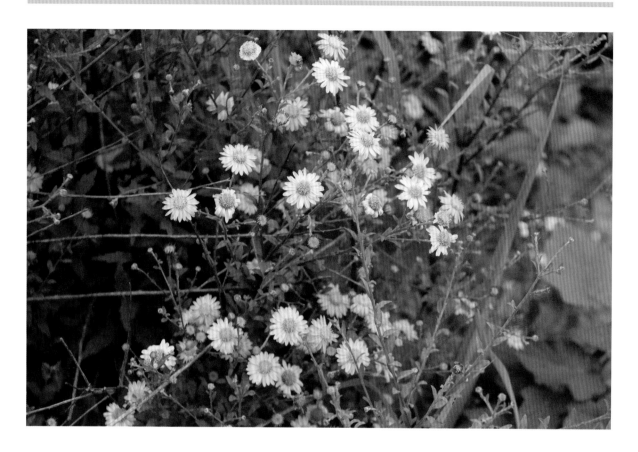

【别　　　名】马兰头（《救荒本草》），鸡油儿、剪刀草（《湖南药物志》），竹节草（《摘元方》），泥鳅串（湖南、四川、江西、云南）。

【形 态 特 征】根状茎有匍枝，有时具直根；茎直立，高30～70 cm，上部有短毛，上部或从下部起有分枝。基部叶在花期枯萎；茎部叶倒披针形或倒卵状矩圆形，长3～10 cm，宽0.8～5 cm，顶端钝或尖，基部渐狭成具翅的长柄，边缘从中部以上具有小尖头的钝或尖齿或有羽状裂片，上部叶小，全缘，基部急狭无柄，全部叶稍薄质。头状花序单生于枝端并排列成疏伞房状；总苞半球形；总苞片2～3层，覆瓦状排列，外层倒披针形，内层倒披针状矩圆形，顶端钝或稍尖，上部草质，有疏短毛，边缘膜质，有缘毛；花托圆锥形；舌状花1层，15～20个，舌片浅紫；管状花被短密毛。瘦果倒卵状矩圆形，极扁，褐色，边缘浅色而有厚肋，上部被腺及短柔毛。花期5～9月，果期8～10月。

【分布与生境】梵净山地区资源分布的代表区域：鱼坳、大园子、张家坝、洼溪河、徐家沟、黑湾河等地。生于海拔600～1800 m的路边、田野、山坡。

【中 药 名】马兰（根、全草）。

【功效主治】凉血止血，清热利湿，解毒消肿。主治吐血，衄血，血痢，崩漏，创伤出血，黄疸，水肿，淋浊，感冒，咳嗽，咽痛喉痹，痔疮，痈肿，丹毒，小儿疳积。

【采收加工】夏、秋季采收，鲜用或晒干。

【用法用量】内服：煎汤，10～30 g，鲜品30～60 g；或捣汁。外用：适量，捣敷；或煎水熏洗。

【用药经验】①大便下血：马兰、荔枝草各30 g，煎服。②紫癜：马兰、地锦草各15 g，煎服。③小儿热痢：马兰6 g，仙鹤草、马鞭草各9 g，木通、紫苏、铁灯草各6 g，水煎服。④咽喉肿痛：马兰根、水芹菜根各30 g，加白糖少许，捣烂取汁服，连服3～4次。

琴叶紫菀 *Aster panduratus* Nees ex Walper

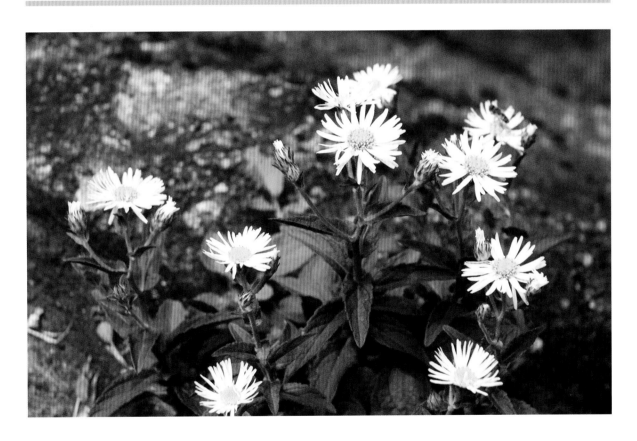

【别　　名】福氏紫菀（《中国植物志》），鱼鳅串（《贵州中草药名录》）。

【形态特征】多年生草本。根状茎粗壮；茎单生或丛生，被开展的长粗毛，常有腺，上部有分枝，有较密生的叶。下部叶匙状长圆形，长达12 cm，宽达2.5 cm，下部渐狭成长柄；中部叶长圆状匙形，长4～9 cm，宽1.5～2.5 cm，下部稍狭，但基部扩大成心形或有圆耳，半抱茎，全缘或有疏齿，顶端急尖或钝而有小尖头；上部叶渐小，卵状长圆形，基部心形抱茎，常全缘；全部叶稍厚质，两面被长贴毛和密短毛，有腺，下面沿脉及边缘有长毛；中脉在下面突起，侧脉不明显。头状花序直径2~2.5 cm，在枝端单生或疏散伞房状排列；舌状花约30个，舌片浅紫色，管状花被密短毛；冠毛白色或稍红色，约与管状花花冠等长，有稍不等长的微糙毛。瘦果卵状长圆形，基部狭，两面有肋，被柔毛。花期2~9月，果期6~10月。

【分布与生境】梵净山地区资源分布的代表区域：上牛塘、炕药洞、骄子岩、叫花洞、烂茶顶等地。生于海拔450~1400 m的山坡灌丛、草地、溪岸、路旁。

【中　药　名】岗边菊（带根全草）。

【功效主治】温肺止咳，散寒止痛。主治肺寒咳嗽，胃脘冷痛。

【采收加工】夏、秋季拔取带根全草，洗净，切段，晒干。

【用法用量】内服：煎汤，15~30 g。

三脉紫菀 *Aster trinervius* Turcz. subsp. *ageratoides* (Turczaninow) Grierson

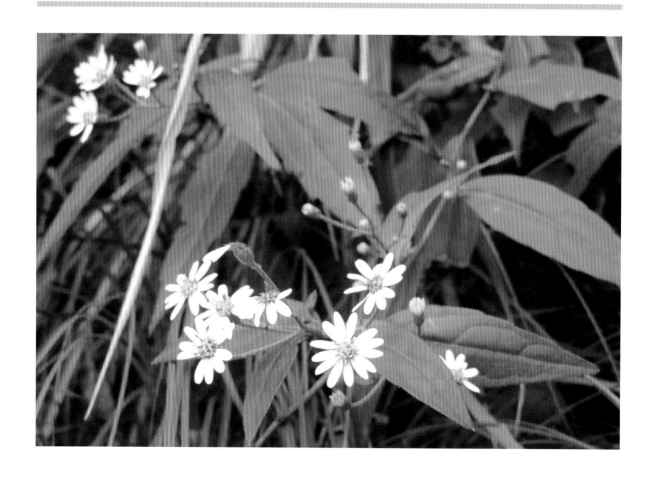

【别　　名】野白菊花（《植物名实图考》），山雪花、白升麻、三脉叶马兰（《中国植物图鉴》），山白菊（贵州）。

【形态特征】多年生草本。根状茎粗壮；茎直立，高40~100 cm，细或粗壮，有棱及沟，被柔毛或粗毛，上部有时屈折，有上升或开展的分枝。下部叶片宽卵圆形，急狭成长柄；中部叶椭圆形或长圆状披针形，长5~15 cm，宽1~5 cm，中部以上急狭成楔形具宽翅的柄，顶端渐尖，边缘有3~7对浅或深锯齿；上部叶渐小，有浅齿或全缘，全部叶纸质，上面被短糙毛，下面浅色被短柔毛常有腺点，或两面被短茸毛而下面沿脉有粗毛，有离基（有时长达7 cm）三出脉，侧脉3~4对，网脉常明显。头状花序直径1.5~2 cm，排列成伞房或圆锥伞房状，花序梗长0.5~3 cm；总苞倒锥状或半球状；总苞片3层，覆瓦状排列，线状长圆形，下部近革质或干膜质，上部绿色或紫褐色，有短缘毛；舌状花十余个，舌片线状长圆形，紫色、浅红色或白色，管状花黄色；冠毛浅红褐色或污白色。瘦果倒卵状长圆形，灰褐色，有边肋，一面常有肋，被短粗毛。花、果期7~12月。

【分布与生境】梵净山地区资源分布的代表区域：苗匡、云舍、太平等地。生于海拔400 ~ 2000 m的山阴坡湿地、山顶和低山草地及沼泽地。

【中　药　名】山白菊（根及根茎）。

【功效主治】清热解毒，祛痰镇咳，凉血止血。主治感冒发热，扁桃体炎，支气管炎，肝炎，肠炎，痢疾，热淋，血热吐衄，痈肿疔毒，蛇虫咬伤。

【采收加工】10月下旬至翌年早春，待地上部分枯萎后，采挖根部，除去枯叶，将细根编成小辫状，晒至全干。

【用法用量】内服：煎汤，4.5 ~ 10 g；或入丸、散。润肺宜蜜炙用。

【用药经验】①伤寒后肺痿劳嗽，唾脓血腥臭，连连不止，渐将羸瘦：山白菊50 g，桔梗75 g（去芦头），天门冬50 g（去心），贝母50 g（煨令微黄），百合1.5 g，知母1.5 g，生干地黄75 g，上药捣筛为散，每服20 g，以水一中盏，煎至3 g，去滓，温服。②小儿咳逆上气，喉中有声，不通利：山白菊50 g，杏仁（去皮尖）、细辛、款冬花各0.5 g。上四味，捣罗为散，二三岁儿每服半钱匕，米饮调下，日三，更量大小加减。③妊娠咳嗽不止，胎动不安：山白菊50 g，桔梗25 g，甘草、杏仁、桑白皮各12.5 g，天门冬50 g，上细切，每服15 g，竹茹1块，水煎，去滓，入蜜半匙，再煎二沸，温服。

金盏银盘 *Bidens biternata* (Lour.) Merr. et Sherff

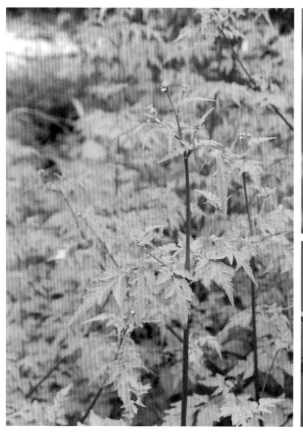
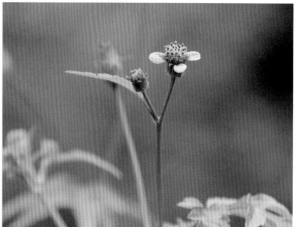
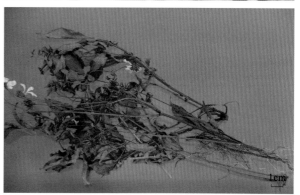

【别　　　名】铁筅帚（《百草镜》），千条针（《本草纲目拾遗》），金盘银盏（《岭南大学校园植物名录》）。

【形 态 特 征】一年生草本。茎直立，高30～150 cm，略具4棱，无毛或被稀疏卷曲短柔毛。叶为一回羽状复叶，顶生小叶卵形至长圆状卵形或卵状披针形，长2～7 cm，宽1～2.5 cm，先端渐尖，基部楔形，边缘具稍密且近于均匀的锯齿，有时一侧深裂为1小裂片，两面均被柔毛，侧生小叶1～2对，卵形或卵状长圆形，近顶部的1对稍小，通常不分裂，基部下延，无柄或具短柄，下部的1对约与顶生小叶相等，具明显的柄，三出复叶状分裂或仅一侧具1裂片，裂片椭圆形，边缘有锯齿；总叶柄长1.5～5 cm，无毛或被疏柔毛。总苞基部有短柔毛，外层苞片8～10枚，草质，先端锐尖，背面密被短柔毛，内层苞片长椭圆形或长圆状披针形，背面褐色，有深色纵条纹，被短柔毛；舌状花通常3～5朵，不育，舌片淡黄色，长椭圆形，先端3齿裂，或有时无舌状花；盘花筒状，冠檐5齿裂。花期9～11月。

【分布与生境】梵净山地区各地均有分布。生于海拔320~1500 m的山坡、草地、荒地中。

【中 药 名】金盏银盘（全草）。

【功效主治】清热解毒，凉血止血。主治感冒发热，黄疸，泄泻，痢疾，血热吐血，血崩，跌打损伤，痈肿疮毒。

【采收加工】春、夏季采收，鲜用或切段晒干。

【用法用量】内服：煎汤，10~30 g；或浸酒饮。外用：适量，捣敷；或煎水洗。

【用药经验】①肠痈腹痛：金盏银盘、万年荞、折耳根各20 g，水煎服。②黄疸：金盏银盘、齐头蒿各15 g，水煎服。③高热不退：金盏银盘15 g，青蒿10 g，水煎服。④咽喉肿痛：金盏银盘15 g，水煎慢咽。

鬼针草 *Bidens pilosa* L.

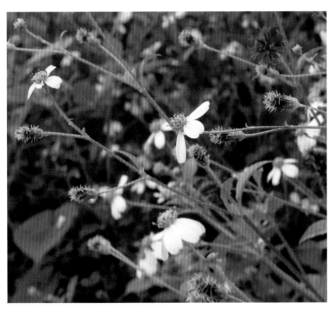
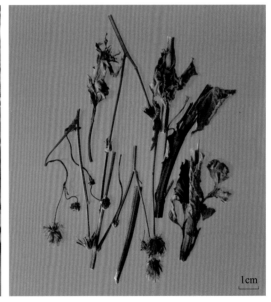

【别 名】鬼钗草（《植物名实图考》），三叶鬼针草、虾钳草（广东、广西），对叉草（云南），一包针（江苏、浙江），豆渣草（四川、陕西）。

【形态特征】一年生草本。茎直立，高30~100 cm，钝四棱形。茎下部叶较小，3裂或不分裂，通常在开花前枯萎，中部叶具长1.5~5 cm无翅的柄，三出，小叶3枚，两侧小叶椭圆形或卵状椭圆形，长2~4.5 cm，宽1.5~2.5 cm，先端锐尖，基部近圆形或阔楔形，不对称，具短柄，边缘有锯齿，顶生小叶较大，长椭圆形或卵状长圆形，长

3.5~7 cm，先端渐尖，基部渐狭或近圆形，具长1~2 cm的柄，边缘有锯齿，上部叶小，3裂或不分裂。头状花序，花序梗长1~6 cm；总苞基部被短柔毛，苞片7~8枚，条状匙形，草质，外层托片披针形，干膜质，背面褐色，具黄色边缘，条状披针形；无舌状花，盘花筒状，冠檐5齿裂。瘦果黑色，条形，略扁，具棱，顶端芒刺3~4枚，具倒刺毛。全年均开花。

【分布与生境】梵净山地区资源分布的代表区域：梨子园、坝溪、郭家沟、艾家坝等地。生于海拔500~2000 m的村旁、路边及荒地中。

【中 药 名】盲肠草（全草）。

【功 效 主 治】清热解毒，利湿健脾。主治流行感冒，咽喉肿痛，黄疸性肝炎，暑湿吐泻，痢疾，小儿疳积，肠痈，蛇虫咬伤等。

【采 收 加 工】夏、秋季采收，鲜用或切段晒干。

【用 法 用 量】内服：煎汤，10~30 g，鲜品加倍；或熬膏；或捣汁。外用：适量，捣烂外敷；或煎水洗。

【用 药 经 验】①肠炎：盲肠草10 g，委陵菜8 g，水煎服。②肾炎：盲肠草适量，水煎服。③腹泻：盲肠草适量，煎水洗脚。

白花鬼针草

Bidens pilosa L. var. *radiata* Sch.-Bip.

【别 名】金杯银盏（《岭南采药录》），金盏银盘（《南宁市药物志》），盲肠草（《西藏常用中草药》）。

【形 态 特 征】一年生直立草本，高30~100 cm。茎钝四棱形，无毛或上部被极稀的柔毛。茎下部叶较小，3裂或不分裂，通常在开花前枯萎；中部叶具长1.5~5 cm无翅的柄，三出；小叶常为3枚，两侧小叶椭圆形或卵状椭圆形，长2~4.5 cm，宽1.5~2.5 cm，先端锐尖，基部近圆形或阔楔形，有时偏斜，不对称，边缘有锯齿，顶生小叶较大，长椭圆形或卵状长圆形，长3.5~7 cm，先端渐尖，基部渐狭或近圆形，具长1~2 cm的柄，边缘有锯齿，上部叶小，3裂或不分裂，条状披针形。头状花序有长1~6 cm的花序梗；总苞苞片7~8枚，条状匙形，外层托片披针形，内层条状披针形；舌状花5~7枚，舌片椭圆状倒卵形，白色，先端钝或有缺刻；盘花筒状。瘦果黑色，条形，先端芒刺3~4枚，具倒刺毛。

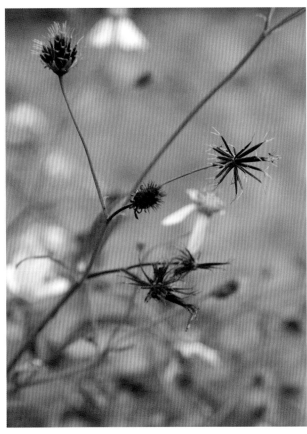
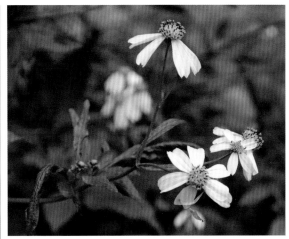
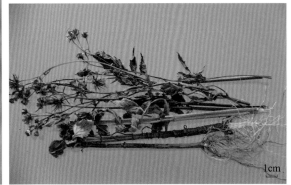

【分布与生境】梵净山地区各地均有分布。生于海拔320～1500 m的山坡、草地、荒地中。

【中　药　名】白花鬼针草（全草）。

【功效主治】清热解毒，利湿退黄，散瘀活血。主治感冒发热，风湿痹痛，湿热黄疸，痈肿
　　　　　　　疮疖。

【采收加工】夏、秋季采收，切段，晒干。

【用法用量】内服：煎汤，15～30 g。

狼杷草 *Bidens tripartita* L.

【别　　　名】郎耶草（《本草拾遗》），狼把草（《本草图经》），叉子草、老蟹叉（《湖南植
　　　　　　　物志》），豆渣草（《四川中药志》），小鬼叉（《东北药用植物志》）。

【形态特征】一年生草本。茎高20～150 cm，圆柱状或具钝棱而稍呈四方形，基部无毛，绿色
　　　　　　　或带紫色，上部分枝或有时自基部分枝。叶对生，不分裂，边缘具锯齿，中部叶具
　　　　　　　柄，柄长0.8～2.5 cm，有狭翅；叶片无毛或下面有极稀疏的小硬毛，长4～13 cm，长

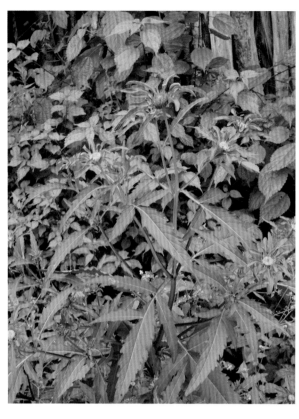
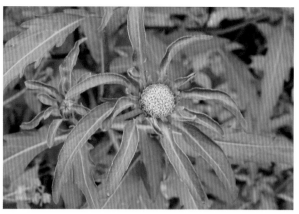
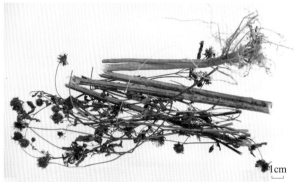

椭圆状披针形，不分裂或近基部浅裂成1对小裂片，通常3~5深裂，长3~7 cm，宽8~12 mm，顶生裂片较大，披针形或长椭圆状披针形，长5~11 cm，宽1.5~3 cm，两端渐狭，与侧生裂片边缘均具疏锯齿，上部叶较小，披针形，三裂或不分裂。头状花序单生于茎端及枝端，直径1~3 cm，高1~1.5 cm，具较长的花序梗；总苞盘状，外层苞片5~9枚，长1~3.5 cm，先端钝，具缘毛，叶状，膜质，褐色；托片条状披针形，背面有褐色条纹。瘦果扁，楔形或倒卵状楔形。花期7~10月。

【分布与生境】梵净山地区资源分布的代表区域：苗匡、马肚子沟、云舍等地。生于海拔350~1900 m的草地、荒地中。

【中　药　名】狼杷草（全草）。

【功效主治】清热解毒，利湿，通经。主治肺热咳嗽，咯血，咽喉肿痛，赤白痢疾，黄疸，月经不调，闭经，小儿疳积，瘰疬结核，湿疹癣疮，毒蛇咬伤。

【采收加工】8~9月，割取地上部分，晒干或鲜用。

【用法用量】内服：煎汤，10~30 g，鲜品加倍；或捣汁饮。外用：适量，捣敷；研末撒或调敷。

【用药经验】①肺结核咯血、盗汗：狼杷草、墨莲各12 g，红枣4个，炖汤服。②血痢：狼杷草1 kg，捣绞取汁1 L，纳白面半鸡子许，和之调令匀，空腹顿服之。若无生者，但收取苗阴干，捣为散，患痢者取散一方寸匕，和蜜水半盏服之。③急性肠炎，急性细菌性痢疾，尿路感染：狼杷草30 g，水煎服。

馥芳艾纳香 *Blumea aromatica* DC.

【别　　名】山风（《全国中草药汇编》），香艾纳（《中国高等植物图鉴》），香艾（《植物分类学报》）。

【形态特征】粗壮草本或亚灌木状。茎直立，高0.5～3 m，木质，有分枝，具粗沟纹，被黏绒毛或上部花序轴被开展的密柔毛，杂有腺毛，叶腋常有束生的白色或污白色糙毛，有时绒毛多少脱落，节间长约5 cm，在下部较短。头状花序多数，无柄或有长1～1.5 cm的柄，花序柄被柔毛，杂有卷腺毛，腋生和顶生，排列成疏或密的具叶的大圆锥花序；总苞圆柱形或近钟形，与花盘等长或稍长于花盘；总苞片5～6层，草质或干膜质，外层长圆状披针形，顶端钝或稍尖，背面被短柔毛，杂有腺体，中层和内层近干膜质，线形，背面被疏毛，有时仅于脊处具腺体；花托平，蜂窝状，流苏状；花黄色，雌花多数，花冠细管状，顶端2～3齿裂，裂片有腺点；两性花花冠管状，向上渐宽，裂片三角形，有疏或密腺体，少有疏毛。瘦果圆柱形被柔毛；冠毛棕红色至淡褐色，糙毛状。花期10月至翌年4月。

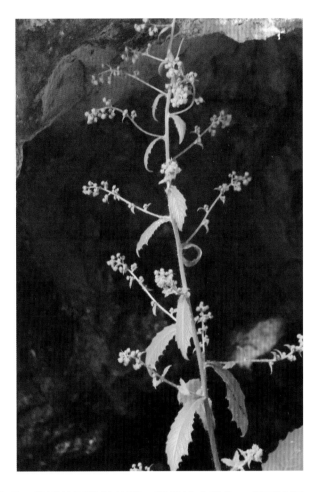

【分布与生境】梵净山地区资源分布的代表区域：马肚子沟、马潮河、苗匡等地。生于海拔350～1900 m的草地、荒地中。

【中　药　名】香艾（全草）。

【功效主治】祛风，除湿，止血，止痒。主治风寒湿痹，关节疼痛，风疹，湿疹，皮肤瘙痒，外伤出血。

【采收加工】秋季采收，鲜用或切段晒干。

【用法用量】内服：煎汤，6～12 g；或浸酒。外用：适量，煎水洗；或捣敷；或研末撒。

【用药经验】①风湿关节痛：香艾9～15 g，浸酒或水煎冲酒服。②湿疹，皮肤瘙痒：香艾水煎熏洗，或用鲜叶捣烂涂敷。③外伤出血：香艾叶研粉撒布伤处。

烟管头草 *Carpesium cernuum* L.

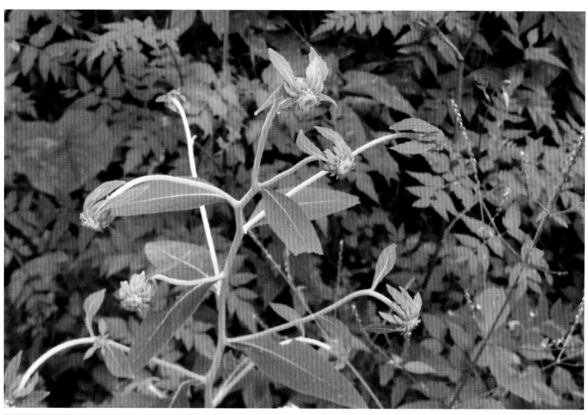

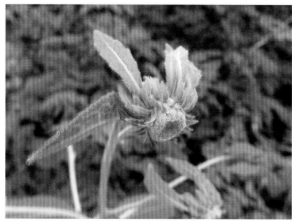

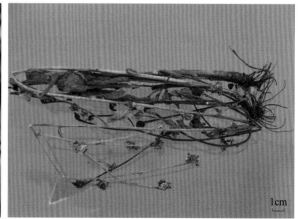

1cm

【别　　　名】大白泡草（《贵州民间药物》），挖耳草（《滇南本草》），野烟、牛儿草、牛牛草（《草木便方》）。

【形 态 特 征】多年生草本。茎高50～100 cm，下部密被白色长柔毛及卷曲的短柔毛，基部及叶腋尤密，有明显的纵条纹，多分枝。基生叶于开花前凋萎，稀宿存，茎下部叶较大，具长柄，下部具狭翅，向叶基渐宽，叶片长椭圆形或匙状长椭圆形，长6～12 cm，宽4～6 cm，先端锐尖或钝，基部长渐狭下延，上面绿色，被稍密的倒伏柔毛，下面淡绿色，被白色长柔毛，沿叶脉较密，在中肋及叶柄上常密集成绒毛状，两面均有腺点，边缘具稍不规整具胼胝尖的锯齿，中部叶椭圆形至长椭圆形，长8～11 cm，宽3～4 cm，先端渐尖或锐尖，基部楔形，具短柄，上部叶渐小，椭圆形至椭圆状披针形，近全缘。头状花序单生于茎端及枝端；苞叶多枚，大小不等；总苞壳斗状；苞片4层，外层苞片叶状，披针形，与内层苞片等长或稍长；雌花狭筒状。瘦果。花期6～8月，果期7~10月。

【分布与生境】梵净山地区资源分布的代表区域：马肚子沟、小白岩、苗匡等地。生于海拔450～1800 m的路边、山坡草地及林缘。

【中　药　名】杓儿菜（全草）。

【功 效 主 治】清热解毒，消肿止痛。主治感冒发热，高热惊风，咽喉肿痛，疟腮，牙痛，尿路感染，淋巴结结核，疮疡疔肿，乳腺炎。

【采 收 加 工】秋季初开花时采收，鲜用或切段晒干。

【用 法 用 量】内服：煎汤，6～15 g，鲜品15～30 g；或鲜品捣汁。外用：适量，鲜品捣敷；或煎水含漱或洗。

【用 药 经 验】①肠炎，痢疾：杓儿菜（叶）10 g，水煎服。②乳痈：杓儿菜（叶）适量，捣烂取汁内服，渣外敷。③产后寒：杓儿菜（根）20 g，用甜酒水煎服。④阴囊湿疹：杓儿菜（叶）适量，水煎外洗。

金挖耳　*Carpesium divaricatum* Sieb. et Zucc.

【别　　　名】野烟头（《重庆草药》）。

【形 态 特 征】多年生草本。茎直立，高25～150 cm，被白色柔毛，初时较密，后渐稀疏，中部以上分枝，枝通常近平展。基生叶于开花前凋萎，下部叶卵形或卵状长圆形，长

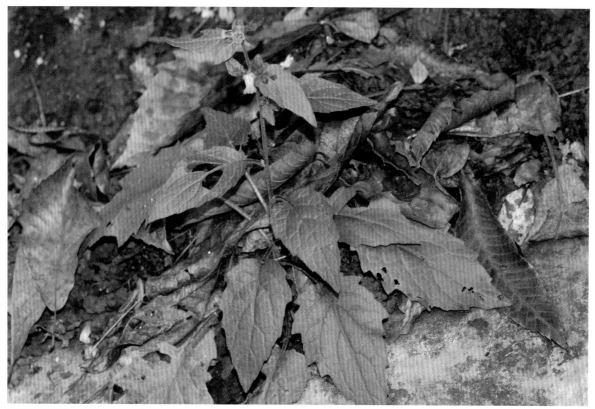

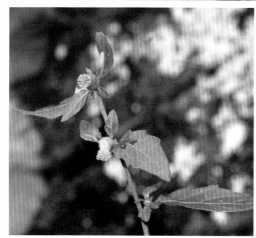

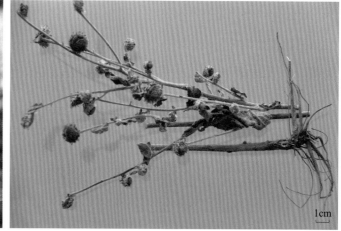

5 ~ 12 cm，宽3 ~ 7 cm，先端锐尖或钝，被具球状膨大基部的柔毛，老时脱落稀疏而留下膨大的基部，叶面稍粗糙，下面淡绿色，被白色短柔毛并杂以疏长柔毛，沿中肋较密；叶柄较叶片短或近等长，与叶片连接处有狭翅，下部无翅。头状花序单生于茎端及枝端；苞叶3 ~ 5枚，披针形至椭圆形，其中2枚较大，较总苞长2 ~ 5倍，密被柔毛和腺点；总苞卵状球形，基部宽，上部稍收缩，苞片4层，覆瓦状排列，外层短，广卵形，干膜质或先端稍带草质，背面被柔毛，中层狭长椭圆形，干膜质，先端钝，内层条形；雌花狭筒状，冠檐4 ~ 5齿裂，两性花筒状，向上稍宽，冠檐5齿裂。花期7 ~ 10月，果期10 ~ 11月。

【分布与生境】梵净山地区资源分布的代表区域：小白岩、马肚子沟、马潮河、太平乡等地。生于海拔550～1300 m的路旁及山坡灌丛中。

【中　药　名】金挖耳（全草），金挖耳根（根）。

【功效主治】■金挖耳　清热解毒，消肿止痛。主治感冒发热，头风，风火赤眼，咽喉肿痛，痄腮，牙痛，乳痈，疮疖肿毒，痔疾出血，腹痛泄泻，急惊风。

　　　　　　　■金挖耳根　止痛，解毒。主治产后腹痛，水泻腹痛，牙痛，乳蛾。

【采收加工】■金挖耳　8～9月花期采收，鲜用或切段晒干。

　　　　　　　■金挖耳根　秋季采收，鲜用或切片晒干。

【用法用量】■金挖耳　内服：煎汤，6～15 g；或捣汁。外用：适量，鲜品捣敷；或煎水洗。

　　　　　　　■金挖耳根　内服：煎汤，6～15 g；或捣烂冲酒。外用：适量，捣敷。

【用药经验】①咽喉肿痛：鲜金挖耳捣绞汁，调蜜服。②寒毒疮初起或未溃者：挖耳草捣绒，包敷。③痔核破溃出血：挖耳草煎水洗。④腮腺炎：挖耳草250 g，大葱头4个，合酒糟子捣合，炒熟外敷，并用挖耳草根7个，捣烂泡开水饮汁。

贵州天名精 *Carpesium faberi* Winkl.

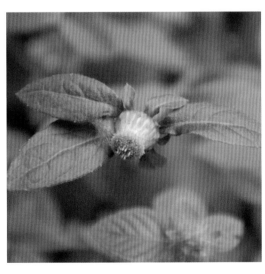
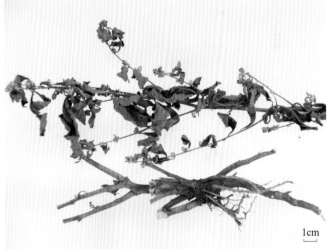

1cm

【形态特征】多年生草本。茎高30～75 cm，通常带紫褐色，有不明显的纵条纹，中上部具多数分枝。基生叶于开花前枯萎，茎下部叶卵形至卵状披针形，长4～7 cm，宽2～3 cm，边缘具稍不规整具胼胝尖的疏齿，上面深绿色，下面淡绿色；叶柄长1～5 cm；中部叶披针形，长5～9 cm，宽1～2.5 cm，具短柄，上部叶渐变小，披针形至条状披针形。头状花序多数，生于茎、枝端及生于下部枝条的叶腋，几无梗，常呈穗状花序式排列；苞片2～3枚，椭圆形至椭圆状披针形，先端钝或具短尖头，基部渐狭，具短柄；总苞钟状；苞片4层，干膜质，外层较短，卵形，中层狭矩圆形，内层条形。雌花狭筒状，冠檐4～5齿裂，两性花筒状，向上稍增宽，冠檐5齿裂。瘦果长。花期8～9月，果期10～11月。

【分布与生境】梵净山地区资源分布的代表区域：马肚子沟、小白岩、太平、苗匡等地。生于海拔700～1900 m的路边旷地及林缘。

【中　药　名】贵州天名精（全草）。

【功效主治】祛风除湿，驱虫。主治跌打损伤，头痛等。

【采收加工】夏、秋季采收，鲜用或切段晒干。

【用法用量】内服：煎汤，3～10 g。外用：适量，煎水外洗；或捣烂外敷。

长叶天名精 *Carpesium longifolium* Chen et C. M. Hu

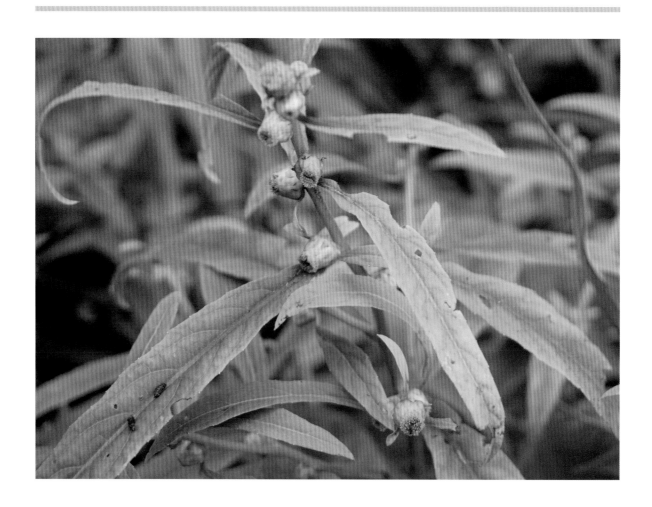

【形态特征】多年生草本。茎直立，高50～100 cm，圆柱状，基部木质，几无毛，上部被稀疏紧贴的短柔毛，有明显纵条纹，中部以上分枝；枝细瘦，上部被较密的短柔毛。基生叶于开花前枯萎，茎下部及中部叶椭圆形或椭圆状披针形，长10～23 cm，宽3.5～6 cm，先端渐尖，基部长渐狭，边缘近全缘或具稀疏胼胝尖头，两面近于无毛或具极稀疏的细长毛，上面深绿色，中肋紫色，下面淡绿色，具球状白色及金黄色小腺点；叶柄长2～4 cm；上部叶披针形至狭披针形，长8～15 cm，宽1.5～3 cm，两端渐狭，近全缘，无柄或具短柄。头状花序穗状花序式排列，腋生者通常无苞叶或具极小的苞叶，着生于茎端及枝端者具苞叶，苞叶2～4枚，披针形，长1.5～3.5 cm，两端渐狭，被疏柔毛。瘦果。花期7～9月，果期9～10月。

【分布与生境】梵净山地区资源分布的代表区域：马潮河、梵净山山脚、云舍等地。生于海拔800～2300 m的山坡灌丛边及林下。

【中 药 名】长叶天名精（全草）。

【功效主治】清热解毒，消肿止痛。主治感冒发热，咽喉肿痛，牙痛，急性肠炎，痢疾，尿路感染，淋巴结结核，疮疖肿毒，乳腺炎，腮腺炎，带状疱疹，毒蛇咬伤，驱肠虫。

【采收加工】7～8月采收，洗净，鲜用或晒干。

【用法用量】内服：煎汤，9～15 g；或捣汁；或入丸、散。外用：适量，捣敷；或煎水熏洗。

石胡荽 *Centipeda minima* (L.) A. Br. et Aschers.

【别 名】球子草（《广州植物志》）。

【形态特征】一年生小草本。茎多分枝，高5～20 cm，匍匐状，微被蛛丝状毛或无毛。叶互生，楔状倒披针形，顶端钝，基部楔形，边缘有少数锯齿，无毛或背面微被蛛丝状毛。头状花序小，扁球形，单生于叶腋，无花序梗或极短；总苞半球形；总苞片2层，椭圆状披针形，绿色，边缘透明膜质，外层较大；边缘花雌性，多层，花冠细管状，淡绿黄色，顶端2～3微裂；盘花两性，花冠管状，顶端4深裂，淡紫红色，下部有明显的狭管。瘦果椭圆形，具4棱，棱上有长毛，无冠状冠毛。花、果期6～10月。

【分布与生境】梵净山地区资源分布的代表区域：亚木沟、小白岩、马肚子沟等地。生于海拔500～2100 m的山坡、河边及路旁。

【中 药 名】鹅不食草（全草）。

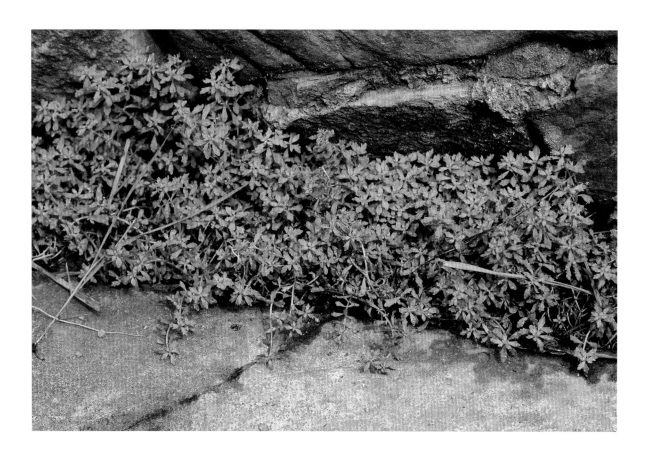

【功效主治】发散风寒，通鼻窍，止咳，解毒。主治风寒感冒，鼻塞不通，寒痰咳喘，疮痈肿毒。

【采收加工】9~11月花开时采收，鲜用或晒干。

【用法用量】内服：煎汤，9~15 g，鲜品15~30 g；或捣汁。外用：适量，捣敷；或捣烂塞鼻；或研末撒鼻。

【用药经验】①伤风头痛，鼻塞：搓揉鹅不食草（鲜、干均可），嗅其气，即打喷嚏，每日2次。②小儿疳积：鹅不食草3 g，或研粉每日用1.5 g，蒸瘦肉或猪肝服。③痔疮：鹅不食草60 g，无花果叶15~18 g，煎水，先熏再洗。④膀胱结石：鹅不食草60 g，洗净，捣汁，加白糖少许，1次服完。

野 菊
Chrysanthemum indicum Linnaeus

【别　　名】野山菊（《植物名实图考》），鬼仔菊（《广西中药志》），黄菊仔（《中国药用植物志》），疟疾草（江苏）。

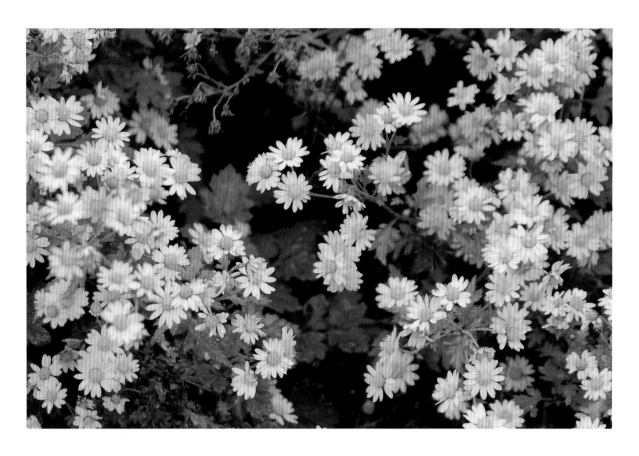

【形态特征】多年生草本，高0.25～1 m，有地下长或短匍匐茎。茎直立或铺散，分枝或仅在茎顶
　　　　　　有伞房状花序分枝，茎枝被稀疏的毛，上部及花序枝上的毛稍多或较多。基生
　　　　　　叶和下部叶花期脱落；中部茎叶卵形、长卵形或椭圆状卵形，长3～10 cm，宽
　　　　　　2～7 cm，羽状半裂、浅裂或分裂不明显而边缘有浅锯齿，基部截形或稍心形或宽
　　　　　　楔形，叶柄长1～2 cm，柄基无耳或有分裂的叶耳，两面同色或几同色，淡绿色，或
　　　　　　干后两面成橄榄色，有稀疏的短柔毛，或下面的毛稍多。头状花序直径1.5～2.5 cm，
　　　　　　多数在茎枝顶端排成疏松的伞房圆锥花序或少数在茎顶排成伞房花序；总苞片约5
　　　　　　层，外层卵形或卵状三角形，中层卵形，内层长椭圆形；全部苞片边缘白色或褐色
　　　　　　宽膜质，顶端钝或圆；舌状花黄色，顶端全缘或2～3齿。瘦果。花期6～11月。

【分布与生境】梵净山地区资源分布的代表区域：马肚子沟、梵净山村、苗匡等地。生于海拔
　　　　　　400～2450 m的山坡、荒地、田间。

【中　药　名】野菊花（花），野菊（根或全草）。

【功效主治】■野菊花　清热解毒，疏风平肝。主治疔疮，痈疽，丹毒，湿疹，风热感冒，咽喉
　　　　　　肿痛，高血压等。

　　　　　　■野菊　清热解毒。主治感冒，气管炎，肝炎，高血压，痢疾，痈肿，目赤肿痛，
　　　　　　瘰疬等。

【采 收 加 工】■野菊花　秋季开花盛期，分批采收，鲜用或晒干。

　　　　　　　■野菊　夏、秋间采收，鲜用或晒干。

【用 法 用 量】■野菊花　内服：煎汤，10～15 g，鲜品可用30～60 g。外用：适量，捣敷；或煎水漱口或淋洗。

　　　　　　　■野菊　内服：煎汤，6～12 g，鲜品30～60 g；或捣汁。外用：适量，捣敷；或煎水洗；或熬膏涂。

【用 药 经 验】①火眼：野菊花20 g，水煎洗眼。②外伤，扭伤：野菊花30 g，捣烂敷患处。③阑尾炎：野菊花100 g，水煎服。④发热：野菊花、金银花、黄荆、土荆芥、白茅根各适量，水煎服。⑤高血压：野菊花适量，水煎服。

刺儿菜　*Cirsium arvense* (L.) Scop. var. *integrifolium* C. Wimm. et Grabowski

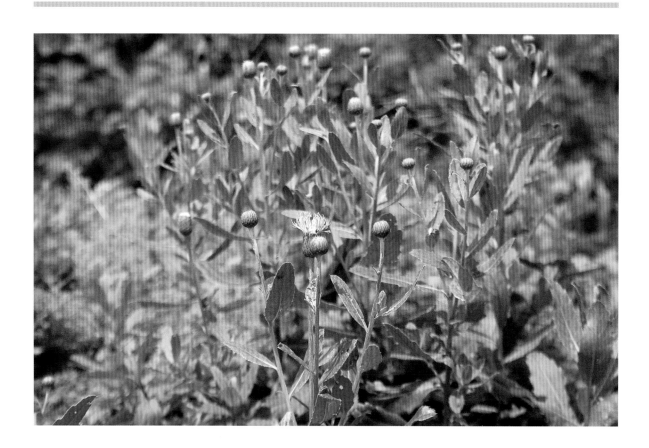

【别　　　　名】小蓟、大刺儿菜（《中国植物志》），刺萝卜（《四川中药志》）。

【形 态 特 征】多年生草本。茎直立，高30～120 cm，上部有分枝，花序分枝无毛或有薄绒毛。基生叶和中部茎叶椭圆形、长椭圆形或椭圆状倒披针形，通常无叶柄，长7～15 cm，宽1.5～10 cm，叶缘有细密的针刺，针刺紧贴叶缘，或叶缘有刺齿，齿顶针刺大小不等，或大部茎叶羽状浅裂或半裂或边缘粗大圆锯齿；全部茎叶两面同色，绿色或下面色淡，两面无毛。头状花序单生于茎端；总苞卵形、长卵形或卵圆形，直径1.5～2 cm；总苞片约6层，覆瓦状排列，向内层渐长；中外层苞片顶端有短针刺，内层及最内层渐尖，膜质，短针刺；小花紫红色或白色，两性花花冠长1.8 cm，细管部细丝状。瘦果淡黄色，椭圆形或偏斜椭圆形；冠毛污白色，多层，整体脱落；冠毛刚毛长羽毛状，长3.5 cm，顶端渐细。花、果期5～9月。

【分布与生境】梵净山地区资源分布的代表区域：青冈坪、雀子坳、桃树岭、龙门坳、民新铺等地。生于海拔500～2450 m的山坡、河旁或荒地、田间。

【中 药 名】小蓟（地上部分）。

【功 效 主 治】凉血止血，散瘀解毒消痈。主治血热迫血妄行所致的吐衄、尿血、崩漏等血热出血证，火热毒盛的痈肿疮毒。

【采 收 加 工】5～6月盛花期，割取全草，晒干或鲜用。可连续收获3～4年。

【用 法 用 量】内服：煎汤，5～10 g，鲜品可用30～60 g；或捣汁。外用：适量，捣烂外敷。

【用 药 经 验】①吐血：小蓟、大蓟、侧柏叶各9 g，仙鹤草、焦栀子各12 g，水煎服。②病毒性肝炎，肝肿大：鲜小蓟（根）60 g，水煎服，10 d为1个疗程。③血尿，小便不利：小蓟（根）、海金沙藤各30 g，煨水服。④血崩，鼻血：小蓟（根）、大蓟各30 g，煨甜酒水服。

两面刺 *Cirsium chlorolepis* Petrak ex Hand.-Mazz.

【别 名】白马刺（《云南曲靖中草药》）。

【形 态 特 征】多年生草本，高30～100 cm。茎直立，分枝，全部茎枝被稠密的多细胞长节毛及短糙毛兼被稀疏蛛丝毛。中下部茎叶披针形、长椭圆形或倒披针形，羽状半裂、浅裂或几全裂，无柄或基部耳状扩大半抱茎，侧裂片5～8对，中部侧裂片较大，向上向下的侧裂片渐小；全部叶末回侧裂片或侧裂片三角形或三角披针形，顶端或刺齿顶端急尖，有针刺，裂片顶端或齿缘有缘毛状短针刺；上部茎叶渐小，与中下部茎叶同样并等样分裂，但渐小；全部茎叶质地坚硬，两面有针刺，上面针刺稠密，下面针刺稀疏。头状花序下垂或下倾，总状或伞房花序式排列；总苞宽钟状，直径3.5～4 cm；总苞片7～8层，最内层长2.3 cm；小花红紫色，花冠长2 cm，檐部长

1 cm，不等5浅裂，细管部长
1 cm。瘦果楔状倒披针形；
冠毛浅褐色；冠毛刚毛长羽
毛状，长达2 cm。花、果期
7～10月。

【分布与生境】梵净山地区资源分布的代表
区域：梵净山山脚、小白岩、
马肚子沟等地。生于海拔
1300～1800 m的林缘及山坡
草地。

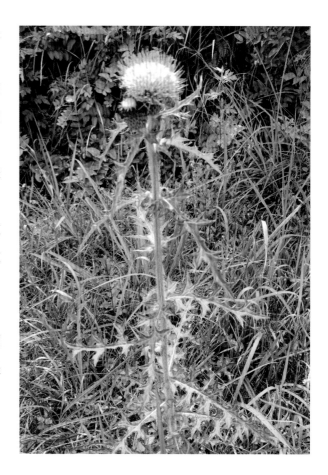

【中　药　名】两面刺（全草）。

【功效主治】清热解毒，凉血止血。主治痢
疾，胃痛，吐血，咯血，月经
过多。

【采收加工】夏、秋季连根采挖，切段，
晒干。

【用法用量】内服：煎汤，15～30 g。

【用药经验】慢性痢疾：两面刺15 g，车前草10 g，土大黄、白头翁各15 g，枳实、木香各10 g，
水煎服。

蓟　*Cirsium japonicum* Fisch. ex DC.

【别　　　名】大牛喳口、山萝卜（《贵州民间方药集》），马蓟（《范汪方》），鸡顶草（《本
草图经》）。

【形态特征】多年生草本。块根纺锤状或萝卜状。茎直立，30～150 cm，分枝或不分枝，全部
茎枝有条棱，被稠密或稀疏的多细胞长节毛，接头状花序下部灰白色，被稠密
绒毛及多细胞节毛。基生叶较大，全形卵形、长倒卵形、椭圆形或长椭圆形，长
8～20 cm，宽2.5～8 cm，羽状深裂或几全裂，基部渐狭成短或长翼柄，柄翼边缘有
针刺及刺齿；侧裂片6～12对，中部侧裂片较大，向下的侧裂片渐小，全部侧裂片
排列稀疏或紧密，边缘有稀疏大小不等小锯齿；顶裂片披针形或长三角形。头状花

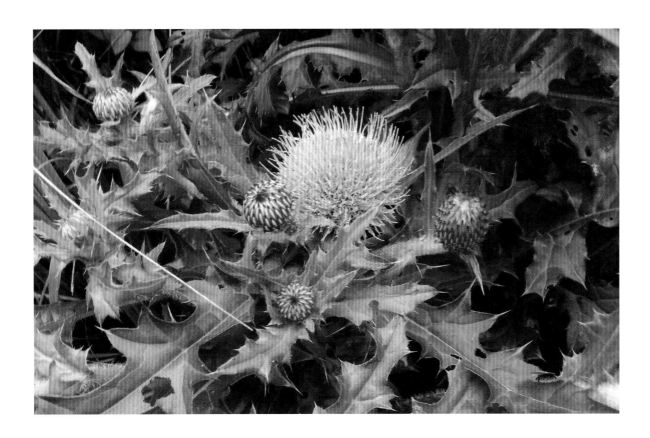

序直立，少有下垂的，少数生于茎端而花序极短，不呈明显的花序式排列，少有头状花序单生于茎端的；总苞钟状，直径3 cm；总苞片约6层，覆瓦状排列，向内层渐长；全部苞片外面有微糙毛并沿中肋有黏腺。瘦果压扁，偏斜楔状倒披针状，顶端斜截形。花、果期4～11月。

【分布与生境】梵净山地区资源分布的代表区域：洼溪河、马槽河、苦竹坝、郭家沟、火烧岩、柏枝坪、打磨沟、刘家湾等地。生于海拔400～2100 m的山坡林中、林缘、灌丛中、草地、荒地、田间、路旁或溪旁。

【中 药 名】大蓟（地上部分或根）。

【功效主治】凉血止血，散瘀解毒消痈。主治吐衄、咯血、崩漏等血热出血证，肠痈、肺痈等火热毒盛的痈肿疮毒。

【采 收 加 工】春、夏季盛花期采收，鲜用或晒干。

【用 法 用 量】内服：煎汤，5～10 g，鲜品30～60 g。外用：适量，捣烂外敷。

【用 药 经 验】①病毒性肝炎：大、小蓟（鲜草）适量，捣烂绞汁，温水和服，每次服一小杯。大蓟根每日30 g，分2次水煎服。②肾炎尿蛋白不消失，肝炎转氨酶不下降：大蓟15 g，薏苡仁根30 g，水煎服。③血友病，口鼻出血，紫斑：鲜大蓟捣汁，和入少许黄酒，每次服一小杯，一日2～3次。④妇女血崩，经漏：大、小蓟连根苗30 g，益母草15 g，水煎，一日2次分服。⑤高血压：大、小蓟3～15 g，水煎代茶。

野茼蒿 *Crassocephalum crepidioides* (Benth.) S. Moore

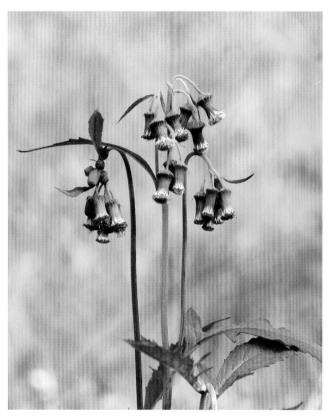
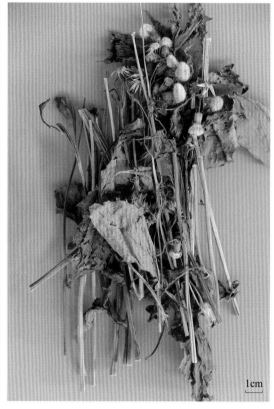

1cm

【别　　　名】假茼蒿（《南宁市药物志》），东风菜（《广西药用植物名录》），满天飞（《全国中草药汇编》），土三七（四川）。

【形 态 特 征】直立草本，高20～120 cm。茎有纵条棱，无毛。叶膜质，椭圆形或长圆状椭圆形，长7～12 cm，宽4～5 cm，顶端渐尖，基部楔形，边缘有不规则锯齿或重锯齿，或有时基部羽状裂，两面无毛或近无毛；叶柄长2～2.5 cm。头状花序数个在茎端排成伞房状，直径约3 cm；总苞钟状，长1～1.2 cm，基部截形，有数枚不等长的线形小苞片；总苞片1层，线状披针形，等长，具狭膜质边缘，顶端有簇状毛；小花全部管状，两性；花冠红褐色或橙红色，檐部5齿裂；花柱基部呈小球状，分枝，顶端尖，被乳头状毛。瘦果狭圆柱形，赤红色，有肋，被毛；冠毛极多数，白色，绢毛状，易脱落。花期7～12月。

【分布与生境】梵净山地区资源分布的代表区域：护国寺、梨子园、桃树岭、观音阁、铜矿厂、苦竹坝、六股坪等地。生于海拔1100 m以下的林缘、路旁或阴湿的沟边。

【中　药　名】野木耳菜（全草）。

【功 效 主 治】清热解毒，调和脾胃。主治感冒，肠炎，痢疾，乳腺炎，消化不良等。

【采 收 加 工】夏季采收，鲜用或晒干。

【用 法 用 量】内服：煎汤，30~60 g；或绞汁。外用：适量，捣敷。

【用 药 经 验】小儿腹泻：野木耳菜、车前草各适量，水煎服。

大丽花 *Dahlia pinnata* Cav.

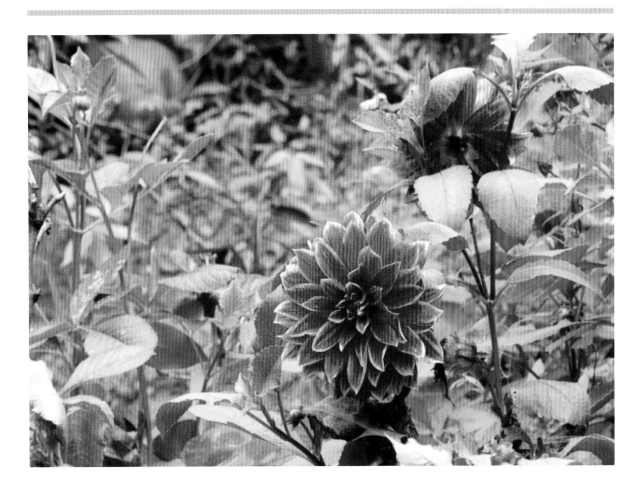

【别　　　名】天竺牡丹（《植物学大辞典》），大理菊、苕菊、洋芍药（广州）。

【形 态 特 征】多年生草本，有巨大棒状块根。茎直立，多分枝，高1.5~2 m，粗壮。叶1~3回羽状全裂，上部叶有时不分裂，裂片卵形或长圆状卵形，下面灰绿色，两面无毛。头状花序大，有长花序梗，常下垂，宽6~12 cm；总苞片外层约5个，卵状椭圆形，内层膜质，椭圆状披针形；舌状花1层，白色、红色或紫色，常卵形，顶端有不明显的3齿，或全缘；管状花黄色，有时栽培种全部为舌状花。瘦果长圆形，黑色，扁平，有2个不明显的齿。花期6~12月，果期9~10月。

【分布与生境】梵净山地区资源分布的代表区域：梨子园、坝溪、郭家沟等地。生于海拔
800～1800 m的田里、房屋旁。

【中　药　名】大理菊（块根）。

【功效主治】清热解毒，散瘀止痛。主治腮腺炎，龋齿疼痛，头风，脾虚食滞，疟腮，无名肿
毒，跌打损伤等。

【采收加工】秋季挖根，洗净，晒干或鲜用。

【用法用量】内服：煎汤，6～15 g。外用：适量，捣敷。

【用药经验】肋间神经痛：大理菊、四块瓦各10 g，泡酒1500 mL，每服25～50 mL。

小鱼眼草 *Dichrocephala benthamii* C. B. Clarke

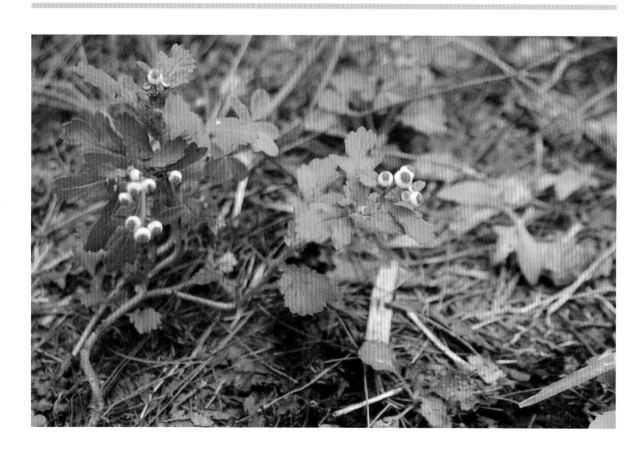

【别　　　名】三仙草（《云南中医验方》），地胡椒（《云南中草药》），地细辛（贵州），蛆
头草（云南）。

【形态特征】一年生草本，高15～35 cm。茎直立或铺散，整个茎枝被白色柔毛。叶倒卵形、长
倒卵形、匙形或长圆形；中部茎叶长3～6 cm，宽1.5～3 cm，羽裂或大小羽裂，侧

裂片1~3对，向下渐收窄，基部扩大，耳状抱茎；自中部向上或向下的叶渐小，匙形或宽匙形，边缘具深圆锯齿；全部叶两面被白色短毛。头状花序小，扁球形，生于枝端，少数；总苞片1~2层，长圆形；花托半圆形突起，顶端平；外围雌花多层，白色，花冠卵形或坛形，基部膨大，上端收窄；中央两性花少数，黄绿色，花冠管状。花、果期全年。

【分布与生境】梵净山地区资源分布的代表区域：寨沙河边、二道拐、艾家坝、天庆寺等地。生于海拔950 m以下的林缘、路旁等。

【中　药　名】鱼眼草（全草）。

【功效主治】清热解毒，祛风明目。主治肝炎，肺炎，痢疾，夜盲，消化不良，疮疡等。

【采收加工】夏季采收，洗净，鲜用或晒干。

【用法用量】内服：煎汤，6~12 g。外用：适量，捣烂敷患处；或煎水洗。

【用药经验】①小儿消化不良：鱼眼草适量，水煎服。②疮毒：鱼眼草适量，捣烂，外敷患处。

鳢　肠　*Eclipta prostrata* (L.) L.

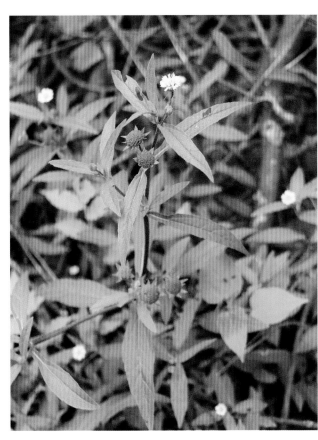 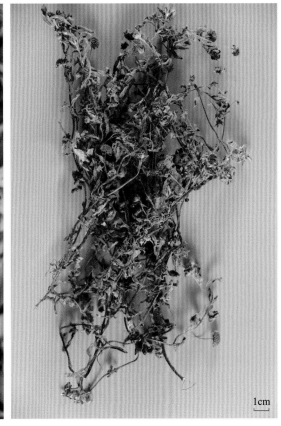

1cm

【别　　　名】旱莲草、墨菜（《中国植物志》）。

【形态特征】一年生草本。茎直立，斜升或平卧，高达60 cm，通常自基部分枝，被贴生糙毛。叶长圆状披针形或披针形，无柄或有极短的柄，长3～10 cm，宽0.5～2.5 cm，顶端尖或渐尖，边缘有细锯齿或有时仅波状，两面被密硬糙毛。头状花序直径6～8 mm，有长2～4 cm的细花序梗；总苞球状钟形，总苞片绿色，草质，5～6个排成2层，长圆形或长圆状披针形，外层较内层稍短，背面及边缘被白色短伏毛；外围的雌花2层，舌状，舌片短，顶端2浅裂或全缘，中央的两性花多数，花冠管状，白色，顶端4齿裂；花柱分枝钝，有乳头状突起；花托凸，有披针形或线形的托片，托片中部以上有微毛。瘦果暗褐色，雌花的瘦果三棱形，两性花的瘦果扁四棱形，顶端截形，具1～3个细齿，基部稍缩小，边缘具白色的肋，表面有小瘤状突起，无毛。花期6～9月。

【分布与生境】梵净山地区资源分布的代表区域：马潮河、马肚子沟、云舍等地。生于海拔600～1800 m的河边、田边或路旁。

【中　药　名】墨旱莲（全草）。

【功效主治】补益肝肾，凉血止血，祛湿止痒。主治头晕目眩，须发早白，肾虚齿痛，吐衄咳血，尿血崩漏，阴痒，白浊，赤白带下等。

【采收加工】夏、秋季割取全草，洗净泥土，去除杂质，晒干或阴干，鲜用可随采随用。

【用法用量】内服：煎汤，9～30 g；或熬膏；或捣汁；或入丸、散。外用：适量，捣烂外敷；或捣绒塞鼻；或研末敷。

【用药经验】①胃出血：墨旱莲25 g，万年荞15 g，水煎服。②杨梅疮：墨旱莲研末，调菜油涂患处。③背瘩：墨旱莲、水三七共捣烂，敷患处。④刀伤：先以梦花叶煎水洗伤口，再以墨旱莲捣烂敷伤处。

一年蓬 *Erigeron annuus* (L.) Pers.

【别　　　名】女菀、野蒿（《中国药用植物志》），牙肿消、牙根消（《南京民间草药》），千层塔、治疟草（《湖南药物志》）。

【形态特征】一年生或二年生草本。茎粗壮，高30～100 cm，直立，上部有分枝，绿色，下部被开展的长硬毛，上部被较密的上弯的短硬毛。基部叶花期枯萎，长圆形或宽卵形，

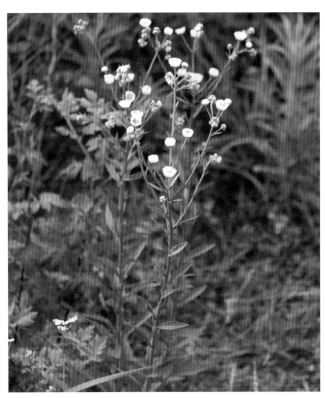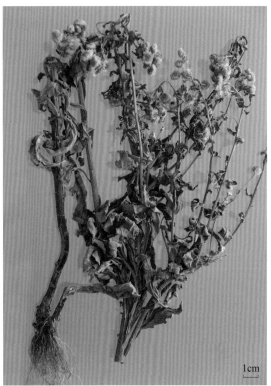

少有近圆形，长4~17 cm，宽1.5~4 cm，或更宽，顶端尖或钝，基部狭成具翅的长柄，边缘具粗齿；下部叶与基部叶同形，但叶柄较短；中部和上部叶较小，长圆状披针形或披针形，长1~9 cm，宽0.5~2 cm，顶端尖，具短柄或无柄，边缘有不规则的齿或近全缘；最上部叶线形，全部叶边缘被短硬毛，两面被疏短硬毛，或有时近无毛。头状花序数个或多数，排列成疏圆锥花序；总苞半球形；总苞片3层，草质，披针形，近等长或外层稍短，淡绿色或多少褐色，背面密被腺毛和疏长节毛。瘦果披针形，扁压，被疏贴柔毛。花期6~9月。

【分布与生境】梵净山地区资源分布的代表区域：青冈坪、亚盘岭、洼溪河、岑上坡、跑马场、郭家沟、苦竹坝等地。生于海拔950 m以下的路旁、林缘及田野中。

【中 药 名】一年蓬（全草）。

【功 效 主 治】消食止泻，清热解毒，截疟。主治消化不良，胃肠炎，疟疾，毒蛇咬伤等。

【采 收 加 工】夏、秋季采收，洗净，鲜用或晒干。

【用 法 用 量】内服：煎汤，30~60 g。外用：适量，捣敷。

【用 药 经 验】①消化不良：一年蓬25~30 g，水煎服。②肠胃炎：一年蓬100 g，鱼腥草、龙芽草各50 g，水煎，冲蜜糖服，早、晚各1次。③淋巴结炎：一年蓬基生叶15~20 g，加黄酒50~100 g，水煎服。④血尿：一年蓬鲜全草或根50 g，加蜜糖和水适量煎服，连服3 d。

短莛飞蓬 *Erigeron breviscapus* (Vant.) Hand.-Mazz.

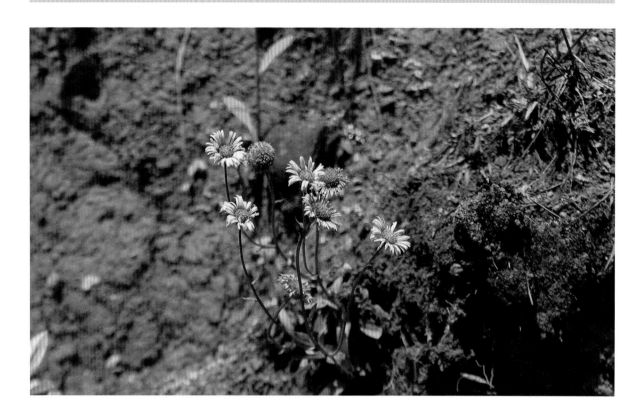

【别　　名】灯盏花（《滇南本草》），灯盏细辛（《云南中草药》），灯盏草（《全国中草药汇编》），牙陷药（贵州）。

【形态特征】多年生草本。根状茎木质，粗厚或扭成块状，分枝或不分枝，具纤维状根；茎数个或单生，高5～50 cm，直立，或基部略弯，绿色或稀紫色，具明显的条纹，不分枝，或有时有少数（2～4个）分枝。叶主要集中于基部，基部叶密集，莲座状，倒卵状披针形或宽匙形，长1.5～11 cm，宽0.5～2.5 cm，全缘，顶端钝或圆形；茎叶少数，无柄，狭长圆状披针形或狭披针形，长1～4 cm，宽0.5～1 cm。头状花序直径2～2.8 cm，单生于茎或分枝的顶端；总苞半球形，长0.5～0.8 cm，宽1～1.5 cm；总苞片3层，线状披针形，顶端尖，长于花盘或与花盘等长，绿色，或上顶紫红色；外围的雌花舌状，3层；花药伸出花冠。瘦果狭长圆形，扁压，被密短毛；冠毛淡褐色，2层，刚毛状，外层极短。花期3～10月。

【分布与生境】梵净山地区资源分布的代表区域：小白岩、苗匡、梵净山山脚等地。生于海拔1200～2500 m的开旷山坡、草地或林缘。

【中　药　名】灯盏细辛（根及全草）。

【功 效 主 治】散寒解表，祛风除湿，活络止痛，消积。主治瘫痪，跌打损伤，胃痛，牙痛，感冒，小儿疳积，脊髓灰质炎及脑膜炎后遗症。

【采 收 加 工】夏、秋季采挖，洗净，切段，鲜用或晒干。

【用 法 用 量】内服：煎汤，9～15 g；或煎蛋。外用：适量，捣烂外敷。

【用 药 经 验】①头痛，目眩：灯盏细辛20 g，蓝布正30 g，共煎服。②骨髓炎：灯盏细辛鲜品6 g，大蓟根30 g，捣敷。③牙痛：鲜灯盏细辛（全草）捣烂，加红糖敷痛处。④腹泻：灯盏细辛9 g，白头翁6 g，水煎服。⑤风湿疼痛，瘫痪：灯盏细辛泡酒，3～5 d后服，每日2次，每次10～30 mL。

林泽兰 *Eupatorium lindleyanum* DC.

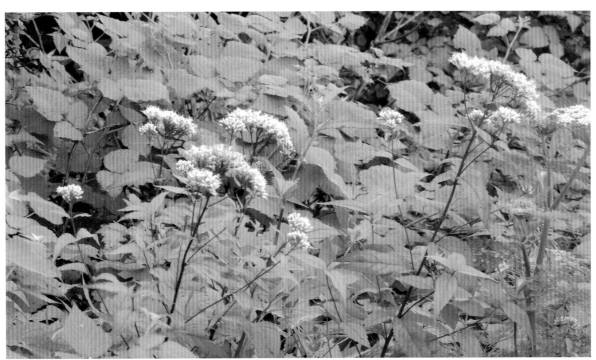

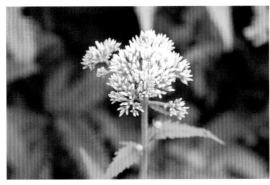

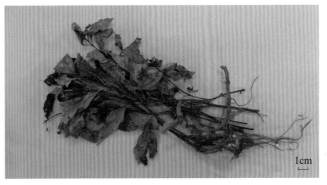

1cm

【别　　　名】尖佩兰（《全国中草药汇编》），白鼓钉（贵州、江西），升麻、土升麻、路边升麻（贵州）。

【形 态 特 征】多年生草本，高30～150 cm。根状茎短，有多数细根；茎直立，下部及中部红色或淡紫红色，常自基部分枝或不分枝而上部仅有伞房状花序分枝；全部茎枝被稠密的白色长或短柔毛。下部茎叶花期脱落；中部茎叶长椭圆状披针形或线状披针形，长3～12 cm，宽0.5～3 cm，质厚，基部楔形，顶端急尖，基出脉3条，两面粗糙，被白色长或短粗毛及黄色腺点，上面及沿脉的毛密；自中部向上与向下的叶渐小，与中部茎叶同形同质；全部茎叶基出脉3条，边缘有深或浅犬齿，无柄或几乎无柄。头状花序多数在茎顶或枝端排成紧密的伞房花序；花序枝及花梗紫红色或绿色；总苞钟状，含5个小花；总苞片覆瓦状排列，约3层，全部苞片绿色或紫红色，顶端急尖；花白色、粉红色或淡紫红色，花冠外面散生黄色腺点。瘦果黑褐色，椭圆状，5棱；冠毛白色与花冠等长或稍长。花、果期5～12月。

【分布与生境】梵净山地区资源分布的代表区域：上牛塘、骄子岩、双狮子、叫花洞、烂茶顶等地。生于海拔400～2500 m的谷阴、湿地、林下湿地或草原上。

【中　药　名】野马追（全草）。

【功 效 主 治】清肺止咳，化痰平喘，降血压。主治支气管炎，咳喘痰多，高血压。

【采 收 加 工】秋季采收，拣净，晒干。

【用 法 用 量】内服：煎汤，30～60 g。

【用 药 经 验】慢性支气管炎：野马追30～60 g，水煎服。

白头婆
Eupatorium japonicum Thunb.

【别　　　名】泽兰、三裂叶白头婆（《中国植物志》）。

【形 态 特 征】多年生草本，高50～200 cm。根状茎短；茎直立，基部直径达1.5 cm，通常不分枝，或仅上部有伞房状花序分枝。叶对生，有叶柄，柄长1～2 cm，质地稍厚；中部茎叶椭圆形或长椭圆形或卵状长椭圆形或披针形，长6～20 cm，宽2～6.5 cm，基部宽或狭楔形，顶端渐尖，羽状脉，侧脉约7对，在下面突起；自中部向上及向下部的叶渐小，与茎中部叶同形，基部茎叶花期枯萎；全部茎叶两面粗涩，边缘有粗或重粗锯齿。头状花序在茎顶或枝端排成紧密的伞房花序，花序直径通常3～6 cm，少有大型复伞房花序而花序直径达20 cm的；总苞钟状，含5个小花；总

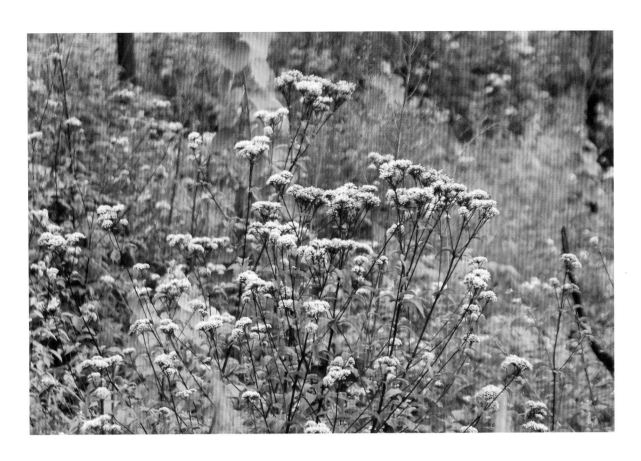

苞片覆瓦状排列，3层，外层极短，中层及内层苞片渐长，全部苞片绿色或带紫红色；花白色或带红紫色或粉红色，花冠外面有较稠密的黄色腺点。瘦果淡黑褐色，椭圆状，5棱；冠毛白色。花、果期6～11月。

【分布与生境】梵净山地区资源分布的代表区域：马草河、太平乡、云舍等地。生于海拔350～2500 m的山坡草地、密疏林下、灌丛中、水湿地及河岸水旁。

【中　药　名】白头婆（全草）。

【功效主治】发表祛暑，化湿和中，理气活血，解毒。主治夏伤暑湿，发热头痛，消化不良，胃肠炎，月经不调，痈肿等。

【采收加工】夏、秋季采收，洗净，鲜用或晒干。

【用法用量】内服：煎汤，6～10 g，鲜品15～30 g。

牛膝菊 *Galinsoga parviflora* Cav.

【别　　　名】辣子草、向阳花、珍珠草、铜锤草（云南）。

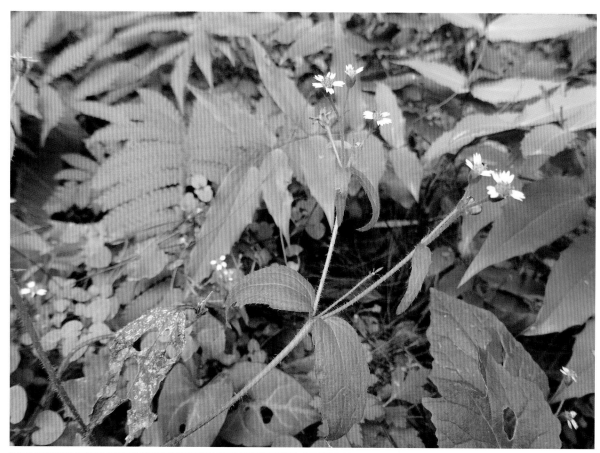

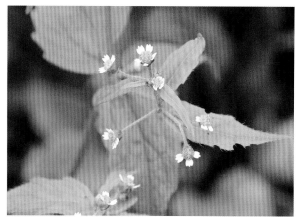

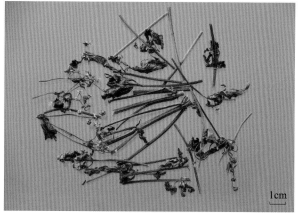

1cm

【形态特征】一年生草本，高10~80 cm。茎纤细，或粗壮，不分枝或自基部分枝，分枝斜升。叶对生，卵形或长椭圆状卵形，长（1.5）2.5~5.5 cm，宽（0.6）1.2~3.5 cm，基部圆形、宽或狭楔形，顶端渐尖或钝，有叶柄；向上及花序下部的叶渐小，通常披针形；全部茎叶两面粗涩，边缘浅或钝锯齿或波状浅锯齿。头状花序半球形，有长花梗，多数在茎枝顶端排成疏松的伞房花序；总苞半球形或宽钟状；总苞片1~2层，约5个，顶端圆钝，白色，膜质；舌状花4~5个，舌片白色，顶端3齿裂，筒部细管状；管状花花冠黄色；托片倒披针形或长倒披针形，纸质，顶端3裂或不裂或侧裂。瘦果黑色或黑褐色，3棱或中央的瘦果4~5棱。舌状花冠毛毛状，脱落；管状花冠毛膜片状，白色，披针形，边缘流苏状，固结于冠毛环上，正体脱落。花、果期7~10月。

【分布与生境】梵净山地区资源分布的代表区域：老金顶、回香坪、凤凰山、马肚子沟、小白岩、苗匡等地。生于海拔800~2500 m的山坡林地、水湿地、河岸水旁、草地及田边。

【中　药　名】向阳花（花），辣子草（全草）。

【功效主治】■向阳花　清肝明目。主治夜盲症，视力模糊及其他眼疾。

　　　　　　　■辣子草　清热解毒，止咳平喘，止血。主治扁桃体炎，咽喉炎，黄疸性肝炎，咳喘，疔疮，外伤出血。

【采收加工】■向阳花　秋季采摘，晒干。

　　　　　　　■辣子草　夏、秋季采收，除去杂质，晒干备用或鲜用。

【采收加工】■向阳花　内服：煎汤，15~25 g。

　　　　　　　■辣子草　内服：煎汤，30~60 g。外用：适量，研末敷。

【用药经验】①扁桃体炎，咽喉炎：辣子草50~100 g，煎汤内服。②创伤出血：辣子草适量，研末外敷。

翅果菊 *Lactuca indica* L.

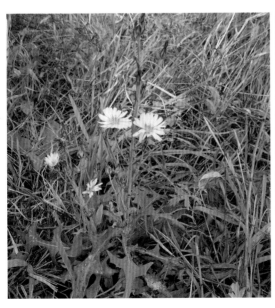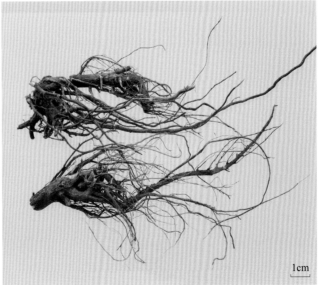

1cm

【别　　　名】野莴苣（《海南植物志》），山莴苣、苦莴苣（江西），山马草（广东）。

【形 态 特 征】一年生或二年生草本。根垂直直伸，生多数须根。茎直立，单生，高0.4～2 m，基部直径3～10 mm，上部圆锥状或总状圆锥状分枝，全部茎枝无毛。全部茎叶线形，中部茎叶长达21 cm或过之，宽0.5～1 cm；全部茎叶顶端长渐急尖或渐尖，基部楔形渐狭，无柄，两面无毛。头状花序果期卵球形，多数沿茎枝顶端排成圆锥花序或总状圆锥花序；总苞长1.5 cm，宽9 mm；总苞片4层，外层卵形或长卵形，顶端急尖或钝，中内层长披针或线状披针形，顶端钝或圆形，全部苞片边缘染紫红色；舌状小花25枚，黄色。瘦果椭圆形，黑色，压扁，边缘有宽翅，顶端急尖或渐尖，每面有1条细纵脉纹；冠毛2层，白色。花、果期4～11月。

【分布与生境】梵净山地区资源分布的代表区域：上牛塘、炕药洞、骄子岩等地。生于海拔300～2000 m的山谷、山坡林缘、灌丛、草地及荒地。

【中 药 名】水紫菀（全草）。

【功 效 主 治】清热解毒，活血，止血。主治咽喉肿痛，肠痈，疮疔肿痛，带下，崩漏，产后瘀血腹痛，痔疮出血；外用治疣瘤。

【采 收 加 工】春、夏季采收，洗净，鲜用或晒干。

【用 法 用 量】内服：煎汤，9～15 g。外用：适量，鲜品捣敷。

【用 药 经 验】咳嗽：水紫菀、款冬花、桔梗各15 g，甘草5 g，水煎服。

稻槎菜　*Lapsana apogonoides* Maxim.

【别　　　名】小号兔仔草（泉州），小号乳草（福鼎），田黄花草（霞浦），兔草（福安）。

【形 态 特 征】一年生矮小草本，高7～20 cm。茎细，自基部发出多数或少数的簇生分枝及莲座状叶丛；全部茎枝柔软，被细柔毛或无毛。基生叶全形椭圆形、长椭圆状匙形或长匙形，长3～7 cm，宽1～2.5 cm，大头羽状全裂或几全裂，边缘有极稀疏的小尖头，或长椭圆形而边缘大锯齿，齿顶有小尖头，椭圆形，边缘全缘或有极稀疏针刺状小尖头；茎生叶少数，与基生叶同形并等样分裂，向上茎叶渐小，不裂。头状花序小，果期下垂或歪斜，少数在茎枝顶端排列成疏松的伞房状圆锥花序，花序梗纤细；总苞椭圆形或长圆形；总苞片2层，外层卵状披针形，内层椭圆状披针形，先端喙状，全部总苞片草质，外面无毛；舌状小花黄色，两性。瘦果淡黄色，稍压

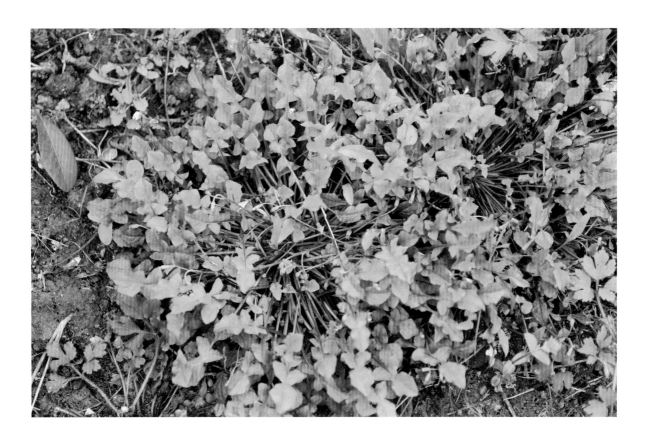

扁，长椭圆形或长椭圆状倒披针形，有12条粗细不等细纵肋，肋上有微粗毛，顶端两侧各有1枚下垂的长钩刺，无冠毛。花、果期1～6月。

【分布与生境】梵净山地区资源分布的代表区域：张家坝、金厂、丁家坪、核桃坪等地。生于海拔600～1700 m的田野、荒地及路边。

【中　药　名】稻槎菜（全草）。

【功效主治】清热解毒，透疹。主治咽喉肿痛，痢疾，疮疡肿毒，蛇咬伤，麻疹透发不畅。

【采收加工】3～5月采收，鲜用或晒干。

【用法用量】内服：煎汤，15～30 g。外用：鲜品适量，捣烂外敷。

【用药经验】①小儿麻疹：稻槎菜10～15 g，加水煎，代茶饮。②热疖疮痈：稻槎菜100 g，全草捣汁或煎汤，洗涤并湿敷患处。

大丁草
Leibnitzia anandria (Linnaeus) Turczaninow

【别　　　名】烧金草（《本草纲目》），鸡毛蒿、白小米菜（《贵州民间药物》），龙根草、翻白叶（《贵州草药》）。

【形态特征】多年生草本，植株具春、秋二型之别。春型者根簇生，粗而略带肉质。根状茎短。叶基生，莲座状，通常为倒披针形或倒卵状长圆形，长2~6 cm，宽1~3 cm，上面被蛛丝状毛或脱落近无毛，下面密被蛛丝状绵毛；侧脉4~6对；叶柄长2~4 cm或有时更长，被白色绵毛。花葶单生或数个丛生，长5~20 cm，被蛛丝状毛；苞叶疏生，线形或线状钻形；头状花序单生于花葶之顶，倒锥形；总苞略短于冠毛；总苞片约3层；花托平；雌花花冠舌状，舌片长圆形，内2裂丝状，花冠管纤细；两性花花冠管状二唇形，长6~8 cm，外唇

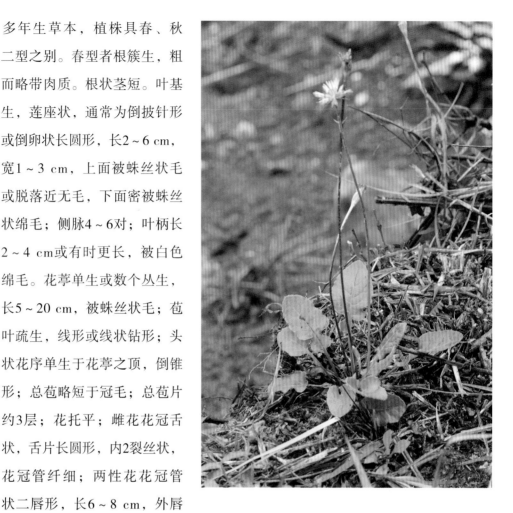

阔，内唇2裂丝状；花药顶端圆；花柱分枝长约1 mm。瘦果纺锤形，具纵棱；冠毛粗糙，污白色。秋型者植株较高，花葶长可达30 cm，叶片大，长8~15 cm，宽4~6.5 cm，头状花序外层雌花管状二唇形，无舌片。花期春、秋季。

【分布与生境】梵净山地区资源分布的代表区域：亚木沟、苗匡等地。生于海拔650~2500 m的山顶、山谷丛林、荒坡、沟边或风化的岩石上。

【中 药 名】大丁草（全草）。

【功效主治】清热利湿，解毒消肿。主治肺热咳嗽，湿热泻痢，热淋，痈疖肿毒，蛇虫咬伤，烧烫伤等。

【采收加工】夏、秋季采收，洗净，鲜用或晒干。

【用法用量】内服：煎汤，15~30 g；或泡酒。外用：适量，捣敷。

【用药经验】①风湿麻木：大丁草30 g，泡酒服。②咳喘：大丁草10 g，水煎服（红糖水作引）。③疗疮：大丁草（根）适量，捣绒敷患处。

华火绒草 *Leontopodium sinense* Hemsl.

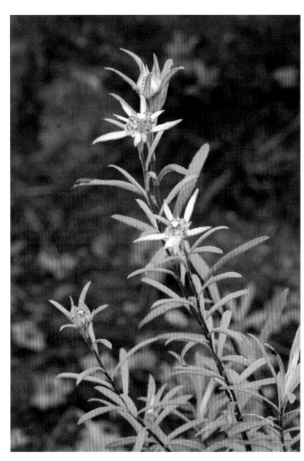
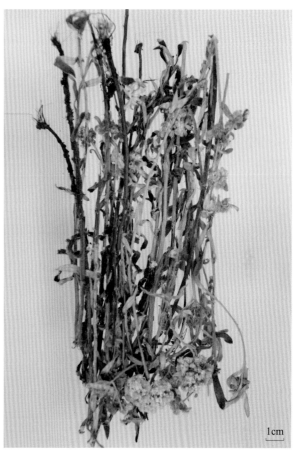

1cm

【别　　名】木茎火绒草、白雪火绒草（《中国植物志》）。

【形 态 特 征】多年生草本。根状茎木质，粗短，常成球茎状；茎直立，高30~70 cm，当年生的茎不分枝或第二年砍断的茎有多分枝，粗壮，下部木质，全部被白色密茸毛，基部常脱毛，第二年生枝无毛，褐色，全部有相当密集的叶；腋芽常于花后发育成有密生叶的小枝。下部叶常较短，在花期枯萎，常宿存；中部叶长圆状线形，顶端钝或圆形，有短或长的尖头，基部狭耳形，无柄，边缘多少反卷，上面被蛛丝状毛或疏茸毛，下面被白色或黄白色厚茸毛；上部叶的基部渐狭。苞叶多数，常较宽，但基部较狭，椭圆状线形至椭圆状披针形，两面被白色或上面带绿色的厚茸毛，开展成疏散或有时密集，或有长花序梗而成几个分苞叶群。头状花序；总苞被白色茸毛；雄花花冠管状漏斗状，有小裂片；雌花花冠丝状，基部稍扩大；冠毛白色，基部稍黄色；不育的子房无毛，瘦果有乳头状突起。花期7~11月。

【分布与生境】梵净山地区资源分布的代表区域：青冈坪、斑鸠井、苦竹坝、郭家沟等地。生于海拔2000～2500 m的亚高山干旱草地、草甸、沙地灌丛和针叶林中。

【中　药　名】华火绒草（全草）。

【功效主治】清热解毒，消肿止痛。主治扁桃体炎，咽喉炎，痈疖肿毒。

【采收加工】夏季采挖，洗净，晒干。

【用法用量】内服：研末，每次1～2 g。外用：适量，研末吹喉。

蹄叶橐吾 *Ligularia fischeri* (Ledeb.) Turcz.

【形态特征】多年生草本。根肉质，黑褐色，多数。茎高大，直立，高80～200 cm，上部及花序被黄褐色有节短柔毛，下部光滑，基部直径0.5～1 cm，被褐色枯叶柄纤维包围。丛生叶与茎下部叶具柄，柄长18～59 cm，光滑，基部鞘状，叶片肾形，长10～30 cm，宽13～40 cm，先端圆形，有时具尖头，边缘有整齐的锯齿，基部弯缺宽，长为叶片的1/3，两侧裂片近圆形，不外展，上面绿色，下面淡绿色，两面光滑，叶脉掌状，主脉5～7条，明显突起。舌状花黄色，舌片长圆形，先端钝圆；管状花多数，冠毛红褐色短于管部。瘦果圆柱形，光滑。花、果期7～10月。

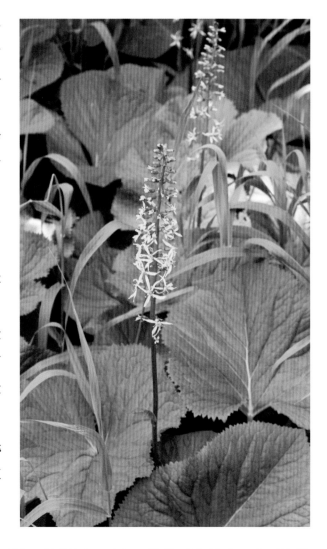

【分布与生境】梵净山地区资源分布的代表区域：马潮河、云舍、马肚子沟等地。生于海拔

200～2500 m的水边、草甸子、山坡、灌丛中、林缘及林下。

【中　药　名】山紫菀（根及根茎）。

【功效主治】祛痰，止咳，理气活血，止痛。主治咳嗽，痰多气喘，百日咳，腰腿痛，劳伤，跌打损伤。

【采收加工】秋季挖根，除去泥土杂质，晒干，切段或切片备用。

【用法用量】内服：煎汤，或研末冲服，3～10 g。

【用药经验】①感冒咳嗽：山紫菀15 g，苏叶、杏仁各10 g，水煎，日服2次。②风寒咳嗽：山紫菀25 g，百部10 g，共研细末，每次5 g，日服2次。③咳嗽，痰中带血：山紫菀200 g，五味子100 g。做蜜丸，每次口含化服15 g，每日2次。

鹿蹄橐吾 *Ligularia hodgsonii* Hook.

【形态特征】多年生草本。根肉质，多数。茎直立，高达100 cm。丛生叶及茎下部叶具柄，柄细瘦，长10～30 cm，基部具窄鞘，叶片肾形或心状肾形，长（2）5～8 cm，宽4.5～13.5 cm，先端圆形，边缘具三角状齿或圆齿，齿端具软骨质小尖头，基部弯缺宽或近似平截，叶质厚，两面光滑，叶脉掌状，网脉明显；茎中上部叶少，具短柄或近无柄，鞘膨大，宽约1 cm，叶片肾形，较下部者小。头状花序辐射状，单生至多数，排列成伞房状或复伞房状花序，分枝长6～12 cm，丛生或紧缩；花序梗长0.5～2.5 cm；舌状花黄

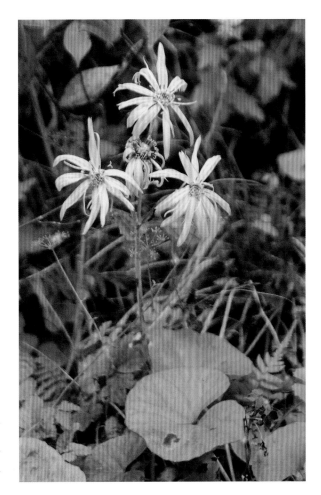

色，舌片长圆形，先端钝，有小齿；管状花多数，伸出总苞之外，冠毛红褐色，与花冠等长。瘦果圆柱形，光滑，具肋。花、果期7~10月。

【分布与生境】梵净山地区资源分布的代表区域：老金顶、回香坪、凤凰山。生于海拔850~2500 m的河边、山坡草地及林中。

【中　药　名】鹿蹄橐吾（根及根茎）。

【功效主治】活血行瘀，润肺降气，止咳。主治劳伤咳嗽，吐血，跌打损伤。

【采收加工】夏、秋季采挖，除去茎叶，洗净，晾干。

【用法用量】内服：煎汤，8~15 g；或研粉。

细茎橐吾 *Ligularia hookeri* (C. B. Clarke) Hand.-Mazz.

【别　　　名】太白紫菀（陕西）。

【形态特征】多年生草本。根肉质，细而多。茎直立，细瘦，高17~40 cm，下部光滑。丛生叶与茎下部叶具柄，柄纤细，长5~10 cm，光滑，基部鞘状，叶片心状箭形或肾形，长0.7~2.4 cm，宽1.5~5.5 cm，先端圆形，叶脉掌状，网脉在下面明显；茎中部叶1枚，具短柄，鞘略膨大，长1.5~2.5 cm，光滑，叶片肾形与下部者近等大；最上部叶1枚，苞片状，舟形，长达2.5 cm，先端具齿。头状花序辐射状，单生或2~7（16）排列成总状花序；花序梗细瘦，长达3.5 cm；舌状花黄色，舌片线形，先端急尖，管部长3~5 mm；管状花多数，冠毛褐色或淡褐色与花冠近等长。瘦果狭圆柱形，褐色，光滑。花、果期5~9月。

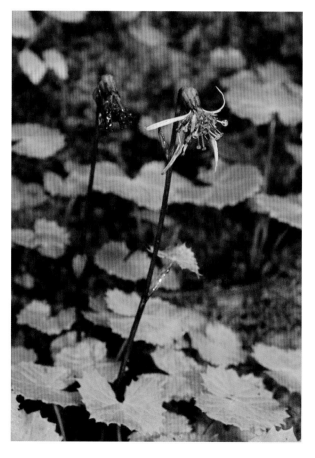

【分布与生境】梵净山地区资源分布的代表区域：亚木沟、沙平坳、龙家坡、大坡头。生于海拔
　　　　　　　1000～2000 m的山坡、灌丛、林中、水边及高山草地。

【中　药　名】鹿蹄橐吾（根及根茎）。

【功效主治】活血行瘀。主治劳伤咳嗽，吐血，跌打损伤。

【采收加工】9～10月采挖，除去茎叶，洗净，晾干。

【用法用量】内服：煎汤，3～9 g。

狭苞橐吾 *Ligularia intermedia* Nakai.

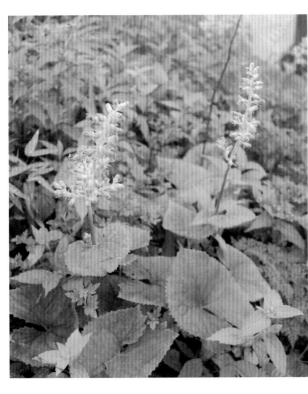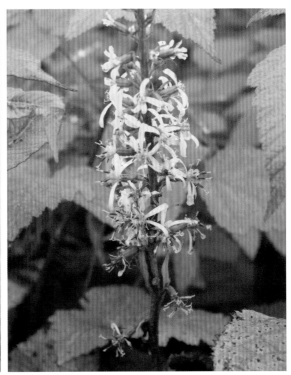

【别　　　名】光紫菀、土紫菀（四川），山紫菀（黑龙江、吉林）。

【形态特征】多年生草本。根肉质。茎直立，高达100 cm，上部被白色蛛丝状柔毛，下部光滑，
　　　　　　　基部直径达1 cm。丛生叶与茎下部叶具柄，柄长16～43 cm，光滑，基部具狭鞘，
　　　　　　　叶片肾形或心形，长8～16 cm，宽12～23.5 cm，先端钝或有尖头，边缘具整齐的有
　　　　　　　小尖头的三角状齿或小齿，基部弯缺宽，长为叶片的1/3，两面光滑，叶脉掌状；
　　　　　　　茎中上部叶与下部叶同形，具短柄或无柄，鞘略膨大；茎最上部叶卵状披针形，
　　　　　　　苞叶状。总状花序长22～25 cm；苞片线形或线状披针形，下部者长达3 cm，向上

渐短；花序梗近光滑；头状花序多数，辐射状；小苞片线形；总苞钟形，总苞片长圆形，先端三角状，急尖，背部光滑，边缘膜质；舌状花黄色，舌片长圆形，先端钝；管状花伸出总苞，基部稍粗，冠毛紫褐色，有时白色，比花冠管部短。瘦果圆柱形。花、果期7～10月。

【分布与生境】梵净山地区各地均有分布。生于海拔320～2400 m的水边、山坡、林缘、林下及高山草原。

【中　药　名】狭苞橐吾（根及根茎）。

【功 效 主 治】润肺化痰，止咳平喘。主治感冒咳嗽，咽喉肿痛，肺热咳喘等。

【采 收 加 工】秋、冬季采收，洗净，切段，晒干。

【用 法 用 量】内服：煎汤，30～60 g。外用：适量，鲜全草捣敷。

簇梗橐吾 *Ligularia tenuipes* (Franch.) Diels.

【形 态 特 征】多年生草本。根肉质，细而多。茎直立，高达100 cm，基部被枯叶柄纤维包围。丛生叶和茎下部叶具柄，柄长达45 cm，基部鞘状，叶片心形或宽卵状心形，长9.5～16 cm，宽14～22 cm，先端圆形，偶有尖头，边缘具整齐的齿，齿端具软骨质尖头，基部心形，弯缺宽，长为叶片的1/4，上面光滑，叶质薄，叶脉羽状；茎中部叶与下部者同形，较小，具短柄，柄有翅，鞘略膨大，半抱茎；茎上部叶无柄，卵状披针形，长达7 cm。总状花序长达59 cm；苞片狭披针形至线形，长1.5～4 cm，先端渐尖，边缘有齿；花序梗常

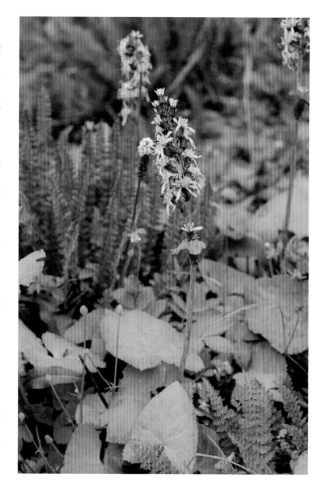

2～4个簇生或单生，下部者长达9.5 cm，具2～4个头状花序，向上渐短；头状花序多数，辐射状；舌状花4～5，黄色，舌片线形，先端急尖；管状花多数，冠毛污褐色。瘦果光滑。花期8～10月。

【分布与生境】梵净山地区资源分布的代表区域：骄子岩、叫花洞、烂茶顶等地。生于海拔1200～2200 m的水边、山坡湿地及草坡。

【中 药 名】簇梗橐吾（根及根茎）。

【功效主治】温肺，下气，消痰，止咳。主治痰多咳嗽，肺结核咳血，支气管炎，咽喉炎。

【采收加工】夏、秋季采挖，除去茎叶，洗净，晾干。

【用法用量】内服：煎汤，8～15 g；或研粉。

圆舌粘冠草 *Myriactis nepalensis* Less.

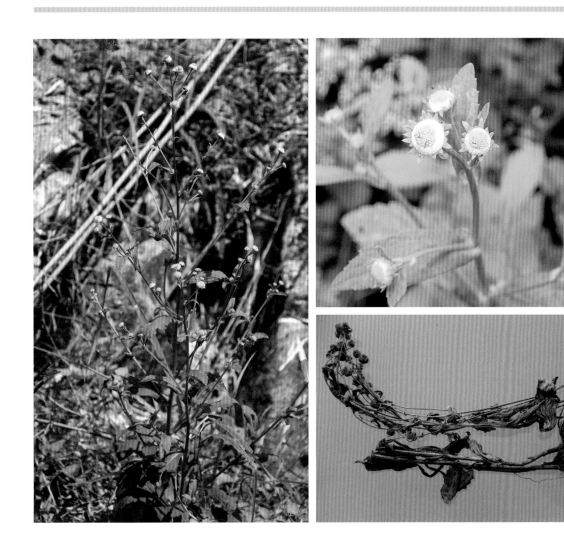

1cm

【别　　　名】喙齿冠草（《中国高等植物图鉴》），油头草（《全国中草药汇编》），山羊梅（《云南曲靖中草药》）。

【形态特征】多年生草本，常粗壮，高达1m。根状茎短，横走；茎直立，自中部或基部分枝，分枝粗壮，斜升，全部茎枝无毛，光滑，或仅接头状花序处被稀疏短毛或糠秕状毛。中部茎叶长椭圆形或卵状长椭圆形，长4~10 cm，宽2.5~4.5 cm，边缘有大锯齿或圆锯齿，下部沿叶柄下延成具翅的叶柄，柄基扩大贴茎；基生叶及茎下部的叶较大，叶柄长达10 cm；上部茎叶渐小，长椭圆形或长披针形，渐无柄，基部扩大贴茎或耳状扩大抱茎，接花序下部的叶边缘有小齿或无齿；全部叶上面无毛，下面沿脉有极稀疏的短柔毛。头状花序球形或半球形，单生于茎顶或枝端；总苞片2~3层，几等长，外面被微柔毛；边缘舌状雌花多层，舌片圆形，长宽相当，顶端圆形或微凹；两性花管状，檐部宽钟状，顶端4齿裂，管部有微柔毛。瘦果压扁，边缘脉状加厚，顶端有黏质分泌物。花、果期4~11月。

【分布与生境】梵净山地区资源分布的代表区域：骄子岩、双狮子、叫花洞等。生于海拔1250~2500 m的山坡山谷林缘、林下、灌丛中，或近水潮湿地或荒地上。

【中　药　名】油头草（全草）。

【功效主治】清热解毒，透疹，止痛。主治痢疾，肠炎，中耳炎，麻疹透发不畅，牙痛，关节肿痛。

【采收加工】夏、秋季采收，洗净，晾干。

【用法用量】内服：煎汤，9~15 g。

假福王草　*Paraprenanthes sororia* (Miq.) Shih.

【别　　　名】堆莴苣（《中国高等植物图鉴》）。

【形态特征】一年生草本，高50~150 cm。茎直立，单生，上部圆锥状花序分枝，全部茎枝光滑无毛。基生叶花期枯萎；下部及中部茎叶大头羽状半裂或深裂或几全裂，极少羽状深裂或几全裂，有长4~7 cm的狭或宽翼柄，顶裂片大，长5.5~15 cm，宽5.5~15 cm，顶端急尖，边缘有大或小锯齿或重锯齿，齿顶及齿缘有小尖头，基部戟形或心形或平截；上部茎叶小，不裂，戟形、卵状戟形、披针形或长椭圆形，有短翼柄或无柄；全部叶两面无毛。头状花序多数，沿茎枝顶端排成圆锥状花序；总苞圆柱状；总苞片4层，外层及最外层短，卵形至披针形，顶端急尖，内层及最内层长，线状披针形，顶端钝或圆形。瘦果黑色，稍粗厚，见压扁，纺锤状，顶端窄，淡黄白色，每面有5条高起纵肋。花、果期5～8月。

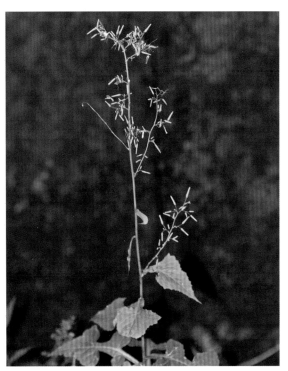

【分布与生境】梵净山地区资源分布的代表区域：马潮河、小白岩、马肚子沟等地。生于海拔400～2200 m的山坡、山谷灌丛、林下。

【中 药 名】假福王草（全草）。

【功 效 主 治】清热解毒，止泻，止咳润肺。主治疮疖肿毒，骨痨，肺痨，外伤出血。

【采 收 加 工】夏、秋季采收，洗净，鲜用。

【用 法 用 量】外用：适量，鲜品捣敷。

兔儿风蟹甲草 *Parasenecio ainsliiflorus* (Franch.) Y. L. Chen.

【形 态 特 征】多年生草本。根状茎粗壮；茎单生，高60～100 cm，直立，具纵条棱，下部无毛，上部和花序分枝被黄褐色短毛。下部叶在花期凋落，叶片心状肾形或圆肾形，长宽8～12（20）cm，顶端急尖，基部宽心形或近截形，常有5～7个三角形中裂，边缘有不规则锯齿，基出脉5条，侧脉向上叉状分枝，上面被贴生疏短毛或近无毛，下面仅沿脉被短柔毛，叶脉在上面突起；叶柄短。头状花序小，多数，在茎端或上部叶腋排列成总状或复总状花序，花序分枝开展；花序梗短或极短，具1～3线形或线状钻形小苞片；花序轴和花序梗被黄褐色密短毛；总苞片线形或线状披针形，顶端钝或圆形，被微毛，边缘膜质，外面无毛；花冠白色，裂片三角状披针形；花药伸出花冠，基部具长尾；花柱分枝外卷，被乳头状微毛。瘦果圆柱形，无毛，具肋；冠毛白色或污白色。花期7～8月，果期9～10月。

【分布与生境】梵净山地区广泛分布。生于海拔1500～2500m的山坡林缘、林下、灌丛或草坪。

【中 药 名】八角香（全草）。

【功效主治】清热解毒，止泻，止咳润肺。主治疮疖肿毒，骨痨，肺痨，外伤出血。

【采收加工】秋季采挖，洗净，鲜用或切片晒干。

【用法用量】内服：煎汤，10～15 g。外用：适量，捣敷；或磨汁涂。

【用药经验】①无名肿毒：八角香捣绒，敷患处。②癫癣：八角香磨酒或醋，搽患处。③风湿浮肿：八角香50 g，三角风、海金沙藤各5 g，煎水外洗并内服。

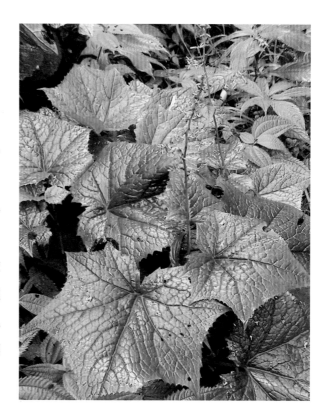

毛裂蜂斗菜 *Petasites tricholobus* Franch.

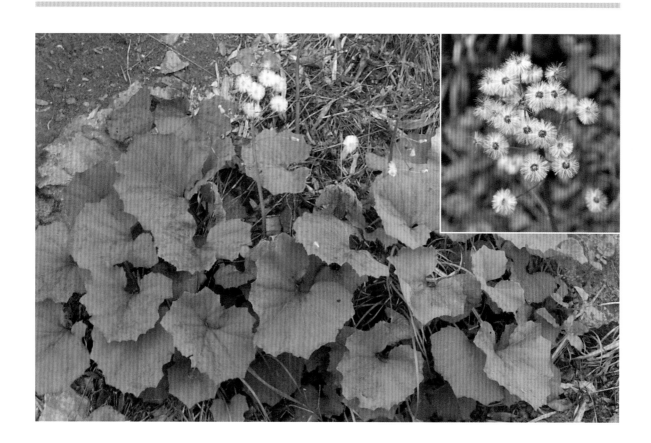

【别　　　名】冬花（甘肃、陕西），蜂斗菜（《中国植物志》）。

【形 态 特 征】多年生草本，根状茎短，有多数纤维状根，全株被薄蛛丝状白色绵毛。早春从根状茎长出花茎，近雌雄异株；雌株花茎高27～60 cm，具鳞片状叶；苞叶卵状披针形，长3～4 cm，基生叶具长柄，叶片宽肾状心形，长2～8 cm，边缘有细齿，齿端具软骨质小尖，叶脉掌状两面被白色绵毛，或后多少脱毛。雌头状花序在花茎顶端排成密集的聚伞状圆锥花序；花序梗长1～2.5 cm，有1或数枚披针形苞叶；总苞钟状；总苞片1层，10～12个，披针形，或披针状长圆形，外面有小苞片雌花花冠顶端4～5撕裂，裂片不等长，丝状或钻形；花柱伸出花冠；柱头2裂。雄头状花序在花茎端排成伞房状或圆锥状，花冠管状，裂片披针形；花柱伸出花冠外，柱头头状，略分枝。瘦果圆柱形，无毛；雌花的冠毛丰富，白色；雄花的冠毛较少，短于花冠。

【分布与生境】梵净山地区资源分布的代表区域：护国寺、天庆寺、棉絮岭、叫花洞、白云寺、龙家坪、老爷破、木耳坪等地。生于海拔850～2300 m的林缘、疏林下、路旁等。

【中　药　名】旱荷叶（花蕾）。

【功 效 主 治】化痰，止咳。主治咳嗽痰多。

【采 收 加 工】春季花开时采收，鲜用或晾干。

【用 法 用 量】内服：煎汤，3～9 g。

毛连菜 *Picris hieracioides* L.

【形 态 特 征】二年生草本，高16～120 cm。根垂直直伸，粗壮。茎直立，上部伞房状或伞房圆状分枝，有纵沟纹，被稠密或稀疏的亮色分叉的钩状硬毛。基生叶花期枯萎脱落；下部茎叶长椭圆形或宽披针形，长8～34 cm，宽0.5～6 cm，先端渐尖或急尖或钝，边缘全缘或有尖锯齿或大而钝的锯齿，基部渐狭成长或短翼柄；中部和上部茎叶披针形或线形，较下部茎叶小，无柄，基部半抱茎；最上部茎叶小，全缘；全部茎叶两面特别是沿脉被亮色的钩状分叉的硬毛。头状花序较多数，在茎枝顶端排成伞房花序或伞房圆锥花序，花序梗细长；总苞圆柱状钟形，长达1.2 cm；总苞片3层；全部总苞片外面被硬毛和短柔毛；舌状小花黄色，冠筒被白色短柔毛。瘦果纺锤形，棕褐色，有纵肋；冠毛白色，外层极短，糙毛状，内层长，羽毛状。花、果期6～9月。

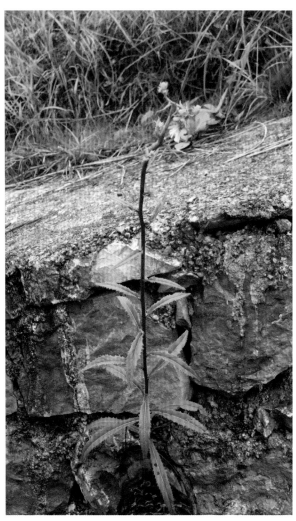
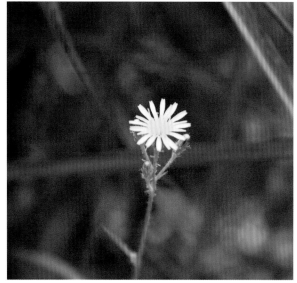
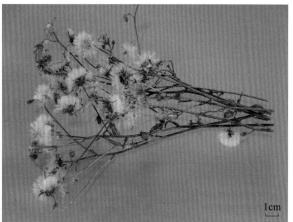

1cm

【分布与生境】梵净山地区资源分布的代表区域：马肚子沟、马潮河、苗匡等地。生于海拔
　　　　　　　560～2400 m的山坡草地、林下、沟边、田间、摺荒地或沙滩地。

【中　药　名】毛连菜（花序），毛柴胡（根及全草）。

【功效主治】■毛连菜　理肺止咳，化痰平喘，宽胸。主治咳嗽痰多，咳喘，嗳气，胸腹闷胀。
　　　　　　　■毛柴胡　清热解毒，散瘀，利尿。主治流行性感冒发热，乳痈，无名肿毒，跌打
　　　　　　　损伤，小便不利。

【采收加工】■毛连菜　夏季花开时采收，洗净，晒干。
　　　　　　　■毛柴胡　夏、秋季采收，洗净，晒干。

【用法用量】■毛连菜　内服：煎汤，3～9 g。
　　　　　　　■毛柴胡　内服：煎汤，9～15 g。外用：适量，捣敷。

【用药经验】①无名肿毒，高热：毛柴胡15 g，大鹅儿肠根9 g，煨水服。②跌打损伤：毛柴胡
　　　　　　　（根）30 g，煨酒服；并取渣外搽。

心叶风毛菊 *Saussurea cordifolia* Hemsl.

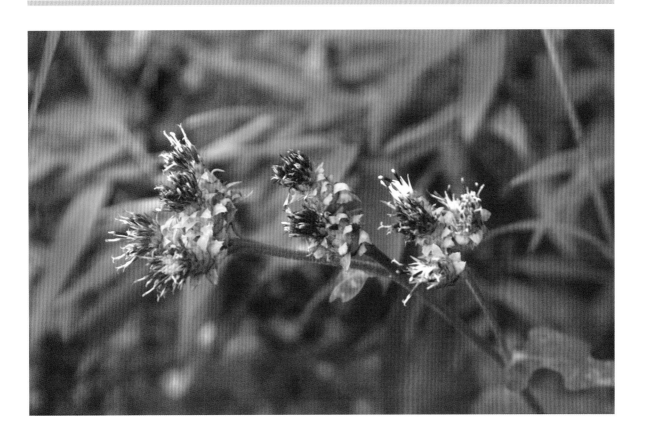

【别　　名】山牛蒡（《贵州药用植物目录》），水葫芦（《贵州民间药物》）。

【形 态 特 征】多年生草本，高40～150 cm。根状茎粗厚；茎直立，无毛，上部伞房状或伞房圆锥花序状分枝。基生叶花期脱落；下部与中部茎叶有长柄，柄长8～10 cm，叶片心形，长、宽各10～18 cm，顶端渐尖，基部深心形，边缘有粗齿；上部茎叶渐小，与下部及中部茎叶同形或卵形，有短柄至无柄，基部心形或圆形或宽楔形，顶部渐尖或急尖，边缘有锯齿；花序枝杈上的叶更小，披针形或长椭圆形，全部叶两面绿色，下面色淡，上面被稀疏的糙毛，下面无毛。头状花序数个或多数在茎枝顶端成疏松伞房花序或伞房圆锥花序状排列，有长花梗；小花紫红色，长1.2 cm。瘦果圆柱状，褐色，无毛；冠毛浅褐色，2层，外层短，单毛状，内层长，羽毛状。花、果期8～10月。

【分布与生境】梵净山地区资源分布的代表区域：老金顶、回香坪、凤凰山。生于海拔1200～2300 m的林缘、山谷、山坡、灌木林中及石崖下。

【中 药 名】心叶风毛菊（根）。

【功 效 主 治】祛风，散寒，止痛。主治风湿痹痛，跌打损伤。

【采 收 加 工】夏、秋季采收，洗净，晾干。

【用 法 用 量】内服：煎汤，6～15 g；或泡酒。

【用 药 经 验】①关节痛：心叶风毛菊9 g，红牛膝12 g，骨碎补15 g，泡酒或煎水服。②劳伤：心叶风毛菊15 g，泡酒服。③恶寒头痛：心叶风毛菊6 g，煎水服。

三角叶风毛菊 *Saussurea deltoidea* (DC.) Sch.-Bip.

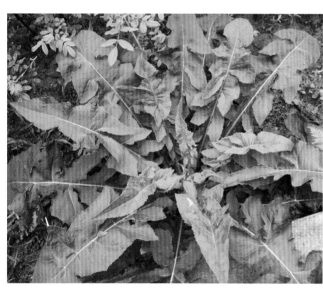 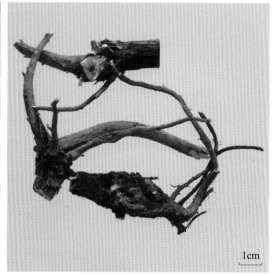

1cm

【别　　　　名】毛叶威灵仙、大叶防风（《全国中草药汇编》），翻白叶、猪蹄叉（《贵州草药》），白紫菀（云南）。

【形 态 特 征】二年生草本。茎直立，被稠密的锈色多细胞节毛及稀疏或稠密的蛛丝状毛或蛛丝状棉毛，有棱。中下部茎叶有叶柄，柄长3～6 cm，被锈色的稀疏或稠密的多细胞节毛，柄基扩大或稍扩大，叶片大头羽状全裂，顶裂片大，三角形或三角状戟形，长20 cm，宽达15 cm，基部宽戟形或心形或宽楔形，顶端渐尖，边缘有锯齿或重锯齿，齿顶有小尖头，侧裂片小，长椭圆形、椭圆形或三角形，对生或互生，边缘全缘或几全缘，顶端急尖，有小尖头，羽轴有狭翼；上部茎叶小，不分裂，有短柄，边缘有锯齿，齿顶有小尖头；最上部茎叶更小，有短柄或几无柄，边缘有尖锯齿或全缘。总苞半球形或宽钟状，总苞片外面被稀疏蛛丝状毛；管状小花，多数，具4棱，顶端有具锯齿的小冠，冠毛白色，羽毛状。花、果期5～11月。

【分布与生境】梵净山地区资源分布的代表区域：老金顶、回香坪、凤凰山。生于海拔800~2400 m 的山坡、草地、林下、灌丛、荒地、林缘。

【中 药 名】三角叶风毛菊（根）。

【功 效 主 治】祛风湿，通经络，健脾消疳。主治风湿痹痛，白带过多，腹泻，痢疾，小儿疳积，胃寒疼痛。

【采 收 加 工】夏、秋季采挖，洗净，晒干。

【用 法 用 量】内服：煎汤，9~15 g。外用：适量，捣敷。

【用 药 经 验】①虚热盗汗：三角叶风毛菊30 g，烧猪蹄吃，每日2次。②痢疾：三角叶风毛菊15 g，加红糖煨水服，每日3次。③头晕耳鸣：三角叶风毛菊30 g，炖猪肉吃，每日2次。

长梗风毛菊 *Saussurea dolichopoda* Diels.

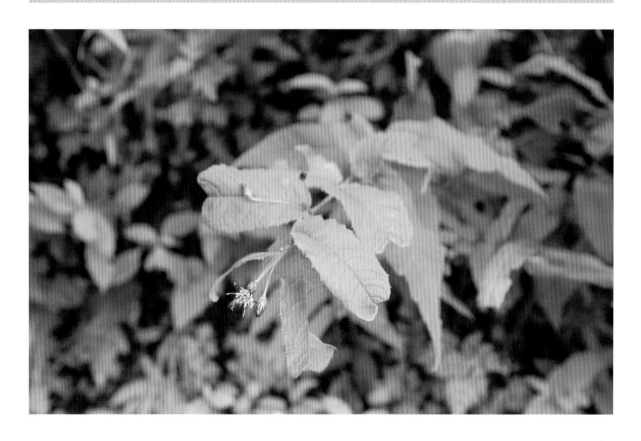

【形 态 特 征】多年生草本，高80~100 cm。根状茎斜升；茎直立，有细条纹，无毛，上部伞房状或伞房圆锥花序状分枝，分枝纤细。基生叶花期凋落；下部茎叶未见；中部茎叶有叶柄，柄长1.5~2 cm，叶片长圆状披针形、卵状披针形或长圆形，长12~14 cm，宽5~6 cm，顶端渐尖或尾状渐尖，基部楔形或偏斜圆形，边缘有细锯齿；上部茎叶渐小，与中部茎叶同形或长椭圆形，有短叶柄，全部叶两面绿色或下面色淡，无毛。头状花序多数或少数，在茎枝顶端排成伞房状花序或伞房圆锥花序，有长粗花序梗，花序梗长1.5~5 cm；总苞钟状或圆形；总苞片4~6层，外层卵形，中层长圆形，内层长椭圆形至宽线形，全部总苞片外面无毛。瘦果褐色，无毛；冠毛2层，淡褐色，外层短，糙毛状，内层长，羽毛状。花、果期7~10月。

【分布与生境】梵净山地区资源分布的代表区域：上牛塘、炕药洞等。生于海拔1400~2450 m的山谷林下及山坡。

【中 药 名】长梗风毛菊（根及根茎）。

【功 效 主 治】清热解毒，消肿散瘀。主治痈肿疮疖，湿疹，毒蛇咬伤。

【采 收 加 工】夏、秋季采收，洗净，晾干。

【用 法 用 量】内服：煎汤或泡酒，6~15 g。

圆叶风毛菊 *Saussurea rotundifolia* Chen.

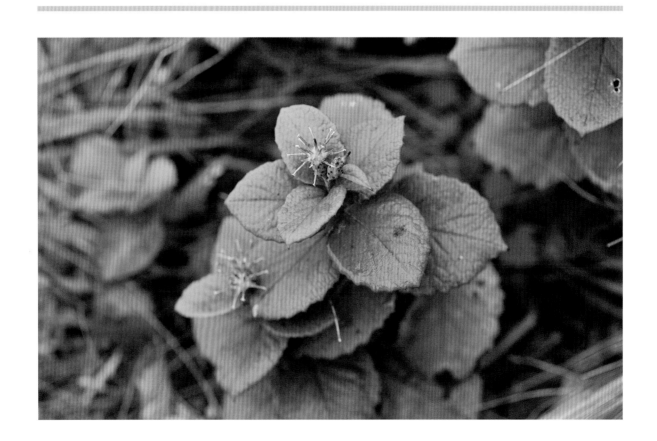

【形态特征】多年生草本，高10~30 cm。根状茎短，被少数残存的膜质叶柄；茎直立，单生，有细条纹，中部以上有极狭的翼或几无翼，被稀疏的蛛丝毛。基生叶未见；中部茎叶有叶柄，叶柄长1~1.5 cm，有狭翼，柄基扩大抱茎，叶片近圆形或宽卵形，长0.4~4 cm，宽0.4~3.5 cm，顶端急尖，基部截形，上面绿色，稍粗糙，无毛，下面白色或灰白色，被蛛丝状绒毛，边缘有细锯齿；中部以上的叶有短柄，柄有翼，叶片几圆形、卵形、长圆形或少三角形，长1~5.3 cm，宽1~3.8 cm，基部截形或楔形，下延，边缘有细锯齿；上部茎叶稍小，几无柄。瘦果长柱状；冠毛污白色，2层，外层短，糙毛状，内层长，羽毛状。花、果期9月。

【分布与生境】梵净山地区资源分布的代表区域：老金顶、回香坪、凤凰山。生于海拔1150~2250 m的山坡路旁。

【中　药　名】长梗风毛菊（根及根茎）。

【功效主治】清热解毒，消肿散瘀。主治痈肿疮疖，湿疹，毒蛇咬伤。

【采收加工】夏、秋季采收，洗净，晾干。

【用法用量】内服：煎汤或泡酒，6~15 g。

峨眉千里光 *Senecio faberi* Hemel.

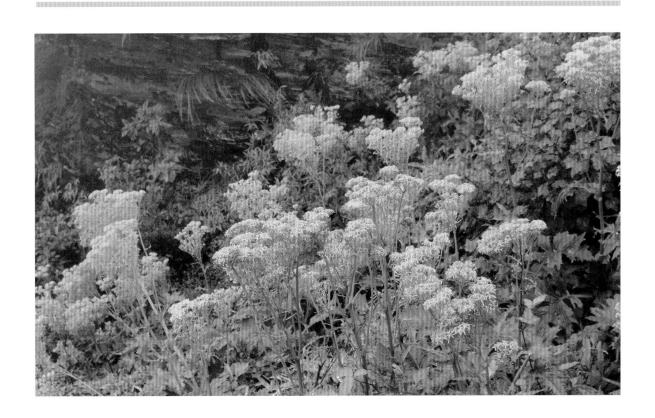

【别　　　名】密伞千里光（《中国植物志》）。

【形 态 特 征】多年生草本。根状茎粗，斜升，具长纤维状根；茎单生，直立，粗壮，中空，高80～150 cm，不分枝或上部具花序枝。基生叶在花期枯萎，具长柄；叶片全形卵形，大头羽状分裂，顶生裂片大，具不规则粗齿或细分裂，基生裂片1～2对；叶柄基部渐扩大，略具鞘，但无耳；叶柄长8～10 cm，多少具翅，基部有圆形的耳，半抱茎。头状花序有舌状花，极多数，排列成密集的复伞房花序；花序梗细，被柔毛，基部通常有线形苞片，小苞片2～3个，线状钻形；总苞狭钟状，具外层苞片；舌状花3～4，舌片黄色，线形，上端具2～3细齿，有3～4脉；管状花6，花冠黄色，檐部漏斗状，裂片长圆状披针形，急尖，上端有乳头状毛。瘦果圆柱形，无毛；冠毛白色。花期6～8月。

【分布与生境】梵净山地区资源分布的代表区域：老金顶、九龙池、凤凰山、烂茶顶、黑泥坨等地。生于海拔950～2500 m的林下、灌丛及草坡阴湿处。

【中　药　名】峨眉千里光（全草）。

【功 效 主 治】清热解毒，清肝明目。主治外感发热，痈肿疮毒，目赤肿痛，羞明泪下，肝炎上升。

【采 收 加 工】秋季采挖，切细，晒干。

【用 法 用 量】内服：煎汤，9～15 g。

千里光

Senecio scandens Buch.-Ham. ex D. Don.

【别　　　名】九里明（《生草药性备要》），野菊花、天青红、白苏杆（《湖南药物志》），千家药（《江西景德镇草药》）。

【形 态 特 征】多年生攀缘草本。根状茎木质，粗，直径达1.5 cm；茎伸长，弯曲，长2～5 m，多分枝，被柔毛或无毛，老时变木质，皮淡色。叶具柄，叶片卵状披针形至长三角形，长2.5～12 cm，宽2～4.5 cm，顶端渐尖，基部宽楔形、截形、戟形或稀心形，通常具浅或深齿，稀全缘，有时具细裂或羽状浅裂，至少向基部具1～3对较小的侧裂片，两面被短柔毛至无毛；羽状脉，侧脉7～9对，弧状，叶脉明显；叶柄长0.5～1（2）cm，具柔毛或近无毛，无耳或基部有小耳；上部叶变小，披针形或线状披针形，长渐尖。头状花序有舌状花，多数，在茎枝端排列成顶生复聚伞圆锥花序；分枝和花序梗被密至疏短柔毛；总苞圆柱状钟形，具外层苞片；管状花多数；

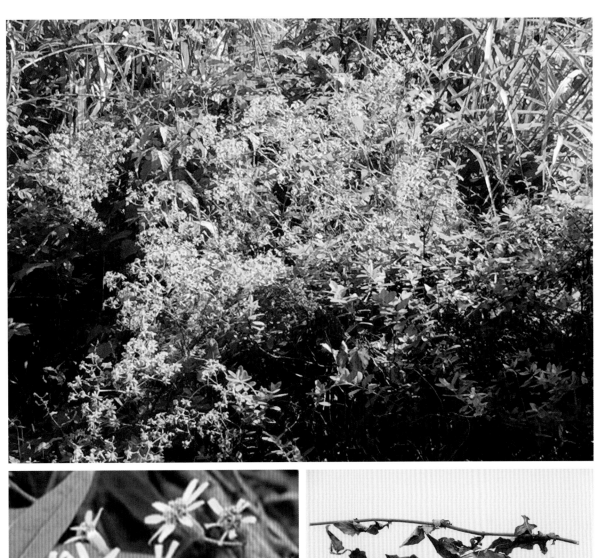

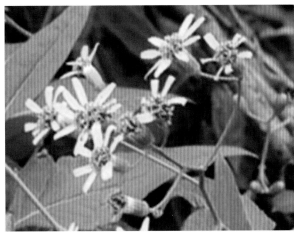
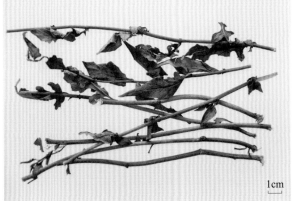

1cm

花冠黄色，檐部漏斗状。瘦果圆柱形，被柔毛；冠毛白色。

【分布与生境】梵净山地区资源分布的代表区域：护国寺、团龙、张家坝、高峰、核桃坝、铜矿厂等地。生于海拔500～2200 m的森林、灌丛中。

【中 药 名】千里光（全草）。

【功 效 主 治】清热解毒，明目退翳，杀虫止痒。主治流行性感冒，细菌性痢疾，黄疸性肝炎，目赤肿痛翳障，滴虫阴道炎等。

【采收加工】秋季采收，鲜用或晒干。

【用法用量】内服：煎汤，15～30 g，鲜品50 g。外用：适量，煎水洗；或捣烂外敷；或捣汁涂。

【用药经验】①皮肤瘙痒症，过敏性皮炎：千里光90 g，水煎洗患处。②眼红肿辣痛，流泪：鲜千里光适量，洗净，捣烂取汁过滤，用滤液滴眼；并用千里光、野菊花各10 g，水煎服。③流行性感冒：鲜千里光15～30 g，水煎服。④痔疮：千里光20 g，煎汁，熏洗创处。⑤乳痈，疮疖：千里光30 g，水煎服。⑥喉咙痛：千里光15 g，山薄荷10 g，煎汁服。⑦丹毒：千里光10 g，水煎服；同时用千里光，煎汁外洗。

豨 莶 *Siegesbeckia orientalis* L.

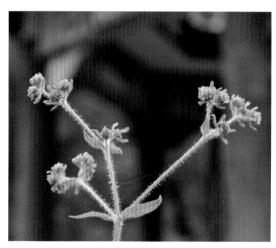
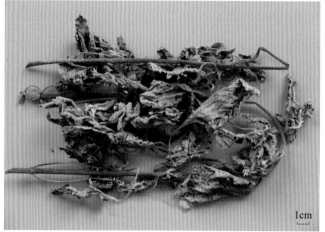

1cm

【别　　名】粘糊菜（《救荒本草》），虾钳草（《广西中药志》）。

【形态特征】一年生草本。茎直立，高30～100 cm，分枝斜升，上部的分枝常成复二歧状；全部分枝被灰白色短柔毛。基部叶花期枯萎；中部叶三角状卵圆形或卵状披针形，长4～10 cm，宽1.8～6.5 cm，基部阔楔形，下延成具翼的柄，顶端渐尖，边缘有规则的浅裂或粗齿，纸质，上面绿色，下面淡绿色，具腺点，两面被毛，三出基脉，侧脉及网脉明显；上部叶渐小，卵状长圆形，边缘浅波状或全缘，近无柄。头状花序多数聚生于枝端，排列成具叶的圆锥花序；花梗密生短柔毛；总苞阔钟状；总苞片2层，叶质，背面被紫褐色头状具柄的腺毛；外层苞片线状匙形或匙形开展；内层苞片卵状长圆形或卵圆形。外层托片长圆形，内弯，内层托片倒卵状长圆形；花黄色；雌花花冠的管部极短；两性管状花上部钟状，上端卵圆形裂片。瘦果倒卵圆形，顶端有灰褐色环状突起。花期4～9月，果期6～11月。

【分布与生境】梵净山地区资源分布的代表区域：太平河、德旺、马槽河、小白岩、马肚子沟等地。生于海拔410～2500 m的山野、荒草地、灌丛、林缘及林下，也常见于耕地中。

【中　药　名】豨莶（全草）。

【功效主治】祛风湿，通经络，清热解毒。主治风湿痹痛，筋骨不利，腰膝无力，半身不遂，高血压，黄疸，痈疽等。

【采收加工】夏季开花前或花期均可采收，割取地上部分，晒至半干，放置干燥通风处，晾干。

【用法用量】内服：煎汤，9～12 g，大剂量30～60 g；或捣汁；或入丸、散。外用：适量，捣烂外敷；或研末撒；或煎水熏洗。

【用药经验】①风湿关节痛：豨莶、木瓜、薏苡仁各15 g，岩马桑、八角枫各10 g，水煎或泡酒服。②疟疾：豨莶、马鞭草、水蜈蚣、常山各适量，水煎服。③高血压：豨莶、马鞭草、鱼鳅串各50 g，煨水服。④麻风：豨莶（根）、苍耳子各50 g，煨水服。⑤疟疾：豨莶15～30 g，水煎服。

腺梗豨莶 *Siegesbeckia pubescens* Makino.

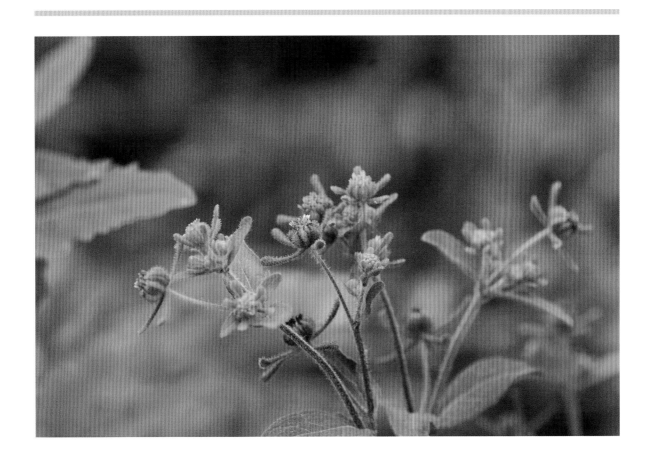

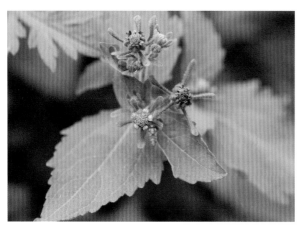
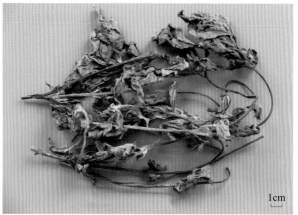

1cm

【别　　　名】毛豨莶（《东北植物检索表》），珠草、棉苍狼（《中国植物志》）。

【形态特征】一年生草本。茎直立，粗壮，高30～110 cm，上部多分枝，被开展的灰白色长柔毛和糙毛。基部叶卵状披针形，花期枯萎；中部叶卵圆形或卵形，开展，长3.5～12 cm，宽1.8～6 cm，基部宽楔形，下延成具翼而长1～3 cm的柄，先端渐尖，边缘有尖头状规则或不规则的粗齿；上部叶渐小，披针形或卵状披针形；全部叶上面深绿色，下面淡绿色，基出脉3条，侧脉和网脉明显，两面被平伏短柔毛，沿脉有长柔毛。头状花序多数生于枝端，排列成松散的圆锥花序；花梗较长，密生紫褐色头状具柄腺毛和长柔毛；总苞宽钟状；总苞片2层，叶质，背面密生紫褐色头状具柄腺毛，外层线状匙形或宽线形，内层卵状长圆形；舌状花花冠管部，舌片先端2～3齿裂，有时5齿裂；两性管状花冠檐钟状，先端4～5裂。瘦果倒卵圆形，4棱，顶端有灰褐色环状突起。花期5～8月，果期6～10月。

【分布与生境】梵净山地区资源分布的代表区域：亚木沟、苗匡、马肚子沟等地。生于海拔360～2400 m的山坡、山谷林缘、灌丛林下、草坪中、河谷。

【中　药　名】豨莶（地上部分）。

【功效主治】祛风湿，通经络，清热解毒。主治风湿痹痛，筋骨不利，腰膝无力，半身不遂，高血压，疟疾，黄疸，痈肿，疮毒，风疹湿疮，虫兽咬伤。

【采收加工】夏季开花前割取全草，除去杂质，晒至半干后，再置通风处晾干。

【用法用量】内服：煎汤，9～15 g，大剂量50～100 g；或捣汁；或入丸、散。外用：捣敷；或研末撒；或煎水熏洗。

【用药经验】①高血压：豨莶、臭梧桐、夏枯草各9 g，水煎服，每日1次。②慢性肾炎：豨莶30 g，地耳草15 g，水煎冲红糖服。③神经衰弱：豨莶、丹参各15 g，煎服。

黔蒲儿根 *Sinosenecio guizhouensis* C. Jeffrey et Y. L. Chen.

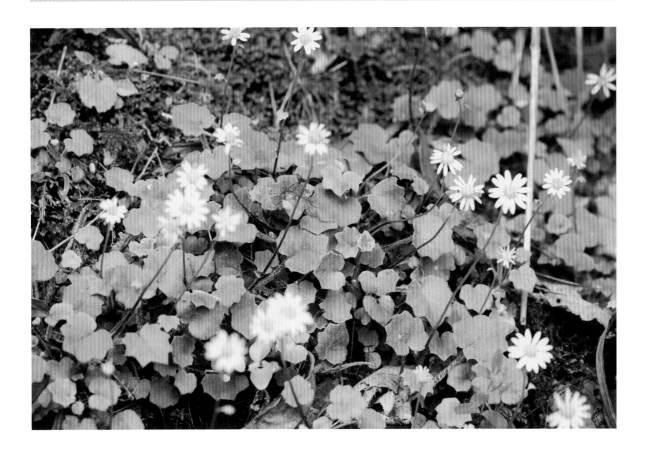

【形 态 特 征】具匍匐枝茎叶草本。根状茎直径5~8 mm，具多数纤维状根；匍匐枝细，具长节间；茎1~2，高达45 cm，基部直径6~8 mm，花序下面不分枝。基生叶数个，莲座状，具长柄；叶片卵形、卵状椭圆形或近圆形，长3.5~8 cm，宽3.5~7.5 cm，顶端圆形，基部心形至近截形，边缘具不规则波状齿，叶柄较粗，长4~13 cm，基部稍扩大；茎生叶3~5，与基生叶同形，上部叶渐小且具短柄。头状花序直径1.5~2 cm，通常3~9个排列成顶生或腋生近伞形状伞房花序；花序梗长0.5~2.5 cm，被密长柔毛；总苞倒锥状，无外层苞片；总苞片草质，约13个，披针形，顶端尖或渐尖，紫色或红紫色，具不明显3条脉；舌状花约13个，管状花多数，花冠黄色；花药长圆形，基部钝；花柱分枝外弯。瘦果圆柱形，无毛；无冠毛。花期4~5月。

【分布与生境】梵净山地区资源分布的代表区域：叫花洞、烂茶顶等地。生于海拔900~1800 m的路边及林下潮湿处。

【中 药 名】黔蒲儿根（全草）。

【功效主治】祛风湿，利关节，解毒。主治风湿痹痛，筋骨无力，腰膝酸软，四肢麻痹，半身不遂，风疹湿疮。

【采收加工】夏季采收，鲜用或晒干。

【用法用量】外用：适量，鲜品捣烂敷患处。

蒲儿根 *Sinosenecio oldhamianus* (Maxim.) B. Nord.

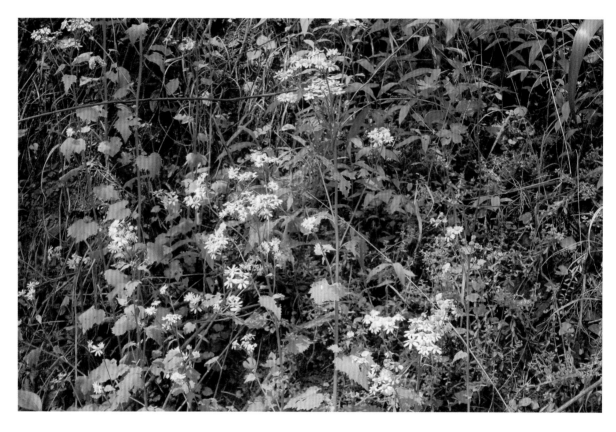

【别　　名】婆婆丁、白鼓丁、卜地蜈蚣、鬼灯笼（《苗族常用植物志》），肥猪苗（绥阳）。

【形态特征】多年生或二年生茎叶草本。茎单生，直立，高40~80 cm，不分枝，被白色蛛丝状毛及疏长柔毛。基部叶在花期凋落，具长叶柄；叶片卵状圆形或近圆形，长3~8 cm，宽3~6 cm，顶端尖或渐尖，基部心形，边缘具浅至深重齿或重锯齿，上面绿色，被疏蛛丝状毛至近无毛，下面被白色蛛丝状毛，掌状5脉，叶脉两面明显；叶柄长3~6 cm，被白色蛛丝状毛，基部稍扩大，上部叶渐小，基部楔形。头状花序多数排列成顶生复伞房状花序；花序梗细，长1.5~3 cm，被疏柔毛，基部通常具1线形苞片；总苞宽钟状，无外层苞片；舌状花，无毛，黄色，长圆形，顶端钝，具3细齿，4条脉；管状花多数，黄色，檐部钟状，裂片卵状长圆形，顶端尖。瘦果圆柱形，舌状花瘦果无毛，在管状花被短柔毛。花期1～12月。

【分布与生境】梵净山地区资源分布的代表区域：刘家湾、芙蓉坝、亚盘岭、洞德寺、芭蕉湾、大河堰等地。生于海拔360～2100 m的林缘、溪边、潮湿岩石边及草坡、田边。

【中 药 名】蒲儿根（全草）

【功 效 主 治】清热解毒，利湿，活血。主治痈疮肿毒，湿疹，跌打损伤。

【采 收 加 工】春、夏、秋季采收，鲜用或晒干。

【用 法 用 量】内服：煎汤，9～15 g，鲜品大剂量可用60～90 g。外用：适量，鲜品捣烂外敷。

【用 药 经 验】痈疖肿毒：蒲儿根鲜品适量，捣烂敷患处。

一枝黄花 *Solidago decurrens* Lour.

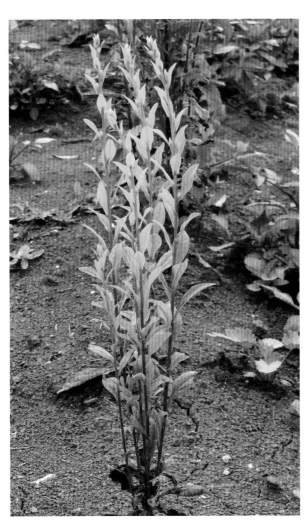
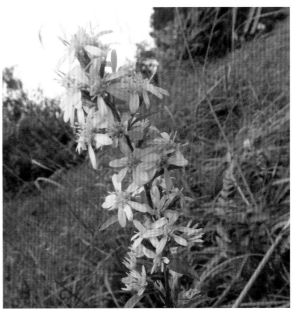
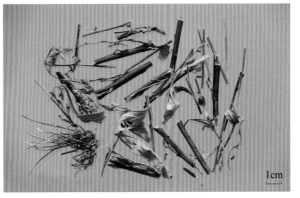

1cm

【别　　名】野黄菊（《南宁市药物志》），黄花一枝香（《广西中药志》），红柴胡（《湖南药物志》），金柴胡（《南川常用中草药手册》），黄花草（广西）。

【形态特征】茎直立，通常细弱，单生或少数簇生，不分枝或中部以上有分枝。中部茎叶椭圆形、长椭圆形、卵形或宽披针形，叶两面、沿脉及叶缘有短柔毛或下面无毛。头状花序较小，多数在茎上部排列成紧密或疏松的长6~25 cm的总状花序或伞房圆锥花序，少有排列成复头状花序的；舌状花舌片椭圆形。瘦果，无毛，极少有在顶端被稀疏柔毛的。花、果期4~11月。

【分布与生境】梵净山地区资源分布的代表区域：郭家沟、坝梅寺、护国寺、岩高坪等地。生于海拔565~2450 m的山坡、阔叶林缘、林下、路旁及草丛之中。

【中　药　名】一枝黄花（全草）。

【功效主治】疏风清热，解毒消肿。主治风热感冒，头痛，咽喉肿痛，肺热咳嗽，黄疸，泄泻，热淋，痈肿疮疖，毒蛇咬伤。

【采收加工】播种当年开花，9~10月开花盛期，割取地上部分，或挖取根部，洗净，鲜用或晒干。

【用法用量】内服：煎汤，9~15 g，鲜品20~30 g。外用：适量，鲜品捣敷；或煎汁搽。

【用药经验】①跌打损伤：一枝黄花（根）9~15 g，水煎，2次分服。②头风：一枝黄花（根）9 g，水煎服。③风热感冒：一枝黄花（根）9 g，醉鱼草根6 g，水煎服，每日1剂。④肺热咳嗽，百日咳：一枝黄花（全草）、肺经草、兔儿风各15 g，地龙6 g，水煎服。

苦苣菜 *Sonchus oleraceus* L.

【别　　名】滇苦菜（《植物名实图考》），苦马菜（《滇南本草》）。

【形态特征】一年生或二年生草本。根圆锥状，垂直直伸，有多数纤维状的须根。茎直立，单生，高40~150 cm，有纵条棱或条纹，不分枝或上部有短的伞房花序状或总状花序式分枝，全部茎枝光滑无毛，或上部花序分枝及花序梗被头状具柄的腺毛。基生叶羽状深裂，全形长椭圆形或倒披针形，或大头羽状深裂，全形倒披针形，或基生叶不裂，椭圆形、椭圆状戟形、三角形、三角状戟形或圆形，全部基生叶基部渐狭成长或短翼柄。头状花序少数在茎枝顶端排成紧密的伞房花序或总状花序或单生于茎枝顶端；全部总苞片顶端长急尖，外面无毛或外层或中内层上部沿中脉有少数头

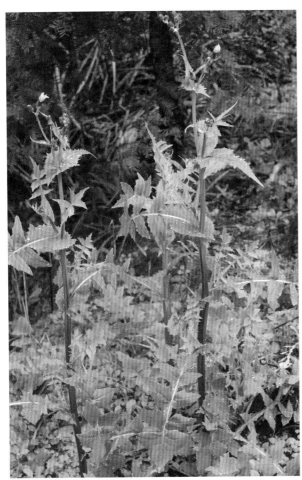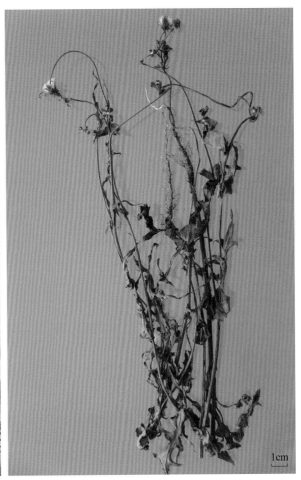

状具柄的腺毛；舌状小花多数，黄色。瘦果褐色，长椭圆形或长椭圆状倒披针形。花、果期5～12月。

【分布与生境】梵净山地区资源分布的代表区域：护国寺、洼溪河、艾家坝等地。生于海拔270～2200 m的山坡或山谷林缘、林下或平地田间、空旷处或近水处。

【中　药　名】苦菜（全草）。

【功效主治】清热解毒，凉血止血。主治肠炎，痢疾，黄疸，淋证，咽喉肿痛，疮痈肿毒，乳腺炎，痔漏，吐血，衄血，咯血，尿血，便血，崩漏。

【采收加工】冬、春、夏季均可采收，鲜用或晒干。

【用法用量】内服：煎汤，15～30 g。外用：适量，鲜品捣敷；或煎水熏洗；或取汁涂搽。

【用药经验】①暴热身黄，大便闭塞：苦菜煮汁服之。②扁桃体炎：鲜苦菜、贯众各30 g，共捣烂，冷开水浸泡，兑红糖服，频饮。③口腔炎：苦菜、马鞭草等量，水煎服。④吐血，鼻衄，咳血：苦菜、韭菜各等量，榨取自然汁20 mL，陈石灰烧后浸水，取20 mL，兑入上药剂中服用。

钻叶紫菀 *Symphyotrichum subulatum* (Michx.) G. L. Nesom

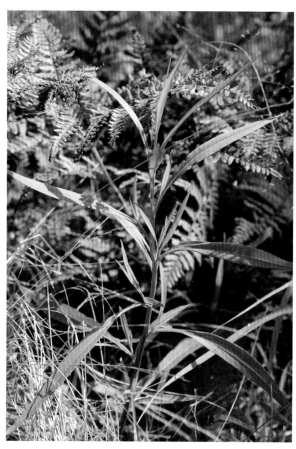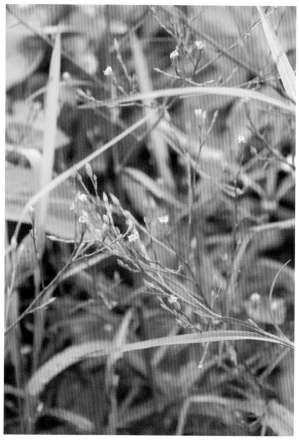

【形 态 特 征】多年生草本。根状茎粗壮；茎直立，高50~100 cm，单生或丛生，上部有分枝，有较密生的叶。下部叶在花期枯萎或生存，匙状长圆形，长达12 cm，宽达2.5 cm，下部渐狭成长柄；中部叶长圆状匙形，下部稍狭，但基部扩大成心形或有圆耳，半抱茎，全缘或有疏齿，顶端急尖或钝而有小尖头；上部叶渐小，卵状长圆形，基部心形抱茎，常全缘。头状花序直径2~2.5 cm，在枝端单生或疏散伞房状排列；花序梗长0.5~3 cm或达5 cm，有线状披针形或卵形苞叶；总苞半球形；舌状花约30个，舌片浅紫色；冠毛白色或稍红色，约与管状花花冠等长。瘦果卵状长圆形，基部狭，两面有肋。花期2~9月，果期6~10月。

【分布与生境】梵净山地区资源分布的代表区域：梵净山山脚各地。生于海拔400~1400 m的山坡灌丛、草地、溪岸、路旁。

【中 药 名】瑞莲草（全草）。

【功 效 主 治】清热解毒。主治痈肿，湿疹。

【采 收 加 工】秋季采收，除去地上部分，洗净，晒干。

【用 法 用 量】内服：煎汤，9～15 g；或浸酒。外用：适量，捣敷。

【用 药 经 验】①肿毒：瑞莲草捣烂，敷患处。②湿疹：瑞莲草30 g，水煎服。

锯叶合耳菊 *Synotis nagensium* (C. B. Clarke) C. Jeffrey et Y. L. Chen.

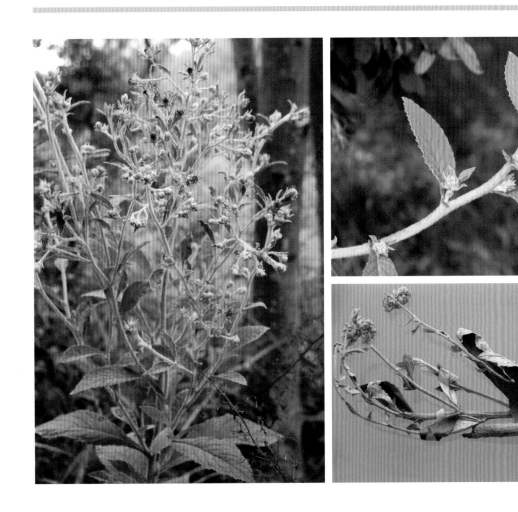

1cm

【别　　　　名】锯叶千里光（《高等植物图鉴》）。

【形 态 特 征】多年生灌木状草本或亚灌木。茎直立，高达150 cm，不分枝或上部具花序枝，被密白色绒毛或黄褐色绒毛。叶具短柄，倒卵状椭圆形、倒披针状椭圆形或椭圆形，长7～23 cm，宽2.5～8.5 cm，顶端短渐尖，基部楔形或楔状狭成短柄，边缘具细至粗具小尖锯齿或重锯齿，纸质，上面绿色，被疏蛛丝状绒毛及贴生短柔毛，下面被密白色绒毛或黄褐色绒毛及沿脉被褐色短硬毛，羽状脉；叶柄被密绒毛，常杂有红褐色短硬毛；上部及分枝上叶较小，狭椭圆形或披针形，具短柄。头状花序具异形小花，盘状或不明显辐射状，多数，排成不分枝至开展的，顶生及上部腋生狭圆锥状圆锥聚伞花序；总苞倒锥状钟形，具外层苞片，通常线形，与总苞片等长；总苞片顶端尖，草质；边缘小花，花冠黄色，檐部漏斗状，裂片卵状披针形。瘦果圆柱形，被疏柔毛；冠毛白色。花期8月至翌年3月。

【分布与生境】梵净山地区资源分布的代表区域：梵净山周边的江口县。生于海拔300~2000 m的森林、灌丛及草地。

【中 药 名】锯叶合耳菊（带根全草）。

【功 效 主 治】清热，利尿，祛风。主治感冒发热，咳嗽痰喘，水肿，小便涩痛。

【采 收 加 工】秋季采收，鲜用或晒干。

蒲公英 *Taraxacum mongolicum* Hand.-Mazz.

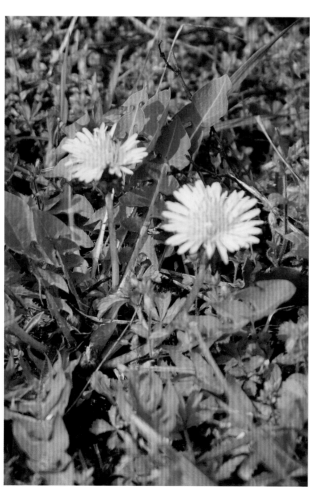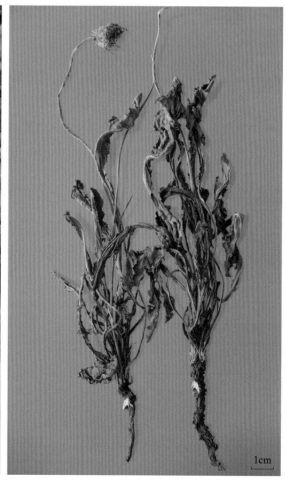

1cm

【别　　　名】黄花地丁（《本草纲目》），婆婆丁（《滇南本草》）。

【形 态 特 征】多年生草本。根圆柱状，黑褐色，粗壮。叶倒卵状披针形、倒披针形或长圆状披针形，边缘有时具波状齿或羽状深裂，有时倒向羽状深裂或大头羽状深裂，顶端裂片较大，三角形或三角状戟形，全缘或具齿，每侧裂片3～5片，裂片三角形或三角状披针形，通常具齿，平展或倒向，裂片间常夹生小齿，基部渐狭成叶柄，叶柄及主脉常带红紫色。花葶1至数个，与叶等长或稍长，高10～25 cm，上部紫红色，密被蛛丝状白色长柔毛；头状花序直径30～40 mm；总苞钟状，淡绿色；总苞片2～3层，外层总苞片卵状披针形或披针形，基部淡绿色，上部紫红色；内层总苞片线状披针形，先端紫红色，具小角状突起；舌状花黄色，边缘花舌片背面具紫红色条纹；花药和柱头暗绿色。瘦果倒卵状披针形，暗褐色；冠毛白色。花期4～9月，果期5～10月。

【分布与生境】梵净山地区资源分布的代表区域：亚盘岭、大木场、洞德寺、棉絮岭、大河边等地。生于中、低海拔的山坡草地、路边、田野、河滩。

【中　药　名】蒲公英（全草）。

【功 效 主 治】清热解毒，消痈散结。主治乳痈，肺痈，肠痈，目赤肿痛，感冒发热，咳嗽，痢疾等。

【采 收 加 工】春至秋季花初开时连根挖出，除去杂质，洗净，晒干。

【用 法 用 量】内服：煎汤，10～30 g，大剂量60 g；或捣汁服；或入散剂。外用：适量，鲜品捣敷患处。

【用 药 经 验】①疔疮：蒲公英、千里光各15 g，水煎去渣取汁，将汁熬成糊状，直接搽患处。②乳腺炎：蒲公英50 g，水煎服，另取50 g，捣烂敷患处。③急性胃炎：蒲公英1株，天葵3株，路边芹1株，野芋头1个，用淘米水研细取汁服。④乳痈：蒲公英、紫花地丁、白茅根、金银花各适量，水煎服，另取鲜蒲公英适量捣烂敷患处。

夜香牛

Vernonia cinerea (L.) Less.

【别　　　名】星拭草（《岭南采药录》），寄色草（《广州植物志》），返魂香（《广东中药》），消山虎（《常用中草药手册》）。

【形 态 特 征】一年生或多年生草本，高20～100 cm。根垂直，多少木质，分枝，具纤维状根。茎直立，通常上部分枝，或稀自基部分枝而呈铺散状。下部叶和中部叶具柄，菱状卵形，菱状长圆形或卵形，长3～6.5 cm，宽1.5～3 cm，顶端尖或稍钝，基部楔状狭成具翅的柄，边缘有具小尖的疏锯齿，或波状，侧脉3～4对，上面绿色，叶柄长10～20 mm；上部叶渐尖，狭长圆状披针形或线形，具短柄或近无柄。头状花序多数，或稀少数，具19～23个花，在茎枝端排列成伞房状圆锥花序；花序梗细长；花托平，具边缘具细齿的窝孔；花淡红紫色，花冠管状，被疏短微毛，具腺，上部稍扩大，裂片线状披针形，顶端外面被短微毛及腺。瘦果圆柱形，顶端截形，基部缩小，被密短毛和腺点；冠毛白色，2层，外层多数而短，内层近等长，糙毛状。花期全年。

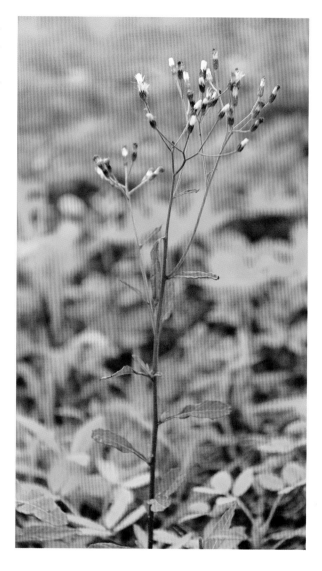

【分布与生境】梵净山地区资源分布的代表区域：梵净山周边的松桃苗族自治县等地。生于山坡旷野、荒地、田边、路旁。

【中 药 名】伤寒草（全草）。

【功效主治】疏风清热，除湿，解毒。主治外感发热，咳嗽，急性黄疸性肝炎，湿热腹泻，白带异常，疔疮肿毒，乳腺炎，鼻炎，毒蛇咬伤。

【采收加工】夏、秋季采收全草，洗净，切段，晒干或鲜用；秋、冬季挖根，洗净，切片，晒干。

【用法用量】内服：煎汤，15～30 g，鲜品30～60 g。外用：适量，研末调敷；或鲜品捣敷。

【用药经验】①高热，咳嗽，喉头炎，支气管炎：伤寒草、甜珠草各60 g，水煎服。②肺癌：白花蛇舌草、胜红蓟、伤寒草、半边莲各30 g，水煎服。③白带异常，附件炎，阴道炎：鲜伤寒草30～45 g，丁香草30 g，水煎服；或伤寒草30 g，一点红、白绒草、野木瓜、金楼子各15 g，水煎服。④鼻炎：伤寒草晒干研末，吹入鼻腔内，或调茶油抹；或伤寒草烧炭，调茶油涂。

苍 耳 *Xanthium sibiricum* L.

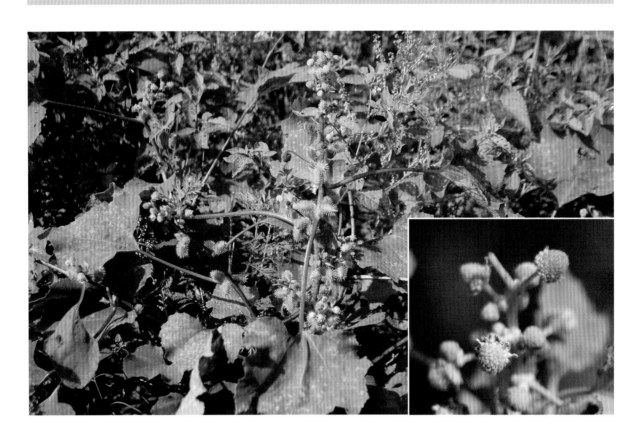

【别　　名】刺儿棵（《中药志》），疔疮草（《浙江民间用药》），痴头婆（《生草药性备要》），虱麻头（《广州植物志》）。

【形 态 特 征】一年生草本，高20～90 cm。根纺锤状，分枝或不分枝。茎直立不分枝或少有分枝，下部圆柱形，上部有纵沟，被灰白色糙伏毛。叶三角状卵形或心形，长4～9 cm，宽5～10 cm，近全缘，或有3～5不明显浅裂，边缘有不规则的粗锯齿，有基出脉3条，侧脉弧形，上面绿色，下面苍白色，被糙伏毛；叶柄长3～11 cm。雄性的头状花序球形，有或无花序梗，总苞片长圆状披针形，花托柱状，托片倒披针形，有多数的雄花，花冠钟形，管部上端有5宽裂片，花药长圆状线形；雌性的头状花序椭圆形，外层总苞片小，披针形，被短柔毛，内层总苞片结合成囊状，宽卵形或椭圆形，绿色、淡黄绿色或有时带红褐色，在瘦果成熟时变坚硬，外面有疏生的具钩状的刺，基部被柔毛，常有腺点，或全部无毛；喙坚硬，锥形，少有结合而成1个喙。瘦果，倒卵形。花期7～8月，果期9～10月。

【分布与生境】梵净山地区资源分布的代表区域：垮山湾、二坝、天庆寺、黄家坝、金厂、芙蓉坝、小塝等地。生于空旷干旱山坡、旱田边盐碱地、干涸河床及路旁。

【中　药　名】苍耳（全草），苍耳子（带总苞的果实）。

【功效主治】■苍耳　祛风散热，除湿解毒。主治感冒，头风，头晕，鼻渊，目赤，风湿痹痛，拘挛麻木，疔疮，疥癣，皮肤瘙痒，痔疮，痢疾。

　　　　　　■苍耳子　散风寒，通鼻窍，祛风湿，止痒。主治鼻渊，风寒头痛，风湿痹痛，风疹，湿疹，疥癣。

【采收加工】■苍耳　5～7月割全草，切段，晒干或鲜用。

　　　　　　■苍耳子　9～10月果实成熟，由青转黄，叶已大部分枯萎脱落时，选晴天，割下全株，脱粒，扬净，晒干。

【用法用量】■苍耳　内服：煎汤，6～12 g，大剂量30～60 g；或捣汁；或煎膏；或入丸、散。外用：捣敷；或烧存性研磨调敷；或煎水洗；或煎膏敷。

　　　　　　■苍耳子　内服：煎汤，3～10g；或入丸、散。外用：捣敷；或煎水洗。

【用药经验】①脚翻经：苍耳子10 g，一支箭、伸筋草各5 g，水煎服。②头痛：苍耳子9 g，炒焦研末，黄酒冲服。③发热：苍耳子、蕺菜、马鞭草、贯众、野菊花、大青木、翻白草各适量，水煎服。④鼻炎头痛：苍耳子3～9 g，水煎服，每日服3次。

黄鹌菜 *Youngia japonica* (L.) DC.

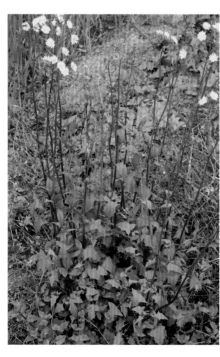
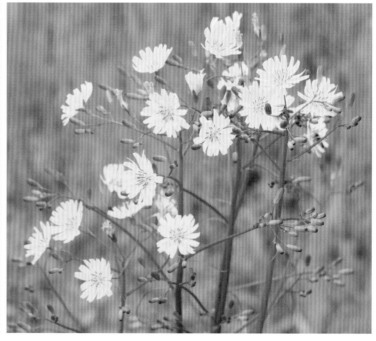

【别　　　名】黄瓜菜（《食物本草》），黄花菜（《本草纲目》），野芥菜（《福建晋江中草药手
　　　　　　册》），黄花枝香草（《全国中草药汇编》），苦菜药（《广西药用植物目录》）。

【形 态 特 征】一年生草本，高10～100 cm。根垂直直伸，生多数须根。茎直立，单生或少数茎
　　　　　　成簇生，粗壮或细，顶端伞房花序状分枝或下部有长分枝，下部被稀疏的皱波状
　　　　　　长或短毛。基生叶全形倒披针形、椭圆形、长椭圆形或宽线形，长2.5～13 cm，
　　　　　　宽1～4.5 cm，大头羽状深裂或全裂，叶柄长1～7 cm，顶裂片卵形、倒卵形或卵状
　　　　　　披针形，顶端圆形或急尖，侧裂片3～7对，椭圆形，向下渐小；无茎叶或极少有
　　　　　　1～（2）枚茎生叶，且与基生叶同形并等样分裂。头状花序含10～20枚舌状小花，
　　　　　　少数或多数在茎枝顶端排成伞房花序，花序梗细；总苞圆柱状；总苞片4层，外层
　　　　　　及最外层极短，宽卵形或宽形，顶端急尖，内层及最内层长，披针形，顶端急尖，
　　　　　　全部总苞片外面无毛；舌状小花黄色，花冠管外面有短柔毛。瘦果纺锤形，褐色或
　　　　　　红褐色；冠毛糙毛状。花、果期4～10月。

【分布与生境】梵净山地区资源分布的代表区域：密麻树、中灵寺、黑巷子、牛风包等地。生于山
　　　　　　坡、山谷及山沟林缘、林下、林间草地及潮湿地、河边沼泽地、田间与荒地上。

【中　药　名】黄鹌菜（根或全草）。

【功 效 主 治】清热解毒，利尿消肿。主治感冒，咽痛，眼结膜炎，乳痈，疮疖肿毒，毒蛇咬伤，痢
　　　　　　疾，肝硬化腹水，急性肾炎，淋浊，血尿，白带异常，风湿性关节炎，跌打损伤。

【采 收 加 工】春季采收全草，秋季采根，鲜用或切段晒干。

【用 法 用 量】内服：煎汤，9～15 g，鲜品30～60 g；或捣汁。外用：适量，鲜品捣敷；或捣汁含漱。

【用 药 经 验】①咽喉炎：鲜黄鹌菜洗净，捣汁，加醋适量含漱。②乳腺炎：鲜黄鹌菜30～60 g，
　　　　　　水煎，酌加酒服，渣捣烂加热外敷患处。③急性肾炎：鲜黄鹌菜2～3株，烤干研
　　　　　　末，和鸡蛋炒食。

香蒲科

水 烛 *Typha angustifolia* L.

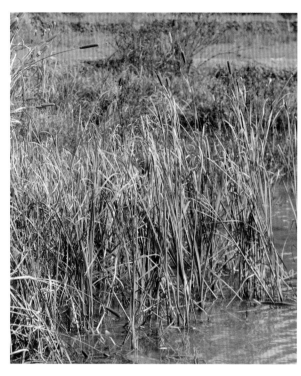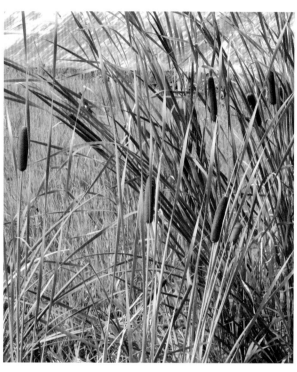

【别　　　名】洋蜡烛（《苗族常用植物药》），蒲包草（长兴），野蜡烛（临安）。

【形 态 特 征】多年生水生或沼生草本。根状茎乳黄色、灰黄色，先端白色；地上茎直立，粗壮，高1.5~2.5（~3）m。叶片长54~120 cm，宽0.4~0.9 cm，上部扁平，中部以下腹面微凹，背面向下逐渐隆起，呈凸形，下部横切面呈半圆形；叶鞘抱茎。雌雄花序相距2.5~6.9 cm；雄花序轴具褐色扁柔毛，单出，或分叉；叶状苞片1~3枚，花后脱落；雌花序长15~30 cm，基部具1枚叶状苞片，通常比叶片宽，花后脱落；雄花由3枚雄蕊合生，有时2枚或4枚组成，花药长距圆形，花粉粒单体，近球形、卵形或三角形，纹饰网状，花丝短，细弱，下部合生成柄，向下渐宽；雌花具小苞片；孕性雌花柱头窄条形或披针形，子房纺锤形，具褐色斑点；不孕雌花子房倒圆锥形，具褐色斑点，先端黄褐色，不育柱头短尖；白色丝状毛着生于子房柄基部，并向上延伸，与小苞片近等长，均短于柱头。小坚果长椭圆形，具褐色斑点，纵裂。种子深褐色。花、果期6~9月。

【分布与生境】梵净山地区资源分布的代表区域：熊家坝、凯马等地。生于湖泊、河流、池塘浅水处，沼泽、沟渠亦常见。

【中 药 名】蒲黄（花粉）。

【功效主治】止血，祛瘀，利水。主治吐血，血痢，崩漏，外伤出血，经闭腹痛，产后瘀痛，跌打肿痛等。

【采收加工】6～7月花期，待雄花花粉成熟，晴天时将雄花勒下，晒干，搓碎，用细筛筛除杂质。

【用法用量】内服：煎汤，5～10 g，须包煎。外用：适量，研末撒或调敷。

【用药经验】①外伤出血：蒲黄适量，外敷伤处。②膀胱炎，血尿：蒲黄6 g，侧柏叶、生地各9 g、马齿苋、活血丹各15 g，水煎服。③吐血，鼻衄，便血：干蒲黄炒炭9 g，开水送服；或根60 g，炒焦，水煎服。

宽叶香蒲 *Typha latifolia* L.

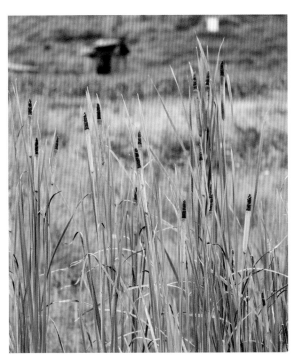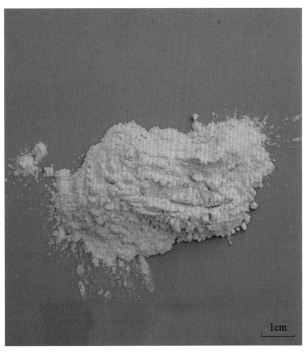

【形态特征】多年生水生或沼生草本。根状茎乳黄色，先端白色；地上茎粗壮，高1～2.5m。叶条形，叶片长45～95 cm，宽0.5～1.5 cm，光滑无毛，上部扁平，背面中部以下逐渐隆起；叶鞘抱茎。雌雄花序紧密相接；花期时雄花序长3.5～12 cm，比雌花序粗壮，花序轴具灰白色弯曲柔毛，叶状苞片1～3枚，上部短小，花后脱落；雌花序长5~22.6 cm，花后发育；雄花通常由2枚雄蕊组成，花药长矩圆形，花丝短于花药，基部合生成短柄；雌花无小苞片；孕性雌花柱头披针形，子房披针形，子房柄纤细；不孕雌花子房倒圆锥形，宿存，子房柄较粗壮，不等长。小坚果披针形，褐色。种子褐色，椭圆形。花、果期5~8月。

【分布与生境】梵净山地区资源分布的代表区域：烂泥坳、岑芒坡、郎溪等地。生于湖泊、池塘、沟渠、河流的缓流浅水带，亦见于湿地和沼泽。

【中　药　名】蒲黄（花粉）。

【功 效 主 治】止血，化瘀，利尿。主治吐血，衄血，咯血，崩漏，外伤出血，经闭痛经，胸腹刺痛，跌扑肿痛，血淋涩痛等。

【采 收 加 工】6~7月花期，待雄花花粉成熟，选取晴天，用手把花粉勒下，晒干后碾轧，筛取花粉。

【用 法 用 量】内服：煎汤，5~10 g，须包煎；或入丸、散。外用：适量，研末撒或调敷。

【用 药 经 验】①崩漏：蒲黄、仙鹤草、朱砂莲各10 g，水煎服。②小便不利：蒲黄、川木通各10 g，水煎服。③经闭腹痛：蒲黄、五花血藤各10 g，水煎服。④便血：蒲黄、地榆各10 g，水煎服。⑤跌打损伤：蒲黄、见血飞各10 g，水煎服。

眼子菜科

菹 草 *Potamogeton crispus* L.

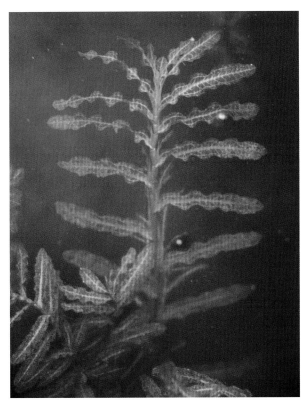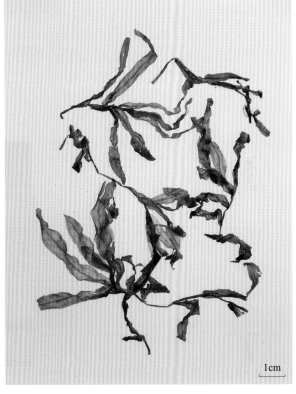

1cm

【别　　　名】虾藻（《植物学大辞典》）。

【形态特征】多年生沉水草本，具近圆柱形的根状茎。茎稍扁，多分枝，近基部常匍匐地面，于节处生出疏或稍密的须根。叶条形，无柄，长3～8 cm，先端钝圆，基部与托叶合生，但不形成叶鞘，叶缘多少呈浅波状，具疏或稍密的细锯齿；叶脉3～5条，平行，顶端连接，中脉近基部两侧伴有通气组织形成的细纹，次级叶脉疏而明显可见；托叶薄膜质，早落；休眠芽腋生，略似松果，革质叶左右2列密生，基部扩张，肥厚，坚硬，边缘具有细锯齿。穗状花序顶生，具花2～4轮，初时每轮2朵对生，穗轴伸长后常稍不对称；花序梗棒状，较茎细；花小，被片4，淡绿色；雌蕊4枚，基部合生。果实卵形，果喙向后稍弯曲，背脊约1/2以下具齿牙。花、果期4～7月。

【分布与生境】梵净山地区资源分布的代表区域：杨家场、坝溪、下月亮坝、丁家坪等地。生于池塘、水沟、水稻田、灌渠及缓流河水中。

【中　药　名】菹草（全草）。

【功效主治】清热，利水，止血，消肿。主治目赤肿痛，痢疾，水肿，带下，小儿疳积。

【采收加工】全年均可采收，洗净，晒干或鲜用。

眼子菜 *Potamogeton distinctus* A. Benn.

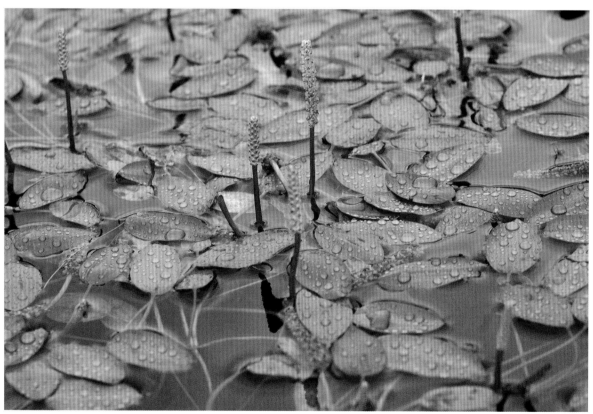

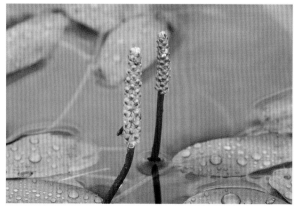

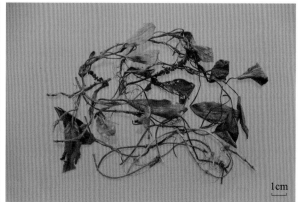

1cm

【别　　　名】鸭吃菜（《种子植物名称》），鸭子草（《中国高等植物图鉴》），牙齿菜、牙拾草（《滇南本草》），水案板（《分类草药性》），金柳子草（《民间常用草药汇编》）。

【形 态 特 征】多年生水生草本。根状茎发达，白色，多分枝，常于顶端形成纺锤状休眠芽体，并在节处生有稍密的须根；茎圆柱形，通常不分枝。浮水叶革质，披针形、宽披针形至卵状披针形，长2～10 cm，宽1～4 cm，先端尖或钝圆，基部钝圆或有时近楔形，具5～20 cm长的柄；叶脉多条，顶端连接；沉水叶披针形至狭披针形，草质，具柄，常早落；托叶膜质，长2～7 cm，顶端尖锐，呈鞘状抱茎。穗状花序顶生，具花多轮，开花时伸出水面，花后沉没水中；花序梗稍膨大，粗于茎，花时直立，花后自基部弯曲，长3～10 cm；花小，被片4，绿色；雌蕊2枚（稀为1或3枚）。果实宽倒卵形，背部明显3脊，中脊锐，于果实上部明显隆起，侧脊稍钝，基部及上部各具2突起，喙略下陷而斜伸。花、果期5～10月。

【分布与生境】梵净山地区资源分布的代表区域：江口县太平云舍等地。生于池塘、水田和水沟等静水中。

【中　药　名】眼子菜（全草）。

【功 效 主 治】清热解毒，清肝明目，除湿利水，止血凉血。主治湿热黄疸，赤白痢，热淋，小便赤痛，疮痈肿毒，痔疮出血等。

【采 收 加 工】3～4月采收，洗净，鲜用或晒干。

【用 法 用 量】内服：煎汤，25～50 g。外用：适量，捣烂敷患处。

【用 药 经 验】①黄疸：眼子菜50 g（生），煎水内服。②热淋：眼子菜100 g（生），煎水去渣，煎甜酒服。③肠风下血（内痔出血）：眼子菜50 g，红椿根皮、槐角各25 g，装入猪直肠中炖吃。④常流鼻血：眼子菜50 g，绿壳鸭蛋2个，以眼子菜加水煮汁，汁煮蛋花，顿服。⑤火眼：新鲜眼子菜叶数张，贴于眼皮上，干后即换。

微齿眼子菜 *Potamogeton maackianus* A. Benn.

【别　　　名】黄丝草（湖北）。

【形 态 特 征】多年生沉水草本，无根状茎。茎细长，具分枝，近基部常匍匐，于节处生出多数纤长的须根，节间长2～10 cm。叶条形，无柄，长2～6 cm，宽2～4 mm，先端钝

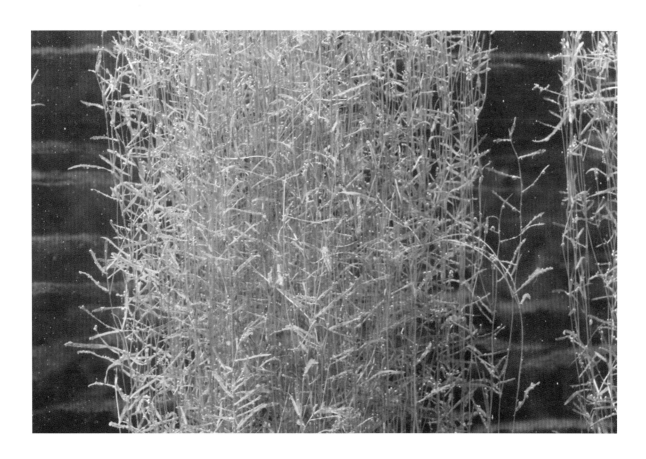

圆，基部与托叶贴生成短的叶鞘，叶缘具微细的疏锯齿；叶脉3～7条，平行，顶端连接，中脉显著，侧脉较细弱，次级脉不明显；叶鞘抱茎，顶端具一长3～5 mm的膜质小舌片。穗状花序顶生，具花2～3轮；花序梗通常不膨大，与茎近等粗，长1～4 cm；花小，被片4，淡绿色；雌蕊4枚，稀少于4枚，离生。果实倒卵形，顶端具长约0.5 mm的喙，背部3脊，中脊狭翅状，侧脊稍钝。花、果期6～9月。

【分布与生境】梵净山地区资源分布的代表区域：木黄。生于湖泊、池塘等静水水体。

【中　药　名】微齿眼子菜（全草）。

【功效主治】清热解毒，消积，利尿。主治急性结膜炎，水肿，黄疸，小儿疳积；外用治痈肿肿毒。

【采收加工】6～7月采收，洗净，晾干。